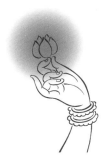

妇科治疗圆机活法集

马大正 编著

人民卫生出版社
·北京·

图书在版编目（CIP）数据

妇科治疗圆机活法集 / 马大正编著 . —北京：人
民卫生出版社，2023.5
  ISBN 978-7-117-34768-6

Ⅰ.①妇… Ⅱ.①马… Ⅲ.①中医妇科学 －中医临床
－经验 －中国 －现代 Ⅳ.①R271.1

中国国家版本馆 CIP 数据核字（2023）第 074208 号

| 人卫智网 | www.ipmph.com | 医学教育、学术、考试、健康，购书智慧智能综合服务平台 |
| 人卫官网 | www.pmph.com | 人卫官方资讯发布平台 |

妇科治疗圆机活法集
Fuke Zhiliao Yuanji Huofaji

编　　著：马大正
出版发行：人民卫生出版社（中继线 010-59780011）
地　　址：北京市朝阳区潘家园南里 19 号
邮　　编：100021
E - mail：pmph @ pmph.com
购书热线：010-59787592　010-59787584　010-65264830
印　　刷：北京汇林印务有限公司
经　　销：新华书店
开　　本：787 × 1092　1/16　印张：26　插页：2
字　　数：633 千字
版　　次：2023 年 5 月第 1 版
印　　次：2023 年 5 月第 1 次印刷
标准书号：ISBN 978-7-117-34768-6
定　　价：109.00 元

打击盗版举报电话：**010-59787491**　E-mail：**WQ @ pmph.com**
质量问题联系电话：**010-59787234**　E-mail：**zhiliang @ pmph.com**
数字融合服务电话：**4001118166**　E-mail：**zengzhi @ pmph.com**

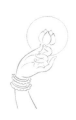

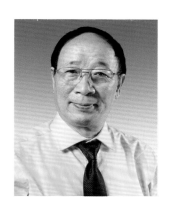

马大正，享受国务院政府特殊津贴专家，上海中医药大学硕士研究生导师，浙江中医药大学博士研究生导师。毕业于浙江中医学院（现浙江中医药大学），第三、第五、第六、第七批全国老中医药专家学术经验继承工作指导老师，浙江省国医名师，中华中医药学会全国中医妇科名师，浙江省中医药学会优秀科技工作者，中医妇科主任医师（专业技术二级岗位）。国家中医药管理局"十一五"重点专科学术带头人和不孕不育协作组专家。曾任中华中医药学会妇科分会常务委员，浙江省中医药学会妇科分会副主任委员，温州市中医药学会妇科专业委员会主任委员。

迄今出版著作有《中国妇产科发展史》《中医妇科临床药物手册》《疑难病症中西医攻略丛书——子宫肌瘤诊治》《马大正中医妇科医论医案集》《妇科证治经方心裁——206首仲景方剂新用广验集》《妇科用药400品历验心得》《中医妇产科辞典》《中医妇产科发展史》《中医妇科水血学说》《中医临床师徒对话录——马大正妇科传薪》《马大正50年临证验案自选集》等。担任《中医古籍珍本集成·妇科卷》的主编。发表医学论文116篇。获中华中医药学会学术著作奖二等奖2部、三等奖1部等多项奖励。我国医读文化的首倡者。马氏中医妇科入选浙江省"第六批省级非物质文化遗产代表性项目"。国家中医药管理局批准成立马大正全国名老中医药专家传承工作室。

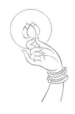

序

统兵者,当谙用兵之法,故有《孙子兵法》出焉。

建筑者,当习构造之法,故有《营造法式》存焉。

稼穑者,当通耘耕之法,故有《齐民要术》见焉。

太仆者,当识良骥之法,故有《养马经》传焉。

战无兵法,其役必溃;构无造法,其堂必圮;稼不得法,颗粒无收;不熟马经,何获骅骝?

故凡事,当有法可循,不循则败,必矣!

医者,活人之术,未可无法。喻昌之《医门法律》是也。而坤道,则未见之有。

诸法虽成,而承之不变者,犹胶柱鼓瑟,宫商失调。故善用法者,必活其法而用之,以应百变。

今著一书,集治法三十有余,以备妇科诸疾之需。圆机者,圆通机变也;活法者,灵活执法也,故名之以《妇科治疗圆机活法集》。

是以为序。

己亥年菊秋九月初五　马大正於听涛斋

目 录

总　　论

各　论

总 论

第一章
治疗方法的分类

治疗方法的多样性可以反映人们能够从不同的角度认识疾病,进而在诸多治疗方法中选择最佳方法去解决疾病,这是科学的进步。不同的治疗方法具有各自不同的适用范围;对每一种疾病而言,不同的治疗方法可以产生不同的疗效。某些治疗方法,可以追溯到十分久远的年代,它们作为一种治法之所以能流传不衰,证明这些治法具有十分强大的生命力。

诸多治疗方法,为妇产科疾病的治疗提供了可以充分选择的机会。对于不同的体质,不同的年龄,不同的季节,不同的地域,不同的疾病阶段,不同的临床表现,采用千篇一律的治疗方法,是一种思想的禁锢,显而易见是不能达到最佳治疗效果的。反之,因人、因时、因地、因证制宜,选用最合适的治疗方法,则可使治疗效果更臻至善至美。

所有治疗方法,可以总结归纳为两大类:内治法与外治法。

内治法是指运用内服药物、食物达到治疗疾病目的的方法;外治法是指内服药物、食物以外途径的所有治疗方法。

内治法可以分为传统的辨证论治、辨病论治、单方验方治疗及饮食疗法。这些治疗方法,早为人们耳濡目染,习为常用,故文中不作赘述。

外治法是一个非常宏博的范畴,包涵了极其丰富的内容,其中的许多内容为从事临床工作的中医妇产科医师所鲜知。而一些他们所熟悉的内容,如针灸、按摩(推拿)等,随着专业的分科,早已无须他们亲自持针摩掌了。然而,针灸科、推拿科的医师对妇产科疾病的了解又相对肤浅。因此,在临床上,在众多外治方法之中,许多方法实际上被束之高阁。

在诸多外治法中,比较常用的有敷法、薄贴法、熨法、罨法、热烘法、熏蒸法、渍浴法、涂抹法、扑粉法、㗜面法、佩戴枕垫法、嗅吹鼻法、吸入法、滴药法、导法、塞法、针刺法、灸法、耳穴压迫法、按摩法、拔罐法、刮痧法、导引法、割治法、穴位埋植法、烙法、插入法、发疱法、腐蚀法、白降丹划点法、灌肠法、离子透入法、磁疗法、注射法等。

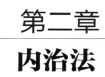

第二章
内治法

第一节　辨证论治与辨病论治

　　运用辨证进行论治，是迄今为止中医学最常用的内治方法。所谓的辨证论治，就是将疾病的病因、病位、性质，以及患者体质等一系列因素进行综合分析，从而得出该证的阴阳、表里、寒热、虚实的属性，再进行组方治疗。妇产科领域的辨证论治与辨病论治，均起始于《金匮要略》的"妇人病三篇"。辨证论治基本涵盖了妇产科疾病的治疗，具有最大的适用范围；辨病论治则是针对某一类疾病采取的治疗措施，尤其适用于无证可辨、检验指标出现异常的疾病的治疗。

第二节　单 方 验 方

　　单方是指配伍简单的方剂，经常是两三味药物就组成一张药方；验方是指经过临床证实的效验之方。单方与验方的临床运用，较之于辨证组方，就显得不十分严谨。它们可以是一种脱离辨证的经验用方，也可以借用辨证思维去选取单方验方中比较接近辨证的方剂。

　　单方验方有时具有很好的疗效，甚至出人意料之外，这是由于其具有药简力宏的作用。所以民间常有"一味单方，气死名医"的说法。

　　远在战国时期，妇产科领域就已经运用单方验方来治疗疾病了。《五十二病方》载："女子瘆，取三岁陈霍（藿），汆（蒸）而取其汁，□而饮之。"这就是当时运用单方验方的佐证。

　　单方验方基本上适用于妇产科领域的任何一种疾病，是仅次于辨证组方的内治方法。

第三节　饮 食 疗 法

　　饮食疗法就是借助于普通饮食物所具有的药理方面的属性，进行治病的一种方法。

　　饮食疗法远在周代时就已经开始，《周礼》中的"食医"就是主持饮食疗法的医师。妇产科领域运用饮食疗法的最早文字记载，见于战国时期《胎产书》，称"怀子者，为享（烹）白牡狗首，令独食之，其子美皙，有（又）易出"。

饮食疗法是一种最平和的治疗方法,也是所有治疗方法中最乐于被患者接受的内治方法。

我们常常借助食物的偏性进行治病,因此有必要对饮食作辨证方面的选择,这样可以提高临床疗效,又可以避免副作用。饮食疗法具有比较广泛的适用范围,可以作为主要治疗方法之外的一种辅助疗法。

第三章
外治法

第一节　外治法的治病途径及其机制

外治法治疗妇产科疾病,是运用传统中医理论,即以整体观与辨证论治为依据,来达到治愈疾病的目的。也就是说,因人、因时、因证的不同,选用不同的治疗方法,选择不同的治疗部位,运用不同的补泻手法,来达到调整阴阳、疏通气血、扶正祛邪、治愈疾病的目的。

外治法可分为药物及非药物两种。药物外治法及非药物外治法中,有一部分系单纯药物直接作用,或系单纯局部物理刺激作用产生治疗效应,而绝大多数药物外治法是药物效应与局部物理刺激和药理效应的总和。外治疗法正是通过上述途径治疗疾病的。

一、外治法的整体治疗作用

外治法的整体治疗作用就是通过外治局部的药物吸收或物理的、药理的刺激作用,达到整体的药理效应或全身调节作用。

1. 外治法药物的吸收作用　作用于体表皮肤或黏膜的药物,可以通过局部吸收,达到整体的调节治疗作用。

(1)外治法药物的皮肤吸收:以药物敷脐法为例,由于脐部无皮下脂肪,表皮角质层较薄,脐下双侧有腹壁下动脉和静脉及丰富的毛细血管网,所以药物易在局部穿透、弥散而被吸收。药物的合理使用,如运用芳香性药物,或经过制剂,做成膏药等,均可使皮肤的吸收能力加强。

(2)外治法药物的肠道吸收:灌肠疗法是将药液灌注到大肠之中进行治病的。大肠在生理与病理情况之下,均有非常强大的吸收功能(生理情况下每日吸收液体量为 4~6L)。直肠给药的生药利用度是口服给药的 15 倍,药物吸收后一部分通过直肠静脉经门静脉进入肝;一部分通过中直肠静脉、下直肠静脉进入下腔静脉,绕过肝直接进入大循环,后者可以减少药物在肝内的代谢作用,因而又加强了药理效应。

(3)外治法药物的鼻腔吸收:鼻腔黏膜的面积约 150cm^2,其上分布丰富而浅表的毛细血管,有利于药物的吸收,而且鼻腔黏膜上的纤毛还可增加药物吸收的有效面积。外治法中的嗅吹鼻法、吸入法、滴药法(将药液滴入鼻腔)、塞法(将药物塞入鼻腔)、佩戴枕垫法(如药枕)等,均是通过鼻腔黏膜对药物的吸收或接受药物的刺激,通过反射作用而达到治病目的的。

(4)外治法药物的肺部吸收:肺泡的总面积约 100m^2,分布于肺泡的毛细血管总面积约

$90m^2$，通过肺的血液循环量很大，当药物雾化成粒径为 $0.5\sim1\mu m$ 的颗粒时，就可以在肺泡中被吸收而发挥治疗作用，且其吸收速度，甚至不低于静脉注射。外治法中的吸入法，一部分就是通过肺泡的药物吸收而发挥疗效的。

（5）外治法药物的阴道吸收：成年妇女阴道前壁长 $7\sim9cm$，后壁长 $10\sim12cm$。阴道壁由黏膜、肌肉及纤维组织外膜 3 层组成。阴道黏膜的接触面积较大，有利于药物的吸收而发挥治疗作用。外治法中的塞法（塞阴道）治疗闭经、滋养细胞肿瘤、子宫内膜异位症、胎死不下等疾病，就是通过上述作用达到治疗目的的。

2. 外治法局部的刺激作用　作用于体表穴位的药理的或物理的刺激作用，通过神经体液机制，以及至今尚未阐明的经络通路，产生临床上的镇痛作用，对组织、器官的功能调整作用和促进防卫免疫作用，达到治愈疾病的目的。

以针刺疗法为例，临床中在治疗排卵障碍导致的不孕症时，可以测定到血液中 FSH（卵泡刺激素）、LH（黄体生成素）值及 FSH 脉冲频率数在电针后均上升 [中西医结合杂志，1989（4）：199]。动物实验也证明，针刺对授乳期大鼠血 PRL（催乳素）的分泌起促进作用 [针刺研究，1986，11（4）：303]，说明针刺疗法可以直接调节垂体 - 卵巢 - 子宫性腺轴而达到调整妇女内分泌功能的目的。临床研究还证明，针刺疗法还可以使人工流产患者的阴道软组织有不同程度的松弛，使宫颈口松弛 [山西中医，1991，7（5）：35]，以及使滞产患者出现子宫收缩（《针灸针麻研究》）等一系列更直观的治疗效应。

针刺疗法也是通过上述作用途径，实现对消化系统的运动与分泌作用的调节，实现对呼吸功能、泌尿排尿功能、血液循环功能、免疫功能的调节，从而达到治愈诸多妇产科疾病的目的。

外治法中的许多治疗方法与针刺疗法一样，具有相似的治疗机制。

二、外治法的局部治疗作用

外治法的局部治疗作用，是通过对患部的局部治疗，达到治愈疾病的目的。

1. 外治法药物的局部作用　妇产科领域中的许多感染性疾病，如外阴炎、阴道炎、宫颈柱状上皮异位、乳腺炎等，都可以通过外治法局部用药，达到清热解毒、排脓消肿、去腐生新的目的；一些出血性疾病，如经行鼻衄、脐衄、子宫颈电灼冷冻后出血等，可以通过外治法局部用药达到止血目的；肿瘤疾病，如宫颈癌、乳腺癌等，可以通过外治法局部用药，达到腐蚀消瘤的目的；经行风疹块、阴痒、外阴湿疹、外阴白色病变、妊娠瘙痒症等，可以通过外治法局部用药，达到祛风燥湿止痒的目的；一些气虚下脱的疾病，如子宫脱垂、产后脱肛等，可以通过外治法局部用药，达到益气升提的目的；诸如阴液不足的疾病，如阴道干燥症、产后便秘等，可以通过外治法的局部用药，达到滋液润燥的目的；一些渗出性疾病，如外阴湿疹、宫颈柱状上皮异位等，可以通过外治法的局部用药，达到燥湿收敛的目的；一类寒凝疼痛的疾病，如痛经、阴道痉挛等，可以通过外治法的局部用药，达到温经散寒、解痉止痛的目的。

外治法药物的局部作用是包含了诸多内容的，因此，比较广泛地用于妇产科疾病的治疗。

2. 外治法局部的刺激作用　外治法局部的刺激作用是可以直接治愈病灶的。

以针刺疗法为例，在子宫颈息肉上用电热针治疗，或在外阴尖锐湿疣上进行针刺，可以使息肉或湿疣脱落；在子宫肌瘤瘤体上针刺，或在乳癖肿块上针刺，则可以使瘤体或乳癖缩小甚至消失；在外阴白色病变的发病部位进针，可以消除瘙痒，恢复病变部位的色素。

除了针刺疗法，在乳癖部位贴上磁片，就是磁疗法直接作用于病灶部位的治疗方法。

第二节　外治法的特点

1. 外治法是不需要药物内服的治疗方法，故对于不能或不愿意服食中药的人尤为适宜，并应首选。

2. 中药外治法的疗效是药效与刺激效果的总和，药物用量远不及内服法（除注射法外），因此从药物的毒副作用来说，外治法是相对比较安全的。

3. 外治法可以运用药物或非药物的治疗直接作用于病变部位，在病变部位可以达到很高的药物浓度和刺激剂量，这是内治法所无法达到的。

4. 药物外治法使药物避免消化道酶及化学物质的分解和破坏，某些治法还可以减少药物在肝内的灭活。因此，药物的代谢较内治法缓慢。某一些治法如敷法、薄贴法等，可以保持缓慢长久的药物吸收。

5. 外治法无须用药或用药量较小，可以节约药源，减少经费，操作简便，且许多疗法不需要特殊仪器和设备，易于学习，便于推广，群众乐于接受。

6. 在外治法中，药物粉末颗粒的大小，制剂的不同，药液浓度和温度的不同，药液离子的极性差异，以及不同的治疗方法，直接影响药物的吸收。这一方面，也表现出外治法较内治法有较大缺陷性。

第三节　外治法临床应用要点

1. 讲究辨证　外治法是中医学治疗方法的一部分，它与内治法一样，同样要遵循中医辨证论治的治疗原则。也就是说，在治疗妇产科疾病的过程中，首先要辨别分析疾病的阴阳、表里、寒热、虚实的属性，然后选择合乎辨证要求的治疗方法，确定外用药物或治疗手法。

2. 选择治法　合理选择治疗方法是关系到治疗成败的重要因素之一。以治疗痛经为例，由于痛经患者中很大的比例为寒凝血瘀型或气滞血瘀型，因此，外治法中的熨法、热烘法、溻浴法、灸法等温热疗法，应该作为这些证型痛经的首选疗法；敷法、薄贴法、佩戴枕垫法、滴药法等经常配用温热或活血药物的治疗，也经常被应用；嗅吹鼻法、耳穴压迫法、发疱法、磁疗法等则可以运用于痛经的一般性止痛治疗；针刺法、按摩法可以随手法的不同而用于各种证型痛经的治疗。

3. 变换处方　治疗方法一旦确定之后，就要设计配方。外治法的配方与内治法一样，并非一成不变，应该随着症状的不同而运用不同的配方。如用离子透入法治疗盆腔炎性疾病，对于湿热瘀结型，可用金银花、连翘、蒲公英、当归、白芍、川芎、紫花地丁、黄柏、牡丹皮、白芷等；对于寒凝气滞型，就用丹参、益母草、续断、延胡索、赤芍、红花、香附、桂枝等。这些处方在治疗过程中，还是可以根据临床表现的变化进行增减的。

4. 应变制宜　妇女在不同的时期，治疗的宜忌应有所不同。如对于月经过多患者，在月经期间就不主张使用活血药，也不主张在下腹部用温热法治疗；对于妊娠患者，活血化瘀药，或腰骶、小腹部的按摩、针刺等治疗，一般也是禁忌的。对于不同的体质，应该施用不同的针刺或按摩的刺激量；对于不同的地域气候、不同的季节，也应对外治药物做适当调整。

第四节　常用外治法简介

一、敷法

敷法是将新鲜的植物药、活的动物药捣烂，或将药物的干品碾成细末，用水、油、蜜、凡士林、鸡蛋清、饴糖、酒、醋等其中的某一种液体调匀，外敷在肌体局部，通过药物的局部吸收及穴位刺激作用，以达到治疗疾病目的的一种方法。

根据现有的资料分析，战国时期的帛书《五十二病方》中保留了最早的敷法治疗妇产科疾病的资料。书中称："产痂：先善以水洒，而炙蛇膏令消，傅。"此"傅"字即敷之意。此后，晋代葛洪《肘后备急方》中保留了大量古代运用敷法治疗乳痈、阴疮的资料。在以后漫长的妇产科临床实践中，敷法得到了不断充实，成为妇产科外治疗法中的主要治疗大法之一。

敷法可分为发病部位的局部敷药法与发病部位的远位敷药法2种。局部敷药法包括敷乳（敷乳头、敷乳房）、敷外阴、敷宫颈、敷盆腔肿块相对应的腹壁部位，以及敷妇产科手术的切口或血肿、硬结部位等。远位敷药法包括敷脐、敷头顶、敷足心，以及敷体表穴位等。

局部敷药法常针对病变的性质，选用活血消肿、去腐生肌、清热解毒、杀虫止痒药，以达到软化消除局部肿块，去除腐肉促使新生，消除炎症杀虫止痒的目的。远位敷药法则经常选用一些刺激性较强的药物，且这些药物的功效并不一定与所治的疾病辨证相吻合。对于敷脐治疗，有时选用的药物功效与所治的疾病辨证常常相吻合，通过药物对穴位的刺激与皮肤对药物的吸收，发挥治疗效果。

敷法适用于月经不调、崩漏、闭经、痛经、经行口糜、经行不寐、经行情志异常、经前面部痤疮、经行风疹、经行吐衄、经行泄泻、经行水肿、经行身痛、带下病、外阴炎、阴痛、阴肿、阴痒、外阴湿疹、外阴尖锐湿疣、外阴白色病变、阴吹、宫颈柱状上皮异位、子宫脱垂、盆腔炎性疾病、子宫内膜异位症、恶阻、子悬、先兆流产与习惯性流产、异位妊娠、胎死不下、妊娠肿胀、先兆子痫与子痫、子淋、妊娠小便不通、孕痈、胎萎不长、胎位不正、妊娠合并肝炎、产后出血、恶露不绝、胎盘残留、产后腹痛、产后痉证、产后血晕、产后汗出、产后身痛、产后头痛、产后咳喘、产后小便不通、产后小便频数不禁、产后腹泻、产后便秘、产后脱肛、产后玉门不闭、产后不寐、难产、缺乳、产后乳汁自出、回乳、产后交骨疼痛、乳痈、乳癖、乳头皲裂、宫颈癌、子宫肌瘤、乳腺癌、引产或人工流产术后腹痛、人工流产术后子宫腔粘连、放环后诸症、妇产科腹部术后肠胀气、术后肠粘连、术后尿潴留、术后局部血肿或硬结及愈合不良、不孕、梅核气、脏躁、围绝经期综合征、性欲亢进、面部色素沉着等疾病。

注意事项：①外敷的药物要捣烂，碾细，拌匀。②根据不同的病情，选用一种液体拌匀药物，使其具有合适的干湿度。③局部敷药的用药量根据病变部位大小而定；远位敷药的用药常常少而精。④局部敷药部位要清除病理性分泌物或坏死组织；远位敷药部位也要清洁皮肤，以利药物发挥功效，且皮肤感染者忌用。⑤某些有毒药物可以通过局部创口吸收，要控制这些药物的用量与用药时间，以防中毒。某些药物可能会引起局部皮肤的灼热、焮红、瘙痒、起疹、发疱，要注意观察，及时停止用药或更换药物，对症处理。如果这种反应属于治疗需要，则另当别论。

二、薄贴法

薄贴原是膏药的古称。因此,薄贴法也就是运用膏药贴于患部或穴位,以达到治愈疾病目的的方法。此外,也有人将鲜药捣打成膏,摊纸而贴称为薄贴。由于这些鲜药没有经过膏药的制作过程,故这种方法可归入敷法。

从现存的资料看,妇科领域薄贴法的运用,以武威出土的汉代医简为较早时期,称"治妇人膏药方"。此后,南北朝《杂汤丸散酒煎薄贴膏汤妇人少小方》一书,应该收集了妇科病薄贴的方剂,标志着薄贴法运用的成熟。

膏药的制作方法:将配好的药物先浸泡于植物油(胡麻油)中煎熬,去渣,存油,加入适量黄丹再煎。黄丹在高温下经过物理变化,凝结成膏。再将药膏摊在纸或布上,用时稍加热微熔,贴于患部或穴位。

薄贴法适用于月经不调、崩漏、闭经、痛经、经行泄泻、带下、宫颈柱状上皮异位、盆腔炎性疾病、先兆流产与习惯性流产、异位妊娠、孕痈、难产、胎盘残留、产后身痛、恶露不绝、产后发热、产后痉证、产后腹泻、乳痈、乳癖、乳头皲裂、卵巢肿瘤、子宫肌瘤、宫颈癌、乳腺癌、盆腔淤血综合征、多囊卵巢综合征、不孕等疾病。

注意事项:①贴用膏药时,先要清洁局部的皮肤及创口。②根据病变的需要选用不同厚薄的膏药,如溃疡用薄型,肿疡用厚型,5~7 日换药 1 次。③如贴膏之后局部皮肤瘙痒,可在膏药外面按摩,如未能止痒,将膏药取下,涂擦酒精之后再贴;如局部出现水疱、溃烂,揭下膏药,待局部伤愈后再贴膏药。④贴膏药时膏药的加温要适度,过热会灼伤皮肤,过低则不易粘贴。

三、熨法

熨法又称热熨法,是将药物切碎,通过炒、焙、烘、蒸、煎,使之加热,用布袋包装后,贴熨于体表某一部位;或将药物研碎(亦可加酒、姜汁等佐料),敷于体表之后,再用热水袋或熨斗在其上热熨的一种治病方法。

熨法是一种十分古老的治病方法。在妇科领域,熨法的运用最早可以追溯至战国时期。《五十二病方》中有关于运用熨法治疗子痫的记载:"索痉者……取封(蚁土)殖(黏土)土冶(碎)之,□□二,盐一,合挠而炁(蒸),以扁(遍)熨直胥(胥)挛筋所。道(由)头始,稍□手足而已。熨寒□□复炁(蒸),熨干更为。令(良,善)。"此后经过历代医家的实践,使熨法成为妇科领域中运用最为广泛的外治法之一。

寒者热之,这是熨法治疗寒性疾病的大法,因此,常常选用辛温发散、活血通利的药物,或在药物中加酒、姜汁、蒜汁、葱汁等,以加强散寒止痛、活血通导的功效。然而,熨法亦可用于热性病如痈肿等,则需选用寒凉解毒的药来治疗。熨法绝大部分采用就近的局部热熨法,较少采用远位热熨法。

熨法适用于月经不调、崩漏、闭经、痛经、经行泄泻、经行身痛、带下、外阴炎、盆腔炎性疾病、阴肿、阴痛、盆腔淤血综合征、子宫内膜异位症、结核性盆腔炎性疾病、异位妊娠、妊娠肿胀、子淋、妊娠小便不通、难产、孕痈、胎死不下、胎盘滞留、产后腹痛、产后小便不通、产后身痛、恶露不绝、产后发热、产后痉证、产后腹泻、产后咳喘、产后玉门不闭、产后头痛、乳痈、乳癖、回乳、卵巢肿瘤、子宫肌瘤、宫颈癌、放环后诸症、妇科腹部手术后肠胀气、手术后肠粘连、手术后尿潴留、不孕症、子宫脱垂、脏躁等疾病。

注意事项：①热熨的药物要切细或研碎，或加适当的辅料，便于药物加热和熨贴时均匀散热。②在熨贴时，常将药物分装 2 袋轮流加热，交替使用，或 2 个热水袋或熨斗轮流使用，以连续维持治疗的有效时间。③热熨时要采取适当体位，如熨胸腹部采用仰卧位，熨腰背部采用俯卧位。④高热、炎症化脓期、癌肿、局部皮肤溃烂、皮肤过敏时，禁用熨法。⑤寒冷季节使用熨法时要注意防止暴露部位受寒。⑥治疗过程中要注意熨物的温度和熨包是否破损，防止患者皮肤烫伤。并随时询问患者，调整到患者舒适的温度。⑦熨包热度过高时，熨快，加压轻；熨包热度偏低时，熨慢，加压重。

四、罨法

罨（yǎn）是覆盖、敷的意思。因此，罨法与敷法是同出一辙的治疗方式。临床上习惯将罨法分为热罨、冷罨，与敷法中的热敷、冷敷相同。本书特将敷法中湿热敷、湿冷敷的内容单独提出来，作为罨法的内容单独讨论，并重新定义。所谓罨法，就是取布放在水或药汁中浸湿，稍稍绞去水分，掩覆于患处的治病方法。

罨法中的热罨法是将热水或煎热的药汁取布浸湿，绞汁外敷；冷罨法是将冰水或冷却的药汁取布浸湿，绞汁外敷。

罨法适用于闭经、宫颈柱状上皮异位、阴肿、外阴湿疹、外阴尖锐湿疣、恶阻、妊娠小便不通、子淋、经行瘙疮、经行不寐、经行情志异常、经行风疹、胎盘滞留、产后小便不通、产后身痛、产后汗出、产后玉门不闭、产后不寐、乳痈、缺乳、宫颈癌、乳腺癌、面部色素沉着等疾病。

注意事项：①罨法运用时要注意水温及药汁的浓度和温度，并随外界的温度做适当调整，以免烫伤与冻伤皮肤；②罨布的湿度要适当，一般 3~5 分钟更换 1 次，以保持一定的温度，一般治疗时间为 20~30 分钟，每日 1 次，甚至多次；③局部皮肤破损、感染、出血者，一般不适宜做热罨；④在治疗过程中随时了解患者的感觉，如发现不良反应，应中止治疗；⑤在运用罨法的同时，常需配合其他疗法，以便提高疗效。

五、热烘法

热烘法是运用能够产生热效应的治疗仪器在体表或病变部位热烘，或将药物涂敷在病变部位之后，再在药物之上燃烧，熄火热烘，通过药物和热力的共同作用，达到温通气血、调整脏腑功能、治愈疾病目的的一种治病方法。

热烘法使用的治疗仪器有很多种类，本书涉及的有高硅氧治疗仪、神灯、频谱仪、红外线灯等。除此之外，还可将各种药物研成细末，涂于小腹部，上盖数层白布，洒上 75% 乙醇溶液点燃，待患者感觉热痛时，即用棉垫将火压灭，再用热水袋放在棉垫上保温，约 4~5 分钟后，再重复上述方法，共 5~6 次，每日 1 次，10 次为 1 个疗程。

热烘法适用于月经不调、痛经、盆腔炎性疾病、子宫内膜异位症、产后腹痛、不孕等属于寒湿凝滞、气血不通的疾病。按理说，热烘法应有十分广泛的适应证，但由于与熨法具有相似的机制与治疗范围，且熨法简易方便，所以临床上以熨法治疗的应用与报道居多。

注意事项：①根据不同的疾病选择适当的药物；②热烘的温度不可过高，操作时必须随时听取患者对局部热感的反应，以免灼伤皮肤；③一旦灼伤皮肤，局部涂用甲紫溶液，并保持干燥；④该法禁用于局部急性感染性皮肤病患者。

六、熏蒸法

熏蒸法是指运用煎熬药汁时散发出来的蒸汽，或燃烧药物时产生的烟雾，熏蒸全身或身体局部，通过其发汗祛风、散寒除湿、温经通络、除痛止痒的功效，达到治疗疾病目的的一种方法。

关于熏蒸法治疗妇科疾病的最早文字记载，见于西汉名医淳于意的医案之中。《史记》记载："济北王侍者韩女病要（腰）背痛，寒热，众医皆以为寒热也。臣意诊脉，曰：'内寒，月事不下也。'即窜以药，旋下，病已。"这里的"窜以药"，就是熏蒸法。

熏蒸法中的蒸汽熏蒸法，可以将煮好的药物倾倒入盆内，盆上放一木板，令患者坐在木板上，用布围住全身及盆，露出头面，进行全身熏蒸，或将患部放在盆上，上覆毛布，进行局部熏蒸。烟熏法利用药物或其他特定器物点燃后所产生的烟雾在局部熏蒸。

熏蒸法适用于崩漏、经行痤疮、经行尿路感染、经行风疹、带下、宫颈柱状上皮异位、外阴炎、阴道炎、盆腔炎性疾病、外阴白色病变、外阴湿疹、阴肿、阴痒、阴吹、外阴尖锐湿疣、阴道痉挛、子宫脱垂、胎位不正、妊娠肿胀、妊娠小便不通、妊娠瘙痒症、胞衣滞留、产后小便不通、产后身痛、产后血晕、产后汗出、产后脱肛、产后玉门不闭、产后头痛、乳痈、宫颈癌、妇科腹部手术后尿潴留、手术后局部血肿或硬结及愈合不良、不孕、梦交等疾病。

注意事项：①无论是烟熏法还是蒸汽熏蒸法，都要注意保温，防止患者受寒，同时还要适当调整烟火和药液的温度与距离，以免烫伤患者的皮肤或影响临床疗效；②要保证室内空气流通，防止烟雾弥漫或湿度过大，引起患者不适或导致意外。

七、渍浴法

渍浴法是指运用药液（包括含有不同成分的矿泉）渍洗身体或患部，用以治病的一种方法。

妇科渍浴法的最早文字记载，见于战国时期的《五十二病方》。其中称："产痂：先善以水洒，而炙蛇膏令消，傅。"这里的"水洒"，相当于后人所谓的射淋法。同一时期的《素问·至真要大论》所载"摩之浴之"中的"浴之"，即渍浴法。以后，在《金匮要略》中，就有治疗阴中蚀疮者，用狼牙煎汤沥阴中的记载。随着时代的发展，渍浴法在妇科的适应证不断扩大，成为妇科外治法中的主要疗法之一。

渍浴法可分为沐浴法与射淋法，治疗时根据疾病的需要，选择适当的药物或矿泉。如用药物，则将药物煎取 2~3 次，将药汁合在一起，或可再加用热水，待药液温度适当时再进行渍浴。每日 1~2 次。沐浴法（包括坐浴、渍渍）每次一般需要 30~60 分钟。射淋法要将药汁装入带嘴或带孔的容器中冲洗使用，待患部创面清洁就可以达到治疗目的。

渍浴法适用于月经不调、崩漏、闭经、痛经、经行头痛、经行痤疮、经行不寐、经行水肿、经行尿路感染、经行身痛、带下、宫颈柱状上皮异位、外阴炎、阴道炎、外阴白色病变、阴肿、外阴湿疹、外阴尖锐湿疣、阴痒、阴吹、阴冷、阴道干燥症、子宫脱垂、盆腔炎性疾病、胎位不正、妊娠肿胀、妊娠小便不通、妊娠瘙痒症、难产、产后小便不通、产后身痛、产后血晕、产后痉证、产后汗出、产后脱肛、产后腹痛、产后玉门不闭、产后头痛、产后不寐、乳痈、乳癖、缺乳、乳头皲裂、妇产科腹部手术后尿潴留及血肿、不孕、面部色素沉着、围绝经期综合征、性交疼痛等疾病。

注意事项：①淆浴时药液的温度要适中，以免烫伤；②药液浓度要掌握恰当，浓度过高会刺激和损伤局部皮肤和黏膜，浓度过低则达不到临床治疗效果；③浴毕应将身体擦干；④沐浴时要注意室内温度，以防受寒；⑤擦洗（如外阴尖锐湿疣）时，最好以擦破表皮，微微觉痛时效果较好，但不可过猛；⑥高热、心功能不全、高血压、有出血倾向者，不适合沐浴，以免出现副反应。

八、涂抹法

将药物制成洗剂或酊剂、油剂、软膏等剂型，涂抹于患处的一种治疗方法，称涂抹法。

妇科领域涂抹法的应用，应当有着十分久远的历史。由于古代医籍的散佚，现今可以见到晋代《肘后备急方》中关于治疗奶发的记载："釜底上捣，以鸡子中黄和涂之，加少豉，弥良。"这算是较早的文字记载了。

涂抹法适用于痛经、经行吐衄、经行口糜、经行风疹、经行痤疮、经行身痛、带下、外阴炎、阴道炎、阴道痉挛、阴道干燥症、宫颈柱状上皮异位、先兆子痫、妊娠瘙痒症、难产、胎死不下、产后腹痛、产后不寐、产后出血、产后痉证、产后汗出、产后脱肛、产后咳喘、乳痈、乳癖、外阴白色病变、阴肿、阴痒、外阴湿疹、外阴尖锐湿疣、回乳、乳头皲裂、子宫脱垂、面部色素沉着、宫颈癌、乳腺癌等疾病。

注意事项：①洗剂是将各种不同的药物研成细末，与水溶液混合在一起而成，故使用时先振荡摇匀。配制的粉末须研细，以免刺激局部。有糜烂、渗液等情况时禁用。②酊剂是将药物浸泡于乙醇溶液内配制而成。由于酊剂带有刺激性，皮肤破损、溃烂面及黏膜等部位禁用，以免刺激强烈而致疼痛。酊剂平时应盛于避光容器中，于凉暗处保存。③软膏是将药物研成细末，与动物或矿物油调匀而成。患有急性皮炎和明显渗液的皮损处忌用软膏。第2次涂药时，需将以前的软膏擦净。④油剂是将药散与植物油调成稀糊状，注意事项同软膏。

九、扑粉法

扑粉法是将药物研制成极细粉末，撒扑于患处，以治疗疾病的一种方法。

扑粉法在妇科领域的运用，至少可以追溯到南北朝时代。南北朝《僧深方》记载乳疮时称："取韭根烧，粉疮，良。"此处的"粉疮"，即是"扑粉于疮"的意思。

扑粉法所用药物主要具有清热、活血、消肿、收敛、燥湿、止痒等功效。通过扑粉治疗，可以达到清热消肿，祛瘀生新，减少渗出，减轻瘙痒，促使溃疡面愈合的目的。

扑粉法适用于带下、宫颈柱状上皮异位、外阴炎、阴道炎、外阴湿疹、阴痒、子宫脱垂、外阴尖锐湿疣、产后汗出、乳痈、乳头皲裂、宫颈癌、乳腺癌等疾病。

注意事项：①选用的药物要经过烘、晒、煅、烧、炼、碾、研等，制成极细粉末状物，备用；②用药前先将身上的汗液拭干，或将溃疡面的炎性分泌物洗净；③要将药粉均匀地扑撒在体表或溃疡面；④再次用药时要除去上次黏附的粉末，但不要重新损伤创面；⑤一旦发现药物过敏，即应更换药物，或停止使用。

十、喷面法

将液体含在口中喷出，称喷（xùn）。用冷水或水醋的混合液喷喷患者面部，以达到治病目的的方法，称喷面法。

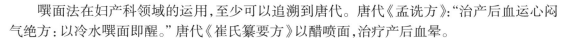

噀面法在妇产科领域的运用,至少可以追溯到唐代。唐代《孟诜方》:"治产后血运心闷气绝方:以冷水噀面即醒。"唐代《崔氏纂要方》以醋喷面,治疗产后血晕。

噀面法适用于产后血晕、胎盘滞留、子宫脱垂等疾病,是妇科领域中应用范围较小的一种外治方法。

注意事项:①噀面法是一种冷湿刺激,一般适用于体质较实的人;②要防止患者受寒致生他疾;③病愈即止,不可滥用;④治疗产后血晕或胎盘滞留常用醋水噀面,而治疗子宫脱垂可用冷水噀面;⑤产后血晕患者神志清醒之后,还要寻找原因治本。

十一、佩戴枕垫法

将药物装入纺织品制成的带或袋中,或佩戴,或缠绕,或卧枕,或坐垫于身体某部,达到治病目的的一种方法,称佩戴枕垫法,本书简称佩戴法。

在我国古代,妇女就有佩戴芳香药物的习惯。至于该法用于治疗妇科疾病,则可追溯到晋代,如《小品方》中治疗难产取"蛇脱皮,头尾完具者一枚,觉痛时以绢囊盛,绕腰,甚良"。药枕与药垫的运用较晚,且多流传于民间。

佩戴枕垫法的药物选择,除了符合辨证论治要求之外,多选用芳香窜透性药物,通过药物的挥发作用,达到更好的治疗效果。

佩戴枕垫法适用于月经不调、痛经、经行头痛、经行泄泻、经行发热、经前面部痤疮、经行不寐、经行情志异常、带下、外阴炎、盆腔炎性疾病、阴痒、子宫脱垂、先兆流产、恶阻、先兆子痫、产后腹痛、产后血晕、产后汗出、产后脱肛、产后腹泻、产后咳喘、产后头痛、乳痈、乳癖、缺乳、不孕、围绝经期综合征等疾病。

注意事项:①选用丝绸或薄棉布制作药袋或药带,以利于芳香药物挥发成分的散发,不宜用尼龙化纤布制作;②不使用时可将药袋、药带等置于阴凉干燥处,密封保存,以免霉变或药味散发过多而变淡,影响疗效;③该法多用于慢性病或病情较轻,可以缓解者;④在运用过程中,如发现对药物有过敏反应,应中止使用,必要时进行抗过敏治疗。

十二、嗅吹鼻法

嗅吹鼻法是将药物研成细末,让患者吸入或由他人吹入鼻腔内达到治病目的的一种治疗方法。

嗅吹鼻法治疗妇产科疾病,可以追溯到十分久远的年代。古医籍中所载仓公散(瓜蒂、藜芦、雄黄、礜石)治疗产后血晕,华佗用皂荚末治疗产后肠出,均是吹鼻的方剂,只是年代湮远,没有原著可以证实。唐代《经效产宝》记载治疗产后胞衣不出,用"皂荚,上为末,着鼻中两度,自出"。着鼻中即是吹入或吸入鼻中的意思。因此,完全可以相信,早在唐代之前,我国已经运用嗅吹鼻法治疗妇科疾病了。

从资料上看,嗅吹鼻法药物的选择可分为2类:一类是对症选药,如经行鼻衄选用釜底墨、乱发烧灰、人中白;产后头痛选用地龙、苦葫芦籽;乳痈选用贝母等。这类选药,不要求或禁止用药后取嚏。另一类系芳香走窜性强的药物,如半夏、皂角刺、丁香、细辛、瓜蒂、天南星等,要求用药后取嚏,以达到通调气机、醒神开窍的治疗效果。

嗅吹鼻法适用于痛经、经行鼻衄、经行情志异常、子痫、妊娠小便不通、难产、胎盘滞留、产后血晕、产后痉证、产后头痛、乳痈、子宫脱垂等疾病。

注意事项：①嗅吹鼻的药物一定要研得极细方可使用。每次用量宜少，让患者吸入鼻腔内或由他人用管吹入鼻腔内，每日3次，或视病情决定治疗次数。②吸入药粉时不可过深，以免引起强烈呛咳，损伤气管。③吹鼻取嚏系开窍醒神的治标之法，待患者神志清醒之后，便要审证求因，治本为是。④对于鼻衄、高血压、脑血管意外等患者，禁用走窜开窍取嚏的方法，以免引起意外。

十三、吸入法

通过让患者主动吸入药物燃烧所产生的烟雾，或吸入药液加热时所产生的蒸汽，或吸入药物本身直接散发出来的气味，达到治疗疾病目的的一种方法，称吸入法。

根据现有资料，妇科吸入法的较早记载见于唐代《经效产宝》："但才分解了，烧秤锤、江石令赤，置器中，向产母床前帐里投醋淬之，得醋气可除血晕之法也。"

吸入烟雾者，大多选用燃烧之后能够产生刺激性较强烟雾的药物，如漆器、油纸、降香之类；吸入蒸汽法则选用加热或煮沸之后挥发性强的药物，如醋、荆芥、藿香、紫苏叶、芫荽、韭菜等；吸入药物自身直接散发的气味者，常选用芳香开窍药，如胡椒、大葱、冰片等。吸入烟雾者刺激性最大，吸入蒸汽者次之，吸入药物自身直接散发的气味者最为温和。

吸入法适用于痛经、经行泄泻、恶阻、先兆子痫与子痫、胎死不下、妊娠合并肝炎、产后血晕、产后痉证、产后腹痛、产后咳喘、产后头痛、乳痈、乳癖、子宫脱垂等疾病。

注意事项：①吸入烟雾时要注意烟雾不宜过大，要适可而止。达到治疗目的之后，就要流通空气，以免刺激时间过久产生副作用。②要注意药物燃烧后产生的烟雾毒性，慎重选药，防止中毒。③吸入烟雾法与吸入蒸汽法要调整距离，以防烫伤患者。④高血压、心脏病患者一般不选用吸入烟雾法，以免引起意外。

十四、滴药法

滴药法是将药物制成药液，点滴在耳、鼻、舌面、脐、瘘管中进行治病的一种方法。

滴药法在《金匮要略》中已有记载，称"救卒死而目闭"时"捣薤汁灌耳中……立效"。然而滴药法何时开始应用到妇科领域，目前还没有一个定论。

滴药之前，应适当清洁耳、鼻、脐、瘘管等，然后采取一定的体位滴药，以免药液外流。一般每日滴3~4次，每次2~3滴。

滴药法适用于痛经、经行吐衄、经行情志异常、恶阻、产后血晕、产后咳喘、产后头痛、人工流产术后腹痛、前庭大腺脓肿引起的窦道不闭等疾病。

注意事项：①滴药量不要过多，次数也要适当，尤其是耳、鼻、脐等部位，如出现刺激、疼痛、局部充血、渗液，则立即停止滴药，并保持干燥，或做对症处理；②滴药法可作为一种辅助疗法，一般均需要配合其他疗法，以达到确切疗效。

十五、导法

将药液灌入肠中，或将药物制成锭剂塞进肛门内，促使积滞的大便排下；或用中药涂抹润滑阴道，帮助难产的胎儿娩出；或用器具疏通输乳管，促使郁积的乳汁排出，这一类方法，称导法。

唐代《经效产宝》记载："《千金》疗产后热结，大便不通。蜜五合，火煎令强，以水投中，良久取出。上捻如拇指大,长二寸,内下部即通。"这是运用导法治疗产后便秘的早期文字资料。宋代《妇人大全良方》记载治疗羊膜早破阴道干涩所致难产,"仍更用酥调滑石末涂产户里",也是古代导法的具体运用。此外,金代《儒门事亲》以吹帚枝透乳孔治疗吹乳,元代《卫生宝鉴》用翎筒插入尿道治疗转胞,都属于导法范畴。只是随着医学进步,现今有些方法已不再用。

药液导法一般选用猪胆汁加醋(又称猪胆汁导)、肥皂水、承气汤等灌肠导便;药锭导法一般选用蜜锭、甘油锭等。

导法通便适用于产后伤津所致大便秘结难解。除排下积粪之外,猪胆汁导或承气汤灌肠还可以起到清热的作用。

注意事项:①根据患者具体情况,选择导便的剂型及药物;②药液导便的液温一般在40℃左右,温度过高会损伤直肠及结肠黏膜,温度过低会刺激肠管引起痉挛腹痛;③药锭导便在纳入时不可过于用力或勉强,以免损伤肛门及直肠黏膜;④用药之后不可立即排便,须在便意较急时方可排便,以免减效。

十六、塞法

将药物制成一定剂型之后,塞放到身体孔窍中进行治病的一种方法,称塞法。其中,塞阴道者又称坐药。

《金匮要略》称:"温阴中坐药。蛇床子仁……末之,以白粉少许,和令相得,如枣大,绵裹内之,自然温。"这是现今见到的塞阴道的最早文字资料。以后,经过各个朝代医家的不断探索与创新,产生了治疗妇产科疾病的其他不同的塞药疗法。

根据塞药的部位,可以分为塞鼻、塞阴道、塞肛门。其中,用蜜制成锭剂塞肛门治疗产后便秘的,称蜜煎导;本书已将其归入导法中。

塞法适用于崩漏、闭经、痛经、经行吐衄、经行情志异常、带下、宫颈柱状上皮异位、阴道炎、盆腔炎性疾病、阴冷、阴痒、阴痛、子宫脱垂、子宫内膜异位症、阴道痉挛、胎死不下、产后血晕、产后咳喘、产后头痛、乳痈、乳癖、不孕、引产、宫颈癌、滋养细胞肿瘤、乳腺癌等疾病。

注意事项:①要将药物研成粉末,用纱布包裹,或用赋形剂制成栓状,或用棉球蘸取药末或药液,塞放到孔窍之中。②塞法所用药物均应避免刺激性强的药物,以免损伤局部黏膜。③塞鼻时要注意深度适当;塞阴道时最好先冲洗阴道,于清洁阴道分泌物之后塞药。④使用的药棉、纱布,要消毒处理。⑤如使用药棉或纱布塞法时,最好系一细线,以便必要时及时自行取出。⑥要掌握用药剂量与用药时间,不可过量或过时,以免引起不良反应。

十七、针刺法

运用针具刺激穴位,达到治愈疾病目的的一种方法,称针刺法。

针刺法是我国最古老的医疗方法之一,因此,它在妇产科领域上的应用,也应该追溯到十分远古的年代。然而,有关这方面的文字记载,却是很晚的事了。在《后汉书》对华佗医事活动的记载中,有运用针刺治疗胎死不下的案例,可见当时运用针刺法治疗妇产科疾病,已达到比较娴熟的程度了。

体针法根据针具的不同,可以分为毫针、芒针、皮肤针(包括梅花针)、皮内针、三棱针、火针、水针、气针、锟针、指针、电针、电热针、激光针等。其中,火针要将针尖烧红针刺;水针则是将药液注入穴位;气针是将空气或氧气注入穴位;指针则以指代针,亦可归属于按摩范畴;电针是在毫针得气的基础上通以适量电流;电热针是将电流通过特制的针具产生热量,进行治疗;激光针是将低功率的激光束直接照射到穴位或通过特制毫针照射到穴位深部以治疗疾病的一种疗法。

特定部位针法包括耳针、头皮针、面针、手针、足针、手象针、足象针、腕踝针等。

在临床上,根据患病的性质、部位,分别选取不同的针刺法。针刺时要选择合理的体位,准确选定针刺穴位、压痛点或阳性反应点,进行局部常规消毒,再取消毒好的针具,依法进行治疗。

针刺法在妇科领域内的适用范围十分广泛,适用于月经不调、崩漏、闭经、痛经、经行吐衄、经行头痛、经行乳胀、经行泄泻、经行发热、经行痤疮、排卵期出血、经行不寐、经行情志异常、经行水肿、经行尿路感染、经行身痛、经行风疹、带下、宫颈柱状上皮异位、外阴炎、阴道炎、外阴白色病变、阴肿、阴痒、阴痛、外阴尖锐湿疣、阴冷、盆腔炎性疾病、子宫脱垂、子宫内膜异位症、盆腔淤血综合征、多囊卵巢综合征、子宫颈息肉、恶阻、先兆流产、先兆子痫与子痫、胎位不正、子肿、妊娠小便不通、子淋、妊娠下肢抽筋、妊娠合并肝炎、孕痛、难产、胎死不下、胎盘滞留、产后腹痛、产后便秘、产后小便不通、产后小便频数不禁、产后身痛、恶露不绝、产后血晕、产后发热、产后痉证、产后汗出、产后脱肛、产后腹泻、产后咳喘、产后出血、产后头痛、产后不寐、缺乳、产后乳汁自出、乳癖、回乳、卵巢肿瘤、子宫肌瘤、宫颈癌、滋养细胞肿瘤、乳腺癌、引产、人工流产术后腹痛、输卵管结扎术后诸症、妇产科腹部术后肠胀气、肠粘连、尿潴留、不孕、面部色素沉着、围绝经期综合征、脏躁、性功能障碍、梅核气等疾病。

注意事项:①过于饥饱、劳累、酒醉、体虚、惊怒者,不宜施针,或针时手法宜轻。②孕妇3个月以内者,小腹及腰骶部穴位禁针,其他针感强烈的穴位慎用针刺,有习惯性流产史者也慎用针刺。③一旦出现晕针现象,立即全部起针,让患者平卧,头位稍低,静息片刻即愈,或喝些热开水便可;重者指掐或针刺人中、涌泉,灸百会、关元,即可苏醒。④局部皮肤感染的穴位,不可施行针刺法。⑤埋针治疗(即皮内针治疗,将针具固定于腧穴部的皮内或皮下,进行较长时间埋藏),夏天时间不宜过长,应在2日之内,以免感染。平时多者可埋6~7日。⑥温针治疗,即在针柄上包以艾绒同时温灸,要注意勿使艾火灼伤患者皮肤。⑦三棱针挑刺后3~5日内局部不用水洗,以防感染。孕妇、严重心脏病、有出血倾向的患者慎用。⑧水针治疗,书中将其归入注射疗法中。⑨电针治疗刺激强度要缓慢增加,以免突然强烈的刺激,使患者难以忍受而发生弯针、折针。孕妇慎用。

十八、灸法

运用艾叶等药物燃烧所产生的温度,对穴位或病位进行熏熨、烧灼,以达到治疗疾病目的的一种方法,称灸法。

根据现有文献记载,妇科领域运用灸法可以追溯到晋代,如《针灸甲乙经》中有"绝子,灸脐中,令有子"的记载。然而,根据针灸发展历史的推断,早在晋代以前,就应该有运用灸法治疗妇科疾病的临床实践了,只是没有准确的文字记载留传下来而已。

灸法可以分为艾灸法、非艾灸法两大类,其中艾灸法包括艾炷灸法、艾条灸法、温针灸法(见针刺法)等。在艾炷灸法中,又可分为将艾炷直接放置于皮肤施灸的直接灸法,以及先将药物放在皮肤上,再将艾炷放在药物上施灸的间接灸法。非艾灸法历代有许多内容,在妇科

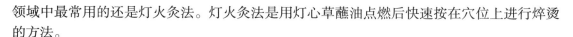

领域中最常用的还是灯火灸法。灯火灸法是用灯心草蘸油点燃后快速按在穴位上进行焠烫的方法。

灸法适用于月经不调、崩漏、闭经、痛经、经行泄泻、经行不寐、经行水肿、经行尿路感染、经行身痛、经行风疹、带下、宫颈柱状上皮异位、盆腔炎性疾病、外阴白色病变、阴痒、阴痛、子宫脱垂、子宫内膜异位症、阴冷、盆腔淤血综合征、结核性盆腔炎性疾病、先兆流产、恶阻、子痫、胎位不正、妊娠肿胀、妊娠小便不通、妊娠下肢抽筋、孕痈、妊娠肝炎、难产、胎死不下、胎盘滞留、产后腹痛、产后便秘、产后小便不通、产后小便频数不禁、产后身痛、恶露不绝、产后血晕、产后痉证、产后汗出、产后脱肛、产后腹泻、产后咳喘、产后玉门不闭、产后出血、产后头痛、乳痈、乳癖、缺乳、回乳、子宫肌瘤、妇产科腹部手术后肠粘连或尿潴留、脏躁、性欲减退、围绝经期综合征等疾病。

注意事项：①艾炷直接灸和灯火灸，与患者皮肤直接接触，施灸时刺激性较大，对皮肤会有灼伤，故体质虚弱、老年人、急性热性病患者慎用，颜面部位禁灸。醉酒或大劳、大饥、大饱时不宜施灸。②对于晕灸者要及时处理，停止施灸，仰卧，头放低，喝温开水，若症状不减，再刺人中、少商、合谷、足三里。③艾炷直接灸与灯火灸后，局部保持干燥、清洁，贴好药膏，定期换药处理，以防感染。④施灸时要保持空气流通，保证一定室温。

十九、耳穴压迫法

耳穴压迫法是将药豆(植物种子,如王不留行、油菜籽、白芥子、绿豆、白胡椒、花椒子,或药丸如六神丸,或磁性金属粒等)粘于胶布,贴在耳穴上,进行揉、按、捏、压,使局部产生酸、麻、胀、痛等刺激感觉,以达到治病目的的一种治疗方法。

进行耳穴压迫时,首先要选好两组耳穴,进行耳穴探查,找出阳性反应点,局部经酒精消毒后,将药豆放置在 0.5cm×0.5cm 大小的胶布中心,用镊子夹取胶布,再将药豆对准选定耳穴紧紧贴压在上,并轻轻揉压 1~2 分钟。每次以贴压 5~7 穴为宜,每日按压 3~5 次,每次 10 分钟左右,隔 1~3 日换药 1 次,两组穴位交替贴压,两耳交替或同时贴用。

耳穴压迫法适用于月经不调、崩漏、闭经、痛经、经行头痛、经行不寐、经前面部痤疮、经行风疹、经行吐衄、经行水肿、外阴炎、阴痒、子宫脱垂、盆腔炎性疾病、子宫内膜异位症、恶阻、胎位不正、妊娠肝炎、产后痉证、产后汗出、产后头痛、产后不寐、乳癖、缺乳、引产、围绝经期综合征、面部色素沉着等疾病。

注意事项：①耳廓酒精消毒干燥后方可贴压,以免脱落；②夏季贴压时间不宜过长,以防胶布潮湿或皮肤感染；③对胶布过敏者,可改用粘合纸代替；④耳廓皮肤有炎症或冻伤者不宜采用；⑤孕妇、习惯性流产、年老体弱者慎用。

二十、按摩法

凭借医者或患者的手在体表某一部位或特定经络穴位上运用手法进行治病的方法,称按摩法,又称推拿法。

远在春秋战国时期,医家已经运用按摩法治疗疾病,而按摩法运用于妇产科领域,从现今的资料看,可以追溯到唐代。《经效产宝》记载："余血奔心,盖是分娩不了解,便与童子小便并捵心下,及卧太疾,兼食不相宜之物所致,但能依方疗之,无不痊可。"其中的捵心下,便是当今的按摩下腹帮助子宫收缩的方法。

按摩可以分为传统的常规按摩法,以及足穴按摩、手穴按摩、耳穴按摩等方法。各种不同的按摩方法有其特定的穴位或区域,可根据不同疾病选择治疗部位。

按摩的手法有许多种,常用的包括按法、摩法、推法、拿法、揉法、擦法、捏法、拍法、击法、滚法、扳法、拉法、振法、摇法、理法、切法、点法、捻法、搓法、踩法、摸法、叩法、扭法、抓法、抖法、揪法、搔法、握法、捋法、捶法、挪法、弹法、拔法、刮法、勒法、掐法、绰法、抄法、拭法、抵法、抱法、拧法、拂法、拨法等。根据疾病需要,临床上选择不同手法。

按摩法适用于月经不调、崩漏、闭经、痛经、经行头痛、经行乳胀、经行泄泻、经行不寐、带下、宫颈柱状上皮异位、阴痒、阴痛、盆腔炎性疾病、子宫脱垂、盆腔淤血综合征、子宫内膜异位症、先兆流产、恶阻、先兆子痫、胎位不正、妊娠小便不通、妊娠下肢抽筋、子悬、子嗽、难产、胎盘滞留、产后腹痛、产后便秘、产后小便不通、产后小便频数不禁、产后身痛、恶露不绝、产后血晕、产后发热、产后痉证、产后汗出、产后腹泻、产后出血、乳痈、乳癖、缺乳、回乳、引产、妇产科腹部手术后肠粘连、卵巢肿瘤、子宫肌瘤、不孕、围绝经期综合征、脏躁、性欲减退等疾病。

注意事项:①孕妇在按摩腰与下腹部位时要慎重,应用力适度,以免导致先兆流产、流产或早产;②对于感染性疾病,按摩法若未能及时控制时,要选用其他治疗方法,以免贻误病情。

二十一、拔罐法

拔罐法是指使罐具形成负压,吸附于患处或穴位上,产生局部充血,从而达到治疗疾病目的的一种方法。

拔罐法见于晋代医家葛洪的《肘后备急方》中,当时用以拔除脓血治疗疮疡脓肿;唐代王焘在《外台秘要》中亦记载了类似用法。拔罐法历来很少被医书记录,常作为民间的一种医疗方法留传下来,所以其开始应用于妇科领域的时间,至今较难确定。

拔罐法可分为火力排除罐内气体的火罐法,拔罐时配合用水的水罐法,拔罐前后配合针刺的针罐法,拔罐时配合外用药物的药罐法,直接抽去罐内空气的抽气罐法等。罐具可以是竹罐、陶罐、铜罐、铁罐、玻璃罐或穴位吸引器。

拔罐法适用于月经不调、崩漏、闭经、痛经、经行痤疮、经行不寐、经行风疹、带下、宫颈柱状上皮异位、子宫脱垂、盆腔炎性疾病、恶阻、妊娠小便不通、妊娠下肢抽筋、孕痈、妊娠肝炎、产后腹痛、产后小便不通、恶露不绝、产后脱肛、产后咳喘、产后头痛、产后不寐、乳痈、乳癖、阴痒、缺乳、不孕、围绝经期综合征等疾病。

注意事项:①拔罐部位以肌肉丰满、皮下组织松弛及毛发少的部位为宜。年老体衰者、消瘦及肌肤失去弹性者、高热昏迷抽搐患者、严重水肿患者、恶性肿瘤患者、出血性疾病(如血友病、紫癜等)患者、皮肤损伤者,以及孕妇腰骶或下腹部,禁用拔罐法。②患者取适当体位,使患者舒适,同时可防止罐脱落时损坏。③拔罐时保证一定的室温,防止受寒,适当控制罐的吸拔力。④拔罐部位发热、发紧、发酸、凉气外出、温暖舒适,思眠入睡,为正常得气现象;头昏恶心、面色苍白、四肢发冷等为晕罐征兆,应取下罐具,参照晕针做同样处理。⑤病情重、病灶深及疼痛性疾病、肌肉厚、气候冷,拔罐时间宜长;病情轻、病灶浅、肌肉薄、气候热,拔罐时间宜短。⑥慢性病或病情缓和的,一般隔日 1 次,或隔 2~5 日 1 次;病情急者,每日 1 次。一般疗程为 12 次,疗程间隔 5~7 日。⑦取罐时先用指头在罐旁按压,使空气进入即可取下,不应强拉。⑧火罐、水罐要防止皮肤灼伤;针罐法用透明罐具,随时观察,防止弯针、折针及出血过多。⑨拔罐后皮肤如出现较大水疱,可用消毒针刺破,挤出液体,涂抹甲紫溶液即可;小水疱不做处理,可自行吸收。

二十二、刮痧法

刮痧法是用铜钱、瓷匙、硬币、木片或动物骨片等钝缘面蘸植物油或清水,刮拭摩擦皮肤、穴位,达到治疗疾病目的的一种方法。

刮痧法见于唐代,当时有用苎麻刮治痧病的记载。此后,历代关于刮痧法的介绍,也都局限于痧症。至于刮痧术何时开始运用于妇科领域,今日已难考证。

在刮痧时,要根据刮痧穴位的需要,采取俯卧位、侧卧位、俯伏位、仰坐位、仰卧位等体位。暴露刮拭部位,局部用 75% 乙醇溶液等消毒后,将刮片蘸上活血止痛润滑油或清水,与皮肤保持 45° 斜度,平面朝下刮拭。刮拭面尽量拉长,由内而外,由上而下,顺次刮拭。用力适中、均匀,直接在人体皮肤经络上反复刮拭,只要数分钟,刮出红紫色瘀点为止。如需要第2 次刮拭,需 3~7 日后患处瘀点消失无痛感时方可实施。

刮痧法适用于闭经、痛经、盆腔炎性疾病、乳痈、阴吹、不孕、围绝经期综合征、卵巢肿瘤等疾病。

注意事项:①刮痧工具一定要消毒,边缘要光滑,以免划破皮肤;刮痧处皮肤要清洁,以防止感染。②刮痧术后 1 小时内不能用冷水洗脸及手足。如有特殊情况,只能用热水洗。刮拭后有条件时可饮用一大杯热开水,帮助新陈代谢。

二十三、导引法

通过运动肢体、自我按摩、体育治疗,以及调节呼吸等治疗疾病的方法,统称导引法。导引法在战国时期《黄帝内经》中就有记载:"中央者,其地平以湿,天地所以生万物也众,其民食杂而不劳,故其病多痿厥寒热,其治宜导引按蹻。"导引按蹻即导引法。隋代《诸病源候论》记载:"蹄踞,以两手从曲脚内入,据地,曲脚加其上,举尻。其可用行气。愈瘰疬、乳痛。交两脚,以两手从曲脚极捾,举十二通,愈瘰疬、乳痛也。"这是较早期的关于导引治疗妇产科疾病的文字记录。

导引法适用于崩漏、闭经、痛经、经行不寐、宫颈柱状上皮异位、盆腔炎性疾病、恶阻、先兆子痫、产后小便不通、乳癖、乳痈、子宫脱垂、围绝经期综合征、卵巢肿瘤、宫颈癌、乳腺癌等疾病。

注意事项:①运用导引法之前,一般要宽衣解带,选择空气新鲜、环境幽静的地方,避免外界干扰;②正确掌握要求的动作与功法。

二十四、割治法

用刀在特定的腧穴或部位割取脂肪组织或在局部进行刺激,或直接切除病灶,以达到治病目的的方法,称割治法。

在我国古代医籍中,有许多关于割治的论述,多指单纯割除病灶的手法而言。割取脂肪组织或在局部进行刺激则属于一种新的医疗方法,是手术疗法与经络腧穴学说相结合的产物,因此是一种现代治疗方法。

在割治法中,割取脂肪组织进行治疗的,又称割脂法。

割治法适用于崩漏、痛经、经行痤疮、外阴尖锐湿疣、宫颈癌、乳腺癌、卵巢癌、不孕、面部色素沉着等疾病。

注意事项:①割治法要严格采取无菌操作。②割治时避免损伤肌腱和大的血管、神经。③术后患者需卧床休息 3~5 日,必要时可将手术的手足抬高。7~10 日去掉药膏,更换敷料。④术后防止感冒和感染,禁烟酒(割治患者)。

二十五、穴位埋植法

穴位埋植法是把异物埋藏在皮下穴位,以达到持久刺激效果的治疗方法,简称埋法。

根据埋植物的不同,可分为:在穴位上穿线,或埋线,或结扎的穴位羊肠线埋植法;将药物埋植在穴位组织的药物埋植法;将针具留置于穴位的针具埋植法。

穴位埋植法适用于月经不调、痛经、盆腔炎性疾病、产后脱肛、子宫脱垂、卵巢肿瘤、不孕、围绝经期综合征等疾病。

注意事项:①严格执行无菌操作,术后不能污染针孔,线头不得露在皮肤外,否则不能吸收,并容易感染。②妊娠期不宜使用该法,月经期慎用。③操作时要轻巧,以免断针。④应避开血管和神经,胸背部埋线不宜过深,以防损伤内脏。在同一穴位上做多次治疗时,应稍偏离前一次治疗部位。⑤在肌腹和肌腱处施术,一般须先进行穴位按摩,然后埋线和结扎。肌肉松弛者,宜用结扎术,结扎的松紧程度视肌肉松弛情况而定。肌肉痉挛者须先按摩,次数可多些,一般只用埋线,不做结扎。⑥术后局部出现轻度红肿热痛或轻度发热,均属正常现象。若出现高热或局部剧痛、出血、感染、功能障碍等,应及时处理。

二十六、烙法

用烧红的、大小形状不同的金属器械灼烙患处,或用电热式灼烙器灼烙患处,达到治病目的的一种方法,称烙法。

烙法流传于民间,何时开始运用于妇科领域,现今已难以考证。

烙法可分火针灼烙术和烙铁灼烙术。火针灼烙术是用烧红的针具刺激患部的治疗方法;烙铁灼烙术是指用银或铜或铁的烙头烧烙患部的治疗方法。

烙法适用于宫颈柱状上皮异位、子宫颈出血、子宫颈息肉、外阴或阴道尖锐湿疣等疾病。本法通过烧灼作用,使局部炎性组织或病理性增生物坏死脱落,代之以正常组织。

注意事项:①在运用灼烙术之前,首先要确定灼烙的部位、深度,局部要严格消毒;②灼烙的部位和深度要严格掌握,防止将正常组织灼伤或灼烙过深导致出血;③灼烙后局部出血时,可用三七粉等局部止血;④灼烙部位要保持干燥,以免引起感染。

二十七、插入法

将药物制成棒状、钉状、线状,插入到病灶或宫颈管内,以达到治疗疾病目的的一种方法,称插入法。其中,插入宫颈管口的,又称插宫法。

唐代《开元广济方》所载引产时"取牛膝六七茎,绵缠槌头令碎,深内至子宫头",是妇科早期插入法的文字资料。

插入法除插入宫颈管口之外,也经常插入到疮内、瘘管中、癌肿组织内。根据插入药物的不同,可以分为腐蚀药物插入法、非腐蚀药物插入法(腐蚀药物插入法可归属到腐蚀法中)。腐蚀药物插入法选用的药物系升丹或砒霜等,对疮面、瘘管及癌肿组织可起到去腐生新的作用,便于引流;非腐蚀药物插入法除适用于上述疾病外,还适用于引产或人工流产时松弛子宫颈的术前准备工作。

插入法适用于宫颈癌、宫颈柱状上皮异位、乳痈、乳漏疮口过小、脓液排出不畅者,子宫发育不良、子宫颈狭窄或子宫位置异常所致不孕,引产以及人工流产前扩张松弛宫颈管。

注意事项:①腐蚀药物插入法用于宫颈柱状上皮异位、乳痈、乳漏等感染性疾病时,先要清除疮面的脓性分泌物。插药治疗后,疮口溢脓通畅,逐渐减少,改用清热生肌药物插入治疗。②宫颈癌的插入治疗,要插入病体及其基底部,用纱布压紧,待病灶组织凝固、坏死、脱落之后,改用清热生肌药膏外用。③宫颈癌合并感染者,先要控制感染。④宫颈部插药避免在月经前或月经后1~2日进行,以防感染。插药期间卧床休息,减少活动,防止插药移位或脱落。严禁性生活。宫颈部位腐蚀性药物的插入要用凡士林纱布保护好后穹窿及阴道中段的黏膜,以免受到腐蚀。⑤宫颈鳞癌早期浸润腺管型者(淋巴管、血管内有癌栓存在),宫颈鳞癌早期浸润、病变汇合者,老年妇女因宫颈高度萎缩、不便观察者,单纯宫颈癌不便观察浸润深度者,并发急性传染病者,或有严重内脏疾病,特别是心、肝、肾病者,禁用腐蚀药物插入法。⑥用腐蚀药物插入法后,少数患者在3~24小时内出现食欲差、恶心、呕吐,或下腹部胀痛,持续半日到2日可逐渐消失。如反应较严重,有头痛、下腹痛,则取出药物,反应可迅速解除。⑦治疗后局部出血者,要对症处理。⑧用于引产或人工流产前扩张宫颈的药物,事前一定要灭菌处理,以免引起宫内感染。⑨要严格掌握插宫引产的适应证,遵守插药的时间,一旦出现发热反应时,首先要区别是药物反应还是感染,采取对症处理或撤药后抗感染治疗。

二十八、发疱法

发疱法是采用具有强烈刺激性的药物或药汁涂敷在体表某一部位,使皮肤起疱,达到治愈疾病目的的一种治疗方法。

发疱法在唐代《外台秘要》中已有记录,但大部分资料都散在于民间。所以,发疱法何时开始应用于妇科领域,很难有一个确切说法。

发疱法临床最常选用的药物有斑蝥、白芥子、毛茛、蓖麻仁、威灵仙、吴茱萸、甘遂、巴豆等。使用之前,先将药物捣烂、研细,如系干品,可用醋或姜汁、水等调匀,也可将药物泡浸于酒精中备用。找准体表的穴位或部位,涂抹浸出药液,或者贴上带孔胶布,将药物敷在胶布的留孔部位,再用稍大胶布覆盖固定。夏天一般2~5小时,冬天约4~8小时发疱。水疱可以不必挑破,让其自然吸收,也可以挑破之后排出液体,外涂甲紫溶液,用无菌纱布覆盖。

发疱法可适用于痛经、经行口糜、外阴白色病变、妊娠合并肝炎、难产、产后咳喘、子宫脱垂等疾病。

注意事项:①发疱法可使局部皮肤出现无菌性炎症渗出的病理改变,颜面部位一般不采用该法;②待局部皮肤微有水疱隆起时,即应揭去胶布,外涂甲紫溶液,覆盖无菌纱布,以防感染;③如需要在原来部位连续几次进行发疱治疗,应在发疱皮肤愈合之后进行。

二十九、腐蚀法

运用具有腐蚀作用的药物,促使疮疡破溃,脓毒早泻,腐肉及异常组织脱落的方法,称腐蚀法。

腐蚀法的运用,具有十分久远的历史,早在周代,就有相关文字记录,如《周礼》载有"疡医掌肿疡、溃疡、金疡、折疡之祝药劀杀之齐",其中"杀"即是用腐蚀剂去除恶肉的意思。明代《外科正宗》治疗乳癌用冰蛳散(大田螺、白砒、硇砂),就是腐蚀法的运用。

腐蚀法适用于宫颈柱状上皮异位、子宫颈息肉、外阴尖锐湿疣、宫颈癌、乳痈、乳腺癌等疾病。

注意事项:①含升丹的腐蚀药物有多种剂型,因其药性的猛烈程度不同,可根据疾病的需要适当选择。在腐肉已脱,脓水减少,异常组织已去的情况下,宜选用含升丹少的药物,或改用其他药物。②使用腐蚀药物,要保护好周围正常组织,免受损害,直接将药物掺于疮面,或掺于膏药、油膏,上贴患部。③对某种腐蚀药物过敏者,应选用其他腐蚀药物。④对疮面过大的患者,注意腐蚀药物的用量,使用药物过多过久,可引起汞、砷中毒。⑤对不明原因的高热、乏力、口腔内出现金属味、多样性皮肤黏膜损害,应立即停药,做尿汞或尿砷测定。⑥含升丹的药物以陈久者为佳,药性较缓,刺激性较小。备用时宜黑瓶装置,以免氧化变质。

三十、白降丹划点法

白降丹划点法是用利刃轻轻划破人体表皮,然后在划破的皮肤切口处涂上适量白降丹,通过局部化学腐蚀和持续性物理刺激作用,达到蚀腐坚皮、拔毒外出、调和气血、通畅血脉的作用。本书简称划点法。

采用白降丹划点法时,医者用右手拇指和示指持刀片,刀刃向上,划刺时顺体由下向上,在划刺点轻轻挑划。每个挑划口的长度,一般以0.5cm左右为宜,也可根据病情适当延长或缩小,最长不超过1cm。划刺时手腕用力要匀,动作要轻、要准、要稳。就像接种牛痘那样,以有少量渗血为宜。挑划后点药,以无菌细木棒,先蘸蒸馏水或凉开水,再黏附少量白降丹,涂在切口上,切口无须覆盖。

白降丹划点法适用于月经不调、带下、盆腔炎性疾病等。

注意事项:①注意无菌操作,患者皮肤出血、疼痛剧烈时,应及时给予处理。②对汞、砷过敏者禁用。初诊者先做小范围皮肤试验,若发生过敏则停止治疗。③划点过程中出现不明原因的高热、乏力、口有金属味等汞中毒症状时,应立即停药;全身中毒症状明显者,应做急救处理。④局部继发感染者,要及时做局部或全身性抗炎处理。⑤饥饿及过劳者暂不施治,如治疗中出现头晕、心慌、胸闷、冷汗,甚至口唇青紫,昏不知人,应立即停止治疗。轻者喝些热茶,重者针刺人中、内关、涌泉等,必要时中西医结合急救。

三十一、灌肠法

灌肠法是将药液灌入大肠,通过引起排便反射排出秘结的粪便,或将药液较长时间保留在大肠中,通过对药物的吸收,以治疗疾病的一种方法。

汉代《伤寒杂病论》中曾介绍猪胆汁导法,用来治疗阳明病津液内竭、便结、不可攻者,这是对灌肠疗法的运用。至今这种方法仍有效地运用于产后便秘的治疗,但究竟始用于哪一朝代,已难考证。

灌肠法可分为将药物停留在大肠中发挥治疗作用的保留灌肠法和灌肠后立即引起排便的非保留灌肠法。

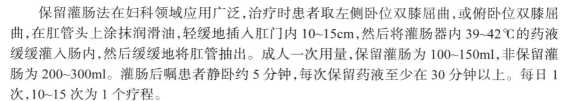

保留灌肠法在妇科领域应用广泛,治疗时患者取左侧卧位双膝屈曲,或俯卧位双膝屈曲,在肛管头上涂抹润滑油,轻缓地插入肛门内 10~15cm,然后将灌肠器内 39~42℃的药液缓缓灌入肠内,然后缓缓地将肛管抽出。成人一次用量,保留灌肠为 100~150ml,非保留灌肠为 200~300ml。灌肠后嘱患者静卧约 5 分钟,每次保留药液至少在 30 分钟以上。每日 1 次,10~15 次为 1 个疗程。

灌肠法适用于痛经、经行便血、盆腔炎性疾病、结核性盆腔炎性疾病、异位妊娠、孕痛、妊娠小便不通、产后小便不通、产后腹痛、子宫内膜异位症、盆腔淤血综合征、卵巢肿瘤、子宫肌瘤、宫颈癌、滋养细胞肿瘤、输卵管结扎后诸症、妇产科腹部手术后肠粘连、手术后阴道血肿、放环后腹痛、输卵管阻塞引起的不孕症等疾病。灌肠法尤其适用于不肯服药或不适宜服药,或久病体虚,攻补不受,诸药难施者。

注意事项:①注意药液温度,温度过高会损伤结肠及直肠黏膜,温度过低会引起腹痛与便意;②保留灌肠的药液量见前,非保留灌汤的药液量常在 200~300ml;③肛管及灌肠器要煮沸消毒;④插入肛管速度宜慢,以免损伤黏膜;⑤妊娠患者慎用。

三十二、离子透入法

离子透入法是利用直流电,将药液中的离子透过完整皮肤或黏膜导入体内,以治疗疾病的一种方法。

离子透入法是现代治疗方法,适用于痛经、经行情志异常、宫颈柱状上皮异位、盆腔炎性疾病、结核性盆腔炎性疾病、异位妊娠、产后头痛、宫颈癌、输卵管阻塞所致不孕症等疾病。

注意事项:①首先要明确药物的有效成分和极性,对可能引起过敏反应的药物,应做皮肤过敏试验;②药物应配制成 2%~10% 的水溶液使用;③衬垫分好正负极,最好一个衬垫供一种药用,用后分别用清水洗去药液,再分开煮沸消毒,以免离子相互沾染;④配制药液时,应注意除去其他杂质,且配制的药液经 1~2 周后要更换,用前需检查药物是否变质,必要时加入防腐剂以防变质;⑤高热、心力衰竭、湿疹、有出血倾向、对直流电不能耐受者,禁用本法。

三十三、磁疗法

利用磁场对人体产生的磁效应原理,作用于人体一定部位、经络穴位或痛点来治疗疾病的一种方法,称磁疗法。

宋代开始用磁石塞耳治疗耳聋,说明磁疗法已经运用于临床。而妇科领域在 20 世纪 70 年代以后才开始广泛应用磁疗法。

磁疗法有以下几种:①把磁片直接贴敷在体表穴位上固定的贴磁法。②利用旋磁机将机头紧密平行接触治疗部位的旋磁法。③将皮内针或短毫针刺入体穴或痛点,针的尾部再放置磁片的磁针法。④将 2 个磁块作为 1 对磁极,异极相对一面接触穴位表皮上,另一面与电磁机相通的磁电法。

磁疗法适用于闭经、痛经、经行头痛、经行不寐、经行风疹、妊娠小便不通、胎位不正、产后小便不通、产后汗出、产后头痛、产后不寐、乳痈、乳癖、不孕、围绝经期综合征等疾病。

注意事项:①一般应先从较弱的磁场强度开始,体积也要尽量小些,如无副作用发生,可根据病情逐渐加大。②白细胞计数偏低者应选用低磁场,并定期复查血常规,如白细胞计数继续下降,应及时停止磁疗。极度衰弱、急性严重疾病,以及皮肤出血、破溃等患者,也不宜用磁疗。③磁疗的副作用表现为头晕、心悸、失眠、恶心、呕吐、嗜睡、气憋、气促、血压增高、局部疼痛加重、邻近部位胀痛、局部灼热感、电刺感、局部水肿、水疱、瘀斑等。副作用于几分钟到几天后都可以发生,但一般都比较轻,持续时间也较短,大多数患者可以坚持治疗,极个别患者反应严重时应中断治疗,停止治疗后副作用很快消失。④磁电疗法一般不宜选取心脏区及其邻近穴位作刺激点。⑤对于贴磁时间较长者,应在磁片与皮肤之间放一层隔垫片,以防汗液浸渍,使磁片生锈,刺激皮肤。

三十四、注射法

将经过配制的药液注射到患者体内进行治病的一种方法,称注射法。

注射法是一种现代医疗方法,包括肌内注射、静脉注射与穴位注射。

肌内注射是将药液抽吸入注射器后,消毒皮肤,在特定肌肉上,将针头快速垂直刺入2/3,回抽针栓无回血时,再将药液缓缓注入。注射完毕,用干棉棒按压针眼,快速拔针。

静脉注射时,首先选好静脉,在注射部位上方扎好止血带,下部垫小枕,消毒皮肤,嘱患者捏拳,使静脉充血暴露;然后吸取药液,排尽注射器或输液管中的空气,将针头斜面与皮肤成15°角,刺入静脉内,见回血之后,松开止血带,嘱患者松拳,固定针头,缓慢注入药液或缓慢滴入药液。注射完毕,以干棉签按压针孔,快速拔针,按压片刻。

穴位注射与肌内注射近似,但一定要选准穴位,进针之后,根据要求,寻找得气感觉,回抽针栓无回血时,即可注射药液。

注射法适用于月经不调、崩漏、痛经、闭经、经行口糜、经行痤疮、经行不寐、经行情志异常、经行尿路感染、带下、宫颈柱状上皮异位、外阴炎、阴道炎、盆腔炎性疾病、外阴白色病变、外阴湿疹、阴痒、子宫脱垂、子宫内膜异位症、外阴尖锐湿疣、盆腔淤血综合征、生殖器结核、先兆流产、恶阻、先兆子痫与子痫、异位妊娠、胎萎不长、妊娠小便不通、妊娠下肢抽筋、孕痈、妊娠肝炎、难产、胎死不下、产后腹痛、产后小便不通、产后身痛、恶露不绝、产后发热、产后痉证、产后脱肛、产后腹泻、产后咳喘、产后玉门不闭、产后头痛、产后不寐、乳痈、乳癖、缺乳、子宫肌瘤、宫颈癌、滋养细胞肿瘤、乳腺癌、不孕、引产、围绝经期综合征、梅核气、输卵管结扎术后诸症等疾病。

注意事项:①严格掌握中药注射的适应证,尤其是穴位注射与静脉注射,以免产生严重不良反应;②需要做皮试的药物,注射之前均要严格进行皮试,只有皮试阴性的药物方可注射。

各论

第一章
月经病

第一节　月　经　不　调

月经不调是指月经的周期、经期、经量及色质方面的异常,包括月经先期、月经后期、月经先后不定期、月经过多及月经过少等,与西医学的功能失调性子宫出血等疾病相类似。

【病因病机】

1. 气虚　素体气虚,或劳累过度、病后气虚,无权统摄血液,经血妄行,故常见月经先期或量多。

2. 血虚　久病或失血过多之后,或脾胃虚弱,生化之源不足,而致营血亏虚,故常见月经过少色淡或月经后期。

3. 气滞　肝气郁结,胞脉蓄溢失度,故致月经或前或后,或先后无定期。

4. 血瘀　跌仆损伤或产后血瘀,或素有癥瘕宿疾,瘀血阻滞胞宫,新血不能归经,常致经行不畅,夹块,或经血淋沥,或量多。

5. 血寒　素体阳气不足,或经期过食生冷或感受寒气,寒凝血滞,故经血量少或后期。

6. 血热　素体阳盛,或肝郁化火,或过食辛热之品,热扰冲任,迫血妄行,故使月经先期或量多。

7. 痰湿　痰湿之体,躯脂肥满,痰气阻塞胞脉,气血运行不畅,使经行涩少或淋沥不绝。

8. 肝肾不足　肝肾不足,胞脉失养,可见月经先期量多或后期量少。

【临床表现】

1. 气虚型　月经先期,量多色淡,质稀。倦怠乏力,短气懒言,心慌头晕。舌质淡,苔薄白,脉细软。

2. 血虚型　月经后期量少,色淡。面色萎黄,唇甲苍白,头晕心悸。舌质淡,苔薄白,脉细弱。

3. 气滞型　月经先后不定期,经行不畅。少腹作胀,乳房胸胁胀闷。舌淡红,苔薄白,脉细弦。

4. 血瘀型　经行量或多或少,色紫有块。小腹疼痛拒按,经血下后腹痛缓解。舌质暗或有瘀斑,苔薄,脉沉弦。

5. 血寒型　经行后期,量少色暗或有块。下腹疼痛拒按,面色青白,畏寒肢冷,苔薄白,脉沉紧者为实证。腹痛畏寒喜温,腰酸乏力,舌淡,苔薄,脉沉细无力者为虚寒证。

6. **血热型** 月经先期,量多色紫或鲜红,质稠黏。心烦易怒,口干便秘。舌质红,苔薄黄,脉滑数或弦数。

7. **痰湿型** 经行后期,量少色秽,质黏腻。形体肥胖,脘痞多痰,或平时带下如涕,口黏。舌淡红,苔白腻,脉弦滑。

8. **肝肾不足型**

(1)肾阳虚型:月经量多或淋沥不尽,色淡。面色㿠白,头晕腰酸,肢冷,溲频便溏。舌质淡,苔薄白而润,脉沉细而迟。

(2)肾阴虚型:月经量少,色鲜红,或月经先期。头晕耳鸣,腰膝酸痛,口干咽燥,五心热,或午后潮热。舌红绛少苔,脉细数。

【治疗】

(一) 辨证组方

1. **益气摄血调经**

(1)黑归脾汤加减:熟地黄 12g,党参、炙黄芪各 15g,白术、茯苓、阿胶(烊冲)、血余炭各 10g,当归 5g,远志 8g,龙眼肉 10 枚,仙鹤草 30g,炙甘草 6g。

(2)人参、白术、茯苓、当归身、川芎、白芍、熟地黄、炙黄芪、制香附各 10g,炙甘草 5g,姜枣引。专治经来色淡。

2. **养血调经**

(1)人参滋血汤加味:党参、山药各 15g,茯苓、熟地黄、白芍、阿胶(烊冲)、何首乌、白术各 10g,当归、川芎各 6g。

(2)大补元煎:人参 3~60g,山药 15g,熟地黄 6~90g,杜仲 6g,当归 6~9g,山茱萸 6g,枸杞 6~9g,炙甘草 3~6g。

3. **疏肝理气调经**

(1)逍遥散加味:柴胡、郁金、预知子、制香附各 9g,当归、炒白芍、炒白术、茯苓各 10g,生姜 3 片,大枣 5 枚。适用于肝郁脾虚月经不调者。

(2)一贯煎:北沙参、麦冬、当归身各 10g,生地黄 15~20g,枸杞 10~18g,川楝子 5g。适用于肝肾阴虚,肝气郁滞,月经先后无定期者。

(3)苏风止痛散:天麻、僵蚕、紫金皮、乌药、牛膝、独活、川芎、当归、乳香、南藤、补骨脂、生姜、葱白。酒煎,空心服。专治经来如鱼脑髓,双脚疼痛不能举动,乃下元虚冷,更兼风邪所攻。

4. **活血化瘀,行气调经**

(1)桃红四物汤:熟地黄、赤芍各 10g,桃仁、当归各 9g,川芎、红花各 6g。

(2)和血归经汤:当归、三棱、莪术、木香、熟地黄、肉桂、红花、贯众、苏木、血竭。专用于经坚如石。

5. **温经散寒**

(1)温经汤:桂枝、川芎各 5g,吴茱萸 3g,当归、炙甘草各 6g,炒白芍、牡丹皮、半夏、麦冬、阿胶(烊冲)各 10g,党参 12g,生姜 4 片。

(2)加味四物汤:当归、乌药、川芎、延胡索、小茴香、白芍各 10g,熟地黄 12g,生姜 3 片,大枣 5 枚。水煎,空心服。专用于经如黄水。

6. 清热凉血调经

(1) 保阴煎：生地黄、熟地黄、芍药各 10g,山药、续断各 12g,黄芩、黄柏、生甘草各 6g。用于月经先期。

(2) 生地黄、仙鹤草、槐花、地榆各 20g,生白芍、冬桑叶各 15g,牡丹皮炭、阿胶、炒栀子、藕节各 10g,炒黄芩 8g,水牛角(先入)30g。用于月经过多。

(3) 当归尾、川芎、赤芍、香附、生地黄、黄连、牡丹皮、甘草各 6g。专用于经来色紫。

7. 燥湿化痰,理气调经

(1) 陈皮、石菖蒲、苍术各 9g,半夏、香附、薏苡仁、生山楂各 12g,桂枝 5g,刘寄奴 15g,茯苓 10g。

(2) 柴胡、羌活各 9g,防风 6g,蔓荆子、独活、当归酒、黄芪各 5g,苍术 10g,炙甘草、升麻、藁本各 3g。用于经行夹带。

8. 温补肝肾

(1) 熟地黄、枸杞、杜仲、菟丝子、鹿角霜各 12g,山药 15g,山茱萸 10g,制附子、当归各 6g,肉桂 4g。

(2) 乌鸡丸：乌鸡肉、山药、肉桂、肉苁蓉、蒲黄、当归、山茱萸、白芍、熟地黄、大附子、鹿茸、川芎。专用于经来如铜绿水。

9. 滋补肝肾调经

(1) 知柏地黄汤加味：知母、山茱萸、茯苓、泽泻、龟甲胶(烊冲)各 10g,炒黄柏、牡丹皮各 8g,生地黄、山药、稆豆衣各 15g,墨旱莲 30g,女贞子 12g。

(2) 左归丸：熟地黄 15g,炒山药 12g,枸杞 12g,山茱萸 12g,川牛膝(酒洗,蒸熟)10g,菟丝子 12g,鹿角胶(炒珠)12g,龟甲胶(炒珠)12g。

(二) 单方验方

1. 鹿衔草 30g,金樱子 30g,水煎服,连服 3~4 剂。适用于少女脾肾虚弱型月经先期。

2. 熟地黄 20g,墨旱莲 10g,水煎服。适用于血虚型月经提早,量多色紫。

3. 当归 30g,生艾叶 15g,煨老生姜 15g,红糖(分 2 次兑服)60g。适用于血寒型月经后期,经血过少。

4. 刘寄奴 30g,穿山甲 12g,路路通 10g,水煎服。适用于血瘀型月经后期量少。

5. 棉花根 60g,淫羊藿 15g,水煎服。适用于肾气虚弱型月经后期量少。

6. 生蒲黄(包煎)15g,地榆、黄芪、槐米、仙鹤草各 30g,生地黄 20g,水煎服。治疗气虚血瘀月经过多。

7. 失笑散 20g,百草霜 30g,水煎服。治疗血瘀型月经过多。

8. 银耳 12g,紫珠草、墨旱莲各 9g,水煎服。治疗阴虚型月经过多。

9. 丝瓜子 9g,焙干,水煎,加红糖,用黄酒冲,月经前连服 3~5 日。适用于气血两虚型经量过少。

10. 党参 45~60g,水煎,分 3 次服,连服 3~6 日。适用于脾虚型经期延长。

11. 茜草 30g,红枣 10g,水煎,分 2 次服。适用于血瘀型经期延长。

12. 红花芭蕉饮　川红花 13g,芭蕉 1 个,鲜生姜 3 片,加水 500ml,文火煎 20 分钟,取药汁 300ml,加红糖 50g,每日服 2 次。治疗月经后期,月经错后时连服 3~5 剂即可来潮。

13. 山药粥　山药 60g,粳米 30~60g,共煮为粥,1 日 1 料,7 天为 1 个疗程。适用于脾肾不足型月经先后无定期。

14. 黑豆糜　黑豆 60g,苏木 30g,红糖适量。将黑豆、苏木加水适量炖至黑豆烂熟,去苏木加红糖调味服食。月经前 1 天分 2 次食用,连食数天。适用于肾虚血瘀型月经先后无定期。

（三）饮食疗法

1. 生地黄粥　生地黄 45g,大米适量。将生地黄煎汤去渣取汁,大米煮成粥加入药汁及冰糖适量,调匀服食。治疗血热型月经先期。

2. 乌骨鸡 1 只,去毛及内脏,洗净待用。党参 20g,当归、熟地黄、龙眼肉、白芍各 5g,炙甘草 10g,洗净后装入鸡腹。将鸡放入瓷钵内,武火煎 1.5 小时,至鸡烂即可,吃鸡喝汤。治疗气虚型月经先期。

3. 姜枣红糖汤　干姜、大枣(去核)、红糖各 30g,煎姜、枣后加红糖服。治疗实寒型经行后期。

4. 黑豆蛋酒汤　黑豆 60g,鸡蛋 2 个,用文火同煮(鸡蛋煮熟后去壳取蛋再煮),服时加米酒 120g,吃蛋喝汤。治疗虚寒型经行后期。

5. 阿胶 6g,黄酒 50ml。将阿胶用蛤粉研细末,用黄酒兑温开水送服。治疗血虚型月经后期。

6. 参芪羊肉汤　羊肉 500g,黄芪、党参、当归各 25g,生姜 5g。将羊肉、生姜洗净切块,其他药物用布包好,同放砂锅内加水适量,武火煮沸后再以文火煮 2 小时,去药渣,调味服食。月经后,每天 1 次,连服 3~5 天。适用于气血两虚型月经后期。

7. 白芷鱼头汤　鱼头 1 个(一般以大头鱼为好),川芎 9~15g,白芷 9~12g,生姜适量。将川芎、白芷、生姜用布包好,与鱼头共放砂锅内加水适量炖至烂熟,去药渣,食肉喝汤。月经前隔天 1 次,连服 3~5 次。适用于血虚气滞型月经后期。

8. 大血藤炖河蟹　大血藤 30g,河蟹 2 只(约 250g),洗净后放入陶瓷罐中加水 2 碗半,用文火炖熟后,加米 50g 再炖片刻,趁热吃河蟹喝汤。治疗气郁型月经后期。

9. 核桃季花糖酒　核桃仁 20g,月季花 10g,红糖 50g,加水适量煎汤,冲甜酒适量饮服。治疗肾虚型月经后期。

10. 木耳砂糖水　黑木耳 30g 用微火炒香,加水 1 碗煮,调入砂糖 15g 服食。治疗血热型月经过多。

11. 蚌肉白果汤　蚌肉 100g,白果肉 15g,黄芪 60g,党参 15g,加水适量炖熟,加盐调味,吃肉及白果,喝汤。治疗气虚型月经过多。

12. 桃仁粥　桃仁(打碎)30g 先用水煎,去渣取汁;大米适量煮成粥,加入药汁再煮片刻,调味服食。治疗血瘀型月经过多。

13. 猪肉当归汤　猪瘦肉 150g,当归 15g,大枣 10 枚。共煎汤,吃肉喝汤。治疗血虚型月经过少。

14. 山楂内金散　山楂肉 60g,鸡内金 30g,干燥研粉混合;刘寄奴 15g 煎汤加红糖适量,每次送服药粉 15g,每日 3 次。治疗血瘀型月经过少。

15. 半夏陈皮莱菔汤　法半夏 12g,莱菔子 15g,陈皮 6g,煎汤去渣,加红糖适量温服。治疗痰湿型月经过少。

16. 杜仲核桃炖猪肾子　猪肾子 2 个(洗净),杜仲 20g,核桃肉 15g,加水适量共炖熟,盐调味,吃猪肾子喝汤。治疗肾虚型月经过少。

(四) 敷法

1. 鹿茸 3g,肉桂、白芍、红花、川芎、干姜各 6g,当归 9g,共研细末,每次取药末 3~5g,填入脐孔内,外以镇江膏药贴在脐孔上,再用胶布固定,7 日换药 1 次,3 次为 1 个疗程。治疗月经不调,超前、推后,或先后无定期。

2. 制乳香、制没药、赤芍、川牛膝、丹参、山楂、广木香、红花各 15g,冰片(另研)1g,生姜汁(或黄酒)适量。将上药(冰片除外)混合,共研成细末,过筛备用。于月经前或月经期内,每次取药末 30g,用生姜或黄酒调和拌匀,制成稠糊状,分别涂在脐中或子宫穴上,用纱布覆盖固定。每日 1 次,10 次为 1 个疗程。适用于血瘀型月经过少、经行不畅、色紫有块、月经后期等。

3. 香附、鸡血藤各 20g,牡蛎、三棱各 10g,白芍、木通、牛膝各 12g,共研细末,调拌凡士林或熬炼成膏剂,敷贴关元,可在穴位处先进行推拿点按或热熨,热后敷贴,治疗月经不调。月经提前者,上药加益母草 60g,生地黄、五味子各 12g,加敷命门、三阴交、涌泉;月经后期者,上药加桂枝 10g、艾叶 12g、穿山甲 6g,加敷期门、八髎、足三里。

4. 白胡椒、郁金、炒乳香、麝香、炒没药、莪术各 9g,血竭 12g,共研细末,加大曲酒 100g,装入猪膀胱内,用线扎口。将膀胱敷于痞块处用带束上,如无痞块,束于脐上,7 日后去掉,轻者 1 次,重者 2 次。治疗血瘀型月经不调、月经后期、月经过少、痛经、腹内有痞块等。

5. 仙鹤草根 31g,香附子 3g,捣烂调饼,包在脐下。适用于月经过多。

(五) 薄贴法

1. 当归 100g,川芎 50g,白芍、益母草、红花、柴胡、茯神、续断、牛膝、杜仲各 25g,香附、陈皮、牡丹皮、白术各 20g,熟地黄、甘草、艾叶、泽兰各 12.5g,上药用香油 1 500g 炸枯去渣,加黄丹 600g 收膏,另掺入人参、沉香各 25g,鹿茸 20g,肉桂 15g,研细搅匀。每张重 25g,贴脐或腰部。适用于血虚、肾虚型月经过少,色淡红或色鲜红等。

2. 太乙膏　大黄 128g,玄参、生地黄、当归、赤芍、白芷、肉桂各 64g,以小磨麻油 1 000g 熬,黄丹 448g 收膏,贴关元处,每日 1 次,月经前后 10 日用,3 个月为 1 个疗程。适用于血热型月经不调。

3. 当归、附片、小茴香、高良姜、川芎、木香各 7 500g,香油 7.5kg,黄丹 5kg 收膏;另,细料为青毛鹿茸、沉香各 40g,肉桂 50g。每 800g 膏药兑入细料 15g 搅匀摊贴即成,微火化开贴脐上。适用于妇女宫寒,月经不调,腹痛带下。

4. 乳香、没药、白芍、牛膝、丹参、山楂、广木香、红花各 15g,冰片 1g。除冰片外,余药烘干,研为细末,过筛,再将冰片末调入重研一遍,装瓶备用。用时取药末 20g,以生姜汁或黄酒适量,调为稠膏,敷神阙、子宫穴,上置塑料薄膜,用纱布覆盖,胶布固定,2 日换药 1 次,连用至月经干净,3 个月 1 个疗程。适用于血瘀型月经先期。

(六) 熨法

1. 益母草 60g,夏枯草 30g。捣烂炒热外熨丹田。治疗月经不调。

2. 当归、川芎各 15g,白芍、肉苁蓉、炒五灵脂、炒延胡索、白芷、苍术、白术、乌药、小茴香、陈皮、半夏各 9g,柴胡 6g,黄连、炒吴茱萸各 3g。上药混合碾为粗末,取适量,以黄酒炒热,白布袋包裹,热熨脐孔及四周。熨后将药末敷在患者脐孔上,外以胶布固定。治疗月经紊乱,周期不定,或经行少腹痛。每日熨药 1 次,至月经定期为止。

（七）灒浴法

单纯温泉、碘泉、氡泉、铁泉、碳酸泉、氯化钠泉、硫化氢泉均可。浸浴 15 分钟,每日或隔日 1 次。治疗月经不调。

（八）热烘法

1. 当归、益母草、大黄各 15g,赤芍、桂枝各 10g,川芎、牡丹皮各 12g,柴胡 6g。共研细末,涂于小腹,盖以数层白布,洒 75% 乙醇溶液和醋点燃,若患者感觉热痛时,即用棉垫轻压,将火熄灭,约 1 分钟后,把热水袋放在棉垫上保温,约隔 4~5 分钟后,再加醋和 75% 乙醇溶液少许,重新点燃。如此重复 5~6 次,月经前 5 日开始治疗,每日 1 次,10 日为 1 个疗程。下次月经前 5 日复始,连续 3 个周期。用于寒凝血瘀气滞型月经不调。

2. 日光浴　取卧位姿势,以照射腰背部与下腹部为主,下身尽可能裸露,照射部位以有温热感为度。可治疗月经后期、月经量少、痛经、带下病。

（九）佩戴法

1. 黄芪 30g,炒白术、煅牡蛎、煅龙骨、海螵蛸各 18g,碾成细末,做成肚兜长久佩戴,每 10~15 日换药 1 次,每日用热水袋热敷药兜 15~20 分钟。

2. 白檀香、羚羊角（调冲）各 30g,沉香、白芷、马兜铃、木鳖仁、甘松、升麻、血竭、丁皮各 15g,麝香 1g,艾绒 60g。上药除麝香另研、艾绒另捣碎外,共研细末,拌入麝香和匀,最后入艾绒调拌,做成肚兜,令病者兜护脐腹及丹田穴。治疗月经不调,赤白带下。

3. 葛根升清枕　葛根 1 000g,人参叶、黄精、生白术各 500g,巴戟天 200g,升麻 100g。将上药分别烘干,研成粗末,混匀,装入枕芯。适用于气虚型患者。

4. 丹参枕　丹参 1 000g,川芎、当归、桑椹各 200g,冰片 10g。上药除冰片外一起烘干,研成粗末,兑入冰片,混匀,装入枕芯。适用于血虚型患者。

5. 解郁枕　参阅各论第一章第六节"六、经行情志异常"所载佩戴法。适用于气滞型患者。

6. 白术补气枕　生白术 300g,生黄芪 500g,党参 150g,蒲黄 200g,五灵脂 100g,䗪虫 50g。上药分别烘干,研成粗末,装入枕芯。适用于血瘀型患者。

7. 藿香散寒枕　藿香 300g,羌活、防风各 200g,细辛、麻黄、桂枝各 100g。上药快速烘干,共粉碎成粗末,装入枕芯。适用于血寒型患者。

8. 石丹凉血枕　生石膏 500g,牡丹皮 400g,赤芍、知母各 200g,生地黄 300g,水牛角 50g,冰片 10g。生石膏打碎成米粒大小,水牛角锉成粗末,牡丹皮、赤芍、知母、生地黄一起烘干,研成粗末,兑入冰片,混匀,装入枕芯。适用于血热型患者。

9. 化痰开窍枕　白芥子 1 000g,皂角刺 100g,郁金、石菖蒲、旋覆花各 200g,辛夷 150g,半夏、陈皮各 500g,冰片 10g。上药除冰片外一起烘干,研成粗末后,兑入冰片,和匀,装入枕芯。适用于痰湿型患者。

（十）针刺法

1. 毫针①　主穴:关元、三阴交。月经先期,配行间、中封、归来;月经后期,配天枢、气海、足三里;月经先后无定期,配期门、肝俞、血海。方法:关元直刺 0.5~1 寸,三阴交直刺 1~1.5 寸,留针 20~30 分钟,用提插捻转平补平泻手法行针。每日 1 次,10 次为 1 个疗程,经期暂停。治疗月经不调。

2. 毫针②　肾虚型:三阴交（双）、肾俞（双）、血海（双）,均补法。血虚型:足三里（双）、脾俞(双)、肝俞(双),均补法。痰湿型:合谷(双)、外关(双)、丰隆(双),均泻法。血瘀型:血海(双)、中极、地机(双),均泻法。治疗月经过少。

3. 皮肤针　部位:取脊柱两侧、下腹部、带脉区、小腿内侧、关元及阳性反应物处。重点为腰椎两侧、腹股沟部、关元、期门、归来、三阴交。方法:中度刺激,每日 1 次,7 次为 1 个疗程,疗程间隔 7 日,经期暂停。治疗月经不调。

4. 蜡针　取穴:气海、三阴交、归来、血海、脾俞、足三里、关元。治疗月经不调。

5. 足针　取内太冲、生殖器、独阴穴针刺。治疗月经不调。

6. 皮内针　主穴:三阴交。月经先期者,加膈俞;月经后期者,加肝俞或足三里;月经先后无定期者,配肝俞。方法:用 30 号不锈钢针制成的皮内针消毒后刺入穴位,然后沿皮刺入 0.5~1.0 寸,将针柄贴在皮肤上,用胶布固定,3 日左右取下,5 次为 1 个疗程,疗程间隔 10 日。治疗月经不调。

7. 三棱针　取穴:上髎、次髎、中髎。方法:局部及针具消毒后,用小号三棱针点刺出血或挑刺皮肤出血,每次只取 1 穴。以上 3 穴交替使用,隔 2~3 日 1 次,5 次为 1 个疗程,疗程间隔 5 日,经期暂停。治疗月经不调。体质虚弱者及虚寒者,不宜用此法。

8. 磁锃针　取穴:中极、三阴交、关元、血海。方法:参阅各论第一章第五节“痛经”。

9. 耳针　取穴:子宫、内分泌、卵巢、肝、脾、肾。方法:每次取 2~3 穴,中等刺激,留针 15~20 分钟,隔日 1 次,也可耳穴埋针。治疗月经不调。

10. 激光针　取穴:关元、气海、三阴交。方法:用 3~25mW 氦 - 氖激光针,每穴照 5 分钟,隔日 1 次。

11. 头针①　取穴:顶中线为主,血热者加额中线、额旁 1 线(右),气虚者加额旁 2 线(双侧)。方法:血热者用抽气法,气虚者用进气法。各线在针体进入帽状腱膜下层后,分别行手法 0.5~1 分钟。在顶中线行针时,患者要放松身体,意守丹田;其他各线行针时,可嘱患者按揉小腹部;各针操作完毕后,留针 30 分钟,隔日 1 次,10 次为 1 个疗程。一般进行 2 个疗程。适用于月经先期。

12. 头针②　取穴:额旁 2 线、额旁 3 线、顶中线、额顶线(神庭至百会连线)中段。方法:体强者行抽气法,体弱者行进气法。行针时患者要按摩小腹,针顶中线时要意守丹田,然后留针 30 分钟,不再行针,但必须按摩小腹,疗程同头针①。适用于月经后期。

13. 头针③　取穴:额顶线中段、顶中线、额旁 3 线(双侧)。方法:各针进入帽状腱膜下层后,分别行抽气法 0.5~1 分钟。针刺顶中线时嘱患者意守丹田,其余各线行针时嘱其收缩小腹。然后留针 30~60 分钟,其间行针 1~2 次。每日 1 次,10 次为 1 个疗程,一般治疗 2 个疗程。适用于月经过多、功能失调性子宫出血。

14. 头针④　取穴:顶中线、额旁 3 线(双侧)。方法:体强而见小腹疼痛者,用抽气法;体弱而见神疲乏力等症者,用进气法。各针分别沿头皮进针,刺入帽状腱膜下层后,手法操作 0.5~1 分钟。在顶中线行针时,嘱患者意守丹田;在额旁 3 线行针时,按摩小腹部。然后留针 30 分钟,头部不再行针,但需按摩小腹部,或针刺足三里、三阴交。隔日 1 次,10 次为 1 个疗程。一般进行 2 个疗程。适用于月经过少、闭经。

15. 电针　取穴:关元、气海、肾俞、足三里。用 32 号 1.5 寸毫针取上述穴位,行提插捻转手法得气后,将 G6805 电针仪分别连接关元和气海、肾俞与肾俞、足三里与足三里,通电 20 分钟,2 日 1 次,6 次为 1 个疗程。

(十一) 灸法

1. 艾条灸　主穴：归来、血海、三阴交。配穴：①行间、太溪；②足三里、公孙；③命门、关元、太冲。上方主穴必选，经行先期者加配穴①，经行后期者加配穴②，经行先后无定期者加配穴③。各穴每日施灸2次，每穴灸5~10壮，至愈为止。

2. 隔药灸　乳香、没药、血竭、沉香、丁香各15g，青盐、五灵脂、两头尖各18g。上药共研细末，混匀备用。先取麝香0.2g放入脐眼，再取药末15g撒布在麝香上，盖上槐皮，槐皮上预先钻一小洞，穴周围用面圈住，以艾炷放槐皮上点燃灸之。每日1次，连续10日为1个疗程。适用于血瘀型月经不调、月经后期、月经过少、痛经、癥瘕等。

3. 灯火灸　取穴：三阴交、血海、归来、气海。方法：月经先期，加太溪、太冲；月经后期，加公孙、足三里；月经先后无定期，加肾俞、脾俞、足三里、关元。采用阴灯灼灸法。一般于经前3~5日开始施灸，每日施灸1~2次，每穴1~2壮，连续5~7日为1个疗程，至下次月经来潮再灸。

(十二) 耳穴压迫法

1. 血热妄行型（常见于月经先期或倒经）　取内生殖器、内分泌、卵巢$_2$、睾丸$_1$、耳尖、神门、肝阳放血，先予放血后，压丸泻之。

2. 肝气郁结型（常见于月经先后无定期、倒经）　取内生殖器、内分泌、卵巢$_2$、睾丸$_1$、肝、交感，压丸泻之。

3. 气滞血瘀型（常见于月经延期、经量减少）　取内生殖器、内分泌、卵巢$_2$、睾丸$_1$、肝、交感、肾上腺、耳背静脉，先予放血后，压丸泻之。

4. 寒凝血瘀型（常见于月经延期、经量减少）　取内生殖器、内分泌、卵巢$_1$、睾丸$_1$、交感、垂体、卵巢$_2$、丘脑，先用针刺泻之，后加温灸、压丸。

5. 气不摄血型（常见于经量过多、经期提前）　取内生殖器、内分泌、卵巢$_2$、睾丸$_1$、激素点、脾、肝，压丸、贴膏以补之。

6. 气血两虚型（常见于月经延期）　取穴施术同5。

7. 肝肾阴虚型（常见于月经先期、经量减少）　取内生殖器、内分泌、卵巢$_2$、睾丸$_1$、肝、肾。随症加穴：功能失调性子宫出血加卵巢$_1$、脑点；经血不畅加交感。

(十三) 按摩法

1. 常规按摩　患者俯卧，医者用双手拇指捏按患者肾俞1分钟，先左后右，使之有沉胀感；再用双手按压患者命门2分钟，使之有沉胀感，并向小腹传导；医者双手顺势下移，至八髎处，用中等力度揉按八髎2分钟。患者仰卧，医者用手揉按气海，反复数次。患者取坐位，医者用拇指按揉法，分别在双足三里、三阴交处揉捻1分钟，以有酸胀感为宜。辨证加减：①月经先期：气虚型加肺俞、肝俞、膈俞、次髎、中脘、气海等，施以推揉背腰养血法。即患者俯卧，医者以两掌分推其腰部，继以掌根按揉脊柱两侧（重点在肝俞至大肠俞及腰骶等），再以拇指按压肝俞、三焦俞、肾俞、次髎等，手掌揉推八髎部位。血热型加膈俞、脾俞、大肠俞、关元、肓俞、气冲，施以揉按小腹凉血法。即患者仰卧，医者用单掌揉、按小腹，继以双拇指揉按脐下冲任脉路线，再以拇指揉按关元、肓俞，并以双拇指同时压气冲，反复3~5遍，最后揉按大腿内侧敏感点数次。②月经后期：血寒加肺俞、脾俞、次髎、中脘、足三里、三阴交、血海等，施以揉搓八髎温经法。即患者俯卧，医者两掌分放于骶部两侧，自上而下揉至尾骨两旁，双拇指反复揉压骶后孔，继以拇指揉压肺俞、脾俞、次髎等，再令患者仰卧，揉压中脘、中极、足三里等,最后擦涌泉。气郁型加肺俞、肝俞、三焦俞、膻中、气海、期门,施以推摩胸胁疏肝法。即患者左侧卧,医者两掌于右胁下两侧自上而下分推,掌摩胁肋,然后以适中力量用手掌推颤胁肋,拇指揉压肺俞、肝俞、三焦俞,最后患者仰卧并按压膻中、气海、期门等。痰滞型加血海、肝俞、气海、肺俞、三焦俞、肾俞、次髎、中脘、关元,施以推揉背腰养血法(同"月经先期")。③月经先后无定期:脾虚型加双侧脾俞、胃俞、肾俞、足三里、三阴交、上髎、次髎、中髎,施以按揉手法,擦腰背,推摩脘腹,摩揉全腹。肝郁型加双侧肝俞、胆俞、魂门、阳纲、环跳、阳陵泉、阳交、血海、内关,施以掐、按、揉手法。肾虚型加双侧三焦俞、肾俞、肓门、志室、白环俞、八髎、足三里,施以揉按手法,再推擦涌泉,揉血海。

2. 耳穴按摩　取内生殖器、肝、脾、心、肾、皮质下、内分泌等耳穴,对其施压、捻、搓、掐,强刺激 3~5 分钟。治疗月经不调。

3. 手穴按摩　摩、擦、压、揉小指肾俞和命门、环指的关冲、手背的阳池,可再加生殖区、肝穴、心悸穴、少府穴。治疗月经不调。

4. 足穴按摩　取子宫、卵巢、输卵管、腰椎等的反射区(均有明显压痛),施以揉、摩、压、推手法:刺激这些反射区直到疼痛减轻为止。治疗月经不调。

5. 捏脊　从尾骨部起至第 7 颈椎部的背脊正中线进行一种波浪式推进的捏拿提捻放动作;一般每日进行 1 次,每次 3~5 遍,在空腹时进行;捏脊时重提关元俞、脾俞、膈俞,捏脊后揉按关元、膻中。治疗月经不调。

(十四) 拔罐法

1. 取穴:气海、关元、归来、命门、中极、三阴交、天枢、带脉。方法:火罐拔于上述穴位,每日 1 次,每次 20~30 分钟。适用于月经不调。

2. 取穴:肾俞、气海俞、腰阳关、关元俞、膀胱俞、腰俞、关元、三阴交。方法:采用单纯罐法或每次选其中 2~3 穴施行留针罐法、皮肤针罐法、挑罐法,其余穴位施行单纯罐法。若属虚寒体质或寒实类型者,宜选用艾灸、姜艾灸罐法或敷姜罐法,留罐 10~15 分钟,每隔 2~3 日施术 1 次,行经期间及月经干净后 2 天停止施术,每周期为 1 个疗程。适用于月经先期、月经后期、月经先后无定期、月经过多、月经过少、经期延长等。

(十五) 划点法

白降丹划点腹斜线,配划曲骨、中极、下关元、气海、肾俞。隔 2 日划点 1 次,20 日为 1 个疗程。治疗月经不调。

(十六) 埋法

取穴:中极透关元、脾俞、肾俞、三阴交。方法:依法埋入羊肠线,20~30 日后再埋植 1 次。治疗月经不调。

(十七) 注射法

1. 体穴注射　取穴:关元、中极、三阴交、足三里。方法:气虚选黄芪注射液,血虚选当归注射液、丹参注射液,分别注入上穴 0.5ml,每日 1 次。

2. 耳穴注射　取穴:脑点、卵巢、内分泌。方法:维生素 B_1 100ml/2ml、3%~5% 当归注射液 2ml、红花注射液 2ml,任选一种,每穴注射 0.2ml,每日或隔日 1 次,15 次为 1 个疗程。治疗月经不调。

(十八) 刮痧法

刮肝俞、脾俞、次髎;点揉气海、关元;刮三阴交;点揉隐白、大敦。治疗月经不调。

【预防】根据个人体质偏颇,在日常生活中,给予适当调摄。如气虚者,可常服补气药物,同时又要防止过度劳累;血虚者,注意摄入养血之品;易于气滞者,要创造一个宽松和谐的环境,保持心情舒畅;阳虚者,注重保暖和杜绝冷饮寒食;阳盛之体,除平时服用凉药之外,禁食辛热炙煿之品;痰湿之体,少进油脂黏腻食物;肝肾不足者,平素渐进滋补肝肾之品。

【临床报道参考】辨证组方治疗月经不调,用先期饮(黄芩、生栀子各10g,酒大黄、升麻各1g,麦冬、白芍各12g,茯苓15g,泽泻9g)于经净后5日服药,连服7~15剂,治疗月经先期106例,痊愈25例,显效77例,无效4例。用温经汤治疗月经后期40例,痊愈28例,显效7例,无效3例,2例中断治疗。(《男女科病千首妙方》)

单方验方治疗月经过多100例,用天冬10g煎服,多在1~3日经血止。(《男女科病千首妙方》)

用三棱针挑治月经过多245例。方法:在脊柱正中督脉阳关到腰俞之间任选一点,一般以低位效果较好,在表皮横行挑破0.2~0.3cm,深约0.1~0.5cm,自上而下连续挑3针,间隔0.1cm。挑时患者有似注射进针般感觉,且以皮肤略有出血为度。碘酒消毒后,用纱布覆盖固定。一般于月经来潮后即可挑治,但以经量开始增多时挑治,效果较好。多数可1次见效,不效者可连续挑2~3个月经周期。疗效:近期疗效(当次月经改善情况),治疗245例中,显效127例,有效92例,无效26例。远期疗效(挑治后历次月经情况),随访101例中,有55%~59%的患者疗效在较长时间内是巩固的。(《中西医结合治疗妇产科常见病经验汇编》)

灸法治疗月经不调98例,取关元、气海、肾俞、足三里。将花生米大小艾炷直接置穴位上,灸至皮肤有灼痛时,即将艾炷移开,每穴6壮,以皮肤潮红不起疱为度,3日1次,7次为1个疗程,疗程间隔3~5日。结果:痊愈43例,显效30例,好转16例,无效9例。[中国针灸,1992,12(1):32]

用耳穴压迫法治疗月经过多90例。主穴:肾、子宫、附件、盆腔、内分泌、肾上腺、皮质下、卵巢;配穴:膈、肝、脾、心、腰痛点。用王不留行贴压诸主穴,配穴随症选用,按压15~20分钟,日3~4次。每次取一侧耳穴,两侧交替;隔日贴1次,15次为1个疗程,连续2个疗程。结果:显效64例,好转23例,无效3例。[河北中医,1987(3):17]

以王不留行贴敷于主穴神门、肝、肾,配穴皮质下或内分泌,治疗月经不调77例,经治3~6个疗程后,显效25例,有效49例,无效3例。[浙江中医学院学报,1989,13(3):49]

第二节 崩 漏

崩漏是指妇女非经期的不规则阴道出血。来势急,出血量多的,称"崩";来势缓,出血量少的,称"漏"。两者临床表现虽然不同,但互为因果,相互转化。血崩日久,气血耗损,可变成漏;久漏不止,病势日进,亦能成崩。西医学的功能失调性子宫出血、流产、产后出血、生殖系统炎症、肿瘤等疾病出现的阴道不规则出血,均属于"崩漏"范畴。

【病因病机】
1. 血热　感受邪热,或素体阳气亢盛,或肝郁化火,冲任受损,导致崩漏。
2. 气虚　素体气虚,或忧思伤脾,或饮食不节,脾气受损,气虚下陷,不能统摄血液,发生崩漏。

3. 血瘀　经期、产后余血未尽，不慎房事，或外挫内伤，瘀阻冲任，瘀血不去，血不循经，发为崩漏。

4. 肾虚

(1)肾阳虚：肾阳不足，命门火衰，封藏失职，而致崩漏。

(2)肾阴虚：先天禀赋不足，或因房室不节，早婚多产，阴精潜耗，阴虚内热，迫血妄行。

5. 湿热　经期、分娩过程中，或产后感染湿热之邪，胞脉受损，致崩漏不止。

【临床表现】

1. 血热型　阴道突然大出血或出血淋沥，色深红，日久不净，头晕面赤，口干喜饮，烦躁不寐，便结溲黄。舌质红，苔黄，脉数大。

2. 气虚型　暴崩下血或淋沥不净，色淡质清，面色㿠白，神疲肢倦，气短懒言。舌质淡，或舌边有齿印，苔薄润，脉缓弱无力。

3. 血瘀型　时崩时止，淋沥不净，或突然量多，夹有瘀块，少腹疼痛拒按，块出痛减。舌质紫暗，或边有瘀点，苔薄，脉沉涩或弦细。

4. 肾虚型

(1)肾阳虚型：崩漏色暗质薄，面色晦暗，腰痛如折，形寒肢冷，小便清长，大便溏软。舌质淡而胖、边有齿痕，苔薄，脉沉细。

(2)肾阴虚型：崩漏色鲜红，头晕目眩，耳鸣心悸，五心烦热，两颧红赤，腰酸膝软。舌红少苔，脉细数。

5. 湿热型　崩漏不止，量或多或少，血色紫暗秽臭，或兼带下，或有血块，下腹胀痛，或有发热，或困倦肢重，或口渴不欲饮。舌质红，苔黄腻，脉濡数。

【治疗】

(一) 辨证组方

1. 清热凉血固冲

(1)凉血清海汤(马氏方)：水牛角(先入)30g，生地黄、桑叶各20g，生白芍15g，牡丹皮炭、阿胶(烊冲)各10g，地榆、槐花各12g。

(2)清热固经汤加减：炙龟甲(先入)、地骨皮、地榆、藕节各12g，煅牡蛎、生地黄各20g，阿胶(烊冲)、炒栀子、陈棕炭、牡丹皮炭各10g，黄芩9g，生甘草5g。

2. 益气健脾，固涩止血

(1)归脾汤加减：党参、炙黄芪、白术、牡蛎(先入)各30g，当归、炒酸枣仁各10g，阿胶(烊冲)、鹿角胶(烊冲)各12g。

(2)补中益气汤加减：党参、海螵蛸各30g，生黄芪、仙鹤草、枳壳各20g，白术、阿胶(烊冲)各10g，炙甘草6g，升麻、柴胡各5g。

3. 活血行瘀止血

(1)当归、丹参各9g，川芎、炙甘草各4.5g，茜草、贯众、生蒲黄(包煎)各12g。

(2)震灵丹，每日2次，每次4.5g。

4. 温阳固冲

(1)右归饮加减：熟地黄、山药、菟丝子、鹿角霜(包煎)各12g，山茱萸、枸杞、杜仲、制附子、当归各9g，肉桂(后下)3g。

(2)当归炭、白芍、鹿角胶(烊冲)各9g,熟地黄炭、牛角鰓、杜仲、续断各12g,制附片3g,炮姜4.5g。

5. 育阴滋肾止血

(1)左归饮加减:熟地黄、山药、菟丝子、鹿角胶(烊冲)、龟甲胶(烊冲)、怀牛膝各12g,山茱萸、枸杞各9g。

(2)滋肾固冲汤:生地黄15g,枸杞、山茱萸、黄柏、血余炭(包煎)、藕节炭各9g,煅龙骨(先煎)、煅牡蛎(先煎)、侧柏叶各30g,龟甲(先煎)、墨旱莲各12g。

6. 清利湿热、止血

(1)大小蓟、白花蛇舌草、半枝莲、椿根皮各15g,贯众、蒲公英、败酱草、萆薢、槐花、地榆各12g,炒黄柏8g,阿胶(烊冲)10g。

(2)三妙大血藤汤:大小蓟、仙鹤草、夏枯草各15g,大血藤、败酱草、益母草各12g,黄柏、苍术各10g,薏苡仁20g,香附6g。

(二)单方验方

1. 白头翁90g,地榆炭30g,白糖6g。水煎服。

2. 生地黄30g,海螵蛸15g。水煎服。

3. 人参10~15g。水煎服。

4. 黄芪、党参各60g,荆芥炭9g。水煎服。

5. 蒲黄(醋炒)、五灵脂(醋炒)、荆芥穗炭各等分,共研细末,每服6g,开水送服。

6. 云南白药4小时1次,每次2~4g,血多时用,血止停用。

7. 补骨脂、赤石脂各等量,研细末,1日3次,每次3g。

8. 补骨脂、韭菜子、焦艾叶各15g,水煎加红糖15g,1次服下。

9. 何首乌15g,甘草9g。水煎服。

10. 新鲜胎盘,焙干研粉,每日3次,每次3g,吞服。

11. 好墨1块(越陈越好)。用炭烧红,放醋中一淬,加开水研匀。以炮姜9g,红糖少许为引送服。

(三)饮食疗法

1. 天冬(连皮)30g,红糖30g。水煎服。

2. 炒鸡冠花30g,红糖30g,水煎代茶饮。

3. 血见愁30g,水煎后与15g白米酒拌匀,一次服下。

4. 鸡腹蛋芪汤　鸡腹内未成熟之黄色小鸡蛋1副,大葱根、生姜各50g,黄芪50g,用麻油在锅内同炒去葱姜,用黄芪煎汤为引,顿服。

5. 干龙眼果实30~60g,大枣15g。水煎服。

6. 黑木耳30g,白砂糖15g。将木耳用微火炒香,加水1碗煮熟,调砂糖服。

7. 熟地黄、当归头各15g,枸杞、桂圆肉各30g,鲜生姜、肉苁蓉各20g,肉桂4g,红参10g,生黄芪50g,黄母鸡1只。用于崩漏,可益肾复旧。

8. 艾叶炭9g,鸡蛋3个,水煮。待鸡蛋煮熟,去壳再煮,蛋汤并食。重者每日早晚服,轻者日服1次。

9. 小公鸡(350g上下)1只,汉三七10g。将公鸡洗净后放入三七,蒸烂。空腹食用。

（四）敷法

1. 生地黄、地骨皮各 15g,黄芩、黑栀子、炙龟甲、煅牡蛎各 12g,牡丹皮 10g,共研细末,醋调如泥,敷于脐部,用纱布覆盖,胶布固定,每日换药 4 次。适用于血热型崩漏。

2. 党参、白术、黑炮姜、海螵蛸各 15g,甘草 6g,共研细末,醋调如泥敷脐部,用纱布外敷,胶布固定,每日换药 1 次。适用于脾虚型崩漏。

3. 益智仁、沙苑子各 20g,共为末,艾叶 30g 煎汁后调上药末敷脐上,每 6 小时换药 1 次,5 日为 1 个疗程。适用于肾虚型崩漏。

4. 红蓖麻仁 15g,捣烂如泥,敷于百会,每日换药 1 次,直至血止。

5. 蚕沙、伏龙肝、黄明胶各 15g,共研细末,以烧酒调和,做成饼状,置于脐下,外用胶布固定。

（五）薄贴法

当归 60g,黑荆芥穗、党参、白术、熟地黄、黄芪、川芎、白芷、炒蒲黄、炒五灵脂各 30g,柴胡、升麻、陈皮各 15g,乌梅、炮姜各 10g,麻油、黄丹适量。上药用麻油熬枯去渣,加入黄丹收膏备用,用膏药贴心口脐下。治疗气血虚弱,瘀血阻滞的崩漏,或产后血崩不止。

（六）熏蒸法

1. 诃子和蜡,烧烟熏之,及煎汤熏洗。治崩中带下。

2. 艾叶 1 把,置锅内煮沸半小时,乘热移入盆内,患者坐熏其蒸汽,熏蒸出汗后擦干,避风卧床。

（七）熏洗法

吴茱萸(汤泡)、杜仲(炒)、蛇床子、五味子、丁皮各 50g,木香、丁香各 25g。上药共为粗末,每取药末 25g,用生绢袋盛,以水 3 大碗煎数沸,乘热熏下部,用手淋浴,早晚 2 次熏洗。

（八）溻浴法

夹蛇龟适量,煮汁,浴渍之。

（九）塞法

陈棕炭、血余炭、棉籽炭、煅枯矾各等分,共碾匀,取适量,用消毒纱布或消毒丝绢包成如荸荠大小的药球,以长线拴好,外面薄涂菜油或棉籽油,嘱患者屈膝仰卧,将药球塞入阴道达子宫颈部,留长线在外,并系上月经带,静卧半日,待血止之后取出药球。

（十）针刺法

1. 毫针① 崩漏出血过多昏厥者,急刺人中、合谷,灸百会。

2. 毫针② 断红穴(手背第 2、3 掌指关节间向前 1 寸)先针后灸,留针 20 分钟,有止血作用。

3. 毫针③ 主穴:关元、气海、命门、三阴交、太冲。配穴:血热、血瘀,加膈俞、血海;肾阴虚,加肾俞、太溪;脾虚,加足三里、阴陵泉、隐白。方法:每次取主穴 3 个,加配穴,针刺以平补平泻或以补法为主,留针 20~30 分钟,每日 1 次,10 次为 1 个疗程。

4. 芒针 取穴:子宫、维道、关元透中极。方法:针刺子宫,针尖方向为斜下方;针刺维道,针尖朝耻骨联合方向,可深刺达肌层;针刺关元,针尖向下,针体与皮肤呈 45° 角进针,深刺 2.5~3 寸,然后向中极透刺。每日或隔日 1 次,7~10 次为 1 个疗程。

5. 梅花针 部位:带脉区,腰部、骶部、背部和脊柱两侧明显压痛点,三阴交。方法:中度刺激。出血期,重点叩打腰部、骶部、带脉区及小腿内侧;出血停止后,重点叩打带脉区、下

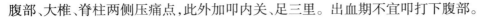

腹部、大椎、脊柱两侧压痛点,此外加叩内关、足三里。出血期不宜叩打下腹部。

6. 皮内针　取穴:关元、足三里、三阴交、阴陵泉、中都。方法:用 30 号不锈钢针制成的皮内针平刺入皮内 1cm 左右,用小块胶布固定针柄,每次只选 2 穴,余穴可轮用,埋针时间掌握在 2~3 日,7 次为 1 个疗程,疗程间隔 7 日。

7. 耳针　取穴:子宫、卵巢、内分泌、肾上腺、皮质下、肝、肾、神门,每次 2~3 穴,每日或隔日 1 次,留针 30~120 分钟,亦可穴位埋针,留针 1~2 日后取下,每 2~3 日施治 1 次,7 次为 1 个疗程,疗程间隔 7 日左右。

8. 电针　取穴:关元、气海、子宫、命门、肾俞、三阴交、阴陵泉、太冲。方法:每次可选 3~4 个穴,针刺得气后,接通电针器,选择断续波,频率选择 20~40 次 /min,中度刺激,每次通电 15~20 分钟,每日或隔日 1 次,10 次为 1 个疗程,疗程间隔 5 日左右。

9. 头针　取穴:双侧生殖区。方法:每日 1 次,10 次为 1 个疗程,疗程间隔 5~7 日。

10. 足针　取穴:28 号穴、29 号穴。方法:用 26~28 号毫针,直刺或斜刺,深 0.5~1.5 寸。留针 10~15 分钟。每日或隔日针刺 1 次,2~10 日为 1 个疗程,疗程间隔 2~3 日。

11. 激光针　取穴:中极、龙门。方法:用 3~5mW 氦 - 氖激光针,波长 632.8nm,光斑直径 0.3cm,单机加扩速器,照射距离 5~10cm,每次 10 分钟,同时热敷下腹部。每日照 1~2 次。热证不用热敷。

12. 三棱针　取穴:于脊柱正中腰阳关至腰俞间任选一点。方法:用三棱针挑破 0.2~0.3cm 长、0.1~0.2cm 深,挑治后消毒覆盖,于月经来潮第 2 日施术,每月挑治 1 次,连续挑治 3 次。

(十一) 灸法

1. 艾条灸①　令患者俯卧,将点燃的艾条在十七椎穴(位于第 5 腰椎棘突下)进行温灸 30~40 分钟,每日 1~2 次,连用 3~5 日为 1 个疗程。灸后盆腔有明显热感。

2. 艾条灸②　神阙、隐白艾灸 10~20 分钟可减少出血,或大敦或隐白双侧悬灸 20 分钟。

3. 艾条灸③　取穴:关元、中极、足三里、隐白、地机。方法:每次只选 3 个穴,将艾卷燃着对准穴位一起一落施灸(雀啄灸),每穴可灸 5~10 分钟,每日施灸 1~2 次,10 次为 1 个疗程。

4. 艾炷灸①　取穴:神阙、血海。方法:取 0.2cm 厚的鲜姜片,用针穿数孔,放在穴位上,然后置一黄豆粒大小艾炷于姜片上点燃,每次施灸 7~10 壮,以施灸处皮肤红晕、湿润为度,每日或隔日 1 次,10 次为 1 个疗程。

5. 艾炷灸②　食盐 1 茶匙,研末,填入脐窝,高出皮肤 0.3cm,取艾炷(0.5cm × 0.3cm × 0.3cm)置于盐上点燃,连续灸 9 壮为 1 个疗程,一般 1 个疗程即可止血。

6. 艾炷灸③　食盐和蒲黄炭等量混合拌匀,填满脐孔,令高出皮肤少许,再置艾炷于药面上灸,须频灸,直至阴道出血停止方可停灸,一般 1~3 次即可奏效。

7. 灯火灸　取穴:隐白、大敦、太冲、中都、神阙。方法:每次选 2~3 个穴,取灯心草 3~4cm,将其一端浸入油中约 1cm,用棉纸吸去浮油,一点火,垂直接近穴位,当灯心草头部爆出并发出爆焠声,火即熄灭。以此法施灸每个穴,每日 1 次,10 次为 1 个疗程。

(十二) 耳穴压迫法

1. 取穴:子宫、生殖、盆腔、神门、内分泌、交感等,每次选 2~3 个穴。方法:逐一放置

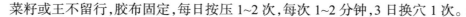

菜籽或王不留行,胶布固定,每日按压1~2次,每次1~2分钟,3日换穴1次。

2. 取穴:子宫、卵巢、输卵管、盆腔、皮质下、内分泌、肾上腺、神门、脑干、脑点、肝、脾、胃、肾。方法:将油菜籽用胶布贴压,每日2~4次,每次3~5分钟,出血重者,隔日换药1次,3~5次后改为每周1次。双耳交替,连续1~4周有效。

(十三) 按摩法

1. 常规按摩　患者仰卧,在其腹部按摩1~2分钟,再提拿少腹部数次,然后点按气海、三阴交、阳陵泉、曲池各半分钟;继令患者俯卧,在其背腰部按摩1~2分钟;再点按膈俞、脾俞、胃俞、次髎、调经穴(足底部,与足背临泣相对处)各半分钟。

2. 耳穴按摩　取肾、肾上腺、肝、脾、内生殖器、内分泌、皮质下等穴,采用直压或对压法强刺激3~5分钟,每日5次。

3. 手、足穴按摩　掐点手部掌侧子宫点、夜尿点;中度点揉足背侧太冲、大敦、公孙等诸穴;推摩手部生殖区,擦掌根;点按足部头、生殖区、子宫卵巢区等,击足跟,擦足心;可适当配合治疗心悸、失眠等症的区穴,手法由轻至重,反复操作几遍。病情控制后改用缓和适度手法操作。

4. 点穴　补隐白、三阴交,每穴平揉、压放各100次,隐白加点打100次。泻膈俞、脾俞、肝俞,每穴平揉、压放各100次。泻合谷,点打隐白时,先点打一侧的穴,再点打另一侧的穴,用拇、示指将患者拇指固定。气虚者,加补太渊、膻中;肾虚者,加补太溪、肾俞;脾虚者,加神门、足三里等。点穴次序由下而上,顺次序点穴。一般子宫出血,治疗1~2次即见效。

(十四) 拔罐法

1. 常规拔罐法　取穴:①一组:关元、中极、天枢、脾俞、肾俞、足三里;②二组:气海、大巨、肝俞、腰阳关、血海、三阴交(交替)。方法:每次取1组穴位,采用单纯罐法或留针罐法、皮肤针罐法等。若属虚寒体质,选气海、关元、中极、肾俞、腰阳关、足三里等,施行艾灸或姜艾灸罐法,留罐10~15分钟,每日1次,症状明显改善后,改隔日施术1次;若出血量很多,或持续时间较长,宜灸隐白,施行艾条温和灸30分钟。

2. 双针一罐刺血法　三阴交、太冲用三棱针点刺出血,或隐白、足三里用三棱针点刺出血;脊柱两侧走罐拔吸10次,或大椎用火罐拔吸15分钟;腹股沟用梅花针弹刺出血,或骶部、三阴交用梅花针弹刺出血。

(十五) 割治法

耳穴:子宫、肝、肾、内分泌、皮质下、交感。经穴:血海、三阴交、肾俞、膈俞。方法:耳壳局部常规消毒后,用锐刀在耳穴处垂直割刺,深度约0.1cm,然后覆盖消毒干纱布。每次割治一侧,双耳交替,每5日割治1次。体穴割治时,除穴位处常规消毒外,还需施以局部麻醉,用小尖头手术刀纵行切开皮肤,切口长度约0.5~1cm,然后剪去少量皮下脂肪组织,切勿损伤神经、韧带及深部血管。再用刀柄进行局部按摩刺激,待患者感到局部酸胀后,用消毒纱布覆盖、包扎,或用胶布固定纱布。每隔7日施治1次,每次取2穴,双侧穴可轮用。7次为1个疗程。

(十六) 注射法

1. 穴位注射①　体穴:血海、气海、足三里、然谷、三阴交。方法:每次选2个穴,用5%当归注射液每穴注入0.5~1ml,每日1次,7次为1个疗程,疗程间隔5~7日。

2. 穴位注射②　耳穴:子宫、膈。方法:用1ml皮试注射器,5号针头,吸取维生素K_3

注射液,在所选穴上各注射 0.1ml,每日 1 次,连注 3 次。

【预防】平时少食炙煿之品,及时防治热性疾病,保持心情舒畅,生活、工作有规律,切莫操劳过度。保持经期、分娩、产后卫生,切实落实好安全有效的计划生育措施,安放宫内节育器应待月经恢复正常(连续 3 个周期,且期、量均正常者)后进行;月经过多或提前者,不宜使用宫内节育器。对于服用避孕药或皮下埋植长效避孕药栓不适应者,改用其他方式避孕。积极预防与治疗流产、分娩过程的感染和其他并发症。加强营养,增强体质。

【临床报道参考】用归芪建中汤(当归建中汤与黄芪建中汤合方)治疗崩漏 227 例,脾气虚型加阿胶、地榆炭、续断、海螵蛸、焦白术、鹿角霜等,血瘀型加蒲黄炭、五灵脂、延胡索、牡丹皮炭、地榆炭、续断、益母草等,血热型加茜草炭、地榆炭、黄芪炭、玄参、续断、阿胶、川楝子、墨旱莲、海螵蛸等。结果治愈 204 例,好转 15 例,无效 8 例。[甘肃中医学院学报,1993,10(1):25]

用止血化瘀汤[仙鹤草 40g,白及、荆芥炭各 15g,益母草、紫花地丁、生地榆各 30g,藕节 10 个,棕榈炭、蒲黄炭各 10g。脾肾阳虚,加肉桂 3g、艾叶炭 7g;肝肾阴虚,加女贞子、墨旱莲各 20g,茜草 12g;肝气郁结,加香附 12g、川楝子 9g;气虚,加太子参、黄芪各 30g,茯苓 15g,白术 12g;血虚,加阿胶(烊化)、血余炭各 30g。每日 1 剂,水煎服;出血量多时,日 2 剂,分 4 次服]治疗 120 例,结果均治愈。[新中医,1993,25(1):30]

单方验方治疗崩漏,用重楼片磨粗粉,提炼成干燥粉末装入胶囊,每粒含生药 2g,每次 2 粒,每日 3 次口服。观察 300 例,平均服药 2.8 天,流血停止或显著减少 286 例,无效 14 例。(《男女科病千首妙方》)

针灸治疗崩漏 46 例,取断红穴,先针,留针 20 分钟后起针。继以艾卷雀啄灸 10~15 分钟,获得满意疗效。[新中医,1989(3):32]

耳穴压迫法治疗崩漏,主穴取肾、子宫、附件、盆腔、内分泌、肾上腺、皮质下、卵巢,配穴取膈、肝、脾、腰痛点。每次选主穴 3 个,配穴 2 个,用胶布将王不留行贴于穴上,轻轻揉按,固定后加力使患者有胀、麻、酸、痛等感觉。每次按压 10~15 分钟,每日 3~5 次,双耳同时贴压,隔日换药 1 次,10 次为 1 个疗程。治疗功能失调性子宫出血 50 例,另 50 例用中药辨证治疗。经治 3 个疗程后,治愈 81 例,好转 16 例,无效 3 例。[浙江中医杂志,1992,27(7):299]

主穴取子宫、卵巢、内分泌、脾、膈和肾。肝郁型配肝、神门;心脾两虚型配心、胃、神门;脾虚型配疲劳穴、胃;肝肾阴虚型配肝、神门、皮质下。将王不留行用胶布贴压于单侧耳穴,每日按压 3~5 次,每次 3~5 分钟,5~7 日换另一侧,10~14 日为 1 个疗程。治疗 30 例,痊愈 18 例,显效 7 例,有效 3 例,无效 2 例。[重庆医药,1992,21(2):100]

用耳穴注射法治疗功能失调性子宫出血 100 例(见前文穴位注射②),结果:治愈 68 例,显效 17 例,好转 11 例,无效 4 例。[北京中医,1985(5):39]

第三节　经间期子宫出血

在排卵期间,出现周期性阴道出血,血量或多或少,时间或长或短,常伴有下腹部隐痛者,称经间期子宫出血。

【病因病机】

1. 阴虚内热　素体阴虚,阴阳偏颇,阴不敛阳,阴虚内热,热伤胞络,导致冲任亏而渐盈时出血。

2. 肝郁化热　素体抑郁多忧,久郁化火,热扰冲任,肝疏太过,胞络受损,导致冲任亏而渐盈时出血。

3. 瘀血阻滞　瘀血阻滞,胞脉受阻,血溢脉外,导致冲任亏而渐盈时出血。

4. 湿热伤络　湿热壅盛,脉道阻塞,胞络损伤,导致冲任亏而渐盈时出血。

5. 脾虚　脾气虚弱,统摄无权,导致冲任亏而渐盈时出血。

【临床表现】

1. 阴虚内热型　排卵期子宫出血,量少色红,或五心烦热,或腰酸耳鸣,或头晕耳鸣,或心烦少寐,大便结,小便黄。舌质稍红,苔薄,脉细数或弦细。

2. 肝郁化热型　排卵期子宫出血,量少色紫,或有小血块,经前乳房胀痛,性躁易怒,口苦咽干,或两颗抽掣作痛。舌质红,苔薄黄,脉弦。

3. 瘀血阻滞型　排卵期子宫出血,量少色黑,有小血块,少腹疼痛,或经行腹痛,经来有块。舌质暗,苔薄,脉弦或涩。

4. 湿热伤络型　排卵期子宫出血,量不多,色暗红质黏稠,或夹有白带,平时带下量多色黄,有臭气,下腹胀坠疼痛,倦怠纳差。舌稍红,苔黄腻,脉濡稍数。

5. 脾虚型　经间期出血,量少,色淡,质稀,神疲体倦,气短懒言,或见食少便溏。舌淡,苔薄白,脉缓弱。

【治疗】

(一) 辨证组方

1. 养阴清热止血

(1)知柏地黄汤加味:知母、炒黄柏、茯苓、泽泻各10g,生地黄、山药、椿根皮各15g,地骨皮、龟甲(先入)各12g,牡丹皮炭8g,墨旱莲20g。

(2)两地汤:大生地黄(酒炒)20g,玄参20g,白芍(酒炒)15g,麦冬15g,地骨皮10g,阿胶(烊冲)10g。

2. 疏肝解郁,凉血止血

(1)丹栀逍遥散加减:牡丹皮炭、炒栀子、生白芍、茯苓、白术、茵陈蒿、紫草各10g,柴胡8g,生地黄15g,生甘草5g。

(2)滋水清肝饮:熟地黄、山茱萸、山药、牡丹皮、茯苓、泽泻、柴胡、白芍、栀子、酸枣仁、当归身。

3. 活血祛瘀止血

(1)泽兰汤:泽兰叶、赤石脂、茜草炭各12g,生蒲黄(包煎)、炒白芍、制香附、枳壳、乌药、山楂炭各9g。

(2)逐瘀止血汤:生地黄(酒炒)30g,大黄10g,赤芍10g,牡丹皮3g,当归尾15g,枳壳(炒)15g,龟甲(醋炙)10g,桃仁(泡炒,研)10粒。

4. 清利湿热

(1)龙胆泻肝汤加减:炒栀子、黄芩、车前草各10g,柴胡6g,生地黄、萆薢、地榆各12g,椿根皮15g,大黄炭8g。

(2)清肝止淋汤加味:白芍(醋炒)30g,当归(酒洗)30g,生地黄(酒炒)15g,阿胶(白面炒,烊冲)10g,粉牡丹皮10g,黄柏6g,牛膝6g,香附(酒炒)3g,红枣10枚,小黑豆30g,炒地

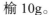

榆 10g。

5. 健脾固冲 归脾汤去当归,加阿胶、艾叶炭、仙鹤草。

(二) 单方验方

1. 生地黄 30g,龟甲胶(烊冲)10g,水煎服。适用于阴虚内热者。

2. 震灵丹,每日 2 次,每次 6g。适用于瘀血阻滞者。

3. 马齿苋、小蓟各 30g,水煎服。适用于湿热伤络者。

4. 海螵蛸 15g,五倍子 9g,水煎口服。适用于久治不止者。

5. 当归 9g,研细末,调酒服。适用于瘀血内阻者。

(三) 饮食疗法

1. 生地黄女贞莲草饮 生地黄 30g,女贞子 15g,墨旱莲 12g,红糖 50g。放入锅内,加水适量,煎煮 30 分钟,去渣取汁,随时饮服。每日 1 剂,连用 3~7 天为 1 个疗程。适用于肾阴虚者。

2. 乌梅糖水 乌梅肉 15g,红糖适量。将乌梅肉、红糖放入瓦罐内,加水 500ml,煎至 300ml,去渣分 2 次服,每日 2 次。适用于肝经郁火证。

3. 大黄季花饮 大黄 10g,月季花 15g,红糖适量。先将大黄加水 150ml 煎煮,去渣取汁 100ml,再加入月季花及水 100ml,煎煮 15 分钟,然后调入适量糖煮沸,即可饮用。1 日 2 次,每日 1 剂,连服 3~7 剂为 1 个疗程。适用于血瘀者。

4. 生地黄桃仁饮 生地黄 20g,桃仁 10g,红糖 50g。加水适量,煎煮 15 分钟,去渣取汁。每日 1 剂,连用 3~7 天为 1 个疗程。适用于血瘀者。

5. 苍术薏苡仁粥 苍术 15g,生薏苡仁 50g,粳米 50g。苍术洗净,用纱布包好,与生薏苡仁、粳米同时放入锅内,加水适量,煮至粥熟,去药包,即可服食,分早晚空腹服,每日 1 剂,连服 7 天为 1 个疗程。适用于脾虚者。

(四) 针刺法

1. 毫针① 取穴:血海、曲池、三阴交、肝俞、心俞(均双)。方法:用补法。适用于阴虚者。

2. 毫针② 取穴:血海、膀胱俞(均双)、八髎。方法:用泻法。适用于血瘀者。

(五) 推拿法

取关元、三阴交、足三里、肾俞、肝俞,每穴按摩 3~5 分钟,每天 1 次,10 次 1 个疗程。

【预防】 平时忌食辛辣炙煿之品,多吃水果青菜。保持心情舒畅,避免郁闷忧愁,保证充足的休息睡眠。排卵期之前及排卵期间应避免过度劳累,注意休息。一定要按照规定正确使用性激素类药物,不可任意加减药量或停服。

【临床报道参考】 辨证组方治疗排卵期子宫出血 58 例,阴虚血热型(32 例)用生地黄 30g,地骨皮 10g,玄参、女贞子、墨旱莲、菟丝子、黄精、槐米各 15g,麦冬、白芍、山茱萸、牡丹皮各 9g;下焦虚寒型(14 例)用熟地黄、山药、炙龟甲、淫羊藿、杜仲、党参、赤石脂、煅海螵蛸各 15g,鹿角霜 6g,枸杞、补骨脂各 10g,山茱萸 9g;肝郁化热型(7 例)用柴胡、牡丹皮各 6g,生地黄、生白芍各 12g,焦栀子、茜草炭、枸杞各 9g,槐米炭、墨旱莲各 15g,冬桑叶、菟丝子各 10g;湿热下注型(5 例)用柴胡 6g,焦栀子、黄芩、车前子、大黄炭、炒续断各 9g,椿根皮、地榆炭、侧柏叶、山药各 15g,生地黄、菟丝子各 12g。各型均于月经周期第 5 日开始服药,连服 15 剂左右,超过出血时间。在黄体期及月经期停用或改用丸剂巩固。3 个月为 1 个疗程,出血量多用药 2 个疗程。结果:痊愈 46 例,好转 9 例,无效 3 例。痊愈病例中 17 例妊娠,其中 4 例为婚后 2 年以上不孕者。[浙江中医杂志,1989,24(2):62]

用两地汤合二至丸[生地黄、生地榆各 15g,阿胶(烊化)、玄参、麦冬、白芍、女贞子各 12g,墨旱莲 30g,荆芥穗炭 6g]加减治疗经间期出血 60 例,每日 1 剂,水煎服,分 3 次口服,连服 1 周。下月月经干净即开始服药,用至排卵期后,连用 3 个月。结果:60 例中痊愈 32 例,有效 24 例,无效 4 例。[陕西中医,2009,30(3):324]

用归芍地黄汤加味(当归 10g,赤白芍各 10g,山茱萸 15g,熟地黄 25g,山药 15g,牡丹皮 10g,茯苓 10g,泽泻 10g,续断 10g,菟丝子 10g),一般于月经周期第 5 天开始服药,每日 1 剂,分 2 次服用,连服 15 剂,3 个月为 1 个疗程,一般用药 1~2 个疗程,以后服六味地黄丸巩固疗效。52 例中 42 例治愈,疗程最短 2 个月,最长 4 个月。[实用中西医结合临床,2002,2(6):37]

针刺治疗经间期出血,肾虚型选照海、肾俞、关元、阴陵泉,留针 40 分钟,每日针 1 次,10 次 1 个疗程;湿热型选悬钟、肾俞、五枢、太冲、血海,留针 30 分,隔 10 分钟运针 1 次,每日针 1 次,7 次 1 个疗程;血瘀型选命门、维道、中封、气海、漏谷,留针 30 分钟,隔 5 分钟运针 1 次,每日针 1 次,7 次 1 个疗程。结果:67 例患者中,痊愈 34 例,好转 28 例,无效 5 例。[针灸临床杂志,1997,13(12):15]

第四节　闭　经

女子年逾 18 岁仍未来潮,或来潮以后,正常绝经以前的任何时间内(妊娠或哺乳期除外),持续停经 6 个月以上者,称闭经。青春期前、哺乳期、妊娠期或绝经后的闭经,则属于生理现象。闭经是妇科疾病中常见的症状,可以由各种不同的原因引起。通常将闭经分为原发性、继发性两种。

【病因病机】

1. 肾虚　先天禀赋不足,或早婚、多产、房室不节,损伤肾气,以致精亏血少,冲任空虚,遂成闭经。

2. 气血虚弱　饮食失节,劳倦过度,脾气受损,化源不足;或忧思太过,营阴暗耗;或经量过多,产后血崩,哺乳过久,气血虚弱,遂致闭经。

3. 气滞血瘀　情志失调,郁怒伤肝,或生活环境突然改变,精神过度紧张,使肝气郁结,血滞不行,导致闭经。

4. 寒凝血滞　经期冒雨,游泳,坐卧湿地,感受风寒,饮食生冷,以致寒邪侵袭,胞脉冷结,引起闭经。

5. 痰湿阻滞　脾阳不运,或过食膏粱厚味,聚湿生痰,痰湿下注,阻滞冲任,胞脉闭阻,致经闭不行。

6. 阴虚内热　素体阴虚,或久病阴血亏损,血虚生内热,内热耗血,以致闭经。

7. 血热瘀滞　内热过盛,煎熬而成血瘀,胞脉阻滞,发为闭经。

8. 湿热阻滞　湿热下注,阻滞胞脉,胞脉不通,发为闭经。

【临床表现】

1. 肾虚型

(1) 肾气虚型:年逾 18 岁尚未行经,或月经初潮较迟,以后月经周期延后,经量渐少,经

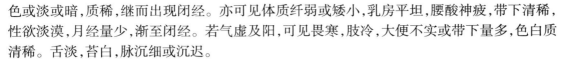

色或淡或暗,质稀,继而出现闭经。亦可见体质纤弱或矮小,乳房平坦,腰酸神疲,带下清稀,性欲淡漠,月经量少,渐至闭经。若气虚及阳,可见畏寒,肢冷,大便不实或带下量多,色白质清稀。舌淡,苔白,脉沉细或沉迟。

(2)肾精虚型:月经由后期量少而逐渐停闭,可伴见腰膝酸痛,头晕耳鸣,阴部干涩,白带极少,甚者枯燥全无。舌淡,苔薄,脉沉弱。

2. 气血虚弱型 月经由后期、量少、色淡、质薄渐至停闭,面色苍白或萎黄,神倦短气,头晕心悸,失寐多梦。唇舌淡而无华,苔薄白,脉细弱无力。

3. 气滞血瘀型 月经数月不行,胸胁胀满,少腹胀痛,或拒按。舌质紫暗有瘀点,脉沉涩。

4. 寒凝血滞型 平素月经正常,骤然停经,数月不行,少腹冷痛拒按,得热则减,或四肢不温。舌质正常或紫暗,苔白,脉沉紧。

5. 痰湿阻滞型 经水渐少,体形渐肥,月经由后期渐至停闭,带下黏稠如涕,呕恶痰多,脘痞纳差,性欲淡漠。舌淡红,苔白腻,脉濡缓。

6. 阴虚内热型

(1)肾阴虚型:月经由后期量少而逐渐停闭,腰膝酸痛,头晕耳鸣,白带极少,身形瘦削,或潮热颧红,或骨蒸盗汗,口干咽燥。舌红,少苔,脉细数。

(2)胃阴虚型:月经停闭不潮,口渴烦饮,心胸烦热,尿黄便结,或消谷善饥。舌红少津,脉细滑数。

7. 血热瘀滞型 月经由先期量少渐致停闭,心烦急躁,或烦热口渴欲饮,小便黄赤,大便秘结,夜寐不安。舌红,苔黄燥或少津,脉数。

8. 湿热阻滞型 月经停闭,带下量多,色白或黄,有异味,下腹疼痛,小便黄短。舌稍红,苔薄黄,脉细数。

【治疗】

(一) 辨证组方

1. 补肾气,调冲任

(1)养营通经方:当归、白芍、茺蔚子、枸杞、河车大造丸(吞)各9g,川芎4.5g,熟地黄、狗脊各12g,巴戟天10g,陈皮5g。

(2)小营煎加减:熟地黄、山药、桑椹、石楠叶、淫羊藿各12g,当归、白芍、枸杞、何首乌各9g,炙甘草4.5g。

肾阳虚者,可于上方加鹿角胶、肉桂、淡附片。

2. 滋肾益精,养血调经

(1)归肾丸加味:熟地黄、山药、山茱萸、枸杞、杜仲、菟丝子、何首乌、肉苁蓉各12g,茯苓、紫河车各10g,当归6g。

(2)淫羊藿、续断、鸡血藤、紫河车各15g,紫石英、菟丝子各30g,肉苁蓉、当归、白芍、熟地黄、何首乌、阿胶(烊冲)、香附各12g,川芎、砂仁(杵冲)各6g,陈皮9g。

(3)瓜石汤:瓜蒌15g,石斛、生地黄、瞿麦、益母草、牛膝各12g,玄参、麦冬、车前子各9g,马尾连6g。适用于胃阴不足者。

3. 补益气血

(1)十全大补汤加减:党参、黄芪、白术、茯苓、当归、枸杞、何首乌各9g,白芍6g,炙甘草、川芎、木香、远志各 4.5g,肉桂、砂仁(后下)各 3g,熟地黄 12g。

(2)归脾汤加减:党参、炙黄芪各 12g,茯神、白术、酸枣仁各 10g,当归、远志各 8g,木香 6g,炙甘草 5g,龙眼肉 6 枚。

4. 活血化瘀,理气调经

(1)血府逐瘀汤加减:柴胡、枳壳各 9g,赤芍、桃仁各 10g,生甘草、红花、川芎各 6g,生地黄、川牛膝各 12g,丹参 15g,当归 8g。

(2)柴胡 10g,郁金 20g,路路通 20g,玫瑰花 10g,香附 10g,王不留行 15g,茺蔚子 15g。

5. 温经散寒,活血化瘀

(1)温经汤加减:当归 9g,赤白芍、川芎、艾叶、炮姜、红花、小茴香各 4.5g,熟地黄、补骨脂各 12g,肉桂(后下)3g。

(2)艾煎丸加减:吴茱萸、陈皮各 6g,当归、白芍、石菖蒲、党参各 9g,熟地黄 12g,川芎、艾叶、小茴香各 4.5g

6. 健脾导痰,活血通络

(1)半夏 12g,茯苓 12g,生姜 6 片,礞石 15g,炙大黄 10g,炒黄芩 10g,沉香 4g,荷叶 15g,苍术 10g,丹参 15g,益母草 12g,川牛膝 30g。适用于痰湿阻滞型。

(2)香砂六君汤加味:党参、白术、茺蔚子、丹参各 12g,茯苓、半夏各 10g,木香、川芎、炙甘草各 6g,陈皮、当归各 8g,鸡血藤 15g。

7. 滋肾养阴清热

(1)当归地黄饮加减:熟地黄、牛膝各 12g,杜仲、山茱萸、龟甲(先煎)、麦冬、牡丹皮、地骨皮各 10g,生甘草 5g,山药 15g。

(2)补肾地黄丸:熟地黄、炙龟甲(先煎)、山药、桑螵蛸各 12g,知母、黄柏、玄参、麦冬、泽泻、山茱萸、牡丹皮、茯神、酸枣仁、淡竹叶各 9g,远志 4.5g。

8. 清热凉血,活血通经

(1)金平汤(马氏方):金钱草 30g,平地木 30g,益母草 30g,川牛膝 30g,连翘 15g,茜草 15g,珠儿参 15g,桃仁 10g,牡丹皮 9g,菝葜 30g。

(2)玉烛散:四物汤(当归、川芎、熟地黄、白芍)加大黄、芒硝、枳实、厚朴。适用于肠腑闭结者。

9. 利湿清热,活血通经　车蒿通瞿汤(马氏方):车前子 20g,蒿蓄 20g,木通 10g,瞿麦 12g,白茅根 20g,滑石 30g,赤芍 20g,牡丹皮 12g,川牛膝 30g,琥珀 5g。

(二)单方验方

1. 蚕沙酒　蚕沙(炒黄)180g,陈酒 1 500ml,浸泡 3~6 小时,隔水煮 2 小时,滤去蚕沙,取酒服用。每服 30ml,日 2 次,上午 10 时及下午 4 时各服 1 次。用于痰湿阻滞型闭经。

2. 鸡血藤、棉花根各 30g,水煎服。治疗气血虚弱型闭经。

3. 鲜土牛膝 30~60g,或加马鞭草鲜全草 30g,水煎,调酒服,治疗血滞经闭。

4. 新鲜胎盘 1 个,洗净,瓦上焙干研末,黄酒调服。每次 15g,每日服 2 次,每月服胎盘 1 个。适用于肾虚型闭经。

5. 女贞剪红丸　冬青子 1 000g,红花 90g。上药共研细末,和匀,炼蜜为丸,如梧桐子大。每次服 6g,每日服 2 次,食后温开水送服。适用于肾虚血瘀型闭经。

6. 代赭石 30g,丁香 1g,沉香 6g,降香 5g,旋覆花 10g,川牛膝 30g。适用于气逆闭经。

7. 乌鸡白凤口服液,每次 1 支,每日 2 次,口服。适用于子宫发育不良闭经。

8. 鸡内金、山楂各 9g,研末。每服 6g,开水送下,宜久服。

(三) 饮食疗法

1. 枸杞兔肉汤　枸杞 30g,兔肉 250g,共煮汤,调味服食。治疗肝肾不足型闭经。

2. 猪肾 1 对,杜仲 30g,核桃肉 30g。猪肾去白筋,与杜仲、核桃肉共入砂锅,加水 500ml 煮熟,去杜仲,食猪肾、核桃,喝汤。日 1 次。适用于肾阳虚型闭经。

3. 马鞭草炖猪蹄　马鞭草 30g,猪蹄脚 2 只,黄酒 30g,生油(花生油或茶油)30g。将马鞭草、猪蹄脚洗净,猪蹄脚每只切成 4 块。炒锅用旺火将生油烧熟,将马鞭草下锅煸炒,再加入黄酒稍炒一下,起锅装入陶罐内,加入猪蹄脚和冷水一碗半,隔水用文火炖至猪蹄脚熟透,即可吃。治疗气滞血瘀型闭经。

4. 猪肝蒸柏子仁　猪肝 180g 洗净,切口,装入柏子仁 9g,上蒸笼蒸熟,再取黄酒适量,加热后当汤配猪肝内服。治疗气血虚弱型闭经。

5. 二陈桃仁粥　陈皮 10g,法半夏(布包)15g,桃仁 10g,大米适量。共煮粥,可加糖调味服用。治疗痰瘀阻滞型闭经。

6. 茯苓 50g,红花 6g,红糖 100g。水煎茯苓、红花,冲红糖温服。每天 1 剂,每月连服 5~7 剂。适用于血瘀湿滞型闭经。

7. 黑豆,炒,研末,每次 9g,用苏木 9g 煎汤送下。治疗处女经闭。

8. 鸡子去黄存清,每个鸡子内装赤芍末 9g 蒸熟,每晚空腹服 2 个。治疗经闭发热,小腹痛。

9. 鳖瘦肉汤　鳖 1 只,猪瘦肉 100g,生地黄 30g。将鳖收拾干净,生地黄洗净,与猪瘦肉同时放入砂锅内炖煮至肉烂,即可服汤食肉。1 日 2 次,3 料为 1 个疗程。适用于阴虚血燥型闭经。

(四) 敷法

1. 山茱萸 15g,当归、怀牛膝、菟丝子各 12g,熟地黄、枸杞各 10g,川芎、白芍、益母草各 20g。上药焙干,共研细末,取药末适量,用黄酒调成糊状,敷贴于脐上,外以纱布覆盖,胶布固定,2 日换药 1 次,连续敷至病愈为止。适用于肝肾不足型闭经。

2. 党参、白术、当归、熟地黄、白芍、川芎各等量,共为细末,用黄酒适量调成膏状,贴脐上,用纱布外敷,胶布固定。2 日换药 1 次,连续敷至病愈为止。治疗气血虚弱型闭经。

3. 当归、川芎、肉桂、炙甘草各 15g,蒲黄、乳香、没药、五灵脂各 7.5g,赤芍 3g,益母草 10g,共研细末,用时取药末 20~30g,与血竭(研末)0.5g 混合拌匀,加入热酒调成厚膏,将药膏贴在脐孔上,用纱布外敷,胶布固定,每日换药 1 次。治疗瘀血阻滞型闭经。

4. 蛴螬(焙干,微炒)1 个,威灵仙 10g。烘干,研为细末,过筛,用酒调成膏。以纱布包裹,敷神阙,用胶布固定。局部感觉灼烧,有刺痛感时除去。治疗瘀血阻滞型闭经。

5. 柴胡、当归各 12g,白术、白芍、茯苓各 10g,薄荷 3g,三棱 6g,牛膝 20g,研细末,调拌凡士林,敷贴关元。虚证者,上方加香附、牛膝各 12g,陈皮 10g,加敷命门、中脘、腰眼;实证者,上方加半夏、桃仁各 12g,红花 6g,加敷神阙、八髎、涌泉。

(五) 薄贴法

1. 鲜臭梧桐皮 2.5kg 煎熬去渣取汁,再入阿魏 93g 熬成膏,涂在布上贴腹部 2~3 日可能下血,如腹内仍有硬块,再贴 1 张。治疗经闭,腹内血滞痞块。

2. 大黄 128g,芒硝 64g,柴胡、天花粉、桃仁、当归、生地黄、红花、穿山甲、莪术、三棱、川芎各 32g,乳香、没药、肉桂各 22g,川乌 10g,麻油熬,黄丹收,花蕊石 32g、血竭 15g 另研搅,敷于生殖腺等足对应区。适用于气滞血瘀型闭经。

(六) 熨法

1. 芫蔚子、晚蚕沙各 300g,大曲酒 100ml。先将芫蔚子、晚蚕沙各 150g 放入砂锅中炒热,即以大曲酒 100ml 撒入拌炒片刻,将炒热的药末装入白布袋中,扎紧袋口,熨脐孔部,至袋中药冷,再取另一半蚕沙和芫蔚子炒大曲酒再熨脐腹。连续熨 2 次后,覆被静卧半日,月经即可通下。

2. 艾叶 31g,肉桂 12g,小茴香 12g,乌药 15g,川芎 12g,共研细末。先将食盐 250g 置锅内炒热,再倒入药末,混匀炒热,布包热熨小腹,每次 20 分钟,每天早晚各 1 次。每料药可连用 4 次。适用于虚寒性闭经。

3. 大黄、延胡索、五味子各 12g,木香 8g,桂枝 20g,山楂 10g,研细末,加食盐炒热,外熨腰部、小腹部,然后温灸。

4. 绿矾 15g 炒过,待温熨脐。治疗经闭、小腹疼痛。

5. 炒艾叶、生姜,捣碎,温敷脐部。治疗寒湿凝滞型闭经。

(七) 罨法

益母草 120g,月季花 60g,一起放在砂锅中,加清水 2 500ml 煎浓汁,去药渣,仍放在文火上保温,以厚毛巾 2 条泡药汁,轮流拧去药汁,热敷脐及下腹、少腹部,以少腹内有温热舒适感为佳。通常罨后 4~6 小时见效,如 1 次未能见效,可再敷 1 次。敷药过程中,注意腹部保暖。

(八) 溻浴法

1. 月经量少、闭经,属于生殖器发育障碍者,选用氡泉,或食盐泉;属于贫血或营养不良者,选用铁泉或单纯温泉。取全身温水浸浴或热水坐浴。每日 1 次,15~20 次为 1 个疗程。

2. 益母草 125g 加水 1 000ml,煎水先温洗小腹部,再取蚕沙适量炒热,布包熨小腹。

3. 生地黄、当归、赤芍、桃仁、红花、五灵脂、大黄、牡丹皮、茜草、木通各 15g,加水 1 500ml,共煎,取汤淋洗脐下,每日 1 次,每次 30 分钟,7 日 1 个疗程。治疗热结血闭型闭经。

(九) 塞法

1. 掌中金丸　炮穿山甲、甘草、苦丁香、川椒、苦葶苈、白附子、猪牙皂角刺、草乌头各 15g,巴豆(全用,研)5g,共为细末,以生葱绞汁和丸如弹子大。每用 1 丸,取新绵包,纳阴中。1 日即白,2 日即赤,3 日即血。

2. 皂角刺 1 枚(去皮弦子),巴豆 1 粒(去壳),杏仁 2 个(去皮尖),同捣细,以津唾和作一团,用新绵裹之,留蒂,纳阴中 2 寸许,少顷即通,候黄红水去尽取出。

3. 通经下取方　海蛤粉、天花粉各 25g,苦葶苈、猪牙皂各 12.5g,巴豆(略去油)1 个,苦丁香、红娘子各 7.5g,麝香少许,共为细末。用时取药末 5g,与葱汁同捣为丸。以薄绵裹药丸,纳阴户中。候热时,先通黄水,次则经行。

4. 土大黄 15g,茜草 10g,同捣烂,纱布包成小团,系一线在外,塞入阴道中,每日 1 次。一般 5~7 次后月经即行。

(十) 针刺法

1. 毫针①　主穴:关元、肾俞、三阴交、血海。配穴:痰湿阻滞,加丰隆;寒湿凝滞,加中

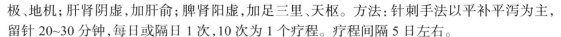

极、地机;肝肾阴虚,加肝俞;脾肾阳虚,加足三里、天枢。方法:针刺手法以平补平泻为主,留针 20~30 分钟,每日或隔日 1 次,10 次为 1 个疗程。疗程间隔 5 日左右。

2. 毫针② 虚证闭经取穴:脾俞、气海、血海、足三里。方法:行补法针刺并灸。实证闭经取穴:次髎、中极、三阴交、行间、合谷。方法:行泻法针刺,不灸。

3. 皮内针 取穴:血海、足三里。方法:先将穴位局部及针具消毒,然后将环柄型皮内针刺入穴位,沿皮刺入 0.5~1.0 寸深,将针柄贴在皮肤上,用胶布固定,埋针时间掌握在 2~3 日,秋冬季节埋针时间可适当延长。7 日为 1 个疗程,疗程间隔 7 日。皮内针的埋藏处要保持干燥、清洁,不能着水。

4. 皮肤针 部位:取腰骶部、脊柱两侧。重点叩打带脉区、腹部、期门、三阴交、关元及有阳性反应处。若兼见失眠、心悸、盗汗,加刺四神聪、风池、大椎及神庭。

5. 脊针 取穴:胸椎 6(第 6 胸椎棘突下旁开 0.5 寸处)。配腰椎 1、腰椎 4(第 1、第 4 腰椎棘突下旁开 0.5 寸处)。

6. 耳针 取穴:内分泌、卵巢、子宫、脑点、肝、肾、脾。方法:每次取 4~5 个穴位,用毫针中等刺激,留针 20~30 分钟,留针期间可捻针 2~3 次,每日 1 次,两耳交替施治,10 次为 1 个疗程,疗程间隔 5~7 日,至月经来潮后,应续治 1~2 个疗程,以巩固疗效。也可以用耳内埋针或丸压法治疗。

7. 电针 取穴:关元配三阴交,归来配足三里,中极配血海。方法:每次可选用 1 对或 2 对穴,以毫针刺入穴位,接通电针仪,以疏密波或断续波中度刺激,每次施治 15~20 分钟,每日 1 次,10 次为 1 个疗程,疗程间隔 5~7 日。

8. 激光针 取穴:肝俞、脾俞、中极、石门、行间、三阴交。方法:用 2~3mW 氦 - 氖激光针,每穴照射 5 分钟,每日 1 次,10 次为 1 个疗程。

(十一) 灸法

1. 烟草灸 部位:带脉区、腰部、骶部、关元、曲骨、足三里、血海。方法:用香烟代替艾卷施灸,将烟卷点燃后熏灼(距皮肤约 3cm),以患者温热舒适为度,每穴施灸 7~10 分钟,隔日 1 次,10 次为 1 个疗程。适用于实证闭经。

2. 隔药灸 在关元穴上放置胡椒饼加丁香粉、肉桂粉,取艾炷灸 6 壮,或用艾条灸,每日 1 次,7 次为 1 个疗程。适用于寒实型、虚寒型闭经。

3. 隔姜灸 取穴:中脘、关元、气海、归来、命门、肾俞、三阴交。方法:每次选用 3~4 个穴,取 0.2cm 厚鲜姜片,用针穿刺数个小孔,放在施灸的穴位上,然后放置中艾炷(黄豆粒大小)于姜片上点燃,使施灸处皮肤红晕、湿润为宜,可以反复灸 4~5 壮。每日或隔日 1 次,10 次为 1 个疗程,疗程间隔 5 日。

4. 灯火灸① 取穴:中极、血海、气海、归来、三阴交。寒凝者,加中极、关元、外关;气滞血瘀者,加内关、太冲、肝俞;痰湿阻滞者,加丰隆、脾俞、阴陵泉。方法:用明灯火爆灸法,每穴灸 1 壮,隔天施灸 1 次,10 次为 1 个疗程。

5. 灯火灸② 取穴:中极、血海、气海、归来、三阴交。气血不足者,加膈俞、足三里;脾胃虚弱者,加足三里、脾俞、胃俞;肝肾不足者,加肝俞、肾俞、太溪。方法:采用阴灯灼灸法。每日施灸 1 次,每穴灸 1~2 壮,15 日为 1 个疗程。

(十二) 耳穴压迫法

1. 用绿豆压耳穴内分泌、子宫、肾、卵巢、肝,每次取单侧,每 3 日交换 1 次,连用至愈。

2. 用王不留行贴压耳穴子宫、内分泌、卵巢、肝、肾、三焦、胃、脾、皮质下。中等刺激,每日 1 次,两耳轮换贴穴至经期后 2 日,并辅以艾炷隔姜片灸气海。第 2 个月按上法治疗至第 5 日月经来潮。适用于血滞经闭。

（十三）按摩法

1. 常规按摩　患者仰卧,逆时针方向摩揉其小腹,手法要求深沉缓慢,同时按揉关元、气海约 10 分钟,再按揉血海、三阴交、足三里,每穴约 2 分钟。继令患者俯卧,滚推腰部脊柱两旁,按揉肝俞、脾俞、肾俞,每穴 1~2 分钟。肝肾不足、气血虚弱者,横擦前胸中府、云门及左侧背部脾胃区、腰部肾俞、命门,以透热为度;肝气郁结者,按揉章门、期门各半分钟,按掐太冲、行间,以患者感觉酸胀为度。斜擦两胁,以微热为度;寒凝血瘀者,直擦背部督脉,横擦骶部,以小腹透热为度。按揉八髎,以局部温热为度;痰湿阻滞者,按揉八髎,以酸胀为度。横擦左侧背部及腰骶部,以透热为度。

2. 耳穴按摩　取肝、肾、心、脾、内生殖器、内分泌、皮质下、神门等,以直压对压法强刺激 3~5 分钟,每日 3 次。

3. 足穴按摩　气滞血瘀者,在足部肾、肝、生殖器反应点及肾、输尿管、膀胱反射区施行掐、按、推手法,重按侠溪,按揉太冲、行间。自小趾向小腿推足背外侧 20 次。气血虚弱者,按揉足部脾、肝、肾、生殖器、胃反应点及肾、输尿管、膀胱反射区,按揉太白、公孙、太溪、照海,自小腿向小趾推全足背 20 次,搓足心至发热。

（十四）拔罐法

取大椎、肝俞、脾俞;身柱、肾俞;命门、关元。每次 1 组,每日 1 次,均用刺络留罐法。

（十五）刮痧

首先刮拭:大椎、大杼、膏肓俞、神堂。配合刮拭:关元、三阴交、足三里、气海、血海、章门、阴陵泉、肝俞、脾俞、次髎。

（十六）磁疗法

耳穴:内分泌、皮质下、肝、子宫、肾、腹。方法:将直径 2mm 左右的小磁珠用胶布固定于耳穴上,每次只贴一侧,选用 3~4 个穴,5 日后取下换贴另一侧。7 次为 1 个疗程,疗程间隔 5 日。

（十七）注射法

1. 肌内注射　复方当归注射液(由当归、川芎、红花配制而成)每日 1 次,每次 2~4ml。适用于闭经、月经量过少。

2. 静脉注射　红花注射液(由红花一味制成)每日 1 次,每次 4~20ml,加入 5%~10% 葡萄糖注射液 500ml 中静脉滴注,或每日 2 次,每次 2~4ml 肌内注射。因有降血压作用,故低血压者慎用。

3. 穴位注射　取穴:肾俞、气海、关元、三阴交、足三里、中都。方法:用 5% 当归注射液或 10% 红花注射液 1ml,选用肾俞、气海加下肢穴任何 1 个,每穴注射 1ml,每日 1 次,5 次为 1 个疗程。

【临床报道参考】真武汤加味治疗肾阳虚闭经:月经周期延期,经血逐渐减少,血色转淡,渐至经闭。小腹发凉,畏寒肢冷,腰腿酸软,白带清稀而多,食少便溏,精神萎靡,倦怠懒言,面胕水肿。舌胖,脉沉细。药用附子 15g,干姜 10g,肉苁蓉 15g,茯苓 15g,白术 15g,桃仁 15g,白芍 15g。水煎服。结果:治愈 54 例,有效 4 例,无效 2 例。服药最少者 6 剂,最多

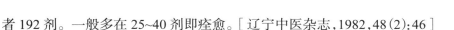

者 192 剂。一般多在 25~40 剂即痊愈。[辽宁中医杂志,1982,48(2):46]

用左归饮加减(熟地黄 30g、山药、枸杞各 15g、茯苓、山茱萸各 10g、炙甘草 6g。气血虚弱,加党参 30g、当归 15g;气滞血瘀,加香附、泽兰、红花各 10g、枳壳 12g;寒湿凝滞,加桂枝 8g、干姜、香附、艾叶各 10g)治疗 54 例。经治 7~90 日均获愈。[江西中医药,1993,24(1):40]

通经汤基本方:苍术 10g、白芥子 10g、胆南星 6g、半夏 10g、茯苓 10g、当归 10g、生山楂 20g、陈皮 6g、川芎 5g、菟丝子 10g、淫羊藿 15g、香附 10g,随证加减。每日 1 剂,水煎 2 次,早晚分服,如果月经来潮,则经期停服,经净后续服,连续服用 3 个月为 1 个疗程。观察 1~2 个疗程。耳针:服中药开始即配合耳针治疗。取子宫、内分泌、肾、卵巢、皮质下、屏间,每次在双侧分别选取以上 2~3 穴,毫针中、强度刺激,留针 15~20 分钟,隔日 1 次。经期停用。也可选用埋针,选穴方法同上。留埋期间每天用手指按压揿针 2~3 次,每次 1~3 分钟。出针后用消毒棉球按压针孔防止出血,或涂酒精或碘酒预防感染。治疗 56 例,痊愈 23 例,显效 26 例,有效 2 例,无效 5 例。[中医杂志,2005,46(9):694]

采用中药周期疗法治疗闭经患者 63 例,疗效满意。根据彩超检查的子宫内膜厚度分为经前期、经后期。内膜厚度大于 10mm 的定为经前期,小于 6mm 的定为经后期。经后期以补肾养血为主:熟地黄 15g、山茱萸 12g、当归 12g、川芎 5g、制香附 12g、山药 15g、炒白术、白芍各 12g。经前期以温肾活血为主,在经后期方药基础上再加菟丝子 15g、桂枝 6g、益母草 15g、桃仁、红花各 10g、生甘草 3g。开始先用经后方 14 天,然后改用经前方,连续服用至月经来潮,经期停药。经期结束后,再按以上方法循环使用,连续服用 3 个月经周期。可以根据不同情况进行加减:气虚,加人参 15g、黄芪 30g;血虚,加阿胶 12g、何首乌 15g;气滞血瘀,加三棱 15g、莪术 15g、延胡索 10g;痰湿阻滞,加苍术 10g、半夏 10g 等。结果:治疗 63 例,治愈 46 例,显效 8 例,有效 7 例,无效 2 例。[中医药临床杂志,2010,22(3):257]

采用中药周期治疗闭经患者 58 例,经后期以滋阴养血为主,方用左归丸合四物汤为主;经间期阴阳双补,方用二仙汤、左归丸为主;经前期以补肾阳为主,辅以活血调经,以二仙汤合右归丸为主;行经期以养血行气调经为主,方用当归芍药散为主。共治疗闭经 58 例,治愈 46 例,好转 10 例,未愈 2 例。[陕西中医,2009,30(11):1464]

针灸配合中药内服,治疗继发性闭经 35 例。针灸主穴以关元、归来、合谷、血海、足三里、三阴交、太冲、风池为主。肝肾不足加肝俞、肾俞;气血虚弱加脾俞;肝郁气滞加阳陵泉等。具体操作方法:患者仰卧,常规消毒,选用 1.5 寸毫针,用双手进针法刺入皮肤,调整进针深度。其中关元、归来、足三里直刺 1~1.5 寸;合谷、血海、三阴交、太冲直刺 1 寸左右;风池针尖向风府方向横向刺入 1 寸左右。得气后留针 45~60 分钟,并间歇运针。每周针灸 3 次,12 次为 1 个疗程。配合中药以逍遥散合四物汤加减。每天 1 剂,水煎服,连服 5 天,休息 2 日,服用 20 剂为 1 个疗程。经过 1~3 个疗程治疗,临床治愈 26 例,好转 9 例。[江苏中医,2000,21(5):31]

用复方当归注射液穴位注射结合中药八珍汤加味治疗继发性闭经患者 60 例。取穴主要以合谷、足三里、三阴交为主,肾虚加太溪,脾虚加阴陵泉,血虚加膈俞,气滞血瘀加肝俞,寒凝血瘀加肾俞,痰湿阻滞加丰隆。选用一次性 5ml 注射器、一次性 5 号针头,抽取复方当归注射液,常规消毒穴位,然后持注射器对准穴位快速刺入皮下,再将针头缓慢推进,提插 2~3 下,得气以后回抽,若没有回血,则将药液注入。每个穴位 0.5ml,隔天注射 1 次。同时用八珍汤加水煎服。10 天为 1 个疗程,3 个疗程后判断疗效。结果:治愈 21 例,好转 32 例,

无效 7 例。〔现代中西医结合杂志,2008,17(26):1439〕

治疗卵巢早衰闭经,治疗组、对照组各 30 例。治疗组用中药栓剂(组方:人参 6g,白术 10g,茯苓 10g,乳香 10g,没药 10g,当归 15g,熟地黄 10g,白芍 15g,益母草 15g,香附 6g,儿茶 3g,皂角刺 9g,牛黄 2g,红枣 6 枚,胡延索 6g,苦荬苈 9g,甘草 6g。研成粉末,用蜜和丸自制成统一规格的栓剂 1g),经阴道放置于后穹隆部位,每月用 1 粒,每次停留 24 小时,连用 3 次;对照组予己烯雌酚片口服,每日 1mg,连服 22 天,然后用 5 天黄体酮,每天 10mg 肌内注射,连用 3 个月经周期。3 个月后观察 2 组患者月经变化及血清性激素水平,结果示中药栓剂组有 18 例恢复月经,对照组有 8 例恢复月经,2 组月经恢复情况有显著性差异($P<0.05$)。2 组患者治疗后 FSH、LH、PRL、雌二醇(E_2)与治疗前比较有显著性差异(P 均<0.05),而且中药栓剂组较对照组变化更明显。结论:中药栓剂副作用少,对于刺激卵巢功能恢复月经优于传统激素疗法。〔中央民族大学学报,2015,24(2):50〕

随着医学发展,人们对闭经有了更深的认识,而中医学对西医学中引起闭经的疾病的治疗,近些年来作了许多有益的探讨。现以附录的形式,作简要叙述。

附一　高催乳素血症闭经

高催乳素血症是各种原因导致外周血催乳素异常升高的病症。由高催乳素血症引起的闭经,称高催乳素血症闭经。闭经常伴有溢乳及生殖系统萎缩,故亦称溢乳闭经。

【病因病机】肝郁气逆,痰瘀阻络,气血不能下达胞脉,上溢乳络,而致溢乳闭经;或气血两虚、脾肾不足、阴虚胃燥,固摄无权,精血上行而不下达,导致溢乳闭经;乳房属肝胃所辖,肝胃郁热,致血不下行,上溢为乳,而经水不通。

【临床表现】

1. 肝郁气滞型　经闭不行,乳汁自溢,乳汁浓,经行乳胀,情志抑郁,少腹胀痛。脉弦细。

2. 痰瘀阻络型　经闭不行,乳汁自溢,乳房胀痛,下腹胀痛拒按,头痛目糊伴脑部肿瘤。舌质紫暗,脉细弦滑。

3. 气血两虚型　经闭不行,乳汁自溢,乳汁清稀,面色㿠白,头晕神疲。舌淡胖、有齿印,脉细软。

4. 阴虚胃燥型　经闭不行,乳汁自溢,乳汁浓,乳头痒,口干心烦,尿赤便秘。舌红,脉细数。

5. 脾肾两虚型　经闭不行,乳汁自溢,乳汁清稀,乳房松软,头晕腰酸,四肢不温。舌淡,脉沉细。

6. 肝胃郁热型　溢乳汁稠,口渴口苦,便秘。舌稍红,苔薄白,脉细弦。

【治疗】

(一) 辨证组方

1. 疏肝解郁,理气调经　逍遥散加减:柴胡、全瓜蒌各 10g,当归、茯苓、王不留行、蒲公英各 12g,赤白芍、牛膝各 9g,川芎 5g,荆芥穗 6g。

2. 活血化瘀,豁痰通络　桃红四物汤加味:桃仁、红花各 9g,当归、川芎、熟地黄各 15g,赤芍、牛膝、石菖蒲各 10g,香附 12g,益母草、昆布、牡蛎(先煎)各 30g。头痛加地龙 10g、全蝎粉 3g(吞)、白芷 12g、蜣螂 9g。

3. 补益气血　十全大补汤加减:党参、黄芪、当归、白术、茯苓各 9g,熟地黄、鸡血藤、山

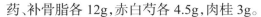

药、补骨脂各 12g,赤白芍各 4.5g,肉桂 3g。

4. 养阴润燥,活血通经　瓜石汤加减:全瓜蒌 15g,石斛、生地黄、瞿麦、川牛膝各 12g,玄参、麦冬、车前子(包煎)、益母草各 9g,黄连 6g。

5. 健脾温肾,调经通络　党参、白芍、山药、鸡血藤各 12g,黄芪、茯苓各 15g,熟地黄、淫羊藿各 10g,川芎、枸杞、巴戟天、鹿角各 9g。

6. 清泻肝胃　消乳饮(马氏方):龙葵 15~20g,郁金、炒栀子各 10g,刺蒺藜 12g,龙胆 6g,枇杷叶 12~20g,蝉蜕 6~9g。此方对于降低催乳素具有良好的效果。

（二）单方验方

1. 地龙 10 条,焙干研粉,每次 3g,每日 2 次。

2. 生山楂 60g,煮汤,或山楂糕频服。

3. 生麦芽 100~200g,煎水代茶饮服。

4. 全蝎粉,每次 3g,每日 2 次。用于有垂体肿瘤者。

（三）针刺法

取穴:期门、乳根、膻中。止乳汁:血海、三阴交、足三里、肾俞(补法)。

【预防】长期使用某些药物(多巴胺受体阻滞剂如甲氧氯普胺、吩噻嗪类药物,多巴胺耗竭剂如利血平、甲基多巴,以及雌激素类药物),可以促使催乳素水平升高。减少服用上述药物,可以降低高催乳素血症的发生。要排除垂体肿瘤的存在,以及甲状腺功能减退,并及时加以控制治疗。还要避免过长时间的哺乳。

【临床报道参考】用辨证组方治疗高催乳素血症 40 例,药用炒麦芽 90g,白芍、茯苓、莲须各 30g,当归、柴胡各 12g,石菖蒲 10g。脾胃气虚,加黄芪 30g、党参 20g;肝郁化热,加牡丹皮、栀子各 10g;肾虚失藏,加菟丝子 30g,女贞子、墨旱莲各 15g。日 1 剂,煎服,连服 60 剂。结果:显效 17 例,有效 15 例,无效 8 例。[新中医,1993,25(11):37]

治疗高催乳素血症(继发闭经、不孕、催乳素水平增高)18 例,肝郁肾虚型用逍遥散合二至丸加牡丹皮、泽兰、香附、沙苑子、鹿角等,肾虚型用五子补肾方加鹿角、淫羊藿、肉桂、泽兰等。对照组 5 例,治以活血调经法。每于月经后 2 日连服 15 剂,9 个月后催乳素恢复正常分别为 15 例、1 例;下降者 3 例、0 例,妊娠次数 13 次、0 次;无效 0 例、4 例。治疗组疗效优于对照组。[贵阳中医学院学报,1991(4):33]

运用自拟清肝潜冲汤加减治疗高催乳素血症合并月经失调、闭经、不孕、溢乳、经行乳房胀痛等患者 42 例。其中已恢复正常月经者 28 例,已怀孕或已生育者 15 例,止溢乳 2 例,经行乳房胀痛消失者 30 例。[新中医,1997,29(9):16]

治疗组以四逆散为基本方,随证加减[柴胡 12g,枳实 10g,白芍 10g,甘草 6g,紫河车 15g,吴茱萸 15g;溢乳较多者,加山楂 20g、麦芽 15g、牛膝 12g、五味子 10g、红花 10g;子宫偏小者,加高丽参 10g、鹿茸 8g(另炖服),并于方中加入淫羊藿 15g、牛膝 10g、石楠叶 10g、鹿角霜 12g、鸡血藤 15g、阳起石 20g;体型偏胖者,加山楂 20g、白术 20g、茯苓 15g、制半夏 10g、黄精 15g。每天 1 次,每次 1 剂,2 个月为 1 个疗程,连服 1 个疗程,中途不加服任何西药]。治疗组 100 例,治愈 80 例,有效 15 例,无效 5 例,半年后复发 2 例;对照组 60 例,以溴隐亭和维生素 B_6 治疗,治愈 30 例,有效 6 例,无效 24 例,半年后复发 15 例。[中国民族民间医药杂志,2007,85(2):83]

中西医结合治疗抗精神病药物所致继发性闭经 76 例。抗精神病药物可引起代谢和内分泌异常,无论是典型或非典型抗精神病药物均可引起血中催乳素水平升高,从而导致闭经。所有患者在维持原有治疗前提下,于月经周期前第 14 天服用调经汤[组成:紫河车 3g(研细吞服),当归 12g,熟地黄 15g,菟丝子 15g,何首乌 20g,肉苁蓉 30g,杜仲 15g,巴戟天 15g,仙茅 10g,枸杞 20g。加减变化:脾胃虚弱者,加党参、茯苓、炒白术、藿香等;痰湿盛者,加桔梗、瓜蒌、昆布、海藻等;肝肾阴虚,内热明显者,加生地黄、青蒿、地骨皮、银柴胡,去仙茅;肝气郁结者,加柴胡、香附、郁金;有溢乳者,加山楂、炒麦芽;行经期,加桃红四物汤、泽兰、川牛膝],1 剂 /d,水煎分 3 次温服,同时肌内注射黄体酮注射液 20mg,1 次 /d,连续 5 天。均治疗 6 个月为 1 个疗程。76 例患者治疗 4 周内月经来潮者 69 例,月经未恢复者 7 例。未见精神症状明显波动或恶化,也未发现其他不良反应。[中国中医药现代远程教育,2007,12(10):57]

附二　肥胖闭经

肥胖闭经主要表现为闭经、肥胖(脂肪主要积聚在腹、臀、大腿上段、肩及乳房部位,而膝、肘以下并不肥胖)、生殖器官及第二性征发育不全。

【病因病机】恣食厚味,致脂膜阻滞胞宫,或脾虚生痰,水湿内停,冲任失调,而致闭经。

【临床表现】

1. 痰湿壅盛型　肥胖,闭经,脘闷泛恶,痰多黏腻。舌胖苔白腻,脉滑。

2. 脾肾阳虚型　肥胖,闭经,头晕目眩,纳少便溏,胸闷痰多,面色㿠白,腰腿酸软,四肢不温,性欲淡漠。舌淡苔薄,脉沉细。

3. 肝郁夹湿型　肥胖,闭经,情绪抑郁,胸闷,胁胀。舌胖苔薄,脉弦。

【治疗】

(一)辨证组方

1. 豁痰燥湿,驱脂通经　苓桂术甘汤加味:茯苓、白术、海桐皮各 15g,桂枝、陈皮各 6g,苍术 10g,泽泻、汉防己、淫羊藿各 12g,薏苡仁 30g,炙甘草 5g。

2. 健脾温肾,化湿导痰　陈皮、桂枝各 6g,制半夏、生山楂、乌药各 12g,茯苓、炒白术各 15g,炙甘草 3g,淫羊藿 9g,巴戟天 10g。

3. 疏肝解郁,化湿通经　丹栀逍遥散加减:牡丹皮、当归各 10g,炒栀子、柴胡、郁金各 9g,赤芍、炒白术、生山楂各 12g,茯苓、天仙藤各 15g,陈皮 6g,大腹皮 30g。

(二)单方验方

1. 三花减肥茶,每日 2 次,每次 1 包。

2. 轻身饮　番泻叶 3g,泽泻 9g,山楂 12g,决明子 10g。

3. 山楂片或山楂酱。

(三)针刺法

取穴:梁丘、公孙。方法:泻法,结合埋针法。

【临床报道参考】自拟祛痰化瘀软坚汤:姜半夏、茯苓、陈皮、当归、三棱、枳壳、香附各 12g,海藻、昆布、制胆南星各 10g,水蛭、大黄各 6g。水煎 2 次,取汁 400ml,每日早晚饭后 30 分钟服。加减:肝郁气滞明显者,加瓜蒌、柴胡,去制胆南星、大黄;肝肾不足,偏阳虚者加仙茅、肉桂,去半夏、昆布,而偏阴虚者加生地黄、沙参,去半夏;气血虚弱者,加黄芪、党参、白芍、熟地黄、大枣,去半夏、枳壳、三棱、大黄;寒湿凝滞者,加苍术、泽泻。治疗肥胖闭经 32

例,3周为1个疗程,一般服1~3个疗程。结果:治愈24例,有效2例,无效6例。[陕西中医,1997,18(11):487]

针刺加埋针治疗肥胖闭经36例。主穴:梁丘、公孙。配穴:中脘、丰隆、三阴交、脾俞、足三里、关元、归来、气海、肾俞、中极、血海等。操作方法:穴位常规消毒,选用0.25mm×40mm毫针,以双手进针法刺入皮肤,行提插捻转补泻手法,得气后留针15~20分钟,隔日1次,1个月为1个疗程,连续治疗3个疗程。埋针疗法:选取梁丘、公孙两个穴位。对皮内针、镊子和埋针部位皮肤进行严密消毒后,用镊子夹住皮内针针身,沿皮横刺入皮内,针身埋入皮内0.5~1cm,然后用胶布将留在皮外的针柄固定。梁丘和公孙两个穴位交替使用,每次选1穴,4~7天换针1次,7次为1个疗程,连续治疗3个疗程。留置期间,每隔4小时左右用手按压埋针处1~2分钟,以加强刺激,增加疗效。对照组仅用针刺。结果:肥胖患者体重较治疗前明显减轻,且治疗组减轻幅度比对照组要明显(P<0.05),治疗组和对照组的总有效率分别为97.22%、77.78%。两者比较,有显著性差异(P<0.05)。[中医药信息,2010,27(1):101]

治疗肥胖合并闭经10例。方用柴胡6g,白芍10g,乌梅10g,茯苓10g,荷叶10g,泽泻10g,香附10g,当归10g,益母草30g,牛膝10g。肝火旺,烦躁易怒者,加牡丹皮10g、炒栀子6g;白带多而稠,加苍术10g、黄柏6g。结果:服药30剂来潮者2例;31~60剂来潮者3例;61~90剂来潮者8例;3个月以上来潮者2例。[天津中医,1987,27(12):15]

附三 希恩综合征闭经

希恩综合征指产后大出血且合并较长时间的休克,导致垂体前叶缺血性坏死而引起的一系列症状。闭经为希恩综合征的临床表现之一。

【病因病机】产后血崩气脱,血海空虚,或失血而致脾肾阳虚,命门火衰,血海空虚,发生闭经。

【临床表现】

1. 气血虚弱型　经闭,性欲减退,毛发脱落,生殖器萎缩,面色苍白或萎黄,头晕目眩,少气懒言,乏力自汗,心悸失眠,手足发麻。舌淡而嫩,脉多细弱。

2. 脾肾阳虚型　经闭,性欲减退,毛发脱落,生殖器萎缩,形寒肢冷,面色苍白,腰膝冷痛,纳呆,形体消瘦,头晕眼花,心慌失眠,汗出,小便清长,大便溏薄。舌淡苔白、边有齿痕,脉沉细弱。

【治疗】

(一)辨证组方

1. 补气养血,益肾调冲

(1)补胞汤(马氏方):熟地黄20g,紫河车(研粉吞)10g,何首乌30g,菟丝子30g,巴戟天12g,淫羊藿15g,鹿角胶(烊冲)20g,龟甲胶(烊冲)20g,当归15g,桑寄生30g,黄精30g,鸡血藤30g,黑大豆30g。

(2)黄芪30g,党参、白术、炒白芍、熟地黄、补骨脂各12g,当归15g,阿胶(烊冲)、川芎各9g,淫羊藿、巴戟天各10g。

2. 温肾填精,通经调冲

(1)人参、熟地黄、当归、淡菜、巴戟天、菟丝子、淫羊藿、石菖蒲各100g,鹿茸、附子、甘草各 50g,黄精 200g,山茱萸、鲍鱼、五味子各 75g,胎盘 1 具,共为细面,每次 5g,日服 3 次。

(2)温肾填精通络汤:鹿角、肉苁蓉、巴戟天、川芎、芍药、阿胶(烊冲)各 10g,鸡血藤、黄芪各 20g,磁石(先煎)30g,熟地黄 15g,当归、泽兰叶各 12g,紫河车粉 6g。

(二)单方验方

1. 红参粉、甘草粉各等分,每次 5g,日 3 次。

2. 干生地黄 90g,切成碎片,加水约 900ml,煮沸并不断搅拌 1 小时后滤得药液约 200ml,1 次服完;身体衰弱或服药后轻度腹泻,用干地黄 45~50g,炮姜 1.6g,白术 8g,每日煎服。

3. 当归 15g,生姜 3 片,羊肉 200g,水煎服。

4. 紫河车粉 10g,吞服。

【预防】应做好孕期保健,及时发现可能引起出血的各种因素(如胎盘问题、血液病、产时子宫收缩情况等),并采取措施预防产后出血的发生;临产后应准备好足够血源,产时产后应严密观察阴道出血情况。处理好胎盘滞留或产后宫缩不良等可能引起产后大出血情况,一旦发生应积极抢救,防止休克过久导致垂体缺血坏死。

【临床报道参考】希恩综合征引起的闭经 35 例,均经西医治疗而疗效不显著,遂药用:肉苁蓉、巴戟天、川芎、芍药、阿胶(烊冲)、鹿角(先煎)各 10g,黄芪、鸡血藤各 20g,熟地黄 15g,当归、泽兰叶各 12g,紫河车粉(吞)6g,磁石(先煎)30g。上方服至下腹胀痛,改服桃红四物汤加淫羊藿、巴戟天、益母草、香附、王不留行;腹胀甚,经血不下者,再服前方。结果:治愈 19 例,好转、无效各 8 例。[上海中医药杂志,1991(10):15]

自拟八珍二仙汤(党参、白术、熟地黄、茯苓、川芎、当归、白芍、炙甘草、仙茅、淫羊藿)健脾养血,补肾温阳,治疗希恩综合征 48 例,总有效率为 95.8%。自拟温肾通经方(肉苁蓉、巴戟天、黄芪、熟地黄、当归、川芎、鸡血藤、芍药、阿胶、鹿角、泽兰叶、紫河车粉、磁石)温肾填精通络,治疗希恩综合征 35 例,其中治愈 19 例,好转和无效各 8 例。以紫鹿椒鳖丸(紫河车、鹿茸片、人参、白术、黄芪、川椒、醋炙鳖甲、䗪虫)为主,治疗希恩综合征 16 例,治愈 14 例。[江西中医药,2013,44(4):65]

附四　神经性厌食性闭经

神经性厌食性闭经系指由于精神因素或过分减肥节食导致的厌食、严重营养不良及闭经。此种闭经是由于下丘脑功能紊乱所导致。

【病因病机】精神抑郁或过分节食,导致脾胃功能严重失调,气血亏耗,血海空虚而致闭经。

【临床表现】

1. 脾肾两虚型　减肥节食闭经,见食即恶,甚则滴水不进,形体消瘦,面色萎黄,腰膝瘦弱,头晕目眩。舌苔薄或腻,脉细微无力。

2. 肝肾亏损型　肥胖厌食,闭经带少,头晕耳鸣,腰膝软弱,精神委顿,口干。舌淡红苔薄,脉细弱。

【治疗】

(一)辨证组方

1. 健脾益肾,养血调经　党参、炒白术各 10g,茯苓 12g,木香、陈皮各 6g,砂仁(后下)、

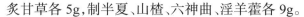

炙甘草各 5g,制半夏、山楂、六神曲、淫羊藿各 9g。

2. 滋肝益肾,养精调经　左归丸加减:熟地黄、山药、枸杞、续断各 12g,山茱萸、牛膝、鹿角胶(烊冲)、龟甲胶(烊冲)、当归各 9g,菟丝子 10g。

(二)饮食疗法

平时配合服食麦片粥、山药粥、黄芪粥、猪肾粥或黄芪红枣汤等。

(三)针刺法

取穴:内关、足三里、关元、子宫、中极、三阴交。促使患者改善食欲,体重增加,再服用中药。

【预防】 做好思想疏导工作,防止过度减肥,注意营养合理摄入。

【临床报道参考】 补肾化痰方:附子 9g,肉桂 3g,熟地黄 12g,黄精 15g,淫羊藿 12g,补骨脂 12g,穿山甲 9g,皂角刺 12g,冰球子 12g,贝母 9g,水煎服。排卵后改为党参 12g,白术 9g,升麻 9g,淫羊藿 12g,黄精 12g,补骨脂 12g,当归 9g,桃仁 9g,水煎服。如有五心烦热、口干欲饮者,去附子、肉桂,加知母 12g、黄柏 12g,并改熟地黄为生地黄;如连续 3 个月出现排卵,改服芍芳丸、补肾强身片等。26 例经病史、基础体温、阴道脱落细胞涂片检查、气腹盆腔造影、腹腔镜检查、诊断性刮宫、尿 FSH、血 LH 水平测定,以及垂体兴奋试验等,确诊为下丘脑 - 垂体功能失调性闭经者,给予本方治疗。雌激素水平持续低者,有时周期性加用乙菧酚 0.125~0.25mg/ 晚。结果:治疗后 3 个月内有 1 次以上排卵者 20 例,半年内排卵 1 次以上者 5 例,1 例无排卵。已婚 9 例中,7 例在半年内妊娠。(胡熙明 . 中国中医秘方大全 . 上海:文汇出版社,1989)

中医综合疗法治疗神经性厌食性闭经 50 例。均给予精神心理疏导,服用中药基本方(当归 15g,熟地黄 15g,白芍 15g,川芎 6g,党参 15g,茯苓 15g,白术 15g,甘草 10g,山药 15g,丹参 15g,何首乌 15g,焦三仙各 15g。每日 1 剂,水煎分 2 次服),并随证加减。其中 30 例配合针灸治疗(处方:足三里、三阴交、关元、气海、中脘、上脘。手法:补法。每日 1 次,10 天为 1 个疗程)。以治疗 6 个月为 1 个疗程。结果:治愈 29 例,好转 18 例,无效 3 例。其中配合针灸治疗的 30 例患者,20 例治愈,10 例好转。[现代中西医结合杂志,2012,21(17):1897]

附五　避孕药引起的闭经

避孕药引起的闭经系指妇女服用避孕药后引起的闭经。

【病因病机】 使用避孕药后,脏腑功能失调,冲任气血逆乱,充盈满溢不时,或发崩漏,或闭塞不通,导致闭经。

【临床表现】

1. 脾肾两虚型　闭经,腰膝酸软,头晕乏力,大便不实,性欲淡漠,有时周期性乳胀及腹胀。舌淡苔薄,脉细沉。

2. 肝肾阴虚型　闭经,头晕耳鸣,午后低热,口干咽燥,心烦不寐,或伴乳胀,乳汁溢出。舌红苔薄,脉细数。

3. 肝郁肾虚型　闭经,乳胀,周期性下腹胀痛,抑郁,急躁,腰酸膝软。舌淡红苔薄,脉细弦。

4. 肾虚痰湿型　闭经,形体渐胖,肢体肿胀,口淡黏腻,头晕身重,腰酸乏力,性欲淡漠。舌胖苔薄腻,脉细滑。

【治疗】

（一）辨证组方

1. 健脾温肾调经

（1）炒当归、熟地黄、香附各 12g，炒白芍、白术、巴戟天、淫羊藿各 10g，鹿角胶（烊冲）9g，丹参 15g，石菖蒲 9g，白芷 6g（有周期性腹痛乳胀者，于腹痛乳胀期改服桃红四物汤加柴胡 9g、石菖蒲 9g、香附 9g）。

（2）仙茅、淫羊藿、熟地黄、黄精、菟丝子、覆盆子、紫石英、续断各 12g，当归、党参、白术、白芍、香附、何首乌、枸杞、川楝子各 10g。

2. 滋补肝肾　当归、枸杞各 12g，炒白芍、泽泻、杜仲、菟丝子、麦冬各 10g，山茱萸、石菖蒲各 9g，阿胶（烊冲）、香附各 6g（下腹胀痛，改服桃红四物汤加香附 9g、川楝子 12g）。

3. 疏肝益肾调经　柴胡、茯苓、淫羊藿、巴戟天、肉苁蓉、郁金、桃仁各 9g，赤芍、当归各 12g，炒白术 10g。

4. 益肾燥湿豁痰　淫羊藿、菟丝子各 10g，黄芪 12g，紫石英 20g，茯苓、白术各 15g，陈皮 6g，制半夏、石菖蒲、制天南星各 9g，炙甘草 3g。

（二）针刺法

耳针取穴：子宫、内分泌、肾、卵巢。方法：埋针。

【预防】对于避孕药物不适应的患者，停用避孕药，或改用其他避孕措施。

【临床报道参考】针刺治疗避孕药所致闭经 63 例。方法：选用 32 号 1.5 寸毫针，针刺合谷、三阴交、肾俞、次髎，均双侧。针刺合谷、肾俞用提插补法，当快速无痛进针皮下后，边小幅度捻转，边缓慢将毫针插入至 0.8~1.2 寸深度，待得气后守气约 30 秒，再快速将毫针提至皮下，继而又如前插针至原深度，手法应轻巧，刺激应较轻。一般来讲，针刺合谷因较敏感，操作 1 遍得气即可；针刺肾俞慢插快提重复 3 遍。出针时，轻轻捻转，快速拔针，并按压针孔。针刺三阴交、次髎，用偏泻或平补平泻手法，当快速无痛进针至皮下后，又较快地将毫针插至 0.8~1.2 寸深度，并用中等幅度捻转。待得气后持续刺激约 30 秒，再较慢地提针至皮下，如此快插慢提重复 1~3 遍。出针时，边捻转，边慢慢提针出针，不按压针孔。泻法手法相对重些，刺激可稍强。针刺每穴均留针 15 分钟，其间运针 2 次。如患者畏寒或乳房胀痛等，则用温针盒温灸关元。隔天或每天治疗 1 次，10 次为 1 个疗程。结果：1 个疗程后，43 例痊愈（月经来潮，连续 3 次以上正常行经），20 例好转（月经恢复来潮，但月经周期未正常）。其中，针刺 1 次月经即来潮者 25 例，2 次者 24 例，3 次以上者 14 例。［浙江中医杂志，1998，15（9）：417］

附六　服用镇静药后闭经

服用镇静药后闭经指服用镇静类药物，特别是吩噻嗪类镇静药所引起的闭经。

【病因病机】心主神明，主血；脑为髓海；肾藏精。长期服用镇静药物后，致使心肾不交、心脑失调，冲任功能失常，经血不能下泻而致闭经。

【临床表现】

1. 心脑失调型　因病服镇静药后闭经，头晕目眩，失眠健忘或时时欲寐，神情迟钝，精神不振。舌淡苔薄，脉细。

2. 心肾不交型　服镇静药后闭经，心悸失眠，烦躁不安，腰酸膝软，头晕耳鸣。舌尖稍红,苔薄,脉细带数。

3. 脾虚痰盛型　服镇静药后闭经,神志呆滞,倦怠纳呆,恶心多痰,大便不坚。舌稍嫩,苔薄腻,脉濡。

4. 肝郁化火型　服镇静药后闭经,心烦不安,口苦不寐,溲黄便秘,胸满胁闷。舌稍红,苔薄黄,脉弦数。

【治疗】

辨证组方

1. 养心健脑调经　甘麦大枣汤加味:淮小麦 45g,大枣 7 枚,炙甘草 5g,丹参、石菖蒲各 12g,茯苓 30g,远志、香附各 9g,鸡血藤 15g,陈皮 6g。

2. 交通心肾调经　川雅连、肉桂各 3g,淡吴茱萸 6g,泽泻 15g,山楂、远志、茯苓、石菖蒲、杜仲各 9g,丹参 12g。

3. 健脾化痰行经　半夏 10g,茯苓皮 20g,远志 9g,胆南星 8g,石菖蒲 8g,丹参 15g,陈皮 10g,海浮石 20g,桃仁 10g,山楂 30g,炒莱菔子 10g,礞石滚痰丸 10g。

4. 疏肝解郁,清热活血　柴胡、郁金、赤芍、炒栀子各 10g,香附、当归、黄芩各 8g,丹参、牡丹皮各 12g,龙胆 5g。

【预防】合理选择镇静药物,在取得临床效果之后,适量减少使用剂量。

【临床报道参考】对于抗精神病药物所致闭经 30 例,分肝郁型(用柴胡、香附、郁金、当归、赤芍、白芍、丹参、黄芩、胆草)、阴虚火旺型(用石膏、知母、生地黄、玄参、丹参、枸杞、益母草、黄芩、酒大黄)、脾虚湿盛型(用礞石、半夏、陈皮、胆南星、砂仁、茯苓、山药、竹茹)、肝肾阴虚型(用生熟地黄、山药、吴茱萸、菟丝子、当归、杜仲、益母草、枸杞、淫羊藿、焦三仙),在不停用抗精神病药物的基础上,治愈 20 例,好转 7 例,无效 3 例。[北京中医,1987(2):15]

附七　结核性闭经

参阅各论第二章第六节"二、生殖器结核"。

附八　多囊卵巢综合征闭经

参阅各论第二章第六节"四、多囊卵巢综合征"。

附九　人工流产术后闭经

参阅各论第七章第二节"人工流产术后诸症"中的"四、人工流产术后子宫腔粘连、子宫内膜损伤"。

【预防】注意摄生,尤其是月经期前后及产后,勿受寒湿及风冷,忌食生冷,避免过度劳累与精神刺激,保证充分休息与精神愉快,对过于肥胖者要及时控制体重,同时也要防止过度减肥。落实计划生育措施,采取恰当的避孕措施,避免避孕药物引起的闭经,减少或避免人工流产,人工流产时防止过度损伤子宫内膜。积极防治分娩及产后大出血,哺乳期不宜过长。积极治疗各种慢性疾病,尤其要及时治愈月经后期与月经过少等疾病,防止病情进一步发展为闭经。要掌握好哺乳期。运用镇静药物治疗精神病时,当症状控制之后,根据临床需要,调整药量,尤其对于经量减少或闭经的患者,更要合理减少药量,或采取综合性治疗措施,以巩固减药之后对精神病治疗的疗效。

第五节　痛　经

伴随月经周期而出现的下腹部胀痛、腰骶部酸痛,称痛经。严重的痛经可伴腹泻呕吐,冷汗淋漓,手足厥冷,甚至昏厥。由于盆腔炎性疾病、子宫肌瘤、子宫内膜异位症等器质性病变引起的痛经,参考有关内容。

【病因病机】

1. 寒凝血瘀　经期或产时寒湿风冷内侵,或素体阳虚,阴寒内盛,经血受寒凝滞。

2. 气滞血瘀　情志抑郁,气机不畅,冲任胞脉不通,瘀血阻滞。

3. 湿热瘀阻　经、产之后胞脉空虚,湿热之邪内侵,与血胶结,阻滞胞脉。

4. 气血虚弱　禀赋不足,气血素虚,或大病之后气血虚衰,又因经期气血溢泻,致经后胞脉失养。

5. 肝肾亏损　先天不足,肝肾素亏,或多产房劳,致精血暗耗,加之经后胞脉空虚,失于濡养。

【临床表现】

1. 寒凝血瘀型　经前或经行时小腹冷痛,喜按喜温,经量少,色淡或如黑豆汁,兼有小血块,畏寒,手足不温。舌稍淡,苔白润,脉弦紧。

2. 气滞血瘀型　经前或经期下腹胀痛,经血下行不畅,或有块,乳房或胀痛。舌质偏暗,或有瘀斑,苔薄白,脉弦。

3. 湿热瘀阻型　经期或月经前后下腹胀坠疼痛,拒按,经量或多或少,色暗红,质稠或夹黏液,或有身热。舌红,苔黄腻,脉弦数或滑数。

4. 气血虚弱型　月经量少,色淡质稀,经后小腹绵绵作痛,喜按,神倦乏力,面色少华。舌质淡,苔薄白,脉细无力。

5. 肝肾亏损型　经后下腹隐痛或空痛,经少色淡,腰骶酸痛,头晕耳鸣。舌淡苔薄,脉沉弱。

【治疗】

(一) 辨证组方

1. 温经散寒,调经止痛

(1)少腹逐瘀汤加味:五灵脂、蒲黄、炒白芍、延胡索、香附各 10g,当归、艾叶各 8g,川芎 6g,小茴香 5g,肉桂、没药、干姜各 4g,艾叶 8g。

(2)当归四逆汤:当归 12g,桂枝、炒白芍各 6g,细辛 5g,甘草、木通各 4g,大枣 8 枚。

2. 理气活血,调经止痛

(1)血府逐瘀汤加减:柴胡、枳壳、白芍、桃仁、熟地黄、香附、延胡索、川楝子各 10g,红花、炙甘草各 5g,当归、川芎各 8g,益母草 15g。

(2)痛经汤(马氏方):鹿衔草 15g,丹参 20g,当归 10g,川芎 10g,蒲黄 10g,五灵脂 10g,延胡索 10g,川楝子 10g,香附 10g,益母草 20g。

3. 清利湿热,调和气血

(1)蒲公英、大血藤、败酱草各 30g,白芍、柴胡、枳壳、延胡索、川楝子各 10g,当归、川芎各 6g,牡丹皮 9g,桃仁 8g。

（2）仙方活命饮加减：金银花 12g,防风、白芷、白芍、天花粉、皂角刺、延胡索各 10g,当归、陈皮各 8g,制乳没各 4g,大血藤、蒲公英各 15g。

4. 益气补血,调经止痛

（1）十全大补汤加味：当归、白芍、炙黄芪、党参、白术、茯苓各 9g,熟地黄 12g,川芎、桂枝、炙甘草各 4.5g,饴糖（冲）30g,生姜 3 片。

（2）圣愈汤加味：党参、炙黄芪、熟地黄、炒白芍各 12g,阿胶（烊冲）10g,鸡血藤 20g,当归 8g,川芎 6g。

5. 补养肝肾,调经止痛

（1）调肝汤：山药 15g,阿胶（烊冲）、当归、白芍、山茱萸、巴戟天各 9g,甘草 4.5g。

（2）温肾暖宫方加减：当归、菟丝子、紫石英、胡芦巴、香附各 12g,熟地黄、何首乌、枸杞各 10g,山药 15g,白芍 8g,乌药 6g。

（二）单方验方

1. 野荞麦根 50g,经前 3~5 日服,连服 2~3 剂。

2. 不去皮向日葵籽 25g,去核山楂 50g,经前连服 5~7 剂。

3. 丹参 30g,鹿衔草 20g,水煎服。

4. 三七末 2~3g,经前及痛经时温开水送服,每日 1~2 次。

（三）饮食疗法

1. 生姜花椒红枣汤 生姜 20g,花椒 9g,红枣 10 枚。水煎去渣,加红糖适量温服。月经前每日 1 次,连服 3 日。治疗寒凝胞宫型痛经。

2. 三七丹参酒 三七片 30g,丹参 60g,米酒 500g。将两药浸泡于酒内,约 15 日即可服用。月经前每日服 2 次,每次 10~15ml,连服数日。治疗气滞血瘀型痛经。

3. 马齿苋粥 干马齿苋 30g,大米适量,共煮粥,用盐调味服食。治疗湿热下注型痛经。

4. 郁金鸭 嫩鸭半只（约 500g）,洗净后剁成五六块,用料酒、盐、胡椒粉适量涂擦,然后静置 2 小时;郁金 10g 浸软,洗净。把腌浸的鸭入锅,上放郁金、山楂 10g,黄花菜 9g,并加盐少量以及清汤,放旺火上蒸约 90 分钟,鸭熟时稍加味精调味食用。佐餐食。适用于湿热证。

5. 羊肉炖当归黄芪 羊肉 500g（切块）,当归 60g,黄芪 30g,生姜 5 片。共炖汤,盐调味,吃肉喝汤。治疗气血虚弱型痛经。

6. 枸杞栗子胡桃粥 枸杞（后入）、栗子各 150g,胡桃肉 300g,大米适量,共煮成粥,经前 5 日随意食用。治疗肝肾虚损之经净腰酸,小腹隐痛。

（四）敷法

1. 白芥子 12g,捣烂,调拌面粉,外敷涌泉、八髎、关元,然后温灸。

2. 芷香散 香白芷、小茴香、红花各 4g,细辛、肉桂各 3g,当归 5g,益母草 6g,延胡索 4g,水煎 2 次,取汤液浓缩成稠糊状;再将乳香、没药各 10g 溶于 30ml 95% 乙醇溶液中;然后取药糊混合于适量 95% 乙醇溶液（含乳香、没药）中,焙干后研为细末,加入樟脑末调匀即成。取 9g,用黄酒数滴拌成糊状,将药糊敷于脐中,外用伤湿膏固定,干后再换 1 次,一般连续用 3~6 次。

3. 痛经外敷散 当归、吴茱萸、肉桂、细辛各 50g,水煎 2 次,煎液浓缩成稠状,混溶于 50ml 95% 乙醇溶液（含乳香、没药各 50g）中,烧干后研末,加樟脑末 3g 备用。经前 3 日,取药 3g,用黄酒数滴拌成糊状,外敷脐部,用护伤膏固定,药干至治愈或微痛为止。

（五）薄贴法

1. 白芷、玄参、当归、赤芍、肉桂、大黄、生地黄、麻油、黄丹,制成膏药贴脐。

2. 经前 2~3 日或月经当日起用麝香痛经膏外贴子宫(双)、三阴交(双)、气海。

（六）熨法

1. 石菖蒲、香白芷各 30g,公丁香 10g,共研细末后,将食盐 500g 炒至热极,再将药末倒入拌炒片刻,旋即取出,装入白布袋中,热熨脐部及痛处,待药袋不烫时,将药袋熨脐上,覆被静卧片刻即愈。倘若 1 次未愈,可再炒热熨敷 1 次。

2. 生姜 120g,花椒 60g,共捣极细末,炒热包熨痛处。

3. 乌药、砂仁、延胡索、香附各 12g,木香、甘草各 10g。用白酒炒热后,外敷小腹。

（七）热烘法

1. 用高硅氧治疗仪照射患者腹部疼痛部位,照射灯离患者的距离以患者能耐受强度为宜,每次照射 30 分钟,从痛经前 1 周开始治疗,每次治疗 10 日,一般治疗 3 个月经周期。

2. 使用神灯治疗仪照射疼痛部位,照射的灯距应以患者能忍受热度为止,每次照射时间为 30 分钟,从痛经前 1 周开始,每次治疗 10 日,一般治疗 3 个月经周期。

3. 益母草、当归、五灵脂、香附各 15g,川芎、白芍、牡丹皮各 12g,延胡索、炒蒲黄、乌药、红花各 10g。上药共为细末,涂于小腹,盖以数层白布,洒 75% 乙醇溶液和醋点燃,若患者感觉热痛时,即用棉垫轻压,将火熄灭,约 1 分钟后,把热水袋放在棉垫上保温,隔 4~5 分钟后,再加醋和 75% 乙醇溶液少许,重新点燃。如此重复 5~6 次,每于月经前 5 日开始治疗,每日 1 次,每 10 日为 1 个疗程,连续 3 个月经周期。

（八）渐浴法

1. 将水加温至 40~45℃后进行坐浴,一般坐浴时间为 15~30 分钟,中间换水 2~3 次。坐浴的同时,还可以进行足浴,可增强疗效。经前 1 周开始,至经转时停止。

2. 山楂 30g,红花、干姜各 10g,五灵脂、苏木、延胡索各 15g,罂粟壳、血竭各 20g,水煎熏浴双手,每次 20~30 分钟,每日 2~3 次。

（九）涂抹法

1. 用麝香风湿油按摩气海、关元 3~5 分钟,致发热内传为止。每日 1 次,经净止。连用 2~3 个月经周期。

2. 清凉油(成药)适量,外擦神阙,每日 2~3 次,痛愈为止。

（十）嗅鼻法

以川乌、草乌、荜茇、高良姜各等分,研末,嗅入鼻孔。经前 5~6 日开始,每日 3 次,经行停药。

（十一）塞法

吴茱萸、当归各 9g,干姜 3g,共研极细面,用薄软绸布缝一个长 7cm 左右的绢袋,装药面,一头留一根长线,另一头纳入患者阴道内。用于寒凝血瘀型痛经。

（十二）针刺法

1. 毫针① 取穴:关元、中极、次髎,或足三里(双)、三阴交(双)。方法:实证用泻法,留针 15~20 分钟,经前 1 周开始施治。

2. 毫针② 寒凝血瘀,取气海、归来、血海、次髎、三阴交、肾俞,平补平泻,留针 30 分钟,每隔 5 分钟行针 1 次;肝郁气滞,取关元、次髎、天枢、内关、地机、太冲,平补平泻(侧重泻

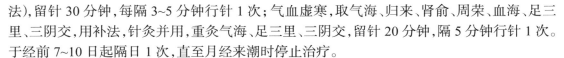

法),留针 30 分钟,每隔 3~5 分钟行针 1 次;气血虚寒,取气海、归来、肾俞、周荣、血海、足三里、三阴交,用补法,针灸并用,重灸气海、足三里、三阴交,留针 20 分钟,隔 5 分钟行针 1 次。于经前 7~10 日起隔日 1 次,直至月经来潮时停止治疗。

3. 梅花针 部位:取腰部、骶部及下腹部、带脉区,亦可取小腿内侧。重点叩打腰部、骶部、腹股沟、关元、气海、期门、三阴交。若有脾经证候者,加叩胸椎 5~12 两侧、中脘、足三里及有阳性物反应处(如条索、结节、泡状软性物等)。方法:中度或重度刺激。于每次月经来潮前 1 周左右开始治疗,每日 1 次,7 次为 1 个疗程。

4. 耳针 取穴:子宫、内分泌、交感、肾。每次选 2~4 穴。方法:用中、强刺激,留针 15~20 分钟,也可用耳穴埋针。宜于经前 1 周开始施治。

5. 腕踝针 取穴:双侧下 1 区(位于内踝高骨上 3 横指,靠近跟腱内侧缘)。方法:用 28 号 1.5 寸不锈钢毫针刺入,针尖刺入皮肤时针体与皮肤呈 30° 角,入皮后可沿皮平刺,留针 20~30 分钟。每日或隔日 1 次,5 次为 1 个疗程。

6. 三棱针① 取穴:血海、委中、三阴交、太冲。方法:三棱针点刺,出血为度。

7. 三棱针② 部位:以神阙为中心,上下左右旁开 1 寸处共 4 点作为挑点,或加取神阙与曲骨之间每间隔 1 寸作为 1 个挑点。方法:下针角度以 15°~35° 为宜,采取轻挑、疾挑、跃挑,不必挑出纤维。隔日 1 次,5 次为 1 个疗程。

8. 电针 主穴:关元、归来、足三里、三阴交。配穴:气海、肾俞、中极、太冲、合谷。方法:选用连续波,中度刺激为宜,每次取 5~6 个穴,每日 1 次,每次通电 20~30 分钟,于每次月经来潮前 3 日开始施治,至痛经缓解为止。10 次为 1 个疗程,疗程间隔 10 日。

9. 激光针 取穴:关元、中极、足三里、三阴交、命门。方法:用小功率氦 - 氖激光照射以上各穴,每穴照射 5 分钟。每日 1 次,10 次为 1 个疗程。

10. 足针 取 28 号穴针刺,在足背内侧足舟骨突起下后方之凹陷中。用 26~28 号毫针,直刺或斜刺,深 0.5~1.5 寸,留针 10~15 分钟。每日或隔日针刺 1 次,2~10 日为 1 个疗程。

11. 面针 取穴:膀胱、子宫穴(位于人中沟中点)。方法:选用 28~30 号 0.5~1.0 寸毫针斜刺,得气后可留 10~30 分钟,每隔 5~10 分钟行针 1 次。

12. 头针 取穴:双侧足运感区、生殖区。方法:快速进针,迅速将针体推进至帽状腱膜下层后,行快速捻转,每分钟 200 次左右,分别行针 2 分钟。然后留针 30~60 分钟,其间行针 1~2 次。每日 1 次(痛经甚者,每日 2 次),一般进行 3~5 次即可。

(十三) 灸法

1. 艾炷灸 灸三阴交、气海各 5 壮。

2. 艾卷灸 取穴:关元、气海、曲骨、三阴交、外陵。方法:用艾卷温和灸法操作,在月经来潮前 2 日施灸,每日 1 次,每次选用 3 个穴,每穴施灸 20 分钟左右,连续治疗 4 日。腰痛重者,加灸肾俞。4 次为 1 个疗程,疗程间隔 4 日。

3. 隔药灸① 白芷、五灵脂、青盐各 6g,共研细末,将脐部用湿布擦净后,放药末 3g 于脐上。上盖生姜 1 片,用艾炷灸,以自觉脐内有温暖为度,2 日 1 次。

4. 隔药灸② 将底径约 1cm 艾炷 1 枚置附片中心,点燃后安于中极穴上。艾炷燃尽更换,如热使患者难以忍受时,可将附片提起数秒后再放下,至灸处皮肤红晕达 5cm 以上,中央微现泛白透明时停用,覆以消毒敷料,胶布固定。数小时后灸处即起水疱。由小而大,直径可达 1~2cm,可待自行吸收。经前 10 日左右开始治疗。对虚性、寒性痛经疗效较好。

5. 隔药灸③　取台麝 0.3g 置脐部,上盖槐树白皮,灸 6~7 壮,脐部可起一疱,刺破即愈。

(十四) 耳穴压迫法

1. 取穴:生殖器、内分泌、肾。气滞血瘀,配肝、脾、三焦、心、交感;寒邪凝滞,配肝、腹、皮质下,加灸关元;气血虚弱伴恶心呕吐,配脾、胃、腹;肝肾不足,配肝、腹、脾。方法:于敏感点贴压王不留行,每日自行按压 3~5 次,每周 3 次,两耳交替进行。

2. 取穴:子宫、卵巢、附件、肾上腺、内分泌、腰痛点、肝、脾、肾。方法:将王不留行贴压于以上各穴,3 日换药 1 次,双耳交替贴压,每日按摩 3 次,每次 15 分钟,12 日为 1 个疗程。

(十五) 按摩法

1. 常规按摩　患者仰卧,医者于其右侧,自膻中至中极抹其任脉,继之顺摩少腹部约 5 分钟,再指推、按揉气海、关元、中极,拿揉血海、三阴交,然后令其俯卧,按揉肝俞、脾俞、膈俞、肾俞、八髎,擦八髎及腰骶部。气滞血瘀者,去气海,加拿揉章门、期门,掐太冲;寒湿凝滞者,加按大椎,拿风池,按揉曲池、丰隆;气血不足者,去肝俞,加按揉胃俞、足三里,推运中脘,振关元。经前 1 周进行。

2. 耳穴按摩　取耳穴肝、肾、内生殖器、内分泌、皮质下、神门,施以直压或对压法,强刺激 3~5 分钟。经前 1 周进行。

3. 足穴按摩　气滞血瘀,掐、按、推足部肝、胆反应点及肾、输尿管、膀胱反射区,按行间、太冲,沿小腿经足背外侧推至足趾且以透热为度。气血不足,按、揉、捻、推足部脾、胃反应点及肾、输尿管、膀胱反射区,按揉太白、公孙,沿小腿经足背正面推至足趾且以透热为度。经前 1 周进行。

4. 点穴　点合谷(经多用泻法,经少用补法)、足三里(补)、三阴交(经多用补法,经少用泻法)等,可调经止痛。实痛者,泻合谷,压足三里,补三阴交。虚痛者,补合谷、膻中,压三阴交,补足三里,再补天枢、关元,泻中脘等,并在关元做腹部振颤法(经多者不加振颤法)。疼痛厉害,面白心慌者,加补内关、心俞、膈俞等。每穴平揉,压放各 100 次。点穴顺序同上。一般点穴后,即可完全止痛。

5. 捏脊　患者取舒适的俯卧位,医者在脊柱下端(尾骶部)向左右两侧按摩半分钟,然后微屈两手示指,以两示指前一节对准两拇指,捏起脊柱下端正中两侧的皮肤及皮下组织,沿脊柱正中线向上移动,边提边捏,推进到第 7 胸椎处,可重复 2 次。

(十六) 拔罐法

1. 取穴　大椎、膈俞、脾俞、肝俞、气海俞;以及关元、中极、天枢。方法:每次 1 组,隔日 1 次,均用刺络留罐法。

2. 部位　肾俞、胸腰部(后背)、骶椎两侧、下脘。方法:选用大小适当的玻璃罐,用闪火法将罐吸附于所选部位上,每次只拔 2~3 罐,留罐 25~30 分钟,每日 1 次,7~10 次为 1 个疗程。

(十七) 刮痧法

首先刮拭穴位:大椎、大杼、膏肓俞、神堂。配合刮拭穴位:关元、三阴交、中极、地机、太冲、次髎、合谷、章门、曲泉。

(十八) 割治法

取耳穴子宫、交感、神门、皮质下等,用手术刀刺破0.1cm深,点少许胡椒膏,敷贴胶布固定。

（十九）埋法

取穴：三阴交（在距穴上下各 0.5 寸定出两点）。方法：用缝皮针由已定出的任何一点穿入，再从另一点穿出，将"0"号羊肠线埋于内，剪去暴露在外的羊肠线，每次施治间隔 2 周。

（二十）滴药法

1. 捣大蒜成汁灌耳。

2. 将 75% 乙醇溶液 2ml 滴于耳孔内，或用 75% 酒精棉球塞住耳孔。

3. 肉桂、公丁香、樟脑（可用冰片代）各 30g，共研末，浸泡在 500ml 酒中，1 个月后去渣，置眼药或滴鼻液瓶中，将 5~10 滴点舌面，先含后咽。适用于寒湿凝滞型痛经。

（二十一）发疱法

发疱膏（用斑蝥、白芥子各 20g，研极细末，以 50% 二甲基亚砜溶液调成软膏），取麦粒大小放于胶布上，贴于中极或关元（两穴交换使用）。每次经前 5 日贴第 1 次，月经始潮或始觉腹痛则贴第 2 次。2 个月经周期为 1 个疗程。一般贴 3 小时揭去药膏，出现水疱逐渐增大，常 2~3 日逐渐干瘪结痂。水疱一旦擦破，涂紫药水。

（二十二）灌肠法

当归 15g，川芎、肉桂、吴茱萸各 6g，赤芍、生地黄、川楝子各 12g，香附、广木香、乌药各 8g，延胡索 9g，生甘草 5g。上药两煎共取汁 250ml，药液温度 36℃左右，取 100ml 保留灌肠。每日 2 次，早晚各 1 次，经期前 3 日开始，待经期腹痛止为度，可连续用 3 个月经周期。适用于血虚寒凝气滞型痛经。

（二十三）离子透入法

当归、延胡索、炒白芍、吴茱萸各 15g，丹参 30g，香附 10g，赤芍 12g，肉桂 6g。上药研末，水煎 25 分钟，取浓汁再煎至 250ml，用 7 层白布制成约 10cm×6cm 大小布块，浸入药液中 5 分钟取出，放到子宫穴的部位，双侧各放 1 块，用中药离子导入机的锌板正极放到子宫穴，负极放入腰部的太阳经俞穴。开中药离子导入机，至患者能耐受为度。每次治疗 25 分钟。从经前 3 日开始，每日 1 次，直到腹痛停止。可连用 3 个月经周期。适用于虚寒痛经。

（二十四）磁疗法

1. 取地机、中极，用磁锟针按压时要使针体与穴位表面垂直，且按压力以患者接受能力或产生酸、麻、胀、冷、热感为度。在按压时如行捻转及震颤手法，疗效更佳。作用时间 1~10 分钟，重症每日可做 2~3 次。磁场强度选择高挡。

2. 旋磁法　磁场强度 3 000Gs，同名对极，对准下部关元或中极，另取一磁场强度 600Gs 的磁块置于命门或肾俞，与旋磁机呈异名极对置，30 分钟。于疼痛发作时开始治疗，至症状缓解或消失除去。少数病例病程长者，于下一月经来潮前再治疗 2~3 次。

（二十五）注射法

1. 穴位注射①　取穴：肾俞、关元、气海、上髎、三阴交。方法：用 10% 红花注射液或胎盘注射液，每次取 3~4 穴，每穴注入 1ml，每日 1 次，可连续注射 4~5 次。每次治疗应于月经前 2 日开始，连续治疗 4~5 个月经周期。腰痛重者取肾俞，腹痛重者取腹部 1 穴。

2. 穴位注射②　取穴：三阴交（双）、内关（双）。方法：取 5% 当归注射液 4ml，每次每穴注射 1ml，隔日 1 次，于月经前后 10 日内使用。适用于血虚、血瘀型痛经。

3. 穴位注射③　取穴：气海、三阴交（双）。方法：选用 5~10ml 注射器，5~6$\frac{1}{2}$号注射针头，在针尖上套消毒棉球，抽入滤过空气，快速刺入穴位至一定深度（约 3cm），"得气"后，将针回抽一下，若无回血，可将空气慢慢注入，每穴每次注射空气 3~5ml；注射完毕，退出针头，用干棉球按压针孔，轻揉片刻即可。隔日或隔 2 日注射 1 次。应用气针，切不可误将气体注入血管。

【预防】注意饮食起居，经期少进生冷或刺激性饮食，忌涉水游泳，防止风冷寒湿之邪入侵，注意保暖。注意精神调养，消除焦虑、紧张和恐惧心理。坚持周期性治疗及平时调养。

【临床报道参考】辨证组方治疗痛经，药用玄灵汤加味（延胡索、醋炒五灵脂、白芍各 10~30g，当归、川芎、甘草各 10~20g），随症加减，每日 1 剂，日服 3~4 次，经前 3~5 天开始，至经净痛止。3 个月经周期为 1 个疗程。共治 110 例，结果：痊愈 84 例，显效 11 例，好转 6 例，无效 9 例。［上海中医药杂志，1986（11）：12］

单方验方治疗痛经 30 例，用野荞麦根（见治疗·单方验方 1），痊愈 19 例，好转 9 例，无效 2 例。（《男女科病千首妙方》）

敷法治疗痛经，用痛经外敷散（见治疗·敷法 3），结果：62 例患者，痛经消失 48 例，减轻 11 例，无效 3 例。［上海中医药杂志，1984（3）：21］

涂抹法治疗痛经 28 例（见治疗·涂抹法 1），结果：止痛 27 例，无效 1 例。［北京中医，1985（5）：49］

针刺治疗痛经 49 例（见治疗·针刺法 2），结果：痊愈 42 例、显效 6 例、无效 1 例。多数只针灸 8~11 次即愈，无效 1 例系子宫肌瘤患者。［中医杂志，1983（8）：8］

用手法复位治疗痛经 30 例，全部病例在第 1、第 2、第 4 颈椎上找到特殊反应——错位。采用关节后粗隆滑动诊断法及侧颈加力复位手法，治愈 15 例，显效 11 例，好转 3 例，无效 1 例，平均治疗 2.8 次。［辽宁中医杂志，1983（12）：22］

熨法治疗痛经，用化瘀止痛热敷散治疗 100 例，均已排除先天性生殖器官生理缺陷、畸形和其他内分泌疾病。将益母草、丹参、桃仁、红花、牡丹皮、木通各 40g，当归、川芎、木香、香附、小茴香、蒲公英各 60g 研末，分为 3 份，使用时取 1 份加米醋拌匀，以润而不渗为宜，装入布袋（大小为上至脐，下至耻骨，左右达附件），蒸至透热后熨敷少腹，药袋上加盖暖水袋，以热而不烫为佳。于经前 1 日开始用药，早晚各敷 1 小时，6 日为 1 个疗程；每袋药用 2 日。结果：痊愈 83 例，好转 12 例，无效 5 例。用药 1~4 个疗程，平均 2.5 个疗程。［浙江中医杂志，1991，26（3）：113］

耳穴压迫法治疗痛经 120 例，取子宫、内分泌、交感、卵巢、皮质下、神门。气滞血瘀型，加肝；寒湿凝滞型，加脾；气血虚弱型，加肾。以王不留行贴压，每日按压 4~6 次，每次 5~7 分钟。2 日后，如法交替贴压对侧耳穴，1 个月经周期为 1 个疗程。结果：治愈 44 例，显效 52 例，好转 19 例，无效 5 例。［上海针灸杂志，1993，12（3）：117］另报道治疗 85 例，2~3 个疗程后，治愈 59 例，显效 17 例，有效 4 例，无效 5 例。［河南中医，1991，11（3）：33］

用壮医药线点灸治疗青年期痛经 106 例。主穴取三阴交和下关梅（以关元下 0.5 寸为中点，旁开 1 寸，上下左右各灸 1 壮）。实证，配血海、地机、太冲、次髎；虚证，配气冲、肾俞、足三里、肝俞；虚实错杂证，配血海、足三里、承山、肾俞。于月经来潮前 1~2 日开始，每日灸治 1 次，直到经血基本干净。连续治疗 1~3 个月经周期。其中，近期治愈 31 例，显效 28 例，

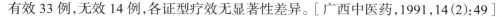

有效 33 例,无效 14 例,各证型疗效无显著性差异。[广西中医药,1991,14(2):49]

放疱疗法治疗痛经 82 例(见治疗·发疱法),1 个疗程后,显效 56 例,有效 18 例,无效 8 例。[北京中医,1990(5):28]

点滴法治疗痛经,用 75% 乙醇溶液先后灌满两耳的外耳道,然后用药棉塞住外耳道口,以防药液外流。在灌耳的同时让患者看好手表,注意疼痛消失时间,待疼痛完全消失后,即可除去药棉,不需另外处理。疼痛越剧烈,奏效越迅速。101 例患者中,7 例患者只灌 1 只耳道,疼痛在 20 秒内消失;39 例患者灌 2 只耳道,疼痛在 30 秒内消失;53 例患者亦灌 2 只耳道,疼痛在 1 分钟内消失;仅 2 例继发性痛经患者只减轻不消失。(《百病中医针灸疗法》)

附一　膜样痛经

过分增厚的子宫内膜从子宫剥落的同时,很难随经血经子宫颈管排出,因而导致的剧烈痛经,称膜样痛经。中医学对该病已有记载,称"经来不止,兼下牛膜一样片色,昏迷倒地,乃血气结聚,变成此症"(《胎产新书》)。

【病因病机】寒凝瘀血阻滞胞宫,胞脉不通,故经行腹痛剧烈。

【临床表现】经行腹痛剧烈,经量或多或少,腹痛拒按,或汗出肢冷,经色紫暗有块,排出内膜状块物之后,腹痛立即明显减轻。舌质暗滞,苔薄白,脉涩。

【治疗】

(一)辨证组方

理气活血,散结止痛

1. 化膜止痛汤(马氏方)　制乳香 5g,制没药 5g,石见穿 20g,鹿衔草 20g,益母草 30g,蒲黄 10g,五灵脂 10g,小茴香 10g,香附 10g,延胡索 10g,花蕊石 15g。

2. 桃仁、红花、三棱、丹参、制香附、延胡索、山楂、五灵脂(包)各 10g,木香 9g,炮穿山甲粉(吞)6g,肉桂粉(吞)5g,川牛膝、泽泻各 12g。

3. 血竭(吞)1.5g,五灵脂、川芎、制没药各 10g,延胡索、煅花蕊石、当归、赤白芍各 12g,艾叶 6g,生黄芪 15g。

(二)针刺法

1. 毫针①　主穴:地机、归来、三阴交、次髎、肾俞。恶心呕吐,加中脘;面色苍白、四肢逆冷,加足三里。地机、归来、双侧三阴交取仰卧位,双侧次髎、肾俞取俯卧位,局部常规消毒后,用 0.22mm×40mm 毫针针刺,使得气;地机、归来、三阴交、次髎行先补后泻手法,中脘、足三里行平补平泻手法,肾俞用补法,留针 30 分钟。月经前 1 周开始针刺,直至行经结束,治疗 3 个月经周期。

2. 毫针②　主穴:天枢。配穴:合谷、关元、三阴交;恶心呕吐,加中脘;面色苍白、四肢逆冷,加百会、足三里。针刺得气后,合谷行先泻后补手法,三阴交行先补后泻手法,天枢、关元、中脘、百会行平补平泻手法,足三里用补法。留针 30 分钟,每隔 10 分钟行针 1 次,于每次经期第 1 天或经期前 1 天开始施治,连续治疗 3~5 天。治疗 3 个月经周期。

3. 手针　取手部全息穴位,以毫针针刺治疗。主穴:胞门(手背第 4~5 掌骨基底前凹陷处,紧贴第 4 掌骨缘,直刺 3~5 分)、头顶点(中指近端指间关节桡侧缘赤白肉际处,取双侧,屈指取之,直刺 2 分许)、腹上(手背,掌指关节前,环指中线掌指关节与近端指间关节之中点,再后 1/4 寸处,直刺 1 分许)、血海(手背,第 3 掌指关节尺侧缘后 1/4 寸处,取双侧,直刺 3~5 分)。配穴:头晕、呕吐甚者,加前头点(示指近端指间关节桡侧缘赤白肉际处,直刺 2 分许)、呃逆点(手背,中指远端指间关节横纹中点,屈指取之,直刺深 1.5 分);经量多,加止血点(手背腕横纹,环指中线对应处,直刺 3 分许);放射痛甚者,加合谷(手阳明大肠经穴,直刺 5 分许)、会阴点(小指近端指间关节桡侧缘赤白肉际处,屈指直刺,深 2 分许)。操作方法:常规消毒以上各穴,以 0.5 寸或 1 寸毫针针刺,得气后留针 20~25 分钟,每日 1 次,经期将至前 5 天针刺至痛止为 1 个疗程。不愈,待下一周期如法再针。

(三) 灸法

动力灸　点燃艾条后,放入温灸器中,将用桃仁、红花、乌药、肉桂、鸡血藤、干姜、三棱、莪术、延胡索、清酒等中药浸泡好的红棉布包裹点燃的温灸器,皮筋固定,趁热在地机、归来、双侧三阴交、肾俞、次髎等部位用推、按、揉、点等推拿手法按摩,力度适中,热力向深层渗透,以感觉舒适为度。日 1 次,每次 30 分钟,于月经来潮前 1 周开始,直至行经结束,治疗 3 个月经周期。

(四) 敷法

1. 当归 30g,川芎 15g,赤芍 20g,没药 15g,小茴香(盐炒)15g,延胡索(醋制)15g,肉桂 10g,炮姜 10g。共研细末,纱布包裹,隔水蒸热,敷脐,经前 2 天开始,1 天 2 次,每次 30 分钟,每个月经周期换药 1 次至痛止。

2. 生蒲黄、五灵脂各 2g,肉桂、乳香、没药、三棱、莪术各 1g,醋延胡索 2g。共研细末,白酒调敷脐眼。一般 1 个疗程可见效,10 次为 1 个疗程。

【预防】参考"痛经"部分。

【临床报道参考】应用没竭失笑散治疗痛经 80 例。方剂组成:蒲黄 30g,五灵脂、白术、山楂各 12g,没药、血竭、青皮各 5g。如出血多者,蒲黄、山楂用炭剂;小腹痛甚者,加延胡索;肛门坠胀者,加熟大黄炭、牛角鰓;胁肋胀痛者,加柴胡;合并盆腔炎,加刘寄奴。每于月经前第 3 天开始服药至经行第 2 天停药。每日 1 剂,水煎 2 次,早晚分服。连续服药 3 个月经周期。治疗结果:痊愈(停止服药 1 年以上、痛经未再发作)65 例;好转(停药半年症状缓解)11 例;无效(停药经痛发作,服药痛止或连续服药 3 个周期腹痛依然)4 例。[福建中医药,1993,24(6):36]

针刺(见前文毫针①)配合动力灸(见前文灸法)治疗膜样痛经 48 例。结果:治愈 12 例,好转 33 例,未愈 3 例。[实用中医药杂志,2014,30(9):860]

针刺天枢治疗膜样痛经 24 例(见前文毫针②),结果:治愈 23 例,好转 1 例。[中国民间疗法,2011,19(12):14]

中药口服加敷脐治疗膜样痛经 60 例,中药组成:当归 12g,川芎 10g,赤白芍各 10g,延胡索 10g,五灵脂 10g,川牛膝 12g,血竭 3g,制香附 12g,桃仁泥 9g,红花 9g,制没药 10g,枳壳 10g。随证加减。敷脐见"敷法 1"。结果:痊愈 38 例,好转 18 例,无效 4 例。[中医外治杂志,2006,15(6):11]

用膈下逐瘀汤加味治疗膜样痛经 60 例,结果:总有效率 93.33%。[浙江中医杂志,2005(8):344]

手针治疗膜样痛经 33 例(见前文手针),结果:痊愈(周期性行经腹痛及肉眼可见块状物完全消除,停止治疗后 3 个月经周期正常无复发)20 例;有效(周期性行经腹痛时间较治疗前明显缩短或程度减轻,肉眼可见块状物呈碎渣样或显著小于治疗前)11 例;无效(治疗 3 个月经周期,前后症状无改善,甚至加重)2 例,其中 1 例为子宫内膜异位症患者。[四川中 医,1998,16(8):56]

附二 子宫内膜异位症、子宫腺肌病痛经

子宫内膜组织(腺体和间质)出现在子宫体以外的部位时,称子宫内膜异位症。当子宫 内膜腺体及间质侵入子宫肌层时,称子宫腺肌病。

子宫内膜异位症主要表现为下腹痛和痛经,呈进行性加重,疼痛多位于下腹、腰骶及盆 腔中部。子宫腺肌病主要表现为经量过多,经期过长和逐渐加重的进行性痛经。

【病因病机】大凡气滞血瘀、寒湿凝滞、肾亏瘀阻、瘀热内阻,引起胞脉瘀阻,血脉不通 者,均会导致痛经。

【临床表现】

1. 气滞血瘀型 经行下腹部胀痛,腹痛拒按,胸胁作胀,乳胀,经行不畅,经色紫暗,婚 后不孕。舌质紫暗,舌边尖有瘀点,脉弦。

2. 寒湿凝滞型 经行下腹冷痛,得热则舒,畏寒肢冷,头晕耳鸣,腰酸带多,月经不调, 婚后不孕。舌边紫暗,苔薄白,脉细紧。

3. 肾亏瘀阻型 经行腹痛,痛引腰骶,腰膝酸软,头晕耳鸣,月经先后不定期,神疲乏 力,眼眶发黑,孕后易流产,继发不孕。舌暗苔薄,脉细。

4. 瘀热内阻型 经行下腹疼痛,腹部灼热感,常有低热或经行发热,大便干结,口干,月 经提前,经色红夹血块,带下色黄。舌质红,苔薄黄,脉细数。

【治疗】

(一)辨证组方

1. 行气导滞,活血止痛 丁香 9g,小茴香、青皮、川芎、柴胡、木香、五灵脂、枳壳、三棱、 莪术、川楝子、蒲黄、制乳香、制没药各 12g,延胡索 20g。

2. 温经散寒,除湿止痛 少腹逐瘀汤加减:小茴香 6g,当归 15g,肉桂 6g,延胡索 12g, 五灵脂 12g,蒲黄 12g,干姜 9g,没药 10g,川芎 12g,赤芍 12g,香附 12g,乌药 12g,三棱 12g, 莪术 12g,丹参 20g,鹿衔草 20g。

3. 益肾活血,补气清热 鹿角片 10g,杜仲 15g,生黄芪 15g,赤白芍各 10g,炒丹皮 10g, 当归 10g,半枝莲 30g,焦山楂 30g,片姜黄 10g,川楝子 10g,浙贝母 10g,穿山甲 10g,猫爪草 15g,炙甘草 5g。

4. 活血化瘀,清热止痛 紫草方:紫草 30g,鹿含草 20g,炒蒲黄 10g,五灵脂 10g,莪术 10g,浙贝母 10g,血竭(另包)3g。

(二)周期疗法

方一(非月经期用方) 生黄芪 20g,党参 20g,菟丝子 15g,黄精 15g,三棱 15g,莪术 15g,山慈菇 20g,半枝莲 15g,桂枝 10g,茯苓 10g,牡丹皮 10g,赤芍 15g,桃仁 10g,夏枯草 15g,浙贝母 10g,丹参 15g,穿山甲 5g,延胡索 10g,皂角刺 10g。

方二(经前 7 天与经期用方) 当归 10g,赤芍 15g,川芎 10g,炮姜 15g,延胡索 10g,五灵 脂 15g,小茴香 10g,蒲黄 15g,桂枝 10g,没药 6g,三棱 15g,莪术 15g,红花 10g,九香虫 10g, 蟅虫 10g,血竭 6g。

（三）单方验方

1. 腺肌汤（马氏方）　三七 5g，肉桂粉（吞）4g，三棱 10g，莪术 10g，制乳香 4g，制没药 4g，䗪虫 10g，水蛭 9g，半枝莲 15g，白花蛇舌草 20g，皂角刺 10g，海藻 15g，续断 15g，野荞麦根 20g。

2. 克异汤（马氏方）　三七 5g，肉桂 4g，九香虫 10g，䗪虫 10g，当归 8g，桃仁 10g，延胡索 10g，淫羊藿 12g，杜仲 12g，续断 10g，石见穿 20g，半枝莲 15g，白花蛇舌草 15g。

3. 散结镇痛胶囊　一次 4 粒，一日 3 次，口服。

4. 宫瘤消胶囊　一次 3~4 粒，一日 3 次，口服。

5. 桂枝茯苓胶囊　一次 3 粒，一日 3 次，饭后服。

（四）针刺法

1. 毫针①　主穴：地机、归来、三阴交、次髎、肾俞。恶心呕吐，加中脘；面色苍白、四肢逆冷，加足三里。地机、归来、双侧三阴交取仰卧位，双侧次髎、肾俞取俯卧位，局部常规消毒后，用 0.22mm×40mm 毫针针刺，使得气；地机、归来、三阴交、次髎行先补后泻手法，中脘、足三里行平补平泻手法，肾俞用补法，留针 30 分钟。月经前 1 周开始针刺，直至行经结束，治疗 3 个月经周期。

2. 毫针②　主穴：天枢。配穴：合谷、关元、三阴交；恶心呕吐，加中脘；面色苍白、四肢逆冷，加百会、足三里。针刺得气后，合谷行先泻后补手法，三阴交行先补后泻手法，天枢、关元、中脘、百会行平补平泻手法，足三里用补法。留针 30 分钟，每隔 10 分钟行针 1 次，于每次经期第 1 天或经期前 1 天开始施治，连续治疗 3~5 天。治疗 3 个月经周期。

3. 手针　取手部全息穴位，以毫针针刺治疗。主穴：胞门（手背第 4~5 掌骨基底前凹陷处，紧贴第 4 掌骨缘，直刺 3~5 分）、头顶点（中指近端指间关节桡侧缘赤白肉际处，取双侧，屈指取之，直刺 2 分许）、腹上（手背，掌指关节前，环指中线掌指关节与近端指间关节之中点，再后 1/4 寸处，直刺 1 分许）、血海（手背，第 3 掌指关节尺侧缘后 1/4 寸处，取双侧，直刺 3~5 分）。配穴：头晕、呕吐甚者，加前头点（示指近端指间关节桡侧缘赤白肉际处，直刺 2 分许）、呃逆点（手背，中指远端指间关节横纹中点，屈指取之，直刺深 1.5 分）；经量多，加止血点（手背腕横纹，环指中线对应处，直刺 3 分许）；放射痛甚者，加合谷（手阳明大肠经穴，直刺 5 分许）、会阴点（小指近端指间关节桡侧缘赤白肉际处，屈指直刺，深 2 分许）。操作方法：常规消毒以上各穴，以 0.5 寸或 1 寸毫针针刺，得气后留针 20~25 分钟，每日 1 次，经期将至前 5 天针刺至痛止为 1 个疗程。不愈，待下一周期如法再针。

4. 温针灸　取关元、气海、子宫、三阴交、地机；气滞型，加支沟；血瘀型，加血海。患者仰卧，用安尔碘对皮肤消毒后，选用 0.30mm×40mm 毫针直刺 0.8~1.0 寸，行平补平泻提插捻转法；患者自觉酸胀感，并使下肢及腹部穴位的针感向下腹部、会阴部放射；在关元、气海、子宫穴下垫上厚纸皮，防止温针过热烫伤，而后在针柄上插上长约 1.5cm 的清艾条，点燃，腹部置自制艾灸盒（普通鞋盒上取孔 2 个，温针时覆盖在上面，可使艾灸热量向患处集中），留针 30 分钟后待艾灸燃尽后取针。患者均于月经前 7 天开始治疗，月经周期第 2 天腹痛缓解时结束治疗，连续治疗 3 个月经周期。

（五）灸法

1. 隔盐灸　隔盐灸神阙、关元。每穴灸 20~30 分钟。隔天 1 次，15 次 1 个疗程。

2. 隔药灸　痛经散（肉桂、香附、细辛、蒲黄、延胡索、乳香、没药等）敷神阙，隔药艾卷灸

10 分钟,于经期前 3 天开始。

3. 动力灸　点燃艾条后,放入温灸器中,将用桃仁、红花、乌药、肉桂、鸡血藤、干姜、三棱、莪术、延胡索、清酒等中药浸泡好的红棉布包裹点燃的温灸器,皮筋固定,趁热在地机、归来、双侧三阴交、肾俞、次髎等部位用推、按、揉、点等推拿手法按摩,力度适中,热力向深层渗透,以感觉舒适为度。日 1 次,每次 30 分钟,于月经来潮前 1 周开始,直至行经结束,治疗 3 个月经周期。

（六）耳穴压迫法

取穴:子宫、卵巢、交感、内分泌。方法:将王不留行贴压于上述穴位上,在经前敷贴可起到止痛效果。

（七）足底按摩法

取穴:肾上腺、肾、输尿管、脑垂体、甲状腺、甲状旁腺、生殖腺、子宫、肝、卵巢、淋巴腺等足底反射区。操作:患者取坐位或半卧位,洁净双脚,医者坐于患者正前方以一手持患者足部,另一手半握拳,示指弯曲,以示指第 1 指间关节之顶点施力或用拇指指腹施力,按压肾上腺、肾、输尿管、膀胱反射区 3~4 次,然后依次按压子宫、卵巢、脑垂体、甲状腺、甲状旁腺、生殖腺、肝、淋巴腺等反射区。按摩力度大小均匀有力,治疗结束后嘱患者饮温开水 300~500ml 以加速代谢。疗程:每日 1 次,1 次每足 40 分钟,10 次为 1 个疗程,治疗 3 个疗程后评定疗效。

（八）激光治疗

对于术后粘连包块者,除内服中药外,还可加用 25mW 氦-氖激光聚集幅照穹窿区,月经净后开始,每次 10 分钟,14 次为 1 个疗程,连用 3 个疗程。

（九）中药超声电导透入

治疗方法:经前 2 天开始至经期结束,采用温化止痛方(组成:北细辛 3g,肉桂 5g,炙乳香 10g,炙没药 10g,延胡索 15g,炙甘草 6g,五灵脂 10g,全蝎 3g。浓煎 100ml,0.6g 生药 /ml),予超声电导穴位药物透入法治疗。患者仰卧,将耦合凝胶片固定在仪器的治疗发射头内,取中药煎剂 2~5ml 分别加入到 2 个耦合胶片上,再将胶片连同治疗发射头固定在患者两侧子宫穴处(脐中下 4 寸,旁开 3 寸)。每天 1 次,每次 30 分钟,每次治疗结束后保留贴片 2 小时。

（十）敷法

1. 当归 30g,川芎 15g,赤芍 20g,没药 15g,小茴香(盐炒)15g,延胡索(醋制)15g,肉桂 10g,炮姜 10g。共研细末,纱布包裹,隔水蒸热,敷脐。经前 2 天开始,1 天 2 次,每次 30 分钟,每个月经周期换药 1 次至痛止。

2. 生蒲黄、五灵脂各 2g,肉桂、乳香、没药、三棱、莪术各 1g,醋延胡索 2g。共研细末,白酒调敷脐眼。一般 1 个疗程可见效,10 次为 1 个疗程。

3. 克异种子丹　水蛭 30g,炒穿山甲 30g,蜈蚣 4 条,延胡索 30g,制没药 30g,制乳香 30g,大黄 35g,炒桃仁 30g,川芎 25g,木香 25g,肉桂 20g,淫羊藿 30g,菟丝子 30g。上药共为细末,装瓶备用,临用时取药末 10g,以温开水调和成团涂于神阙,外盖纱布,胶布固定。3 天换药 1 次,10 次为 1 个疗程。

（十一）熨法

1. 水蛭、穿山甲、蜈蚣、延胡索、大黄、桃仁、炙乳香、炙没药、肉桂、木香、淫羊藿等共研细末,装瓶待用。每次取粉末 10g,用温开水调和成糊状,敷于神阙,外盖纱布,胶布固定,3 天换药 1 次,10 天为 1 个疗程。

2. 血竭、乳香、透骨草、大黄、莪术、三棱、芒硝、细辛、肉桂等研细混匀,每日蒸热敷于脐及下腹部,30~45min/ 次,2~3 次 /d,3 个月经周期为 1 个疗程。

（十二）塞法

1. 活血止痛散药物:三七、当归、䗪虫(每支 3g);11 号粉药物:蛤粉、硇砂、乳香、没药等(广安门医院制剂室提供)。黄酒 4ml。将上述两种药物混匀,加入黄酒,调成药丸。经妇科检查明确异位所在位置。以窥器扩张阴道,棉球擦净分泌物,暴露后穹窿,将上述药物置于异位结节处,棉球 1 个填塞后穹窿处,以固定药丸。3~4 天上药 1 次,每周上药 2 次,每次上药前均要清除前一次的药丸。上药 10 次为 1 个疗程,治疗 1~3 个疗程,经期停用。

2. 阴道后穹窿结节者,用七厘散加黄酒调糊,置棉球上贴患处,隔日 1 次。

（十三）灌肠法

1. 小茴香 20g,干姜 15g,延胡索 20g,没药 15g,当归 10g,川芎 15g,肉桂 10g,赤芍 15g,蒲黄 20g,五灵脂 20g。煎至 200ml,低压缓慢保留灌肠,灌肠后左侧卧位 20 分钟再平卧 20 分钟,灌注时间选择在月经来潮前 3 天及月经干净后的 1~7 天(经期停药),3 个月为 1 个疗程。

2. 大血藤 15g,败酱草 15g,三棱 9g,莪术 9g,皂角刺 12g,川楝子 10g,路路通 15g。煎成浓缩药液 200ml,非经期每日保留灌肠 1 次。

（十四）注射法

穴位注射　选穴:中极、三阴交为主,配地机、次髎(2 穴交替使用)。患者仰卧,垂直刺入穴位 1~1.5 寸,有酸麻胀痛感、回抽无回血后,缓慢注射药物(当归注射液和鱼腥草注射液交替使用)2ml,术后休息 30 分钟,每日 1 次,7 次为 1 个疗程。

【预防】尽量减少或避免妇科手术,如输卵管通液或造影、人工流产、剖宫产等,可以极大限度预防该病发生。

第六节　月经前后诸症

一、经行乳胀

经前乳房或乳头胀痛,经后消失或减轻,周期性出现者,称经行乳胀。本病属于西医学"经前期紧张综合征"范畴。

【病因病机】

1. 肝郁气滞　七情郁结,肝失疏泄,经期前后气不下行,反而上逆,乳络阻滞而致乳胀。

2. 肝脾不调　七情郁结,肝失疏泄,肝气侮脾,脾失健运,气壅不降,乳络阻滞而致乳胀。

3. 肾虚肝郁　素体肾虚或久病精亏,经血下注则精血不能上行奉养,乳络失养而致乳胀。

【临床表现】

1. 肝郁气滞型　经前乳房或乳头胀痛且硬,或可及颗粒、结节,触痛,性情烦躁,月经量少,少腹胀痛。舌淡红,苔薄白,脉弦。

2. 肝脾不调型 经前乳头、乳房胀痛,情志抑郁,胃脘痞痛,胃纳不佳,或食后腹胀。舌淡或偏暗,苔薄白或薄腻,脉弦或弦缓。

3. 肾虚肝郁型 经行或经后乳房作胀,但乳房松软无块可及,腰酸膝软,头晕耳鸣。苔薄,脉细弦。

【治疗】

(一) 辨证组方

1. 疏肝解郁 香附、川楝子各 9g,郁金 6g,合欢皮、娑罗子、路路通各 12g,青皮、橘叶核各 4.5g。

2. 疏肝健脾 逍遥散加减:柴胡 10g,当归 5g,茯苓 10g,炒芍药 10g,白术 10g,制香附 9g,佛手 12g,青陈皮各 9g,炙甘草 5g。

3. 益肾疏肝 菟丝子、覆盆子、续断、石楠叶、鹿角霜(包煎)、淫羊藿、合欢皮各 12g,肉桂(后下)3g,香附 9g。

(二) 单方验方

1. 鹿角霜 6g,用黄酒送服。

2. 柴胡、青皮、橘络、丝瓜络、当归身各 10g,瓜蒌 12g。

3. 小金丸 1.2g/ 次,2 次 /d,从月经中期开始连用 14 日为 1 个疗程,经期停用,连续治疗 1~3 个疗程。

(三) 饮食疗法

芹菜 250g,益母草 30g,佛手柑 9g,鸡蛋 1 个。芹菜煎汤代水(芹菜仍可作蔬菜吃),再煎益母草、佛手柑,去滓入鸡蛋文火煎至半小时后,将鸡蛋壳敲碎再煮 15 分钟,吃蛋喝汤,经前食用。

(四) 针刺法

1. 毫针① 取穴:内关、中脘、太冲、足临泣。方法:泻法。适用于肝气郁滞型患者。

2. 毫针② 取穴:乳根、育门、太冲、三阴交。方法:平补平泻。适用于肝肾阴虚型患者。

3. 耳针 取穴:子宫、卵巢、盆腔、肾、内分泌、皮质下、乳腺、胸外。方法:用毫针刺,中等刺激,每次选 3~5 穴,留针 15~30 分钟,每日针 1 次。

(五) 耳穴压迫法

主穴:内分泌、皮质下、神门、子宫、交感、敏感点。配穴:肝气郁结型,配肝、卵巢;肝肾亏虚型,配肾、脾。操作:患者取坐位,每次取一侧耳廓,先用 75% 乙醇溶液局部消毒,除上述常规穴位外,用耳穴探测仪将敏感点仔细探测出来,然后一手固定耳廓,另一只手用血管钳将粘有王不留行的胶布对准耳穴贴压,贴紧后施加压力,让患者感到局部有酸、麻、胀、痛或发热感。每日按压 3~5 次,每次 3~5 分钟,按压力度以贴压处感到微微发热、胀痛为宜,每 3 天换 1 次。每次在经前始觉乳房胀痛开始治疗,至经来后乳胀消失为 1 个疗程。连续治疗 3 个疗程后观察效果。

(六) 按摩法

1. 常规按摩 揉摩胸胁部,点揉章门、期门、中府、云门等穴各 5 分钟;顺时针方向摩腹部,按揉气海、天枢、关元各 3 分钟;按揉肝俞、膈俞、肾俞、八髎各 1 分钟。

2. 耳穴按摩 取肝、肾、胸椎、内生殖器、内分泌等穴,施以压、掐、捻手法强刺激 3~5 分钟,每日 2 次。

3. 手足穴按摩　点揉手掌侧太渊、鱼际、子宫点。点按足部涌泉,背侧行间、太冲等穴。推手部掌面掌根关节及掌骨间隙,擦掌根,点揉肺区、肾区、生殖区。按推足部反应区如胸膈、生殖、卵巢、子宫、肾区,推揉脊椎系。

(七) 拔罐法

拔罐部位:乳腺穴、中脘、肺俞、心俞、肠俞、大肠俞,留罐 16 分钟,每日 1 次。

(八) 刮痧法

刮痧部位:乳房疼痛部位、背部两侧膀胱经及督脉。沿着督脉及背部膀胱经走向,刮出痧为止,以患者最大耐受度为宜,每日 1 次。

(九) 敷法

鸡血藤、丝瓜络、路路通、泽兰、红花、香附、川芎、连翘、全瓜蒌、大黄、芒硝各 15g。碾碎布包蒸热,调酒少许,于月经来潮前 1 周开始热敷乳房,月经干净后停用,每天 2 次。

(十) 穴位埋植法

主穴:膻中、子宫、阳陵泉、三阴交、太冲。肝郁气滞型,配肝俞、地机;肝郁脾虚型,配足三里、漏谷、脾俞;肝郁肾虚型,配肾俞、太溪、关元。操作:施术局部严格消毒,术者戴无菌手套,用消毒后的止血钳将配制好的药线置于埋线针的针管前端,对准所选穴位快速透皮,缓慢进针,得气后,缓缓推针芯同时退针管,将药线留在穴内。出针后,用消毒干棉球按压针孔片刻以防出血,并用创可贴固定。要求埋线针眼处 1 天内不要沾水,以防感染。每 3 周埋线治疗 1 次,3 次为 1 个疗程,连续治疗 2 个疗程。治疗结束后随访 3 个月。

【预防】平时忌食酸辣辛热之品,保持心情舒畅,注意劳逸结合,常常可以减轻或杜绝该病发生。

【临床报道参考】用妇宁丸(柴胡 8g,薄荷 6g,当归、广木香、牡丹皮、牛膝、香附、栀子、杭芍、山楂各 12g,制作成丸,18g/ 粒)治疗经前乳胀 74 例,经前 10~15 日开始服用至月经来潮,每服 6g(约 100 粒),每日 3 次,经后以滋养肝肾之中药煎剂继服。结果:近期治愈 50 例,有效 19 例,无效 5 例。治愈 50 例中停药复发 13 例,但复发症情均较治疗前轻。[湖北中医杂志,1984(1):22]

穴位埋线治疗经行乳胀 35 例(见穴位埋植法),治疗结果:显效 15 例,有效 17 例,无效 3 例。[上海针灸杂志,2013,32(8):672]

耳穴贴压治疗经行乳房胀痛 63 例(见耳穴压迫法),结果:治愈 43 例,好转 11 例,未愈 9 例。[中国民间疗法,2015,23(3):23]

火罐、刮痧交替应用治疗经行乳房胀痛 80 例,第 1 周使用拔罐法(见上),第 2 周使用刮痧法(见上)。如此 2 种方法交替运用,3 个月经周期为 1 个疗程,月经期暂停。达到治疗目的。[河北中医,2013,35(7):1004]

二、经行头痛

月经前后出现的周期性头痛,称经行头痛或经前后头痛。本病属于西医学"经前期紧张综合征"范畴。

【病因病机】

1. 气血虚弱　素体虚弱,或大病、久病后伤气失血。经行时阴血下注冲任,气血益虚,髓海失养,以致头痛。

2. 阴虚肝旺　素体阴虚,或多产房劳,以致肝肾亏损,精亏血少,经行或经后阴血益虚,肝阳偏亢,阳胜风动,上扰清空。

3. 肝郁气滞　情志内伤,肝气郁结,气滞不宣,血行受阻作痛。

4. 痰湿上蒙　脾主运化,经期脾虚不运,痰湿内生,上蒙清空,致经行头痛。

5. 气滞血瘀　素体气血阻滞,经期气血下行,头部气血运行尤为不利,致经行头痛。

6. 血瘀阻络　气行不利,血脉失畅,或头部外伤损络,经期血注胞宫,头颠血脉不充,瘀阻尤甚,发为头痛。

【临床表现】

1. 气血虚弱型　经行或经后头痛头昏,心悸气短,神疲倦怠,经量或多或少,经色淡红。舌淡苔薄,脉细软。

2. 阴虚肝旺型　经行头筋抽掣作痛,头晕目眩,心烦口苦咽干。舌质红,苔薄黄,脉弦细而数。

3. 肝郁气滞型　经行头两侧胀痛,烦躁胁满,喜叹息,经行不畅,下腹胀,经色暗。舌淡红,苔薄白,脉弦。

4. 痰湿上蒙型　经期头重如蒙,昏胀作痛,胸闷泛恶。舌淡红,苔白腻,脉弦滑。

5. 气滞血瘀型　经前或经期头部胀痛,以胀为主。舌淡红,苔白腻,脉弦涩。

6. 血瘀阻络型　经前或经期头部刺痛剧烈,拍击稍舒,经色紫暗有块,伴小腹疼痛拒按。舌暗或有瘀斑,脉细涩或弦涩。

【治疗】

(一) 辨证组方

1. 益气养血　八珍汤加味:党参、熟地黄、桑椹各 12g,白术、茯苓、白芍、蔓荆子各 10g,当归、炙甘草各 6g,川芎 4g。

2. 滋阴养血,柔肝息风

(1)生地黄 12g,山茱萸 12g,山药 15g,墨旱莲 20g,女贞子 10g,菊花 12g,珍珠母 20g,钩藤 15g,白芍 15g,僵蚕 10g,羚羊角(调冲)2g,茺蔚子 10g。适用于肝火上炎者。

(2)风引汤加减:制大黄 6g,干姜 5g,龙骨 20g,桂枝 3g,甘草 6g,牡蛎 30g,寒水石 10g,滑石 15g,赤石脂 10g,紫石英 15g,石膏 15g,菊花 12g,蔓荆子 10g。适用于肝风头痛。

3. 疏肝解郁,和血理气

(1)柴胡疏肝散加味:柴胡、香附、陈皮各 8g,白芍、刺蒺藜、蔓荆子、僵蚕各 10g,枳壳、川芎、炙甘草各 6g。

(2)清肝利巅汤(马氏方):决明子 20g,珍珠母 20g,菊花 10g,钩藤 12g,白僵蚕 10g,蔓荆子 10g,全蝎 5g,白芍 10g,地龙 10g,川芎 10g。适用于肝火旺者。

4. 化痰降浊　半夏白术天麻汤:半夏、天麻、白术、茯苓、陈皮、蔓荆子、僵蚕各 10g,生甘草 6g,生姜 3 片,红枣 5 枚。

5. 行气活血　芎乌散加味:川芎 6g,乌药 10g,茺蔚子 10g,白芷 10g,蔓荆子 10g,菊花 10g,决明子 15g,僵蚕 10g。

6. 活血通络　通窍活血汤:赤芍、川芎、桃仁、红花、老葱、麝香、生姜、红枣。

(二) 单方验方

1. 石楠叶、女贞子各 12g,天麻、白芷各 9g,川芎 4.5g。

2. 川芎茶调散,每日 2 次,每次 9g。

3. 全蝎、蜈蚣、细辛各 3g,共研细末,每次 1.5g,每日 2 次,吞服。

4. 地龙粉,每日 2 次,每次 3g,吞服。

5. 芎乌散　乌药、川芎各等分。上为细末,每服三钱(9g)。适用于气滞头痛。

(三) 饮食疗法

1. 天麻龙眼阿胶炖瘦肉　天麻 6g,龙眼肉 10g,阿胶 9g,猪瘦肉适量。天麻、龙眼肉、猪瘦肉加水放炖盅内隔水炖熟,再放入阿胶熔化后服用。治疗血虚型经行头痛与身痛。

2. 穿山甲炖归芎　穿山甲 50~100g,川芎 6g,当归 9g。加水炖熟,喝汤吃肉。治疗血瘀型经行头痛与身痛。

3. 绿豆饮　绿豆适量,加水煮熟,用糖调味服食。治疗肝火型经行头痛、头晕。

4. 天麻陈皮炖猪脑　天麻 10g,陈皮 10g,猪脑 1 个。将猪脑、陈皮洗净,置瓦盅内,加清水适量,隔水炖熟食用。适用于虚风夹痰浊经行头痛。

(四) 针刺法

1. 毫针①　取穴:足三里、三阴交、百会、上星。方法:针刺补法。适用于血虚型经行头痛。

2. 毫针②　取穴:百会、风池、阳辅、太冲、三阴交。方法:针刺泻法。适用于肝火型经行头痛。

3. 毫针③　取穴:风池、太阳、合谷、三阴交、太冲。方法:针刺泻法。适用于血瘀型经行头痛。

4. 耳针　取穴:额、枕、脑点、子宫、卵巢、肾、内分泌、皮质下。方法:每次选穴 3~5 个,中强度刺激,每日针 1 次,每次选上穴 3~5 个。

5. 刺络放血　取双侧肝俞、膈俞、心俞。患者俯卧,常规皮肤消毒,用 0.45×16RW SB 一次性注射器针头迅速斜刺入皮下 1~2mm,散刺 2~3 针,用闪火法将玻璃罐吸附在穴位上,留罐 5~10 分钟,使拔罐部位出血 1~3ml,起罐后用酒精棉球涂擦针孔及血迹,用干棉球按压片刻。每于经行前 1 周开始刺络放血治疗 1 次,3 个月经周期为 1 个疗程,共治疗 2 个疗程。

6. 火针　取率谷(双)、头维(双)、百会、阿是穴。每次针刺选取 1~2 个不同穴位,3 天内同一穴位不重复施术。患者仰卧,选准穴位,常规消毒后,选用贺氏中粗火针,一手持酒精灯,一手持针,在火焰外焰部将针尖及前部针身烧热,呈白亮时迅速垂直点刺所选穴位。点刺完毕后,迅速以跌打万花油外敷针孔,嘱患者 12 小时内勿进水,忌鱼腥、豆类、生冷等食物。每于经行前 1 周开始治疗,经净后停止针刺,2 个月经周期为 1 个疗程,共治疗 2 个疗程。

(五) 灸法

壮医药线点灸　主穴:痛区、攒竹、头维;配穴:偏头痛加食魁、太阳,颠顶头痛加百会、上星、中脊,后头痛加风池。患者取坐位,用 2 号药线。术时示、拇指持线的一端,并露出线头 1~2cm,将露出的线端在酒精灯上点燃,只需线头留有火星,将有火星的线端对准穴位点按,一按火灭即起为 1 壮,一般 1 穴灸 1 壮,在灸处有轻微灼热感。施灸时,先点灸最痛处,采用梅花形灸法,然后再点灸其他穴位,每天 1 次,直至疼痛消失。

(六) 耳穴压迫法

1. 主穴:肝、脾、胃、额、目、眼为主穴。配穴:神门、皮质下、交感、内分泌。方法:月经前

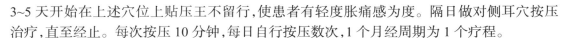

3~5 天开始在上述穴位上贴压王不留行,使患者有轻度胀痛感为度。隔日做对侧耳穴按压治疗,直至经止。每次按压 10 分钟,每日自行按压数次,1 个月经周期为 1 个疗程。

2. 主穴:肝、胆、额、太阳、脾、胃、眼。配穴:神门、皮质下、交感、内分泌、肾。方法:同上。

（七）佩戴法

1. 当归枕 当归 1 200g,甘松、白术、茯苓、熟地黄、仙鹤草各 500g,黄芪 1 000g,大枣 200g,葛根 100g。上药分别烘干,研成粗末,混匀,装入枕芯。适用于血虚型患者。

2. 磁石菊花枕 磁石 2 000g,生铁落 1 000g,菊花、葛根各 500g,川牛膝 200g。磁石、生铁落打碎,葛根、川牛膝烘干研成粗末,菊花烘干搓碎。诸药共混匀,装入枕芯。适用于肝火型患者。

3. 桃叶枕 桃树叶 2 000g,烘干搓成粗末,装入枕芯。适用于血瘀型患者。

（八）磁疗法。

取耳穴:神门、子宫、内分泌、交感、腰。方法:用小磁珠贴于耳穴处,每次只贴一侧耳穴,双耳轮用,2 日换 1 次,于月经前 3 日开始施治,5~7 次为 1 个疗程。治疗经前期紧张综合征。

（九）按摩法

1. 常规按摩 患者取正坐位,医者立至患者体前,在前额、目眶上下及鼻翼旁自人体正中线向两侧做分抹法,约 2 分钟,再在前额部、太阳、百会处用一指禅推法或大鱼际揉法治疗,约 10 分钟,然后用扫散法在头之两侧治疗,各 30 秒。医者立至患者体侧,用五指拿法在头顶部拿 5~8 遍,然后拿风池约 20 秒;再用按揉法分别施治于左右之肺俞、心俞、膈俞,每穴 2 分钟。医者立至患者身后,搓两胁部约 30 秒。患者取坐位,双手交叉放在治疗台上,前额枕在双前臂上,医者立其体侧偏后,在背部膀胱经第一侧线和督脉上用小鱼际擦法,每一线上擦 15~20 下。治疗经前期紧张综合征。

2. 手部按摩 治疗部位:生殖区、肾区、头区、子宫点、命门点、合谷、少泽、前谷、后溪、液门、各头点。操作方法:擦热手掌,推摩生殖区、肾区、头区,点按子宫点、命门点、合谷、少泽、前谷、后溪、液门、各头点。

（十）溻浴法

川芎、生葱白各 30g,香附、吴茱萸各 20g,花椒 6g,水煎熏洗手及头部,每次 20 分钟,每日 2~3 次。

【预防】经行头痛与月经周期有关,积极治疗月经病对于预防经行头痛的发生,具有重要意义。保持情绪舒畅,避免经前情绪紧张,对于预防发病与减轻疾病的程度,具有重要价值。参加体育锻炼,增强体质,注意生活饮食的调摄,也是预防该病的重要内容。

【临床报道参考】辨证组方治疗经行头痛 19 例,方用平痛煎(党参 12g,玄参、菊花各 15g,藿香、清半夏、薄荷、荆芥穗、防风、桑叶各 9g,吴茱萸 6g,白芷 10g,芦根 20g),结果:痊愈 14 例,好转 5 例。复发后再服,仍有效。(《男女科病千首妙方》)

加味当归四逆汤(当归 15g,桂枝 12g,白芍 15g,大枣 15g,木通 10g,细辛 12g,淫羊藿 15g,熟地黄 30g,川芎 15g,炙甘草 6g。随证加减)治疗经行头痛 68 例,结果:治愈 45 例,好转 18 例,无效 5 例。[时珍国医国药,2006,17(5):818]

一贯煎加减治疗经行头痛 148 例,药物组成:沙参、麦冬、当归、生地黄、熟地黄各 20g,

川楝子、鳖甲各 10g,枸杞、阿胶各 20g,白芍 25g,鹿角霜、香附各 15g。随证加减。治疗结果:痊愈 124 例,好转 22 例,无效 2 例。服药 1~3 剂后好转或痊愈 85 例,4~6 剂后好转或痊愈 61 例,9 剂以上仍头痛 2 例,为无效。[黑龙江中医药,1996(6):38]

针刺法治疗经行头痛,取上星、头维、合谷、脾俞、气海、关元、足三里、三阴交、太溪。上述穴位分两组交替针刺,提插捻转,以补法为主,每周 2 次。治疗 41 例,治愈 14 例,减轻 21 例,无效 6 例。[上海针灸杂志,1990(2):19]

刺络放血治疗经行头痛(见针刺法·刺络放血)49 例,治疗组总有效率 87.8%,痊愈率 59.2%。[上海针灸杂志,2014,33(8):736]

火针治疗(见针刺法·火针)痰瘀阻络型经行头痛 70 例。将患者随机分为治疗组和对照组,每组 35 例。对照组采用常规针刺治疗。结果:两组治疗后疼痛程度和疼痛时间与同组治疗前比较,差异均具有统计学意义($P<0.01$),治疗组改善作用优于对照组(均 $P<0.05$)。治疗组总有效率 85.7%,对照组 74.3%,两组比较差异具有统计学意义($P<0.05$)。[上海针灸杂志,2012,31(3):145]

壮医药线点灸疗法(见灸法)治疗经行头痛 68 例,结果:治愈 34 例,好转 29 例,未愈 5 例。治疗时间最短 3 天,最长 3 个月经周期。[中医外治杂志,2005,4(2):37]

三、经行口糜

每值临经或经行时,口唇舌黏膜出现溃疡,经后消失,称经行口糜。

【病因病机】

1. 心火上炎　思虑过度,心阴暗耗,经行经血下注,心阴益虚,心火上炎,发为口糜。

2. 胃热炽盛　平素嗜食辛辣香燥之品,肠胃蕴热,经行冲气偏盛,挟胃热上冲,发为口糜。

3. 阴虚火旺　素体阴虚,阴不足则火有余,经行阴血下行,阴火上炎,发为口糜。

【临床表现】

1. 心火上炎型　经行口舌糜烂疼痛,心中烦热,口燥咽干,卧寐不安。舌红少苔,脉数。

2. 胃热炽盛型　经行口舌生疮,口臭且干,尿黄便结。舌红苔黄,脉数。

3. 阴虚火旺型　经行口舌糜烂,口疮不多,边缘有窄的红晕,口燥咽干,五心烦热,卧寐不安,溲黄量少。舌红少苔,脉细数。

【治疗】

(一) 辨证组方

1. 清心泻火,引热下行　导赤散加味:竹叶、生地黄各 12g,生甘草、木通各 6g,天花粉、麦冬、炒栀子各 10g,黄连 3g。

2. 清热泻火,荡涤胃热

(1)凉膈散:大黄(后入)、黄芩各 8g,玄明粉(冲)、连翘、炒栀子、竹叶各 10g,生甘草 6g,薄荷(后入)5g。适用于腑气实者。

(2)温清饮:生地黄、当归、赤芍、川芎、黄连、黄芩、黄柏、栀子、板蓝根、人中黄。

3. 滋阴降火

(1)玉女煎加味:生石膏、熟地黄、麦冬、知母、牛膝、秋石、青果。

(2)封髓丹(黄柏、砂仁、甘草)加减:脉左关尺细涩,偏于阴虚者,合归芍地黄汤加减;脉右关尺微弱,偏于中虚者,合理中汤或桂附理中汤加减;脉细数,阴火旺者,合黄连阿胶鸡

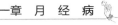

子黄汤加减;脉两尺弱,阴阳两虚者,合潜阳丹加减。

(二) 单方

1. 地龙 10g,水煎服。

2. 青黛粉,开水调,涂患处。

3. 蜂蜜,涂抹局部溃疡面,一日数次。

(三) 饮食疗法

1. 蒲公英绿豆粥 蒲公英 20g,绿豆 60g,冰糖适量。先将蒲公英水煎取汁,再将绿豆煮粥,最后调入药汁、冰糖即成。食粥,每日 3 次,煎量视食量而定。适用于胃热者。

2. 墨旱莲粥 墨旱莲 20g,粳米 30g。上 2 味共为粥,每日 1 料,不拘时服。适用于阴虚火旺者。

(四) 敷法

1. 细辛,研成细末,取适量,用茶水调成糊状,敷于脐部,每日一换。

2. 复方黄黛口腔膜剂(由雄黄、青黛、冰片、甘草各 4g,黄柏、牛黄、龙胆各 2g,盐酸地卡因 300mg,甘油 3g,糖精钠 100mg,醋酸地塞米松 15mg,聚乙烯醇 30g 制成),敷贴于口腔溃疡处。

(五) 涂抹法

1. 锡类散或珠黄散外搽。

2. 蜂蜜适量,涂于患处。

3. 金不换口疳散〔胡黄连 36g,黄柏 75g,甘草 24g,白及、海螵蛸(漂淡)各 72g,青黛 78g,轻粉 9g,人中白 180g,硼砂 120g,冰片 3g,龙骨 30g,共研细末〕,均匀涂抹患处。

(六) 漱口

1. 野蔷薇花 30g,煎汤漱口。

2. 双黄煎 黄连 5g,黄柏、乌梅各 10g,玄明粉 5g。前 3 味药水煎 2 次,去渣,兑入玄明粉,溶化后,频频含漱,每日 10 余次。适用于胃火过盛证。

3. 黄连拭口液 黄连 3g,甘草 3g。水煎取汁,拭口或内服,每日数次。

(七) 发疱法

明矾、巴豆(去壳取净仁)各 1g,明雄黄 0.2g。诸药混合捣融如膏状,制成 17 丸。取胶布一小块,中间剪一小圆孔如豆大,将孔对准印堂贴上,取一药丸置孔内,上盖胶布。24 小时后取下,一般 2~3 日病愈。但应防止药汁流入眼内。

(八) 针刺法

1. 毫针 取穴:廉泉、少府、合谷、三阴交。阴虚火旺加照海,胃热炽盛加内庭。方法:廉泉向舌根斜刺 0.5~0.8 寸,用平补平泻法;少府直刺 0.2~0.3 寸,用泻法;合谷直刺 0.5~0.8 寸,用泻法;三阴交直刺 0.5~1.0 寸,用平补平泻法;照海直刺 0.5~0.8 寸,用平补平泻法;内庭直刺或斜刺 0.5~0.8 寸,用泻法。

2. 三棱针 取穴:金津、玉液、少冲、阿是穴。溃疡面多时,配四缝。方法:用三棱针点刺,每穴出血 2~3 滴为宜。溃疡小者刺病灶中心 1 针即可,大者可刺 3 针,使出血 3~10 滴。1~2 天 1 次,7 天为 1 个疗程,疗程间隔 1 个月,连续治疗 3~5 个月。

(九) 灸法

取穴:涌泉、三阴交、足三里。患者取坐位,将 2 支艾条点燃,分别对准两侧涌泉急灸,直至灼烫后调整艾条与穴位的距离,再灸 5~10 分钟,至皮肤红晕。再对三阴交、足三里施温和灸 5~10 分钟,至皮肤红晕。不论分型,治法相同。1 日治疗 2 次,症状缓解后,每隔 3 日 1 次,5 次为 1 个疗程,6 个疗程结束后总结疗效。

【预防】平时注意多吃蔬菜、水果,少食辛辣炙煿和粗糙带刺的食品,保持口腔卫生,保持大便通畅、情绪愉快。

【临床报道参考】牡丹皮、栀子、当归、柴胡、白术、沙参、生地黄、淡竹叶各 12g,白芍、茯苓各 15g,甘草、薄荷各 8g,随证加减,治疗 47 例,痊愈 27 例,好转 16 例,无效 4 例。(《男女科病千首妙方》)

封髓丹临证加减治疗经行口糜 68 例[见辨证组方·滋阴降火(2)],每于月经来潮前 5 天始服,5 天为 1 个疗程。连用 3 个月经周期。结果:治愈 47 例,有效 19 例,无效 2 例。服药时间最长 3 个月经周期,最短 1 个月经周期。[中国民族民间医药,2008(3):16]

疏肝调经法治疗经行口糜 60 例,基本方为柴胡疏肝散加减:柴胡、白芍、香附、陈皮、郁金、青皮各 10g,枳壳、川芎、炙甘草各 6g。嗳气频频、胸脘胀闷,酌加旋覆花、代赭石;便干,加龙胆、大黄;纳呆食滞,加神曲、山楂、鸡内金;经色紫暗有块、少腹胀痛拒按,加当归、丹参、桃仁、红花;性情急躁易怒、口苦、头痛,加牡丹皮、栀子。如病程较长,眩晕、心悸、失眠心烦,去枳壳、陈皮,加栀子、牡丹皮、知母、益母草、珍珠母,另加服六味地黄丸。平时每 3 天 1 剂,经期每日 1 剂,连服 3~4 个月经周期。个别尚未痊愈者可根据病情改服越鞠丸或丹栀逍遥丸。结果:治愈 36 例,好转 19 例,未愈 5 例。[黑龙江中医药,2003(1):35]

补中泻火法治疗经行口糜 60 例,药用:党参 15g,黄芪 15g,当归 15g,生地黄 15g,白术 9g,柴胡 9g,知母 9g,黄柏 9g,牡丹皮 9g,泽泻 9g,升麻 6g,羌活 6g,炙甘草 6g。苔黄厚腻,加淡竹叶 9g、木通 3g;苔白厚腻,去生地黄,加苍术 6g、石菖蒲 6g、砂仁(后下)6g。经前 7 天开始服用,连服 7 日为 1 个疗程,1 个月经周期服 1 个疗程,治疗 3 个疗程。结果:治愈 36 例,有效 20 例,无效 4 例。[辽宁中医杂志,2008,35(7):1054]

艾灸治疗经行口糜 141 例临床观察(见灸法),痊愈率 93.62%,有效率 100%。[中国针灸,1997(4):214]

四、经行呕吐

月经期出现的以恶心呕吐为主要症状的疾病,称经行呕吐。

【病因病机】

1. 脾胃虚弱　脾主升,主运化;胃主降,主受纳。经期经血下行,脾气益虚,脾胃受纳运化停滞,升降失常,致经行呕吐。

2. 肝胃不和　肝气易郁,犯胃克脾。经期血不养肝,肝血益虚,气火偏旺,挟冲气上逆,胃失和降,致经行呕吐。

3. 痰饮内阻　素有痰饮内停胃脘胸膈,经期痰饮随冲气上逆,致经行呕吐。

4. 寒凝瘀阻　下焦寒凝,瘀血阻滞,经来痛经发作,冲激寒气上逆,致经行呕吐。

5. 胃热腑实　胃热肠燥,腑气不通,经行冲气挟胃气上逆,致经行呕吐。

【临床表现】

1. 脾胃虚弱型　经行恶心呕吐,脘腹胀闷,头晕肢软,怠惰思睡。舌淡苔白,脉细缓。

2. 肝胃不和型　经行呕吐泛酸,胸闷烦躁,头痛头晕,口苦咽干,嗳气呃逆。舌或稍红,

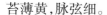

苔薄黄,脉弦细。

3. 痰饮内阻型 痰气内阻者经来每于进食后,即漾漾欲吐,胸脘满闷,或吐涎沫;舌淡苔白腻,脉滑。痰饮内停者兼见脘冷不渴,呕吐多为水液;舌淡,苔白滑,脉细。

4. 寒凝瘀阻型 经行下腹冷痛如绞,得温则舒,经少夹块,色暗,痛剧呕吐,四肢不温。舌稍淡,苔薄白,脉弦。

5. 胃热腑实型 大便干结难解,口臭口燥,经行恶心,食入即吐,甚至呕吐胆汁。舌稍红,苔薄黄,脉滑。

【治疗】

(一) 辨证组方

1. 健脾益胃,降逆和中 香砂六君子汤:木香 6g,砂仁(杵冲)5g,党参 12g,炒白术 10g,茯苓 10g,炙甘草 6g,半夏 10g,陈皮 10g。

2. 抑肝和胃,降逆止呕

(1)小柴胡汤:柴胡 10g,黄芩 10g,半夏 10g,党参 12g,炙甘草 6g,生姜 3 片,大枣 6 个。

(2)黄连温胆汤加味:黄连 3g,半夏 12g,茯苓 10g,陈皮 10g,枳壳 10g,竹茹 10g,炙甘草 6g,沉香(冲)3g。

3. 痰气内阻者豁痰降逆 旋覆代赭汤加味:旋覆花(包)10g,代赭石 15g,党参 12g,半夏 10g,炙甘草 6g,生姜 6 片,大枣 5 枚,茯苓 10g,厚朴 10g。

4. 痰饮内停者温中化饮 小半夏加茯苓汤合丁香散:半夏 10g,茯苓 10g,生姜 6 片,公丁香 2g,炮姜 5g,炒白术 10g。

5. 温经散寒,和胃止呕 少腹逐瘀汤加味:小茴香 6g,干姜 9g,延胡索 10g,没药 6g,当归 10g,川芎 10g,肉桂 5g,赤芍 10g,蒲黄 10g,五灵脂 10g,细辛 5g,丁香 3g。

6. 清胃通腑,和胃降逆 大黄甘草汤加味:大黄 6g,甘草 1.5g,半夏 20g,代赭石 15g。

(二) 单方验方

1. 干姜人参半夏丸 干姜 3g,人参 2g,制半夏 6g。3 味共为末,早晚各服一半。

2. 生姜 30g,蜂蜜 50g。先煮生姜 5 分钟,然后加入蜂蜜,口服。

3. 柿蒂 6 枚,代茶饮。

4. 旋覆花 15g,半夏 10g,生姜 12g。水煎服。

(三) 饮食疗法

1. 砂仁、茯苓各 10g,白术 12g。共为细末,与面烙饼食用。适用于脾虚气滞者。

2. 生姜 15g,红糖适量。水冲服。

五、经行不寐

每逢经前或行经失眠、多梦,经后又恢复正常者,称经行不寐。

【病因病机】

1. 心脾两虚 平素心气不足,经行量多,气不摄血,心不养心,致经行不寐。

2. 心阴不足 经血过多,阴血亏损,心火偏亢,致经行不寐。

3. 心肝火旺 久郁伤肝化火,心肝火旺,扰乱心神,致经行不寐。

【临床表现】

1. 心脾两虚型 经前或经行失眠,多梦,经行量多如崩,血色淡红,神疲乏力,心悸。舌质淡胖,苔薄腻,脉细软。

2. 心阴不足型　经前心烦失眠,口干咽燥,腰膝酸软,月经先期,小便短赤。舌红苔少,脉细数。

3. 心肝火旺型　经前或经行失眠,甚至通宵不寐。面部痤疮,心烦易怒,乳头触痛,口苦咽干。舌尖红刺,苔薄黄,脉弦。

【治疗】

(一) 辨证组方

1. 补益心脾　归脾汤:党参、炙黄芪、酸枣仁各 12g,白术、茯神各 10g,远志 8g,当归身 6g,木香、炙甘草各 5g,龙眼肉 8 枚,生姜 3 片,大枣 6 枚。

2. 滋心清火

(1)黄连阿胶汤合百合地黄汤加味(马氏方):黄连 3g,阿胶 10g,鸡子黄(打、冲)1 个,炒白芍 30g,炒黄芩 5g,百合 30g,生地黄 15g,酸枣仁 30g。

(2)酸枣仁汤加味(马氏方):酸枣仁 20g,茯苓 10g,川芎 4g,知母 10g,生甘草 5g,百合 20g,鸡子黄(打冲)1 枚,小麦 30g,大枣 5 枚,合欢花 10g,龙齿 20g。

3. 清肝泻火安神

(1)马氏经验方一:莲子心 3g,炒栀子 10g,淡豆豉 10g,苦参 10g,茯苓 10g,远志 10g,石菖蒲 10g,酸枣仁 20g,龙齿 30g,磁石 15g,琥珀(睡前吞服)5g。

(2)马氏经验方二:败酱草 30g,紫草 12g,蒲公英 12g,炒栀子 10g,黄连 3g,吴茱萸 3g,苦参 10g,半夏 10g,茯苓 10g,琥珀(睡前吞服)5g。

(二) 单方验方

1. 桑椹 15g,水煎常服。适用于心血不足者。

2. 龙齿黄连汤　龙齿 9g,黄连 9g。适用于心火偏亢者。

3. 猪胆汁拌黄连 3g,猪胆汁拌栀子 15g,晒干研细末为丸,每日早晚各服 3g。适用于心肝火旺者。

4. 鲜百合 100g(用清水浸一昼夜),生熟酸枣仁各 15g。生熟酸枣仁水煎去渣澄清后,再入百合煮熟连汤食。适用于心阴偏虚者。

5. 核桃仁 50g,黑芝麻 50g,桑叶 50g,共捣碎,早晚各服 15g。适用于肝肾亏虚者。

6. 鲜胎盘 1 具,漂净切碎,用文火煮熟晒干研末,口服,每次 3g,每日 3 次。适用于肝肾亏虚,阴血不足者。

7. 郁金 12g,明矾 12g,共研细末,调拌蜂蜜为丸,每日 2 次,连服 7 日。适用于痰瘀气阻者。

8. 天王补心丹,每服 1 丸(小蜜丸每服 9g),每日 2~3 次。

(三) 饮食疗法

1. 龙眼白莲芡实粥　干龙眼肉 25g,空心白莲 10g,芡实 30g,白糖 100g,粳米 100g。将芡实煮熟去壳,捣碎干龙眼肉、空心白莲、芡实,与粳米上火熬煮成粥,调入白糖溶化即可。治疗心血不足之经行不寐。

2. 枸杞桂圆粥　枸杞 10g,桂圆肉 15g,大枣 20 枚,黑芝麻(炒研)20g,红糖适量。将前 4 味同入锅内,加水适量煎煮成粥,粥熟加入适量红糖调味,分次服。宜常食。适用于心肾不交者。

3. 沙参玉竹煲老鸭　沙参 20g,玉竹 15g,老鸭 250g。先煲老鸭至将烂,再加入沙参、玉竹续煲至烂,调淡咸味作饭菜食。宜常服。适用于阴虚肝旺者。

4. 远志 50g,桑椹 50g,冰糖适量,水煎服。每日 1 剂。适用于阴虚阳亢、心肾不交者。

（四）针刺法

1. 毫针　取穴：神门、足三里、内关、三阴交。方法：经前 1 周开始,每日 1 次。

2. 耳针　取穴：神门、心、交感。方法：耳穴埋针。

（五）灸法

取穴：神门、心俞、足三里、太溪、百会、肾俞。方法：每日灸 1 次,每次每穴艾条悬灸 15 分钟,10~15 次为 1 个疗程。在睡眠前灸治效果较好。

（六）耳穴压迫法

主穴：耳神门、皮质下。配穴：心、肾、脑点。方法：每次选 1~2 穴,双耳同时应用。取酸枣仁,用开水浸泡去外皮,分成两半,以平面部分贴于直径 1cm 的圆形胶布中心,将胶布贴于上述耳穴敏感点,按揉 1 分钟,且患者每晚睡前按揉 1 次,约 3~5 分钟。5 日换药 1 次,4 次为 1 个疗程。

（七）按摩法

1. 足区按摩　部位：额窦、甲状旁腺、头、小脑、甲状腺、脾、肾。方法：以一手持脚,另一手半握拳,示指弯曲,以示指第 1 指间关节顶点施力,定点按摩 20~30 次。

2. 手部按摩　部位：头区、失眠区、神门、中冲。方法：双手搓热,用力推擦掌心,推各手指桡尺侧缘,持续掐点揉神门和指掌面。点揉头区、失眠区。以指甲尖点按中冲,转拔各手指,各 30~50 次。

（八）拔罐法

1. 方法一　取穴：心俞、脾俞、三阴交、足三里。方法：患者俯卧,取口径 1.5cm 陶罐,用闪火法在同一侧心俞、脾俞拔 10 分钟;再让患者仰卧,同前法在足三里、三阴交拔罐。第 2 天再拔另一侧穴位,每日 1 次,两侧穴位交替进行。10 日 1 个疗程。适用于心血不足者。

2. 方法二　取穴：风池、肝俞、心俞。方法：患者坐位,先用三棱针在同一侧风池、心俞、肝俞点刺 3 下,然后取口径 1.5cm 玻璃罐,用闪火法在点刺穴位上拔 5 分钟。第 2 天再拔另一侧穴位,两侧穴位交替进行,10 日 1 个疗程。适用于心肝火旺者。

（九）导引法

空劲功　掌心朝下,十指松直。拇指、环指和小指同时扳动 11 次。每次在复原呈梯形式后,再把示指先往上抬,然后向下扳动,进行 2 次复原呈梯形式。再马步站桩 5 分钟收功。

（十）磁疗法

取神门、安眠两耳穴为主穴,太阳、风池、内关、足三里为配穴,每次选 2~4 穴敷贴,1 周后换另一侧。每次治疗 20~30 分钟。

（十一）注射法

穴位注射　取穴：双侧足三里为主穴。心血不足者,配心俞、脾俞;心肝火旺者,配心俞、胆俞。方法：先将针头刺入穴位,小幅度提插,得气后回抽针管,若无回血即注入丹参注射液 4ml。每日 1 次,7 日为 1 个疗程。

（十二）濡浴法

1. 磁石 50g,酸枣仁、柏子仁、夜交藤各 30g,当归 20g,知母 10g。每晚睡前煎汤熏洗双手,每次 30 分钟。

2. 热水 1 盆,令患者睡前热水洗脚 10 分钟,每日 1 次。

(十三) 敷法

1. 吴茱萸 9g,捣烂,加米醋适量调成糊状,敷贴于两涌泉,24 小时取下。

2. 珍珠层粉、丹参粉、硫黄粉、冰片各等量混匀,纳入脐窝平脐,用胶布固定,5~7 日换敷 1 次。

(十四) 罨法

磁石(先煎 30 分钟)20g,茯神 15g,五味子 10g,刺五加 20g,水煎去渣取汁。将纱布浸泡于药汁中,趁热罨于患者前额及太阳穴,每晚 1 次,每次 20 分钟。

(十五) 佩戴法

1. 当归枕　当归 1 200g,甘松、白术、茯苓、熟地黄、仙鹤草各 500g,黄芪 1 000g,葛根 100g,大枣 200g。上药分别烘干,研成粗末,混匀,装入枕芯。使用 3 个月。适用于心血不足型。

2. 清肝枕　菊花、桑叶、野菊花、辛夷各 500g,薄荷 200g,红花 100g,冰片 50g。上药除冰片外,烘干,共研细末,兑入冰片和匀,纱布包裹,装入枕芯,制成药枕。适用于心肝火旺型。

【预防】平时注意进食清补食物,加强营养,少吃刺激性强的食物,注意劳逸结合,尤其经前要减少脑力劳动,避免睡眠之前从事使大脑神经兴奋的活动,保持心情舒畅,减少烦恼。

六、经行情志异常

每逢月经前或经行期间,出现烦躁易怒、悲伤欲哭、情志抑郁等异常情况,经后逐渐恢复正常者,称经行情志异常。

【病因病机】

1. 心脾两虚　素体心脾不足,经血下行,脾不摄血,心失濡养,神不守舍,故见经行情志异常。

2. 肝郁化火　平素胸襟狭隘,容易抑郁,经期阴血不足,肝郁化火,上扰清空,故见神志异常。

3. 痰蒙心窍　多痰之体,气机易阻,经期气郁化火,挟痰蒙蔽心窍,故见神志异常。

4. 瘀血止扰　经行期间,气血瘀滞,上扰神明,故见神志异常。

【临床表现】

1. 心脾两虚型　经行悲伤欲哭,精神恍惚,夜寐不安,心悸怔忡,忧思多虑,倦怠懒言。舌淡红,苔薄白,脉细。

2. 肝郁化火型　经行心烦易怒,狂躁不安,胸胁胀满。舌质红,苔黄,脉弦而数。

3. 痰蒙心窍型　经行郁郁寡欢,头蒙神呆,语无伦次,昏睡多痰。舌淡红,苔腻,脉濡细或滑。

4. 瘀血上扰型　经行狂躁,或头痛如锥刺,经行涩少,下腹胀痛拒按。舌质暗,苔薄白,脉涩。

【治疗】

(一) 辨证组方

1. 养心安神　甘麦大枣汤加味:炙甘草、酸枣仁、柏子仁、党参、朱茯神各 10g,淮小麦

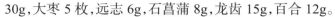

30g,大枣 5 枚,远志 6g,石菖蒲 8g,龙齿 15g,百合 12g。

2. 清肝解郁安神

(1)丹栀逍遥散加减:炒栀子、牡丹皮、茯神、甘松、郁金各 10g,远志 8g,黄连 3g,珍珠母(先煎)、龙齿(先煎)各 30g,朱灯心 3 扎,柴胡 9g。适用于肝郁化火者。

(2)防己地黄汤合小柴胡汤加味(马氏方):防己 10g,桂枝 5g,防风 10g,生地黄 15g,柴胡 9g,半夏 10g,炒黄芩 9g,党参 12g,炙甘草 5g,生姜 4 片,大枣 5 个,益母草 12g,香附 9g。适用于心肝火旺者。

3. 理气化痰开窍

(1)解郁化痰汤:橘红、半夏、柴胡、郁金、香附、远志、石菖蒲、瓜蒌、胆南星、竹茹。适用于痰气阻滞者。

(2)生铁落饮:天冬、麦冬、贝母、胆南星、石菖蒲、橘红、远志、连翘、茯苓、玄参、钩藤、丹参、朱砂、生铁落。适用于痰火上扰者。

4. 活血化瘀

(1)桃核承气汤加味:桂枝 6g,桃仁、大黄(后入)、芒硝(冲)、甘草、益母草各 10g,木香 8g,生山楂 100g,丹参 30g。偏重于活血通下。

(2)加味血府逐瘀汤:当归、赤芍、黄芩、桃仁、红花、川芎、柴胡、生地黄、枳壳、木香、牛膝、桔梗、大黄、礞石。偏重于活血化瘀。

(二)单方验方

1. 猴枣散 每日 2~3 次,每次 0.2g。适用于痰盛者。

2. 至宝丹 每日 2~4 次,每次 1~2 丸。适用于肝郁化火者。

3. 莲子心少许,泡茶饮服。适用于心肝火旺者。

(三)饮食疗法

1. 小麦 15g,大枣 10 枚,玉竹 9g,粳米适量,共煮粥食,月经前连服 4~6 剂。适用于心阴不足者。

2. 粳米 100g,白糖少许,加水 500~800ml,煮至米开汤未稠时,加入梅花 5g,改文火稍煮片刻,视米花汤稠即可。每日早晚餐温热后服食。适用于肝郁者。

3. 加味栀子仁粥 栀子仁 3~5g,橘红 10g,地龙 10g。将栀子仁、地龙研细末,先煮粳米 100g,沸后入橘红,待粥将成时,调入栀子仁和地龙,稍煮即可,日分 2 次服用。适用于肝经郁火证。

4. 鲜竹沥粥 鲜竹沥 30g,地龙粉 1~2g,粳米 100g。先煮粳米,粥成入鲜竹沥、地龙粉。日服 1~2 次。适用于痰热上扰证。

5. 橘糖饮 橘叶 12g,橘络 15g,红糖 20g。加水适量,煎煮 20 分钟,去渣取汁,分 2 次服,每日 1 剂,连服 3~7 天。适用于肝气郁滞者。

(四)针刺法

1. 毫针① 取穴:肝俞、心俞、内关、神门、三阴交。方法:泻法。适用于肝郁气滞者。

2. 毫针② 取穴:人中、内关、百会、大陵、丰隆、十宣。方法:泻法。适用于痰火上扰者。

3. 毫针③ 取穴:肝俞、肾俞、关元、气海、三阴交。方法:补法,并加艾灸。适用于气血虚弱者。

4. 耳针　取穴: 脑点、脑干、颈、神门、子宫、卵巢、肾、内分泌、皮质下。方法: 耳针埋穴。

（五）注射法

肌内注射: 醒脑静注射液,每日 2 次,每次 4ml,肌内注射至神志清醒为止。

（六）佩戴法

1. 解郁枕　柴胡、乌药、合欢、旋覆花各 500g,香附、木香、当归、川芎、佩兰各 400g。上药一起烘干,研成粗末,装入枕芯。适用于肝气郁结者。

2. 硝黄二石枕　芒硝、明矾、磁石各 500g,生大黄 300g,厚朴、全瓜蒌、枳实各 200g。上药中,诸石打碎,余药烘干,共研粗末,混匀,装入枕芯。适用于痰火上扰者。

（七）敷法

甘遂、大戟、黄连、艾叶、石菖蒲各 10g,白芥子 6g,共研细末,取适量敷贴于神阙,盖以纱布,胶布固定。每日 1 次。适用于经期出现癫狂者。

（八）嗅鼻法

猪牙皂、细辛各 6g,樟脑 1.5g。上药混合,研成细末,每次 3g,吹入两侧鼻孔,取嚏。吹鼻 15 分钟后开始呕吐痰涎,此为起效之征。该法尤其适用于痰蒙心窍型。

（九）塞法

猪牙皂、细辛、白芷、藜芦各 10g,煎汁去渣,将小纱布条浸泡于药汁中,取出塞入一侧鼻腔中。若鼻腔中出现分泌物后,要及时取出纱条,使之流出,然后重新塞入。

（十）滴药法

甘遂、鹅不食草、白芷各 10g,藜芦 6g,冰片 5g。前 4 味药加水煎至 50ml,溶入冰片,装入眼药水瓶,滴入鼻腔 4~5 滴,每天 3 次。

（十一）罨法

透骨草、礞石(先煎)各 20g,石菖蒲、远志、郁金、胆南星、茯苓、法半夏各 10g。上药煎好后去渣,将纱布浸泡于药汁中,使之湿透。取出,温度适中后罨于患者神阙、气海、关元处 15 分钟。然后用上法罨于心俞 15 分钟,每日 1 次。

（十二）离子透入法

青礞石(先入)30g,胆南星 20g,法半夏、黄连、竹沥、石菖蒲各 10g,灯心草 9g,水煎取汁,纱布浸泡,分别置于神阙、心俞,上置电极板,将电流控制开关放在最低挡。接通电源,逐渐调大电流,至患者可耐受为止。

【预防】注意精神调养,保持心情愉快,避免引起情绪刺激的因素,是防止该病发作的重要因素。参加适当的体育锻炼和户外活动,起居有规律,也可减少该病发生。

【临床报道参考】归脾汤治疗经行情志异常 36 例,于每次发作期连服 6 剂为 1 个疗程。结果: 治愈 29 例,好转 6 例,无效 1 例。［甘肃中医,2000(2):41］

丹栀逍遥散加减治疗经行情志异常 36 例,结果: 治愈 24 例,有效 9 例,无效 3 例。［实用中医药杂志,2015,31(3):203］

耳压配合甘麦大枣汤治疗经行情志异常 30 例,症见烦躁易怒,胸闷失眠,或情志抑郁,悲伤欲哭,坐卧不宁等。药物有浮小麦、大枣、甘草、合欢花、熟酸枣仁、丹参、白芍、郁金、麦冬等。耳压取穴神门、子宫、内分泌、皮质下、肝、心、肾。结果: 痊愈 20 例,好转 7 例,无效 3 例。［针灸临床杂志,2000,16(5):53］

用中医辨证治疗经期精神病 35 例,癫证用紫石英 24g,巴戟天、肉苁蓉、丹参各 15g,三棱、莪术、制香附各 12g,肉桂、白芷、陈皮各 6g;狂证用生牡蛎、龟甲、鳖甲各 30g,丹参、麦冬、山茱萸各 15g,钩藤 20g,莪术、郁金、三棱各 12g,石菖蒲 6g;郁证用淮小麦、甘草、大枣、焦酸枣仁、远志、香附、玉竹、女贞子各 12g,莪术、三棱各 15g。经后第 5 日始配合服复方甲地孕酮片、每日 1 片,谷维素 100mg、日 3 次,连服 22 日。结果:临床痊愈 26 例,有效 8 例,无效 1 例。[陕西中医,1993,14(3):111]

七、经行抽搐

经行抽搐指行经期间肢体麻木抽搐,经后症状消失的疾病。

【病因病机】

1. 血不养筋　筋脉为血所养。慢性病耗伤阴血,或失血过多等因素,以致血虚,经期经血下行,或经血过多,筋脉失养,则肢体麻木抽搐。

2. 风痰阻络　素有痰涎内结、阴虚肝旺的癫痫病史,经期阴血虚,肝失所养,肝风内动,夹痰上扰,蒙蔽神明,壅闭经络,则神志不清、抽搐。

3. 虚风内动　肝经有热,下吸肾阴,月经期间肝肾阴虚尤甚,虚风内动,则肢体抽搐。

4. 肝热动风　素体肝热,经期肝血易亏,以致热极生风,灼伤筋脉,则发经行抽搐。

【临床表现】

1. 血不养筋型　经行肢体麻木,轻微抽搐,或两手微微振颤,时间较短暂,并非持续不断,面色少华,头晕眼花,心悸失眠。舌稍淡,苔薄白,脉弦细无力。

2. 风痰阻络型　经行胸闷头晕,多涎泛恶,继则抽搐发作,时间较长,较强烈,喉中有痰声,双目上视,昏不知人,醒后神惫乏力。舌淡红,苔白腻,脉弦滑。

3. 虚风内动型　平素面部潮红,心烦不宁,急躁失眠,头晕头痛,腰酸耳鸣,经期四肢瘛疭,持续时间较长,抽动较明显,发作后倦怠无力,腰酸腿软。舌稍红,苔偏少,脉弦细数。

4. 肝热动风型　经前乳房胀痛,头颠抽痛,心烦易躁,胸胁苦满,月经色紫夹块,大便干结,小便短赤,口苦。经行手足抽搐有力。舌红,苔薄黄,脉弦数。

【治疗】

(一) 辨证组方

1. 养血和营,舒筋止痉

(1)八珍汤加味:熟地黄 12g,炒白芍 10g,当归 9g,川芎 6g,党参 12g,炒白术 10g,茯苓 10g,炙甘草 6g,桑寄生 15g,丝瓜络 10g,鸡血藤 20g。

(2)阿胶鸡子黄汤加减:阿胶(烊冲)10g,鸡子黄(打冲)1 枚,当归 9g,白芍 15g,生地黄 15g,钩藤(后入)10g,络石藤 15g,生牡蛎 30g,甘草 9g。

2. 息风涤痰,开窍止痉　定痫丸加减:天麻 10g,川贝母(吞)5g,胆南星 10g,半夏 10g,陈皮 9g,茯苓 10g,茯神 10g,丹参 12g,麦冬 10g,石菖蒲 9g,远志 9g,全蝎 6g,僵蚕 10g,琥珀 5g,生铁落(先煎代水)30g。

3. 滋补肝肾,平肝息风

(1)三甲复脉汤:炙甘草 9g,干地黄 15g,生白芍 9g,麦冬(不去心)15g,阿胶(烊冲)10g,火麻仁 10g,生牡蛎(先入)30g,生鳖甲(先入)24g,生龟甲(先入)30g。

(2)镇肝熄风汤加减:龟甲(先入)20g,生龙骨(先入)30g,生牡蛎(先入)30g,代赭石 15g,生白芍 15g,玄参 10g,天冬 10g,牡丹皮 10g,怀牛膝 15g,川楝子 10g,茵陈蒿 10g,甘草 6g。

4. 清肝凉血,平息肝风　生地黄 20g,桑叶 15g,菊花 10g,钩藤(后入)30g,炒栀子 10g,牡丹皮 10g,生白芍 20g,地龙 10g,蜈蚣(研吞)3 条。

（二）耳穴压迫法

取穴:子宫、内分泌、肝、肾、心。方法:用王不留行在上述穴位上贴压(双耳),每日按压数次,每次 10 分钟,10 日为 1 个疗程。

八、经行昏厥

经行昏厥指经行突发晕厥,醒来无后遗症者。

【病因病机】

1. 气脱　多因素体气血虚弱,经期疲劳过度或悲恐,气虚下陷,清阳不升所致。

2. 气郁　多因平素情绪紧张,又因恼怒或惊骇,以致气逆于上,壅塞心胸,蒙闭清窍所致。

3. 血脱　多因经血暴下,气随血脱,无以奉养所致。

4. 血瘀　因血行不畅,气机不利,瘀血上攻所致。

5. 风痰　平素多痰之体,经期经血下行,肝失所养,肝气夹痰上逆,蒙蔽神明所致。

6. 暑厥　多因高温环境或烈日之下工作,经多汗多,耗伤气血,暑邪乘虚而入致昏厥。

【临床表现】

1. 气脱型　经行昏厥,兼见面色苍白,四肢厥冷,汗出淋漓,气息微弱。舌质淡,苔薄白,脉沉细。

2. 气郁型　经行昏厥,兼见四肢厥冷,牙关紧闭,两手握拳,腹胀经涩。舌淡红,苔薄白,脉沉弦。

3. 血脱型　经行昏厥,兼见经血暴下,面色㿠白,唇淡无华。舌质淡,苔薄白,脉细软。

4. 血瘀型　经行昏厥,兼见小腹疼痛剧烈,拒按,冷汗淋漓,四肢厥逆。舌稍暗,苔薄白,脉涩细。

5. 风痰型　经行昏厥,喉中痰鸣,或吐涎沫,手足或见抽搐。舌稍红,苔白腻,脉弦。

6. 暑厥型　经行昏厥,兼见汗多肤冷,面色苍白,或身热面赤。舌淡红,苔薄白,脉濡软。

【治疗】

辨证组方

1. 补气回阳　四味回阳饮:人参(调冲)6~10g,制附子 6~10g,炮姜 5g,干姜 6g。

2. 顺气开郁　五磨饮子加味:乌药 9g,沉香 5g,槟榔 10g,枳实 10g,木香 9g,檀香 5g,藿香 10g。

3. 养血益气固脱　圣愈汤加味:党参 15g,熟地黄 12g,炒白芍 10g,当归 9g,川芎 6g,茯苓 10g,炙甘草 6g,阿胶(烊冲)10g,制附片 6g,荆芥炭 10g。

4. 活血行瘀,理气调经　通瘀煎加减:当归尾 12g,山楂 15g,香附 10g,炒红花 6g,乌药 6g,青皮 6g,木香 5g,泽泻 6g,黄酒(冲)50ml。

5. 豁痰息风　导痰汤加味:制半夏 10g,橘红 10g,茯苓 10g,枳实 9g,胆南星 9g,甘草 6g,生姜 5 片,石菖蒲 9g,远志 10g,天竺黄 6g。

6. 解暑开窍　先将患者立即抬至阴凉处,急用紫雪丹或牛黄清心丸,苏醒后可服下方:

白虎加人参汤加减:人参(调冲)10g,石膏 20g,炙甘草 6g,知母 15g,粳米 30g,石斛 15g,生地黄 20g。

汗出多者,加用生脉散。

九、经前面部痤疮

经前面部出现痤疮,经后逐渐消退,呈周期性,多见于青春期妇女。

【病因病机】

1. 肝脾湿热 湿热之体,或多食辛辣、油腻之品,脾运失健,肝脾湿热上熏于面部所致。

2. 肝郁化火 肝气郁结,久则化热化火,火热上熏面部而致。

3. 肺经郁热 肺经郁热,熏灼面部所致。

【临床表现】

1. 肝脾湿热型 经前面部痤疮,月经先期,带下色白或黄,口干作腻。舌稍红,苔白腻或黄腻,脉濡细。

2. 肝郁化火型 经前面部痤疮,经前乳房胀痛,情绪烦躁,经少不畅,下腹胀。舌质稍红,苔薄,脉弦细而数。

3. 肺经郁热型 经前面部痤疮,燥咳无痰,咽干痛喜饮。舌质红,苔薄黄,脉细数。

【治疗】

(一) 辨证组方

1. 清热利湿 龙胆、炒栀子、黄芩各 9g,茵陈蒿、泽泻、萆薢、地肤子各 10g,薏苡仁、车前子各 12g,生甘草 5g。

2. 清火解郁 抑亢汤(马氏方):炒栀子 10g,生地黄 10g,龙胆 5g,柴胡 10g,牡丹皮 9g,川牛膝 30g,枇杷叶 15g,茜草 10g,制大黄 6g,紫草 20g,香附 5g,丹参 15g。

3. 清泻肺热 泻白散加味:地骨皮、桑白皮、枇杷叶各 12g,黄芩、连翘、牡丹皮各 9g,桔梗 6g,生甘草 4.5g。

(二) 单方验方

1. 白花蛇舌草 30g,水煎服。

2. 枇杷叶、桑叶各 15g,竹叶 10g,水煎服。

3. 木贼 15g,连翘、蒲公英各 30g,水煎服。

(三) 饮食疗法

1. 枇杷叶 9g,菊花 6g,生石膏 15g,水煎后取汁,加入粳米 60g,煮粥吃。

2. 芹菜 100g,小西红柿 1 个,雪梨 150g,柠檬 1/5 个,挤汁饮用。

3. 海藻、昆布、甜杏仁各 9g,水煎取汁,加入薏苡仁 30g,煮粥食。

(四) 敷法

1. 白石脂、白蔹、苦杏仁各 30g,共为细末,用鸡蛋清调,敷患处。

2. 马氏经验方 大黄水煎,凉后用面膜敷患处。

3. 白芷、白及、辛夷各 6g,共研细末,水调成糊状,敷患处。

(五) 漯浴法

1. 枇杷叶煎汤,擦洗面部,每日 2~3 次。

2. 丝瓜水擦洗面部。

(六) 涂抹法

1. 轻粉、黄芩、白芷、白附子、防风各 3g,共为末。每日洗面时多擦抹数次,临睡时也涂擦。

2. 防风、樟脑各 6g,冰片、水银各 1.5g,大枫子、胡桃仁各 9g。将上药捣烂,用布包上,随时擦用。

(七) 针刺法

1. 毫针　取穴:灵台、委中、合谷。肺经风热,配大椎、肺俞;脾胃积热,配足三里、三阴交。方法:上穴均施泻法,出针后挤针孔出血少许。

2. 耳针　取穴:内分泌、交感、皮质下、神门、肾上腺、脑点。方法:每次选用 2~3 穴。将揿针刺入,胶布固定并按压。15 日为 1 个疗程。起针后,在另一侧耳穴行针。

3. 三棱针　取穴:双侧耳背近耳轮处明显的血管。方法:局部消毒后,用三棱针刺入,放血 5~10 滴,盖上消毒敷料。1 次为 1 个疗程,未愈者间隔 1 周后,另选 1 根血管放血。

4. 针挑　取穴:背部皮肤的反应点、灵台、委中、合谷。方法:先在患者第 1 胸椎至第 12 胸椎两旁摩擦数次,然后在离胸椎 0.5~3 寸范围内,寻找类似丘疹,稍突起于皮肤,针帽大小,呈灰白色、棕褐、暗红或浅红色,压之不退色的反应点。常规消毒后,用三棱针刺入反应点底部,约 1 分深,迅速将针向上一挑,使疹点翻起,挑断皮下部分纤维组织,用手指挤压针孔出血,用干棉球拭去血迹。

(八) 拔罐法

取穴:大椎、肺俞、膈俞。方法:用大号玻璃火罐,以闪火法迅速拔在穴位上。亦可用三棱针点刺大椎出血,用毫针针刺肺俞、膈俞后再加拔火罐。留罐 10~15 分钟,每日 1 次,10~15 日为 1 个疗程。

(九) 割治法

主穴:双侧耳部肺穴。配穴:耳部神门、交感、内分泌、皮质下。方法:常规消毒后,用手术刀尖将穴位割破,少量出血。将雄黄、冰片、薄荷、硼酸、滑石粉(各等分)研成的细末敷在割治部位。纱布覆盖,胶布固定。

(十) 佩戴法

1. 桑叶 500g,薄荷 200g,菊花 400g,蝉蜕 100g。上药分别快速烘干,共研粗末,装入枕芯。适用于肺经郁热者。

2. 黄连、黄柏、黄芩、紫荆皮、雄黄各 500g,栀子、桑白皮、牡丹皮各 400g,蔓荆子、青黛各 300g,冰片 20g。上药除冰片外,分别烘干,研成细末,兑入冰片,和匀,装入枕芯。适用于肝脾湿热者。

(十一) 罨法

丹参、白芷、野菊花、腊梅花、金银花、月季花、大黄各 9g,煎水,以纱布蘸取药液热罨患处,每日 2~3 次,每次 20 分钟。

(十二) 熏洗法

野菊花 240g,芒硝 480g,花椒、枯矾各 120g。上药分作 7 份,每次 1 份,加水适量煮沸后倾入容器内,先熏后洗患处。每日 1~2 次,每次 20 分钟,7 日为 1 个疗程。

(十三) 耳穴压迫法

取穴:肺、内分泌、心、胃、皮质下。方法:用王不留行在上述穴位上贴压(双耳),每日按压数次,每次 10 分钟,10 日为 1 个疗程。

(十四) 注射法

局部注射:以白花蛇舌草注射液 2ml(相当于生药 4g),按肌内注射常规,缓慢注射于粉

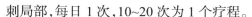

刺局部,每日 1 次,10~20 次为 1 个疗程。

【预防】少食油腻、辛辣及甜食,多吃蔬菜水果,保持大便通畅。

【临床报道参考】辨证组方治疗经前面部痤疮 88 例。药用地骨皮、白鲜皮、牡丹皮、生地黄、赤芍、当归、川芎、川牛膝,随证加药。于经净后 12~15 天起每天服 1 剂,连服 6~9 剂,共服 3 个月经周期。结果:显效(痤疮全部消失)61 例,有效 24 例,无效 3 例。[上海中医药杂志,1988(3):12]

除痤汤加味治疗经前面部痤疮 32 例,药物:金银花 15g,蒲公英 10g,炒黄芩 6g,炒黄连 6g,生地黄 10g,益母草 10g,柴胡 10g,白芍 6g。胃肠热甚,伴大便干结,加生大黄 9g;血热明显,伴月经先期,量多,色鲜红,加牡丹皮 9g、紫草 6g;热毒甚,脓疱较多,结节化脓疼痛,加紫花地丁 12g;血瘀明显,伴月经后期,痛经,量少有血块,舌有瘀点、瘀斑,加红花 9g、当归 12g;湿盛,伴面部油腻,加苍术 9g、白术 9g。结果:治愈 30 例,好转 2 例。[山东中医杂志,2002,21(3):145]

十、经行风疹

每值临经或行经期间,全身皮肤突起疹块,块形大小不一,瘙痒异常,融合成片,经净渐退者,称经行风疹,或称经行血风疮。

【病因病机】

1. 血虚　素体阴血不足,或久病失养,营血不足,经行阴血益虚,生风化燥而致。

2. 风热　素体阳盛,或过食辛辣,血分蕴热,经行时血气俱虚,风邪乘虚袭入,与热相搏,遂发风疹。

3. 营卫虚弱　素体营卫虚弱,经期营血不足,卫气虚弱,风郁肌肤,发为风疹。

4. 血瘀　经行或分娩不慎,瘀血内阻,气机不利,不得疏泄,发于肌肤而致。

【临床表现】

1. 血虚型　经行发风疹块,色淡红,呈片状,皮肤干燥,有蚁行感。月经量不多,色淡,头晕心悸,面色少华。舌质稍淡,苔薄白,脉细软。

2. 风热型　经行发风疹块,色红瘙痒难忍,感风遇热,瘙痒尤甚。经量多,色鲜红,口干喜饮。舌稍红,苔薄黄,脉浮数。

3. 营卫虚弱型　经行前后畏风怕冷,遇风容易外感,并发风疹块,保暖症状消失。舌淡红,苔薄白,脉软。

4. 血瘀型　经行发风疹块,色呈瘀斑状,月经量少有块,少腹作痛。舌质偏暗,苔薄白,脉细弦。

【治疗】

(一)辨证组方

1. 养血祛风

(1)当归散加减:当归、白芍、黄芪、防风、荆芥各 9g,川芎、生甘草 4.5g,生地黄、刺蒺藜、何首乌各 12g。

(2)生地黄 15g,熟地黄 15g,川芎 10g,白芍 10g,紫草 10g,刺蒺藜 15g,何首乌 10g,火麻仁 10g,鸡血藤 15g,生甘草 10g。

2. 清散风热

(1) 秦艽牛蒡汤加减：麻黄、升麻、生甘草各 6g，黄芩 8g，防风、玄参、秦艽、牛蒡子、牡丹皮各 10g，生地黄 12g，水牛角（先煎）15g。

(2) 马氏瘾疹方：凌霄花 10g，路路通 20g，牛蒡子 10g，蝉蜕 6g，白僵蚕 10g，刺蒺藜 15g，薄荷（后入）6g，紫草 12g，牡丹皮 10g，蚕沙 10g。

3. 疏风解肌和营　葛根汤加味：葛根 10g，炙麻黄 5g，桂枝 6g，生姜 4 片，炙甘草 6g，炒芍药 10g，大枣 10 枚，刺蒺藜 10g，僵蚕 10g，蚕沙 10g。

4. 活血祛风　桃红四物汤加味：生地黄、豨莶草各 15g，当归、凌霄花、荆芥各 8g，川芎 6g，赤芍、牡丹皮、桃仁各 10g，红花 5g，紫草 20g。

（二）单方验方

1. 蝉蜕 120~150g，洗净风干，炒焦为末，炼蜜为丸，每粒 9g，每日早晚各服 1 丸。

2. 椿树叶 10g，苍耳子 15g，水煎服。

3. 槐花 15g，苦参、地肤子各 18g，水煎服。

（三）饮食疗法

1. 猪脾 1 个，切成小块，炒熟，加盐与红枣炖冰糖适量，分 2 次服完，连服 10~15 剂。

2. 荔枝干 9 个，煮汤 1 碗，加红糖 30g 冲服，连服 3~4 次。

（四）敷法

苦参 30g，防风 15g，扑尔敏（氯苯那敏）30g。将上药各自单独研为细末，临用时各取 10g 混匀，填入脐窝，以纱布覆盖，胶布固定。每日 1 次，10 日为 1 个疗程。

（五）熏洗法

夜交藤 200g，苍耳子、刺蒺藜各 100g，白鲜皮、蛇床子各 50g，蝉蜕 20g。上药加水 5 000ml，煎煮 20 分钟后，趁热先熏患处，待药液温后，用毛巾外洗患处，每剂可洗 3~5 次，一般熏洗 2 小时后全身风团消退。

（六）涂抹法

止痒酊　蛇床子、百部各 25g，用 50% 乙醇溶液 100ml 浸泡 24 小时，过滤后每日涂抹患处 3~5 次。有明显止痒作用。

（七）罨法

麦麸 250g，醋 500ml。将上药拌匀入铁锅内炒热，装入布袋，罨擦患处。

（八）佩戴法

蛇床子、丁香、白芷各 20g，细辛、苍术、艾叶、香附、雄黄、硫黄各 10g，共研成细粉，过 80~120 目筛，加入冰片 5g 混合。25g 装为 1 袋，密封保存备用。方法：将制备的香袋 2 袋，一袋放于患者贴身衣内，另一袋放于患者床铺一侧床单下或枕下，每 2 个月换香袋 1 次。使用香袋后，暂不再使用其他药，对某些患者有一定疗效。

（九）针刺法

1. 毫针　取穴：天井、曲池、合谷、外关、血海、委中。手法：用泻法。

2. 皮肤针　主穴：风池、血海、夹脊（2~5 椎，18~21 椎）。配穴：曲池、风门、风府、委中、肺俞、三阴交、合谷。

（十）灸法

艾条灸　取穴：曲池、合谷、血海、风市、三阴交、大椎。方法：每穴灸 5~10 壮，每日 2

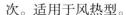

次。适用于风热型。

(十一) 耳穴压迫法

主穴：肺、荨麻疹点、神门。配穴：心、肾上腺、内分泌、枕、神经衰弱点。据症选穴。方法：用王不留行贴压穴位。每日按压5次，每次15分钟，10日为1个疗程。

(十二) 磁疗法

取穴：百虫窝(双)、曲池(双)、足三里(双)。方法：将2500Gs的钐钴合金磁块接在G6805治疗仪的2根导线上，使2个磁块固定在患者相应穴位上，通以电流。1次选2~4穴，每次30分钟，每日1次，重者2次。

(十三) 拔罐法

1. 方法一　取穴：①风门、膈俞、脾俞；②气海、血海、足三里。方法：两组穴位每日一组轮流交换拔罐。适用于血虚型。

2. 方法二　取穴：风门、风池、曲池、膈俞、血海。方法：先用三棱针点刺同一侧穴位，用闪火法拔5分钟。第2日则取另一侧穴位。两侧交替进行。适用于风热型。

3. 方法三　取穴：①肝俞、膈俞；②期门、关元、血海、三阴交。每日1次，每次1组，交替进行。适用于血瘀型。

4. 方法四　取穴：神阙。方法：患者仰卧，点燃酒精棉球后迅速投入罐内，随即取出，乘势将罐扣于神阙，待3~5分钟后，将火罐取下，再进行第2次、第3次拔罐，连续拔3次罐为1个疗程。每日1次，3次为1个疗程。顽固者治疗2~3个疗程。

(十四) 割治法

方法：先将食用碱面放入铝勺内，用文火煎干，即成无水碳酸钠，装入无菌小瓶内备用。治疗时，先将患者双耳尖部(外耳轮顶部)常规消毒，用消毒手术刀或刮脸刀片在耳尖轻轻做矢状切口，长约4~5mm，深0.5~1mm，以出血为度。用消毒棉球不断擦去血液，直至不再出血或出血很少为止。将无水碱面少许撒入切口内，盖上消毒棉球，再用胶布固定即可。1次不愈，可间隔1~2日重复。

【预防】经前勿食鱼鲜虾蟹之类易于诱发过敏的食物。有肠道寄生虫史者，应先驱虫。经前注意保暖，不要受风。

【临床报道参考】用加味圣愈汤(生地黄、白芍、党参、黄芪各24g，白鲜皮20g，地肤子12g，当归、荆芥各9g，川芎6g，何首乌15g)治疗血风疮16例，全部治愈。[中医杂志，1986，27(12)：58]

中药内外结合治疗经行风疹块53例，内服当归饮子(当归15g，川芎12g，白芍12g，生地黄15g，黄芪15g，防风10g，荆芥10g，刺蒺藜12g，何首乌15g，甘草6g)，随证加减，水煎服。外洗方：荆芥10g，白鲜皮30g，苦参30g，百部30g，薄荷20g，蝉蜕15g，丹参30g，艾叶20g，米醋100ml(后下)。用法：每日1剂。前8味加水约3000ml，煎煮25分钟，倒出药液，再纳米醋。先乘热熏气，后用毛巾浸药液外洗患处，每次熏洗15~20分钟，每剂可于当天熏洗2次。7天为1个疗程。其中，血虚型21例，治愈11例，好转7例，无效3例；风热型19例，治愈12例，好转5例，无效2例；风寒型13例，治愈8例，好转3例，无效2例。[中医药学报，2009，37(5)：85]

四物汤加味治疗经行风疹块100例，药物：当归30g，川芎10g，生地黄20g，白芍15g，土茯苓20g，白鲜皮30g，地肤子20g，蛇床子20g，蝉蜕20g，防风15g，炙甘草10g。气虚明显，加黄芪 30g;伴外感,加荆芥 10g、牛蒡子 15g。2 日 1 剂,水煎分 6 次服,每个月经期用药 2 剂。疗效:治愈 71 例,好转 24 例,无效 5 例。[医学文选,2000,19(1):104]

十一、经行吐衄

周期性在行经期间出现鼻衄、吐血或眼结膜充血等疾病,称经行吐衄。本病与西医学的代偿性月经、某些部位的子宫内膜异位症近似。

【病因病机】

1. 肝经郁热　禀性抑郁,郁怒伤肝,肝郁气滞,日久化火,经行之际随冲气上逆,损伤血络,发为吐衄。

2. 胃火炽盛　多食辛辣炙煿之品,胃经炽热,热随冲脉上逆,发为经行吐血。

3. 肺肾阴虚　素体阴虚,虚火偏亢,经行阴血下注,虚火尤炽,灼伤血络,发为吐衄。

【临床表现】

1. 肝经郁热型　经前或经期吐衄,量多,色深红,或目中充血,月经先期量少,烦躁易怒,胁痛头胀,口苦咽干。舌红苔黄,脉弦数。

2. 胃火炽盛型　经前或经期吐衄,血红量多,或齿衄,月经先期量少,口干口臭,便秘。舌红苔黄,脉洪大或滑数。

3. 肺肾阴虚型　经期或经净时吐血、咯血或衄血,量少,色鲜红,月经量少或提前。潮热颧红,五心烦热,或午后发热,干咳咽干。舌红瘦,苔花剥或无苔,脉细数。

【治疗】

(一)辨证组方

1. 清肝泻火,引血下行

(1)龙胆、黄芩、栀子、青蒿、川牛膝、生大黄(后下)各 9g,牡丹皮、赤芍各 12g,生地黄、墨旱莲各 15g,藕节、白茅根各 30g。

(2)清肝引经汤:当归、白芍、生地黄、牡丹皮、炒栀子、黄芩、川楝子、茜草、牛膝、甘草、白茅根。

2. 清胃降火,引血下行　三黄四物汤加减:当归、赤芍、生地黄、大黄、黄芩、黄连、牛膝、益母草。

3. 清肺滋肾,引血下行

(1)顺经汤加味:当归、牡丹皮、北沙参、茯苓、荆芥炭、藕节炭各 9g,生地黄 15g(或鲜生地黄 30g),白芍 6g,白茅根、川牛膝各 12g。

(2)百合固金汤加味:生地黄、熟地黄、麦冬、百合、生芍药、当归、川贝母、生甘草、玄参、桔梗、藕节、白及。适用于经行咳血者。

(二)单方验方

1. 鲜白茅根 60g,土牛膝 15g,煎汤服。

2. 干藕节 30g,桑叶 15g,白茅根 15g,适用于肝经郁火者。

3. 小蓟草 60g,煎汤服。

(三)饮食疗法

1. 鲜藕饮　鲜藕 500g,捣碎取汁,加白糖适量,调匀饮用。治疗肝经郁热型经行吐衄。

2. 金针白茅根汤　黄花菜、白茅根各 30g,水煎服。治疗肝经郁热型经行吐衄。

3. **地黄粥** 生地黄 50g,大米适量。生地黄水煎取药汁,大米煮粥,粥成后加入药汁及冰糖适量,再煮片刻,即可服食。治疗肺肾阴虚型经行吐衄。

4. **地黄牛膝白茅根汤** 生地黄、川牛膝、白茅根各 30g。水煎去渣,加白糖适量,调匀服用。治疗肺肾阴虚型经行吐衄。

5. **桑叶藕节白茅根汤** 桑叶 15g,藕节 30g,白茅根 15g。水煎服。

（四）敷法

1. 大蒜 31g,捣烂如泥,包两脚心,鼻有蒜气时即效。治疗经行吐血、鼻衄。

2. 黄柏、牡丹皮、栀子、广郁金各 15g,大蒜适量,共捣烂作饼状,敷贴在患者双脚涌泉、神阙。治疗经行吐血、鼻衄。

3. 炙鸡内金、赤石脂、煅龙骨各 6g,黄柏、枯矾各 10g,蚕茧衣 5g。上药共研极细末,先用冷开水将脐部洗净擦干,再将药末适量掺入脐内,并用消毒纱布包扎。每日早晚各 1 次,直到痊愈。主治经期脐出血或脐流黄水。

（五）涂抹法

郁金 30g,煎汤抹胸口,加入韭菜汁、牛膝更佳。适用于热结血闭而致月经逆行。

（六）塞法

1. 经行鼻衄时,可用云南白药或棉花塞鼻,压迫止血。

2. 烧猬皮灰细研,取如大豆许,绵裹纳鼻中塞之。

（七）滴药法

1. 石膏、牡蛎各等分,捣罗为末,更研,以新汲水调如煎饼面,滴于鼻中立止。

2. 莲子心(末)、刺蓟汁,研令匀,每用滴鼻中。

3. 以青蒿草汁灌入鼻中。

（八）吹鼻法

1. 取釜底墨细研,吹鼻中。

2. 取乱发,烧灰细研,以竹管吹鼻中,立止。

3. 人中白,细研,吹鼻中。

（九）针刺法

1. **毫针** 取穴:①风池、太冲、上星、迎香;②太溪、三阴交、列缺、风池、迎香。方法:①组穴用泻法,适用于肝经郁热者;②组穴用补法,适用于肺肾阴虚者。

2. **耳针** 取穴:内鼻、肾上腺、神门、肾、子宫、卵巢、皮质下、内分泌。方法:每次选 3~5 穴,毫针刺,用中度刺激,每日 1 次,每次留针 15~30 分钟。

（十）耳穴压迫法

取穴:耳屏。方法:用双手中指同时按压双侧耳屏,使耳屏紧贴外耳道口,使耳道闭塞,指压强度以患者能耐受为度,每次按压约 2~3 分钟。适用于肝经蕴热者。

（十一）结扎法

用细线扎紧流血鼻孔对侧中指的第 2 指节,并举高该手,可使鼻衄止住。

【预防】根据疾病的原因,平时针对性服用滋肾阴、清相火的药物进行预防,减少或杜绝温热性食物及精神刺激。

【临床报道参考】辨证组方治疗经行吐衄 50 例,药用归芩红花汤(当归、黄芩、红花、白茅根、赤芍、香附子、益母草、川牛膝、代赭石、珍珠母、玄参、生地黄),经前 1 周开始服药,服 2

个月经周期。结果：治愈 45 例,有效 3 例,无效 2 例。[北京中医,1989(3):23]

清肝引经汤加味治疗经行吐衄 40 例,药物:川牛膝 15g,竹茹 15g,当归 9g,丹参 9g,牡丹皮 9g,栀子 9g,醋香附 9g,决明子 15g,白茅根 15g,黄芩 9g。兼阴虚有热者,加墨旱莲 9g、北沙参 9g;肝郁乳房胀痛者,加白芍 9g;吐衄量多,加补骨脂 10g,降逆收涩止血。以 3 个月经周期为 1 个疗程。治疗结果:治愈 30 例,显效 4 例,好转 4 例,无效 2 例。[四川中医,2007,25(10):83]

取吴茱萸适量,烘干研面,备用。治疗时,于经前 7 天开始将吴茱萸粉用醋拌成糊状分别贴于太冲、涌泉上,外敷纱布固定。每日更换 1 次,双侧穴位交替使用,至月经过后即止。27 例患者除 1 例治疗 3 个疗程无效而改服中药治疗外,其余 26 例均在 1~3 个疗程内治愈。其中,1 个疗程治愈者 5 例,2 个疗程治愈者 12 例,3 个疗程治愈者 9 例。随访 1 年无复发。[中医外治杂志,1997(1):13]

十二、经行泄泻

每当经行时大便溏薄,甚则清稀如水,日解数次,经净渐止者,称经行泄泻。

【病因病机】

1. 脾气虚弱　素体脾虚,经行时血脉下注于冲脉,脾运不健,水湿不化,停滞内聚而成泄泻。

2. 肝木犯脾　平素肝木偏亢,行经时血不养肝,肝气横逆犯脾,脾失健运而致泄泻。

3. 脾肾阳虚　平素脾阳虚,泄泻日久,脾虚及肾,导致脾肾阳虚,行经时气血下注,水湿不运,而致泄泻。

4. 湿热下注　平素胃肠蕴有湿热,经行期间湿热下注,下干肠道,导致腹泻。

【临床表现】

1. 脾气虚弱型　月经将潮或正值经期,大便溏泻,或完谷不化,经净渐止。经色淡,质清稀,胸闷纳呆,面色苍白,神疲乏力。舌淡红稍胖,苔薄或苔白腻,脉濡。

2. 肝木犯脾型　经行腹痛必泻,泻后痛止,胸胁痞闷,嗳气不舒,乳房胀痛。舌淡红,苔薄腻,脉濡或弦。

3. 脾肾阳虚型　经水将潮或经期大便溏薄,五更泄泻。经量少,色淡质清,腰膝酸软,形寒肢冷,夜尿频多。舌质淡,苔薄,脉沉细。

4. 湿热下注型　经行期间下腹疼痛,肠鸣,里急后重,便溏或水泻。舌稍红,苔黄腻,脉细数。

【治疗】

(一) 辨证组方

1. 健脾运湿止泻　参苓白术散:党参、炒扁豆、炒山药、炒莲子、炒薏苡仁各 12g,白术、茯苓各 10g,陈皮 6g,砂仁(杵冲)、桔梗、炙甘草各 4g,大枣 6 枚。

2. 疏肝健脾止泻　痛泻要方加味:白芍、炒白术、防风、茯苓、炒扁豆、炒莲子各 10g,青陈皮 6g,煨木香 5g,炒薏苡仁 20g。

3. 温肾暖脾止泻　四神丸加味:党参、炒白术、茯苓、补骨脂、肉豆蔻、巴戟天各 10g,炮姜、肉桂、炙甘草各 6g,大枣 10 枚。

4. 清热化湿止泻　马氏止泻方:垂盆草 30g,樗白皮 30g,凤尾草 15g,爵床 15g,秦皮

10g,神曲 10g。

（二）单方验方

1. 建莲肉 500g,炒,研末,蜂蜜适量炼蜜为丸,每次用开水吞服 3g,每日 3 次。适用于脾虚型。

2. 五味子 60g,吴茱萸(泡 7 次)15g,同五味子炒研,每服 6g,早晨米汤送下。适用于肾阳虚型。

（三）饮食疗法

1. 生姜 5 片,红糖 30g,煎服。

2. 芡实、百合各 60g,煮稀饭共食。适用于脾虚者。

3. 骨碎补 60g,研末,入猪肾中,煨熟,频食。适用于肾虚者。

4. 白术猪肚粥 白术 30g,猪肚 1 只,生姜少量,粳米 100g。洗净猪肚,切成小块,同白术、生姜煎煮取汁,去渣,用汁同粳米煮粥,猪肚可取出,适量调味佐餐,早晚餐温热食用此粥。适用于脾阳虚经行泄泻。

5. 五合汤 黑豆、黄豆、糯米、全麦粒、黍米各等分,炖熟和匀,贮于瓷罐或瓶内,食用时加红糖或白糖适量,开水调服。适用于肾虚经行泄泻。

（四）敷法

1. 大蒜 1~3 头不等,捣烂,敷足心或脐中。适用于脾肾阳虚者。

2. 大蒜须,不拘多少,捣烂,敷足心或脐中。适用于脾肾阳虚者。

（五）薄贴法

1. 暖脐膏,加热贴于脐部。

2. 胡椒 9g,研粉末,过筛,填满脐眼,外贴麝香暖脐膏。

（六）针刺法

1. 毫针① 脾虚型取足三里、脾俞、阴陵泉、小肠俞;脾肾两虚型取脾俞、肾俞、膀胱俞、气海、大肠俞、命门。方法:均用补法。

2. 毫针② 取穴:脾俞、章门、中脘、天枢、足三里。配穴:肾俞、命门、关元。

3. 耳针 取穴:子宫、卵巢、盆腔、肾、内分泌、皮质下、大肠、小肠、胃、腹。方法:每次选耳穴 3~5 个,毫针刺,中等刺激,每日 1 次。也可以在上述穴位上埋针。

（七）灸法

1. 艾条灸 取穴:腹泻特效穴(外踝最高点直下,赤白肉际处)。方法:用艾条温和灸法,每穴每次各灸 10~15 分钟,每日灸 2~3 次。适用于虚寒腹泻。

2. 隔姜灸 取穴:天枢、足三里、阴陵泉;脾虚,加中脘、胃俞;命门火衰,加命门、肾俞、关元、神阙;肝木犯脾,加脾俞、期门、阳陵泉、太冲。方法:穴位上放置姜片,上加艾炷施灸,每日施灸 2 次,每次每穴灸 3~5 壮,10 次为 1 个疗程。

（八）熨法

炮姜、附子、益智仁、丁香各等分,烘干,共为细末,过筛,药末用水或生姜汁调成糊状,敷满脐,外铺纱布,然后用热水袋熨脐,冷后更换。每日 1~2 次,每次 40 分钟。适用于脾肾两虚者。

（九）按摩法

1. 常规按摩 按揉中脘 5 分钟,逆时针方向缓摩小腹部 5 分钟,揉摩天枢、气海、关元。

从上向下按揉脊柱两侧膀胱经,点按脾俞、胃俞、肾俞、大肠俞、长强各 1 分钟。按揉足三里、上巨虚各半分钟。

2. 耳穴按摩　取脾、胃、心、肾、肾上腺、大小肠、交感、皮质下、内分泌等耳穴,施以压、搓、揢手法,强刺激 1~2 分钟,每日 5 次。

3. 手、足穴按摩　按揉手部掌侧胸痛点、胃肠痛点、三间、腹泻点、大骨空、全息胃穴,点揉手部胃区消化道肠区、肛门等反应区,按揉足部大肠区点、小肠区点、胃区点、内庭、大都、公孙等,点揉足部胃区、消化道、肠区、肛门等反应区,擦足底正中线及内外踝部位。

（十）佩戴法

补骨脂、吴茱萸、煨肉豆蔻、附子、五灵脂、炒蒲黄、罂粟壳各 30g,五味子、白芍各 20g,乌药 60g,烘干,共为细末。布 1m,根据患者腹围大小做成兜状,内铺 1 层棉花,将药粉均匀撒在棉花中间,用线密缝,防止药粉堆积或漏出,穿在身上,与腹部皮肤紧贴,护住脐部及下腹部,日夜不去,1~2 个月换药 1 次,病愈为度。

（十一）吸入法

平胃散料 2 包,各 30g,用 2 层纱布包起,一包放脐上,用热水袋外熨,另一包放在枕边,嗅其气。每次 30~50 分钟,一般听到肠鸣,患者感觉腹中发热再熨 15~30 分钟,每日 2~3 次。

【预防】经期避免进食生冷之物,控制饮食量,摄取易消化食物,保持心情愉快,防止腹部受寒。

【临床报道参考】参苓白术散加减治疗经行泄泻 60 例。方法:将 60 例患者随机分为 2 组。治疗组 30 例予参苓白术散加减;对照组 30 例予思密达(蒙脱石散)。结果:总有效率治疗组为 90.0%,对照组为 73.3%。差异有显著性($P<0.05$)。[光明中医,2014,29(12):2584]

胃关煎加减治疗经行泄泻 32 例,药物:熟地黄、炒白术、炒山药、炒白扁豆、炮干姜、炒吴茱萸、炙甘草。临证加减:脾虚夹湿,减熟地黄,加党参、茯苓、莲子、砂仁、薏苡仁;脾虚有热,去吴茱萸、熟地黄,加黄连、黄芩、葛根;少腹冰冷,加厚朴、肉桂;纳呆、矢气频作,加芍药、神曲、焦麦芽、鸡内金、砂仁;泄泻、味臭秽者,加藿香、佩兰、黄柏;肝邪侮脾,加白芍、柴胡、枳壳、肉桂;肾阳虚,火不暖土,加补骨脂、巴戟天、鹿角霜、五味子、肉豆蔻;滑泻甚者,加赤石脂、炙诃子、乌梅、补骨脂。全部病例在服药 5 剂后泄泻均明显减轻或停止。其中 18 例先后服药 20 剂泄泻即停止,服药最多者 30 剂。[中医杂志,1998(3):174]

艾灸疗法(取穴:神阙、足三里、三阴交、气海、关元、中脘。经前 3 天开始用艾条做回旋灸。每次每穴 10 分钟,每天 1 次至经净。连用 3 个月经周期)联合附子理中丸(水煎服,于经前 3~7 天开始服药至经净。连用 3 个月经周期为 1 个疗程)治疗经行泄泻 36 例,治愈 26 例,有效 9 例,无效 1 例。[医药论坛杂志,2012,33(11):111]

推拿治疗经行泄泻 96 例,方法:摩腹 5~10 分钟。令患者仰卧,以掌面平按患者腹部,并略施压,带动腹壁做旋转运动。伴有呕吐、腹胀或食积者,向顺时针方向旋转,并加揉中脘、气海各 50 次;否则向逆时针方向旋转。揉脐 200 次,揉天枢(双侧)各 100 次,以示、中、环指分别点按上述 3 穴,略施压做旋转运动,方向同摩腹。患者俯卧,暴露背部皮肤,分别用拇、示指蘸滑石粉揉长强 100 次,揉脾俞、肾俞 100 次,揉大椎 100 次,揉百会 100 次。捏脊 10 遍,双手提捏督脉及双侧膀胱经皮肤,从长强至大椎,双手反复交替进行。揉足三里 100 次。随症加减:大便常规有黏液或白细胞者,捏耳尖(耳廓自然前折,最高点折痕处取穴),以拇、示指提捏、揉压 100 次;便检有未消化食物者,点揉内庭、梁丘各 100 次;腹痛者,拿肚角 100 次;病久者,加揉百会 100 次。15 天为 1 个疗程,一般治疗 3 个疗程。结果:痊愈 18 例,显效 18 例,有效 40 例,无效 20 例。[中国民间疗法,2005,13(8):21]

十三、经行发热

以经前或经期出现周期性发热为常见症的月经病,称经行发热。

【病因病机】

1. 阴虚　素体阴虚,经行时阴血下注胞宫,营阴益虚,虚热内生。

2. 气虚　禀赋素弱,或劳倦过度,或久病失养,元气受损,经行时气随血泄,其气更虚,营卫失固,寒热因之而作。

3. 肝郁　性情抑郁,气机不舒,经行时肝血下注血海,气火偏盛,致令发热。

4. 血瘀　经期产后,余血未净,或内伤生冷,或外感风寒,或房室不节,气逆血留,当经行之际,气血瘀阻,营卫不和,以致发热。

5. 营卫不和　禀赋素弱,卫外不固,经期体虚,易生外感发热。

【临床表现】

1. 阴虚型　经行潮热盗汗,心烦惊悸,夜寐不安,或手足心热,经色鲜红。舌红少苔,脉细数。

2. 气虚型　经行或经后发热,热势不扬,动则汗出,少气懒言,肢软无力,经行量多,色淡质薄。舌淡苔白润,脉虚缓。

3. 肝郁型　经前或经期发热,头晕头胀,胸胁乳房胀痛,烦躁易怒,口苦咽干,经量或多或少,或有血块,经色深红。舌红苔薄黄,脉弦数。

4. 血瘀型　经行乍寒乍热,渴不欲饮,小腹疼痛,拒按,经色暗红,有血块。舌紫暗,脉弦涩。

5. 营卫不和型　经行啬啬恶寒,淅淅恶风,翕翕发热,喷嚏流涕。舌淡红,苔薄白,脉浮软。

【治疗】

(一) 辨证组方

1. 滋阴清热调经

(1)青蒿鳖甲汤加味:青蒿、知母、牡丹皮、白芍、白薇各 9g,炙鳖甲(先煎)、生地黄、地骨皮、稽豆衣各 12g,银柴胡 4.5g。

(2)加味地骨皮饮:生地黄、当归、白芍、川芎、胡黄连、牡丹皮、地骨皮。

2. 甘温补气,除热调经　补中益气汤加减:黄芪、党参各 15g,仙鹤草 30g,当归、白芍、白术各 9g,升麻 3g,柴胡 4.5g。

3. 疏肝清热调经　丹栀逍遥散加味:炒栀子、牡丹皮、白芍、白术、茯苓、青蒿各 10g,当归、薄荷、生甘草各 5g,钩藤(后入)20g。

4. 活血化瘀清热

(1)桃红四物汤加味:生地黄、炙鳖甲(先入)、青蒿各 12g,白芍、桃仁、丹参各 10g,当归 5g,川芎 4g。

(2)血府逐瘀汤加味:当归、赤芍、生地黄、川芎、桃仁、红花、枳壳、柴胡、甘草、桔梗、牛膝、牡丹皮、栀子。

5. 调和营卫

(1)桂枝汤(马氏经验):桂枝 6g,炒白芍 6g,炙甘草 6g,生姜 5 片,大枣 5 枚。

(2)阳旦汤(马氏经验):桂枝 6g,白芍 5g,甘草 6g,黄芩 10g,生姜 5 片,大枣 5 枚。用于有热象者。

(二)饮食疗法

1. 甘蔗粥　甘蔗汁 100~150g,粳米 50~100g。用新鲜甘蔗榨取汁约 100~150g,兑水适量,用粳米煮粥,以稀薄为好,随量饮服。适用于血虚伤津者。

2. 补虚正气粥　炙黄芪 10~60g,人参 3~5g(或党参 15~30g),粳米 100~150g,白糖少许。先将黄芪、人参切成薄片,用冷水浸泡半小时,入砂锅煮沸,后改用小火煎成浓汁;取汁后,再加冷水,如上法,煎取二汁,去渣;将一二煎药液合并,分两份于每日早晚同粳米加水适量煮粥;粥成后,入白糖少许,稍煮即可。人参亦可制成粉,调入黄芪粥煎煮服食。3~5 天为 1 个疗程。间隔 2~3 天后可续服。适用于气虚发热者。服粥期间忌食萝卜、茶叶。

3. 当归补血饮　黄芪 30g,当归 6g,莲子 10 枚,冰糖 15~30g。前 2 味共煎,取汁约半碗,去渣;莲子去心置另一碗内,用清水适量尽量泡开,再入冰糖,将碗置锅内,隔水蒸 1 小时,然后将 2 碗饮汁兑匀即成。日分 2~3 次温服。适用于气血虚发热。

4. 栀子仁粥　栀子仁 3~5g,薄荷 3g,粳米 50~100g。将栀子仁研成细末,先煮粳米为稀粥,待粥将成时,调入栀子末稍煮,最后再入薄荷细末,煮 3 分钟即成。适用于郁火发热者。

(三)针刺法

1. 毫针①　取穴:足三里、三阴交、阳陵泉、关元、肾俞。方法:用补法,酌情加灸。适用于气虚者。

2. 毫针②　取穴:中极、血海、行间、命门、足三里。方法:行平补平泻法。适用于血瘀者。

3. 耳针　取穴:内分泌、皮质下、肾、神经点、脑点、兴奋点、子宫、卵巢。方法:取上穴 3~5 个,毫针刺,用中度刺激,每日针 1 次,上穴轮流应用。

(四)佩戴法

1. 石丹凉血枕　生石膏 500g,牡丹皮 400g,赤芍、知母各 200g,生地黄 300g,水牛角 50g,冰片 10g。先将石膏打碎,水牛角锉成粗末,牡丹皮、赤芍、知母、生地黄共烘干,研成粗末。诸药混匀,兑入冰片,装入枕芯。适用于血热内盛者。

2. 葛根升清枕　葛根 1 000g,人参叶、黄精、生白术各 500g,巴戟天 200g,升麻 100g。将上药分别烘干,研成粗末,混匀,装入枕芯。适用于气虚者。

3. 桑椹地黄枕　桑椹、黑豆各 1 000g,干地黄、巴戟天各 500g,牡丹皮 200g,藿香 100g。上药分别烘干,研成粗末,和匀,装入枕芯。适用于阴虚者。

【预防】阴虚者平素少进辛辣炙煿之品,气虚者经前防止过劳,增强体质,注意调养,提高机体免疫力;肝郁者注意保持心情舒畅。

【临床报道参考】辨证组方治疗经前发热 36 例,药用柴胡、枳壳、醋青皮、醋香附、桃仁、红花、当归尾、川芎、五灵脂、生蒲黄、酒黄芩、青蒿、甘草各 10g,酒白芍 12g,牛膝 15~30g,随症加减。结果:全部治愈。[山西中医,1989,5(1):20]

用小柴胡汤加减(柴胡 12g,黄芩、半夏各 10g,党参 15g,炙甘草 6g,大枣 9g。气血亏虚者,加黄芪 30g,当归 15g,白术、茯苓、白芍各 10g;血热者,加生地黄、地骨皮各 15g,黄柏、牡丹皮、玄参、栀子炭各 10g;肝肾阴虚者,加熟地黄 20g,山茱萸 15g,杜仲 12g,牡丹皮 9g,玄参、麦冬、天冬各 10g。月经前连服 7 剂)治疗经行发热 48 例,治愈 18 例,好转 26 例,无效 4 例。[实用中医药杂志,2008,24(2):85]

桃核承气汤加味治疗经行发热 80 例。大黄 10~15g,芒硝 3~6g,桂枝 3~6g,甘草 6g,桃仁 10~12g,青蒿 15~30g,柴胡 6~10g,牡丹皮 6~12g。每日 1 剂,首煎加水 500ml、黄酒 300ml,煎取 400ml,再加水 300ml、黄酒 200ml,煎取 200ml,2 次药液混合,每次服 30ml,每日早晚各 1 次。每个月经周期服药 3~7 剂,服药期间忌生冷荤食,慎起居,防感冒,避精神刺激。加减法:大便溏泻者,去芒硝,易大黄为大黄炭,加葛根 15g、黄芩 10g;高热持续不退者,加金银花 30g;经水晦暗、夹有血块、少腹冷痛者,加失笑散 10g(冲服);经水色淡、短气心悸、面色㿠白者,加阿胶、黄芪各 15g;腹胀纳差者,加焦三仙各 20g;少腹胀痛及热势随情绪而变化者,加醋香附、郁金、木香各 10g。结果:痊愈 73 例,好转 7 例。[山东中医杂志,1996,15(1):19]

十四、经行水肿

每于经前或经期出现,以四肢、面目水肿,经后消失为主症者,称经行水肿。

【病因病机】

1. 脾虚　脾气素虚,经行阴血下注冲任,气随血下,脾气益虚,水湿内停,泛于肌肤,而成水肿。

2. 肾虚　素体肾虚,经行时经血下注,阴盛于下,肾阳敷布受碍,不能化气行水,故水泛为肿。

3. 阴虚　经行量多或经期过长,以致血虚,血病水亦病,水渗于外,发为水肿。

4. 气滞　情志抑郁,经行不畅,气机不利,升降失司,水道失于通调,水湿不运,泛为水肿。

【临床表现】

1. 脾虚型　经行四肢面目水肿,按之没指,脘闷腹胀,纳少便溏,神倦肢冷,经色淡。舌淡苔白,脉沉缓或濡细。

2. 肾虚型　经行面浮肢肿,下肢尤甚,按之凹陷不起,腰骶冷痛,经行后期,量少色淡或暗,大便溏薄。舌淡苔薄,脉沉弱。

3. 阴虚型　经行量多或经期过长,月经后期出现面部或四肢水肿,面色㿠白,头晕乏力。舌稍淡,苔薄白,脉细软。

4. 气滞型　经前面部及四肢肿胀,经行不畅,少腹胀痛。苔薄腻或白腻,脉濡细或弦细。

【治疗】

(一) 辨证组方

1. 健脾渗湿　白术、茯苓皮各 30g,陈皮 6g,生姜皮 4.5g,大腹皮、冬葵子各 12g,当归 9g。

2. 温肾利水　真武汤加味:茯苓 20g,白术 30g,白芍 12g,淡附片、生姜各 9g,巴戟天 10g。

3. 养阴利水　猪苓汤加味(马氏经验方):猪苓 10g,茯苓皮 30g,泽泻 10g,阿胶(烊冲)

10g,龟甲胶(烊冲)10g,滑石 10g,赤小豆 30g,薏苡仁 30g。

4. 健脾理气,化湿消肿　白术、茯苓、当归、赤芍各 9g,木香、川芎 4.5g,大腹皮、桑白皮各 12g,陈皮、槟榔各 6g。

(二) 单方验方

1. 河白草、玉米须各 30g,煎服。

2. 见肿消 60g,水煎服。

3. 冬瓜皮 60g,水煎服。

(三) 饮食疗法

1. 赤小豆 100g,红枣 20 枚,煮熟后服食。

2. 薏苡仁 100g,红枣 20 枚,煮烂后服食。

3. 冬瓜粥　新鲜连皮冬瓜 80~100g(或冬瓜子干品 10~15g,或鲜品 30g),粳米适量。先将冬瓜洗净,切成小块,同粳米一并煮成稀粥,随意酌量食用。或冬瓜子煮水,去渣后同米煮粥。适用于脾虚经行水肿。

4. 黑豆鲤鱼汤　鲤鱼一尾,黑豆一撮。鲤鱼(去鳞及肠杂,洗净)、黑豆(淘洗净)共入锅,炖汤食。适用于肾虚经行水肿。

(四) 针刺法

1. 毫针①　取穴:地机、合谷、三阴交、血海、水分。方法:泻法。适用于气血阻滞型经行水肿。

2. 毫针②　取穴:脾俞、肾俞、水分、气海、足三里、三阴交。方法:补法,并可加灸。适用于脾肾阳虚型经行水肿。

3. 耳针　取穴:膀胱、肾上腺、神门、子宫、卵巢、盆腔、肾、内分泌、皮质下。方法:每日选上穴 3~5 个,毫针刺,中度刺激,留针 30 分钟,每日针治 1 次。

(五) 耳穴压迫法

取穴:肾、膀胱、子宫、卵巢、肾上腺、神门、内分泌。方法:每次选 3~4 个穴,用王不留行在上述穴位贴压,每次 3~5 分钟,每日 10 多次,1 周为 1 个疗程。

(六) 灸法

1. 艾条灸　取穴:肾俞、气海、中极、三阴交、涌泉。方法:每次取 3 个穴,每穴施灸 5~7 分钟,每日 1 次,7 次为 1 个疗程。适用于肾虚者。

2. 隔盐灸　取穴:神阙。方法:先用凡士林涂神阙,再用麻纸盖在穴上,纸中央(神阙位置)放 2 分厚的小颗粒青盐,然后压平放置高 1.6cm、宽 1.3cm 的艾炷施灸,每日 1 次。适用于脾肾两虚者。

(七) 敷法

党参、白术、干姜、炙甘草、硫黄、白矾各等分,烘干,研为细末,过筛,取适量水调成膏,敷神阙,再覆盖塑料薄膜、纱布,胶布固定。适用于脾肾阳虚者。

(八) 溻浴法

赤小豆 750g。文火煎煮赤小豆,待赤小豆熟透后,取出药液,温度适中后浸泡足膝。

【预防】 行经之前适当控制水分摄入量,以免引起或加重水肿。

【临床报道参考】 辨证组方治疗经行水肿 30 例,方用五皮饮加减(桑白皮、陈皮、大腹皮、茯苓皮、姜皮各 10g,桂枝 3g,益母草、黄芪各 30g,随症加减),服药 2 剂消肿者 12 例,3

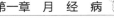

剂消肿者 9 例,4 剂消肿者 5 例,6 剂消肿者 4 例。(《男女科病千首妙方》)

用苓桂术甘汤(茯苓 30g,桂枝 15g,白术 10g,甘草 10g)治疗经行水肿 46 例,脾气虚者加党参 15g、黄芪 15g;肾阳虚者加制附子 10g、巴戟天 15g;肝郁气滞者加青皮 10g、陈皮 6g、郁金 12g、柴胡 15g;血瘀者加益母草 15g、当归 10g、红花 5g;血虚者加熟地黄 15g、当归 15g、白芍 15g。于经行前 7 天开始服药,每日 1 剂,水煎取汁 300ml,每日早晚分服,经至停药。结果:痊愈 23 例,好转 17 例,无效 6 例。[吉林中医药,2000(3):25]

针刺治疗经行水肿 20 例,取气海、中脘、合谷、足三里、三阴交、血海、肾俞、涌泉,针刺用补法,留针 30 分钟,每隔 5 分钟行针 1 次,以增强针感,提高针刺疗效。于月经前 5 日行针刺治疗,月经期停止治疗,连续治疗 3 个月经周期。结果:治愈 16 例,显效 3 例,有效 1 例。[中医外治杂志,2002,11(6):30]

十五、经行便血

每逢经前或经行大便下血,经量减少,甚或月事不潮者,称经行便血。

【病因病机】

1. 脏热　素体阴虚,经前阴血下注,盈于冲任,阴血不足,虚火内盛,灼伤阴络,而见经行便血。

2. 脏虚　平素脏气虚弱,经行时脏气更虚,不能统摄血液,而见经行便血。

【临床表现】

1. 脏热型　经前或经行大便下血,血色鲜红,经量减少,色红,口苦心烦,大便秘结。舌红,苔黄,脉滑数。

2. 脏虚型　经前或经行大便下血,色淡质稀,经血色淡,量少,面色萎黄,神倦乏力。舌淡,苔薄白,脉细弱。

【治疗】

(一) 辨证组方

1. 养阴清热,止血调经　生地黄炭、地榆、槐花各 15g,黄芩、牡丹皮、炒白芍、当归、山茱萸各 9g,山药、泽泻各 10g。

2. 补益脾肾,养血止血　黄土汤(马氏经验方):淡附片 6g,赤石脂 30g,炒黄芩 10g,白术 10g,生地黄 10g,炙甘草 6g,阿胶(烊冲)10g,炮姜 5g,仙鹤草 30g。

(二) 单方验方

1. 槐花 15g,地榆 30g,水煎,经前 3~5 日服,经行停服。

2. 椿皮 60g,水煎服。

3. 侧柏叶,炒炭,研成末,每日米汤调服 6~15g。

4. 脏连丸,每次吞服 10g,每日 2 次。

(三) 饮食疗法

1. 豆腐渣 120g,红糖 30g。将豆腐渣放入铁锅中,用旺火速炒至焦,加红糖水 1 碗煮沸后,即可服用。一般 3~5 次见效。

2. 绿豆 90g,糯米 60g,猪肠 1 条(50~60cm),精盐、味精适量。绿豆、糯米用水洗净后,再用清水浸透(2~3 小时)。猪肠用少许食醋洗净。将浸过的绿豆、糯米加适量精盐、味精后,灌入猪肠内(猪肠内要有少许水,以便绿豆和糯米发开,两端用丝线扎紧),然后放入砂锅内,加水用文火煮 2 小时,熟透后切片食用。

（四）灌肠法

仙鹤草、地榆、白及各 30g,水煎浓缩成 200ml,保留灌肠。

十六、经行尿路感染

行经期间或经后反复发生尿路感染者,称经行尿路感染。

【病因病机】

1. 湿热下注　经后正气虚弱,湿热之邪从下入侵,蕴结下焦,膀胱气化不利所致。

2. 阴虚火旺　经后阴血受损,肾阴不足,虚火内盛,移热于膀胱所致。

【临床表现】

1. 湿热下注型　经后尿频、尿急,灼热,淋沥涩痛,尿色黄赤,腰酸或痛。舌稍红,苔黄或黄腻,脉弦细而数。

2. 阴虚火旺型　经后小便频急涩痛,灼热,尿色黄赤,心烦口干,腰部酸痛。舌红少津,苔薄,脉细数。

【治疗】

（一）辨证组方

1. 清热利湿通淋　八正散加减:生地黄、车前子(包)各 12g,牡丹皮、萹蓄、炒栀子、瞿麦各 10g,金银花、六一散、白花蛇舌草各 30g。

2. 滋阴清热通淋　知柏地黄汤加减:知母、黄柏、牡丹皮、茯苓各 9g,生地黄、萹蓄、泽泻、白薇、白茅根各 12g,竹叶、石韦各 10g。

（二）单方验方

1. 紫花地丁 30g,水煎服。

2. 忍冬藤 120g,水煎服。

3. 马齿苋 60g,生甘草 6g,水煎服。

（三）饮食疗法

1. 狗肝菜白糖汤　狗肝菜 60g,洗净放入铁锅中,加水 2 碗,用文火煎煮 3~4 沸后加入白砂糖 30g,再煮片刻即可服用。治疗经期尿血。

2. 车前草煲猪小肚　车前草 20~30g(鲜品用 60~90g)洗净,猪小肚(即猪膀胱)约 200g 切块,加清水适量同煲至肉熟烂时去掉车前草,以食盐少许调味即可,喝汤吃猪小肚。

（四）溻浴法

败酱草 60g,煎水坐浴。

（五）熏洗法

瓦松 60g 加水上锅煎煮,取药液 1 000ml,入盆,熏洗少腹及阴器。

（六）针刺法

1. 毫针　主穴:肾俞、膀胱俞、秩边透水道。配穴:急性尿道炎,配三阴交;急性膀胱炎,配中极、太溪。方法:施提插捻转之平补平泻法。秩边透水道进针 4~4.5 寸,施捻转泻法,以患者小腹和尿道有胀感为度。

2. 芒针　主穴:秩边、归来、三阴交。配穴:中极、大赫、太溪、肾俞。方法:秩边、归来、中极。大赫针感须放散至前阴。

3. 耳针　取穴:肾、膀胱、尿道。配穴:皮质下、交感、神门。方法:每次选 3~4 穴,主配穴交叉使用。中强刺激,可间歇运针,每日 1 次,5 次为 1 个疗程。

4. 足针　取穴:14 号新穴(小趾横纹中点)。方法:足针选用 1 寸 28~30 号毫针快速进针法刺入,进行捻转,得气后留针 20 分,每隔 5~10 分钟捻针 1 次。

（七）灸法

1. 温针灸　取穴:肾俞、膀胱俞、次髎、中极、关元。方法:上述穴位针刺后在针柄部套上 2cm 长艾卷,从下端点燃施灸。

2. 隔药灸　取穴:神阙。方法:用青盐或蒜泥、葱泥加少许麝香填穴,艾条灸 20~30 分钟。可治疗尿痛。

（八）注射法

穴位注射　主穴:肾俞、关元、阴陵泉。配穴:足三里、三阴交、阳陵泉、交信、大横、腹结、中极、环跳。方法:每次选 3~5 穴,隔日 1 次,每次每穴根据肌肉丰满情况可注入 2~8ml 10% 葡萄糖溶液,30 次为 1 个疗程。

【预防】积极治疗妇科炎症性疾病,如外阴炎、阴道炎、宫颈柱状上皮异位等,使炎性分泌物减少,外阴清洁度提高。月经期注意保持勤换月经垫,浴具要消毒,内裤和月经垫要经阳光曝晒消毒。

十七、经行身痛

经行时或行经前后出现,以身体疼痛或手足麻痹为主症者,称经行身痛。

【病因病机】

1. 气血虚弱　素体气血不足,或久病之后气血虚弱,经行时气血下注胞宫,身体筋脉失养,故见身痛。

2. 寒湿　经前感寒湿之邪,经行之际,气血下行,脉络空虚,寒湿之邪乘虚而作,故见身痛。

3. 带脉虚弱　经行之际,气血下注,带脉失养,故环腰作痛。

【临床表现】

1. 气血虚弱型　经行身痛,麻木不适,神疲肢软,经量少,色淡质薄。舌质淡,苔薄白,脉细弱。

2. 寒湿型　经行腰膝关节疼痛,得热痛减,遇寒痛甚,经行量少色暗,或有血块。舌稍淡,苔薄白,脉沉紧。

3. 带脉虚弱型　临经时或经后环腰疼痛,少腹有急迫下坠感,喜按,经量不多,倦怠乏力。舌质淡红,苔薄白,脉细。

【治疗】

（一）辨证组方

1. 补气益血,柔筋止痛　当归 10g,炙黄芪、鸡血藤、夜交藤各 20g,炒白芍、枸杞各 12g。

2. 散寒祛湿,和血通络　蠲痹汤加味:羌活、独活、海风藤各 12g,桂枝、秦艽、当归各 9g,川芎、炙甘草、乳香、木香各 4.5g,桑枝 30g,细辛 4g。

3. 益肾气,缓带脉　补骨脂、胡芦巴、杜仲、胡桃肉、桑寄生、白芍各 12g,小茴香、炙甘草各 4.5g,九香虫、续断各 10g。

（二）单方验方

1. 黄豆、山药、鸡血藤各 30g，五味子 3g，水煎服。适用于气血虚弱者。

2. 独活、防风、桂枝各 9g，制川乌 6g，水煎服。适用于感受寒湿者。

3. 牛筋、鸡血藤各 50g，续断、杜仲各 15g，水煎服。适用于带脉虚弱者。

（三）饮食疗法

1. 威灵仙 6g，研细末。猪肾子 1 枚，破开，掺上药在内，湿纸包煨熟，五更时细嚼，热酒送下。适用于带脉虚弱者。

2. 薏苡仁 50g，干姜 9g，加水适量煮烂成粥，再调白糖 50g 服食。每日 1 次，连服 1 个月。适用于寒湿型患者。

（四）敷法

肉桂、干姜各 120g，白胡椒、细辛各 60g，公丁香、生川乌、生草乌、甘松各 30g，共为细末；蜂蜜 500g 炼成膏。将药末纳入蜜膏内，拌匀，然后摊在白布上，贴痛处。适用于寒湿型患者。

（五）熨法

吴茱萸 300g，粉碎为末，过筛，加酒拌匀，放锅内炒热，搅成糊状，熨于痛处，冷后即换。

（六）溻浴法

干萝卜叶子 100g，先洗净尘土，然后放在澡盆里用温开水泡开，再加热水洗澡。

（七）涂抹法

将鲜红辣椒 50g 浸于 75% 乙醇溶液中，2 周后即可用此酒涂擦患处 3~5 次 /d，涂擦时局部应有发热感。适用于寒湿型患者。

（八）灸法

川乌、防风、白芷、穿山甲（炒）各 9g，麝香 0.9g，陈艾叶绒 30g，细辛 6g，共研极细末，用纸卷成条，点燃，隔布灸痛处。适用于寒湿型患者。

（九）针刺法

1. 毫针①　取穴：肾俞、腰阳关、命门、委中。方法：用补法。适用于带脉虚弱型患者。

2. 毫针②　取穴：曲池、肩髃、手三里、足三里、阳陵泉、风市、肾俞、阿是穴。方法：用泻法，或先针后灸。适用于寒湿型患者。

【临床报道参考】自拟二仙羌独汤(淫羊藿 10g，仙茅 9g，羌活 10g，独活 10g，桑寄生 12g，秦艽 10g，川芎 9g，当归 12g，熟地黄 15g，赤芍 10g，桂枝 10g，巴戟天 10g，红花 10g，益母草 10g)治疗经行身痛 86 例，每日 1 剂，水煎 2 次分服，连服 5 日。结果：治愈 48 例，好转 36 例，无效 2 例。[中国中医药科技，2002，9(1)：61]

趁痛散加减(黄芪、白术、牛膝、桑寄生、鸡血藤各 30g，当归、炙甘草、肉桂、生姜各 9g，独活 15g，薤白 12g)治疗经行身痛 66 例，于经前 1 周开始服用，经至停服，一般需服 7 剂，连续治疗 3 个月经周期，停药观察 3 个月经周期。结果：治愈 45 例，好转 19 例，无效 2 例。[山西中医，2009，25(2)：17]

穴位蛋白埋线治疗经行身痛 29 例。主穴：足三里(双)、三阴交(双)、关元。气血亏虚型，加阳陵泉、肾俞；寒湿凝滞型，加血海、太白。操作方法：采用注线法，使用 9 号腰穿针，将 2-0 号蛋白线(即羊肠线)剪成 0.5cm 长度，浸泡于 75% 乙醇溶液内备用。选上述诸穴，用络合碘常规严格消毒，取出蛋白线放入针头内，不用局麻，像注射一样直接快速直刺或斜刺入穴位(背俞斜刺0.5寸,其余1寸),行提插手法,得气后边推针芯边退针,使蛋白线埋入穴位,出针,消毒针孔,用创可贴贴24小时,每20天治疗1次,3次为1个疗程。经前10天左右开始治疗。结果:治愈25例,好转4例。[光明中医,2009,24(4):749]

ATP穴位注射加艾灸治疗经行身痛30例。方法:取5ml注射器抽取4ml ATP针剂注射液,在患者五脏俞和膈俞上进行穴位注射,每次取穴4个,交替取穴,每穴注射1ml药液,注射后再用温灸盒置患者关元处进行灸治,温度以患者能耐受为度,时间0.5小时。每日1次,5次为1个疗程,为巩固治疗效果,最好在下次月经时再治疗1次。治疗2个月经周期统计疗效。结果:治愈16例,好转13例,未愈1例。[现代中西医结合杂志,2005,14(18):2443]

第二章
带下及外阴、阴道、子宫颈、盆腔疾病

第一节 带 下 病

带下绵绵不断，或量多而臭，或色泽异常，或伴有其他症状者，称带下病。带下病不同于排卵期、月经前后及妊娠期带下稍微增多的生理现象。带下病是西医学阴道炎、宫颈柱状上皮异位、盆腔炎性疾病、宫颈癌及子宫内膜癌的临床表现之一，因此要予以重视。

【病因病机】

1. 脾虚　饮食失节，或劳倦过度，或忧思伤脾，脾虚失运，湿邪下注，而成带下。

2. 肾虚　素体肾虚，或房劳多产，伤及肾气，封藏失职，阴液滑脱而下；或肾阴偏虚，相火偏旺，阴虚火热损伤胞脉，带下赤白相间。

3. 湿热、湿毒　湿邪内郁化热，或肝经湿热下注，或经行产后感染湿热、湿毒之邪而致带下。

4. 血瘀　常有盆腔手术史或存在盆腔淤血。瘀血阻滞，胞脉不通，血阻水滞，溢为带下。

【临床表现】

1. 脾虚型　带下色白或淡黄，质黏稠，无臭气，绵绵不断，面色㿠白或萎黄，肢倦，纳少便溏。舌淡，苔白或腻，脉缓弱。

2. 肾虚型

(1) 肾阳虚型：白带清冷，量多质稀，腰痛如折，小腹冷感，小便频数清长，夜间尤甚，大便溏薄。舌质淡，苔薄白，脉沉迟。

(2) 肾阴虚型：带下赤白，阴部灼热，头昏目眩，或面部烘热，五心烦热，失眠多梦，便艰尿黄。舌红少苔，脉细略数。

3. 湿热型　带下量多，色黄或黄白，质黏腻，有腥气，或小腹作痛，或带下色白，质黏，阴痒，小便黄短。舌苔黄腻，脉濡略数。

4. 湿毒型　带下量多，色黄或绿，或如豆腐渣状，质稠，有臭气，或小腹作痛，小便黄短，大便稍秘。舌苔黄腻或厚，脉濡数。

5. 血瘀型　带下量多，或稍稠，腰腹痛坠，压痛，痛引腰骶，小腹胀满，下坠。舌暗或边尖紫，舌苔白，脉弦或涩。

【治疗】

（一）辨证组方

1. 健脾燥湿止带

（1）完带汤加味：党参、苍白术、车前子（包）、炒白芍各9g，山药15g，陈皮、炒荆芥各6g，炙甘草3g，柴胡5g。

（2）清震汤加味：苍术10g，荷叶6g，升麻6g，薏苡仁、芡实各20g，金樱子15g，白扁豆12g，防风6g。

2. 温肾补阳，固涩止带

（1）内补丸加减：鹿茸9g，菟丝子、桑螵蛸、沙苑子、黄芪各9g，肉桂（后下）4.5g，杜仲10g。

（2）天雄散加味（马氏方）：制附片6g，桂枝5g，煅牡蛎、芡实各20g，白术、桑螵蛸、巴戟天、鹿角霜各10g。

3. 滋肾降火止带

（1）知柏地黄汤加味：生地黄、黄柏、知母、泽泻、茯苓、山茱萸、牡丹皮各9g，山药、芡实各15g，莲须10g，萆薢8g。

（2）约阴丸：生地黄、白石脂（包）各12g，炒当归、炒白术、茯苓、生地榆、炒黄芩、丹参、续断、金樱子、女贞子各9g，五味子3g。

4. 清利湿热止带

（1）易黄汤：山药、芡实、黄柏、车前子（包）、椿根皮、茯苓各9g，白果10g，薏苡仁12g。

（2）龙胆泻肝汤：龙胆、当归各6g，栀子、黄芩、车前子、泽泻、生地黄各10g，木通4g，柴胡、甘草各5g。

5. 清热解毒

（1）五味消毒饮加味：蒲公英、金银花、野菊花、紫花地丁各12g，天葵子10g，白花蛇舌草、椿根皮各15g。

（2）十枣汤合三妙丸加味（马氏方）：甘遂5g，芫花4g，大戟3g，红枣10个，炒黄柏10g，苍术12g，川牛膝15g，土茯苓20g。

6. 活血化瘀，利湿止带

（1）马氏经验方：益母草30g，鹿衔草20g，莲房10g，制乳香5g，泽泻15g，白茅根20g，椿根皮15g，贯众15g。

（2）少腹逐瘀汤加味：当归、川芎、赤芍、肉桂、干姜、小茴香、蒲黄、五灵脂、延胡索、没药、苍术、茯苓、乌药。

（二）单方验方

1. 山药30g，萆薢24g，莲子15g。治疗脾虚湿热带下。

2. 扁豆花30g研末，每服6~9g，黄酒冲服。治疗脾虚湿注带下。

3. 鹿角霜30g研细末，每次6~9g，早晚水酒各半冲服。忌食生冷。治疗肾阳虚带下。

4. 韭菜子30g，覆盆子15g，菟丝子21g，共研细末，炼蜜为丸，每日3次，每服9g。治疗肾阳虚带下。

5. 枸杞8g，生地黄30g，治疗肾阴虚带下。

6. 海螵蛸15~30g，女贞子15g，治疗肾阴虚带下。

7. 臭椿根皮 30g,治疗湿热带下。

8. 墓头回 30g,酒 60g,水煎,分 3 次服。治疗湿热带下。

9. 土茯苓 30g,治疗湿毒带下。

10. 石见穿 60g,治疗湿毒带下。

11. 威喜丸　茯苓、猪苓、黄蜡。每日服 2 次,每次 4.5g,或水煎服。

12. 紫金锭　每日 1 次,每次 2 片,7~10 天为 1 个疗程。

(三) 饮食疗法

1. 山药莲子汤　山药、莲子、薏苡仁各 30g。将山药、莲子(去皮、心)、薏苡仁洗净,一起放入砂罐中,加水 500ml,用文火煮熟服食,一般服 5~7 次。治疗脾虚带下。

2. 薏苡仁红枣粥　薏苡仁 30g,红枣 30g,糯米 60g。将薏苡仁、红枣(去核)、糯米洗净加水 750ml,用文火煮粥食用。治疗脾虚带下。

3. 莲子仙茅炖乌鸡　莲子肉 50g,乌鸡肉 100g,仙茅 10g。将莲子肉、仙茅(洗净)、乌鸡肉(洗净、切小块)放入盅内,加开水适量,炖盅加盖,文火隔开水炖 3 小时,调味即可。随量饮用。适用于脾肾阳虚带下。

4. 山茱萸粥　山茱萸(去核)约 20g,粳米 100g,同入砂锅煮粥,待粥将熟时加入白糖适量。治肾虚带下。

5. 鸡冠白果汤　鸡冠花 30g,金樱子 15g,白果 10g,猪瘦肉适量,水煎服。治疗湿热带下。

6. 蚌肉炖鸡冠花　蚌肉 45g,白鸡冠花 15g。将蚌肉洗净切片,白鸡冠花洗净,同放陶瓷罐中,隔水用文火炖至蚌肉熟透服用。一般服 7~10 次有效。治疗湿热型妊娠带下。

7. 冰糖冬瓜子汤　冬瓜子、冰糖各 30g。将冬瓜子洗净,碾成粗末,加入冰糖,冲开水 1 碗,放在陶瓷罐里,用文火隔水炖服。每日 2 次,连服数日。治疗湿毒带下。

8. 附桂鸡蛋汤　肉桂 3g,熟附子 9g,乌骨鸡鸡蛋 1 个。将肉桂、熟附子煎汤取汁,打入鸡蛋,熟后吃蛋喝汤。治疗虚寒带下。

9. 仙樱猪蹄汤　仙茅 15g,金樱子 20g,猪蹄 1 只。猪蹄去毛洗净,斩成小块。仙茅、金樱子洗净,与猪蹄同放在砂锅内,加水 6 碗,武火煎沸后,文火熬至 2 碗,用食盐调汤,饮汤食猪蹄,分 2~3 次食,可连用 2~3 天。适用于肾阳虚证。

(四) 敷法

1. 党参、白术、干姜、炙甘草、牡蛎各等分,共研细末,过筛,以酒或醋调成膏状,用纱布包裹后敷于神阙,外盖蜡纸,再用纱布、胶布固定。治疗脾虚带下。

2. 芡实、桑螵蛸各 30g,白芷 20g,共研细末,取适量黄酒或米醋调成糊状,敷于脐中,然后固定,每日换药 1 次,连用 5~7 日。治疗肾虚带下。

3. 硫黄、母丁香各 18g,麝香 3g,大蒜瓣、杏仁适量,朱砂少许。先将硫黄、母丁香碾成细末,次将麝香加入共研均匀,再将杏仁、大蒜瓣与药末共捣烂为药丸,外拌以朱砂为衣,制成药丸如蚕豆大,取药丸 1 个纳入脐内,外以胶布固定。每 2 日换药 1 次,10 日为 1 个疗程。治疗脾肾阳虚带下。

4. 白鸡冠花适量,研末水调敷脐部。治疗湿热带下。

5. 乌头 10g,艾叶 40g,鸡血藤 60g,防风 20g,五加皮 20g,红花、白芷、羌活、独活、追地风、伸筋草、透骨草各 15g。用法:将上药共为粗末,喷湿装入布袋封口,放锅内蒸 30 分钟,乘热敷于下腹,待冷移去,次日继用,每袋药可用 8 次。可治疗盆腔静脉淤血综合征等所致血瘀型带下过多。

（五）薄贴法

1. 先将硫黄 18g、母丁香 15g、麝香 3g 研细末,过筛（朱砂 3g 另研）,以独头蒜（去皮）2 枚与诸药末混合,捣融如膏。制丸如黑豆大,朱砂为衣。另将川椒 50g,韭菜子、附片、肉桂、蛇床子各 20g,独头蒜 300g,加到芝麻油 500ml 中加热炸枯,过滤去渣,再将油熬至滴水成珠,徐徐加入广丹 250g,搅拌收膏。用时将煞制的黑膏,摊于 6~8cm² 牛皮纸上,每穴取丸 1 粒,粉碎放黑膏药中间,贴于曲骨、神阙（1 穴 1 丸 1 张膏药）,3 日换药 1 次。用于肾阳虚带下。

2. 固本膏（羊肾子 1kg,生杜仲、天麻、牛膝、续断、甘草、大茴香、菟丝子、紫梢花、生地黄、蛇床子、肉苁蓉、小茴香、肉桂、补骨脂、熟地黄各 0.5kg,附子片 250g,冬虫夏草 200g,海马 150g。上药用香油 33 750g 炸枯去渣,加黄丹 1 125g 收膏。每膏药 7 500g 兑下列研细混合细料 200g。细料处方：母丁香 1 000g,木香 500g,龙骨 600g,雄黄、赤石脂、乳香、没药各 400g,阳起石 200g）,贴脐上。治疗肾虚带下。

3. 涌泉膏（大海龙 1 对,生附子 75g,零凌香、穿山甲、锁阳、高丽参、川椒、母丁香各 15g,加入香麻油 1kg,炸枯去渣,煎至滴水成珠,加入黄丹 325g 收膏,再将制阳起石、麝香各 25g 研细拌入）,每取 3g,摊如钱大,贴两足心,10 日 1 换。适用于下元虚损,赤白带下。

（六）熨法

1. 党参、白术、补骨脂各 10g,炮姜、炮附子各 9g,甘草 3g,共为细末,用米醋适量炒热装布袋内敷脐,冷后再炒,再敷,每日 1~2 次,每次 30 分钟,7 日为 1 个疗程。适用于脾肾阳虚带下。

2. 艾叶、鲜葱各 500g,捣烂炒热装袋,置放外阴处,上用热水袋热熨 1~2 小时。适用于虚寒带下。

3. 净黄土（或伏龙肝）30g 入锅中炒至黑褐色,再将醋炙白鸡冠花、酒炒红花、荷叶、白术、茯苓各 3g,车前子 15g 研碎成粉,并倒入黄土中同炒片刻,旋以白酒适量注入烹之,待半干时取出,做成 1 个药饼,温熨脐窝,纱布外敷,胶布固定,每日换药 1 次。治疗湿热带下。

4. 妇人五色带下,以面作煎饼 7 个,安于烧赤黄古砖上,以黄瓜蒌敷面上,安布两重,令患者坐之,令药气入腹熏之。

（七）熏法

崩中带下,诃子和蜡,烧烟熏之,及煎汤熏洗。

（八）熏洗法

1. 野菊花、蛇床子各 30g,生百部 15g,苦参 20g,枯矾末 12g。上药用纱布包好后,入水煎 30~40 分钟,取煎液趁热熏阴部,每日 3~4 次,每次 15~30 分钟,每剂可用 2 日。

2. 苦参、大黄、忍冬藤各 20g,蒲公英 15g,薄荷（后下）、荆芥、地肤子、芒硝各 12g,水煎熏洗。治疗湿热邪毒之杂色带下。

3. 吴茱萸浴汤　吴茱萸、五味子各 6g,木香、丁香、杜仲各 9g,蛇床子 30g,煎汤熏洗。治疗脏虚而带下杂色者。

（九）溻浴法

1. 黄柏 20g,蛇床子 15g,白矾、生半夏、生天南星、花椒各 10g,椿根皮 30g,煎汤趁热坐浴,每日 2 次,15 日为 1 个疗程。治疗湿热带下。

2. 苦楝皮 30g,每次加水 1 000ml,煎取 500ml,连煎 3 次,合药液,凉后先用冲洗器冲洗阴道再坐浴,不拘次数,每次 15 分钟。治疗真菌病所致带下。

3. 苦参、蛇床子各 30g,白鲜皮、狼牙草各 20g,煎水坐浴,每日 1 次,并用手指裹纱布蘸药液尽可能擦洗阴道深部。治疗滴虫病所致带下。

4. 苏木 50g,水煎冲洗阴道。

(十) 涂抹法

1. 附子尖、乌头尖、胆南星、朱砂各 7.5g,雄黄、丁香各 4.5g,干姜 3g,樟脑、冰片各 0.3g,麝香少许。上 10 味共研细末,以蜂蜜调和,作成黄豆大药丸备用。每用时取 1 丸,用姜汁化开,以手蘸药摩擦患者腰部,直至发热,然后将剩余的药敷贴于腰部,外用纱布固定。治疗赤白带下。

2. 苦参、蛇床子、蒲公英各 30g,黄柏、百部各 15g,生天南星、生半夏、花椒、乌梅各 10g。上药浓煎后涂擦阴道壁,每日 1 次,10 日为 1 个疗程。于月经干净后连用 10 日,需贯序用药 3 个疗程。治疗滴虫病引起的带下。

(十一) 喷药法

1. 宫颈糜烂粉　冰片 35g,煅龙骨 280g,桔梗、儿茶、白芷各 105g,青皮、青黛、延胡索各 350g,海螵蛸、血竭、黄柏各 140g。上药除冰片外,分别研细、过筛、消毒后,再混入冰片,用时将药粉喷子宫颈糜烂面。

2. 宫颈粉　血竭、硇砂、硼砂、儿茶、钟乳石各 15g,樟丹、青黛、雄黄各 15g,乳香、没药、冰片各 6g,蛇床子 24g,白矾 30g,麝香 0.3g,共研细末。将药粉喷在子宫颈上,每日 1 次,5 日为 1 个疗程,治疗中、重度宫颈糜烂所致带下。

(十二) 佩戴法

1. 二妙带　苍术 50g,黄柏 50g。上药共研细末,做成腰带,令患者系于腰部带脉循行处。治疗湿热带下。

2. 加减桂附理中带　肉桂、附子、干姜、苍术、半夏、伏龙肝、陈壁土、贯众、鸡冠花各 20g,共研细末,做成药带,令患者系于脐腹部。

3. 大附子、大茴香、小茴香各 20g,公丁香、母丁香、木香、升麻、五味子、甘遂、沉香各 10g,麝香 1g,艾绒 60g。上药除麝香另研、艾绒捣碎外,共研细末,依次加入麝香、艾绒,拌和令匀,做成肚兜,令患者兜护脐腹丹田。

4. 药用卫生纸(含苍耳子、艾叶、苦参、蛇床子、荆芥、薄荷)敷于外阴或塞入阴道内,每日 1 次。适用于各种带下。

(十三) 塞法

1. 带下栓 I 号(五倍子 15g,雄黄、枯矾各 10g,蛇床子、炒艾叶各 15g,杏仁 10g)、带下栓 II 号(五倍子、蛇床子各 15g,轻粉、枯矾、雄黄、黄柏各 10g)各研细末,过 120 目筛,炼蜜为丸如梭状,每丸重约 15g,装入纱布袋内,每次取 1 丸纳入阴道 7~8cm 许,3 日更换。带下白色用带下栓 I 号,带下黄色用带下栓 II 号。

2. 宁坤锭　由乌梅肉、蛇床子、枯矾、苍术、生杏仁、樟脑、明雄黄、轻粉、冰片制成锭,纳阴中。治妇女子宫寒冷,赤白带下如注,腰膝酸痛。

3. 至宝丹　由枯矾、铜绿、五味子、雄黄、蛇床子、桃仁,共研末炼蜜为丸,用细绢包送入阴户,3日一换。治疗妇女子宫寒冷,赤白带下,经血不调,少腹疼痛,瘀结成块等。

（十四）针刺法

1. 毫针①　取穴:带脉、三阴交、气海、足三里。方法:中等刺激。另灸命门、神阙、中极,艾炷灸,隔日 1 次,10~15 次为 1 个疗程。

2. 毫针②　主穴:关元、气海、归来。配穴:肝郁,配肝俞、血海;肾虚,配肾俞、命门;脾虚,配脾俞。方法:快速进针,补法,得气后不留针。每日 1 次,10 次为 1 个疗程。

3. 耳针　肝胆湿热型(常见于阴道炎、宫颈柱状上皮异位、外阴炎、急性盆腔炎性疾病等)取内生殖器、内分泌、宫颈、盆腔、胰胆、艇角,先予放血,然后诸穴以针刺、压丸法泻之,耳尖放血。脾虚湿阻型(常见于老年性阴道炎、宫颈柱状上皮异位、盆腔炎性疾病等)取内生殖器、内分泌、宫颈、盆腔、脾、缘中、兴奋点,用毫针、压丸法补之。肾气不足型(常见于宫颈柱状上皮异位、老年性阴道炎、慢性盆腔炎性疾病等)取内生殖器、内分泌、宫颈、盆腔、肾、卵巢$_2$、肾上腺,用针刺、压丸、贴膏等补法治之。随症加穴:赤白带下,加神门、肝、耳背静脉放血;外阴瘙痒,加肝、肺、三焦、神门、耳背静脉放血;老年性阴道炎,加耳尖、耳中;真菌性阴道炎,加皮质下、神门;滴虫性阴道炎,加耳尖、耳背静脉点刺出血。

4. 指针　取穴:带脉、中脘、气海、三阴交。手法:揉扪法、捏法。

5. 腕踝针　取两下$_1$,选用 30~32 号 1.5 寸长不锈钢毫针,与皮肤呈 5°~15° 角,朝向头部,快速进针,刺入 1.4 寸左右,留针 20~30 分钟,隔日 1 次,10 次为 1 个疗程。

6. 足针　取内临泣、胃、内太冲穴针刺。

7. 蜡针　取穴:带脉、白环俞、气海、天枢、足三里、关元。方法:针刺得气后,将加热的石蜡倒入青霉素小瓶内,置 10 分钟左右,小瓶壁出现毛玻璃状时(此时瓶中央之蜡仍为液体状态),把石蜡瓶倒套在针柄及部分针体上,瓶口距皮肤 1cm,10 分钟后即可去掉石蜡瓶。

（十五）灸法

1. 艾炷灸　取穴:四花穴、膈俞、胆俞、小肠俞、上髎、带脉、归来均双穴,中极。方法:点水潮润穴位,使艾炷不易堕落,用艾绒如米粒大粘上,以线香引火燃着,一炷完后再采第 2 炷粘在第 1 炷的灰上继续燃烧,连灸 7 壮,再灸他穴,先灸背部,再灸腹部,轻症连灸 1 周,重症连灸 3 周,最多 4 个疗程可痊愈。

2. 艾条灸　取穴:隐白、大都。方法:用艾条点燃靠近穴位施灸,灸至局部皮肤红晕温热为度。每穴施灸 10 分钟左右,隔日 1 次,10 次为 1 个疗程。治疗脾肾阳虚,带下清稀的老年性阴道炎。

3. 隔盐灸　食盐少许,敷于神阙,后用艾灸至有灼热感,约 5~10 分钟。治疗白带。

4. 灯火灸①　取穴:带脉、三阴交、归来、气海、足三里。湿热者,加阴陵泉、行间;痰湿者,加脾俞、阴陵泉;肝郁气滞者,加太冲、期门。方法:采用灯火爆灸法。隔日施灸 1 次,每穴灸 1 壮,7 日为 1 个疗程。适用于实证带下色黄者。

5. 灯火灸②　取穴:足三里、气海、带脉、三阴交、归来。脾虚者,加脾俞;肾虚者,加肾俞、关元、命门。方法:采用灯灼灸法。每天施灸 1 次,每穴 1~2 壮,7 日为 1 个疗程。适用于虚证带下。

（十六）按摩法

1. 常规按摩　患者仰卧,医者居其右侧,先依次点按气海、关元、阴陵泉、三阴交、血海等各半分钟,然后用手掌推摩小腹部数次,痛点部位多施手法,使皮下组织有热感为度。取俯卧位,先点按长强、肾俞,再用手掌按揉腰骶部数次,然后以手掌运摩腰骶部,使皮下有热感并可传至小腹部。

2. 耳穴按摩　取穴:肝、肾、脾、内生殖器、内分泌等。方法:黄带者施以掐、压手法强刺激,黏白带者施以按、捻手法弱刺激,每日 5~7 次,每次 10 分钟。

3. 足穴按摩　白带:按揉、捻足部脾、胃反应点、生殖器反应点及肾、输尿管、膀胱反射区,按太白、公孙。黄赤带:掐、按、揉足部肝、胆反应点、生殖器反应点及肾、输尿管、膀胱反射区,按揉行间、太冲,重按漏阴(在内踝下 5 分,有血管搏动处),推足背内侧及内踝后。

(十七) 拔罐法

1. 在腰骶部寻找显露的脉络(小血管)施行拔罐法,留罐 15~30 分钟,隔 1~3 日施术 1 次。每次寻找敏感点(腰骶部)3~4 个,施行拔罐法,留罐 10~15 分钟,隔 3~4 日施 1 次,10 次为 1 个疗程。

2. 水气罐　腹侧以脐为标准,旁开 2 横指各拔 1 罐;脐下每隔 2 横指拔 1 罐,再以关元为标志,左右各旁开 2 横指各拔 1 罐;背侧以腰带印为标志,距中线 2 横指,两侧各拔 1 罐,依次向下,每侧再拔 4~5 罐。最后在足三里、三阴交各拔 1 罐。

(十八) 划点法

白降丹划点　部位:腹斜线,配划曲骨、中极、下关元、气海、肾俞。方法:隔 2 日划点 1 次,20 日为 1 个疗程。

(十九) 注射法

1. 穴位注射　取穴:三阴交(双)。方法:取黄连素注射液 2~6ml,每穴 1~3ml,每日或隔日注射 1 次。

2. 耳穴注射　取穴:子宫、内分泌。方法:用 3%~5% 当归注射液,进行耳穴注射,每穴 0.1ml;每日 1 次,10 次为 1 个疗程。

(二十) 刮痧法

刮气海俞、次髎;点揉大巨、关元、中极;刮地机、三阴交。治疗带下病。

【预防】每天清洗外阴,勤换内裤,内裤清洗后放在阳光下曝晒。注意经期卫生,避免房事过度。浴具分开,避免交叉感染。发现带下异常者,及早找出病因,并积极治疗。

【临床报道参考】辨证组方治疗带下病 110 例,用易黄汤随症加减。结果:痊愈 89 例,显效 21 例。(《百病专方效验录》)

用健脾补肾止带汤(桂枝、生杭芍、生干姜各 10g,生龙牡各 30g,生山药 60g,生甘草 6g,大枣 6 枚) 治疗脾肾虚型带下 163 例,除 6 例无效外,全部治愈。[陕西中医,1986,7(5):218]

用真武汤(附子 15g 先煎 40 分钟,白术 30g,白芍 50g,茯苓 50g,生姜 50g 切片)治疗带下病 118 例,结果痊愈 90 例(脾虚型 43 例,脾虚痰湿型 10 例,脾虚及肾型 27 例,精关不固型 10 例),好转 18 例(脾虚型 9 例,脾虚痰湿型 3 例,脾虚及肾型 4 例,精关不固型 2 例),无效 10 例(脾虚痰湿型 5 例,精关不固型 5 例)。[山东中医杂志,1994,13(10):448]

单方验方治疗赤白带下 800 多例,用石见穿 60g 煎服,连用 5~7 天。(《中药大辞典》)

饮食疗法治疗白带 155 例,用预知子藤根(鲜)、泡桐树根(藏于土中者)各 120g,切细,与猪肥肉 250g 煨烂,吃肉喝汤,1 日 2 次,1 剂服 2 天。随访其中 133 例,服 3~4 剂见效。(《中医妇科临床药物手册》)

山药莲子粥(山药 15g,白扁豆 15g,薏苡仁 15g,莲子肉 15g。气虚加党参 15g,血虚加龙眼肉 15g、大枣 7 枚,肾虚腰痛加芡实 15g、白果仁 12g)治疗脾虚带下 58 例,每日 1 剂,加水煎煮成粥,1 次或 2 次口服,1 周为 1 个疗程。治疗 2 个疗程后观察效果。治愈 42 例,好转 14 例,无效 2 例。[实用中医药杂志,2006,22(9):549]

敷脐治疗带下 30 例,药袋内含鹿茸、参三七、黄芪、黄连、黄芩、黄柏、板蓝根、椿根皮、凤尾草、海螵蛸、当归等中药。治法:药袋紧贴神阙。连续观察 3 个月。结果:显效 7 例,有效 16 例,无效 7 例。[辽宁中医杂志,1994,21(9):412]

壮肾龙药物腰带(淫羊藿 36g,五味子 20g,补骨脂 30g,金樱子 60g,附子、龙骨各 45g 等,加工成粉状,装入特制带状布袋内)治疗带下 83 例,束腰部双肾区处(每日不少于 12 小时)。束 10 日更换药物 1 次,30 日为 1 个疗程。每疗程间隔 10 日再行下一疗程。结果:治愈 53 例,有效 20 例,无效 10 例。[四川中医,1993(11):38]

熏洗法治疗带下病,取霜后龙葵全秧洗净,切寸段,每次用 150~250g。白带色黄者,加国槐鲜枝叶 50~100g。白带色见红夹出血者,加凤眼草 50~100g。上药放盆内加凉水 1 500~3 000ml,煮沸 20 分钟,先熏局部,待温后再洗。每日 1 剂,熏洗 2 次。结果:治愈 133 例(用药 1~7 剂痊愈 122 例,用药 10 剂以上痊愈 11 例),好转 13 例,无效 10 例。[中草药,1990,21(2):20]

外用带带丸治疗黄白带下 120 例。处方组成:黄柏 30g,蛇床子 30g,枯矾 60g,血竭 20g。制作:前 3 味药,粉为细末,炼蜜为丸,每丸 3g,阴干;血竭研末为衣。外用消毒纱布包裹,用消毒白线扎紧,留线头 10~15cm。用法:每晚将手洗净,并用 1∶5 000 高锰酸钾粉洗外阴后,用示指戴指套将药丸送入阴道深部,线头留在体外,次日晚拉线头取出药丸,另换 1 粒。月经期、孕妇禁用。结果:120 例中治愈 95 例,显效 19 例,无效 6 例。[中国民间疗法,2015,23(7):19]

矾石丸治疗带下病 208 例,结果:痊愈 181 例,好转 15 例,无效 12 例。[山东中医杂志,1994,13(2):68]

针刺法治疗带下病,主穴取关元、气海、归来。肝郁带下,加肝俞、血海;肾虚带下,加肾俞、命门;脾虚带下,加脾俞。快速进针,施补法,得气后不留针。每日 1 次,10 次为 1 个疗程。治疗 144 例,1~2 个疗程后,治愈 106 例,好转 32 例,无效 6 例。[中国针灸,1990,10(5):14]

梅花针治疗带下病 142 例。方法:用梅花针叩打腰背、骶部、下腹部、腹股沟,重点刺腰背部及关元、肝俞、胆俞,手法一般采用中度刺激。结果:治疗后白带量、色、质均转为正常者 98 例;色质正常,而量稍多者 33 例;经 3 次治疗后,仍无改变者(为无效)11 例。[实用中医药杂志,1995(5):46]

点按刺激穴位法治疗带下 6 例。方法 1:患者俯卧,在患者骶椎旁用指压法寻找按之有痛或酸或酸痛感的敏感点,然后在敏感点上用拇指点揉或用掌根按揉几分钟,至酸痛感减轻或消失。方法 2:患者俯卧,术者用海华速效治疗仪的 2 个磁性电极,贴靠于患者骶椎上下、旁边酸痛敏感点的皮肤上,通电刺激 3 分钟;若配合关元、带脉,效果更佳。结果:2 例痊愈,3 例显效,1 例无效。[中国民间疗法,1997(5):22]

用黄连素穴位注射治疗带下病(见治疗·注射法 1),结果:治愈 44 例,显效 3 例,好转 2 例,无效 1 例。[中国针灸,1982(3):24]

第二节 外 阴 疾 病

一、阴疮

外阴部出现红肿灼热疼痛,甚者破溃流脓,或溃烂如虫蚀者,称阴疮。

【病因病机】

1. 肝经湿热 七情郁结,郁而化火,肝盛侮脾,湿浊与热毒相结下注,则成阴疮。

2. 气虚夹热 由阴疮日久,津液内亏,气血不足,无力托毒外出所致。

3. 阴虚内热 素体阴虚内热,阴部为内热所灼,而致阴疮。

【临床表现】

1. 肝经湿热型 阴部溃烂流水,灼热疼痛,甚或脓水淋沥,心烦躁急,口苦咽干,小便灼痛,赤白带下,或舌溃目赤。舌红,苔黄腻,脉弦滑数。

2. 气虚夹热型 外阴溃烂,瘙痒出血,脓水淋沥,疮久不敛,神疲体倦,纳谷不香,心悸而烦,或舌溃目糊。舌淡嫩,苔黄腻,脉细软无力。

3. 阴虚内热型 外阴溃烂疼痛,溃处鲜红,手足心热,形瘦乏力,心烦口干,咽燥舌溃痛。舌红少津,苔薄,脉细数。

【治疗】

(一) 辨证组方

1. 清热利湿,和营收敛

(1)金银花、生地黄各 12g,连翘、黄柏、天花粉、赤芍、防风、丹参、车前子(包煎)、生栀子各 9g,蒲公英 15g,生甘草 4.5g。

(2)五味消毒饮加味:金银花、野菊花、蒲公英、紫花地丁、紫背天葵、牡丹皮、赤芍、制乳香、制没药。

2. 甘温益气,和营调冲

(1)补中益气汤加减:党参、白术、炒赤芍、淫羊藿各 10g,怀山药、黄芪各 12g,马鞭草 15g,陈皮、升麻、柴胡各 6g。

(2)托里消毒散:人参、川芎、当归、白芍、白术、黄芪、甘草、茯苓、金银花、白芷、皂角刺、桔梗。

3. 养阴清热,和营调冲 生脉散加味:西洋参(代茶)3g,麦冬、玄参各 20g,五味子 6g,赤芍、金银花、泽泻、知母、黄柏、牡丹皮各 9g,生甘草 5g。

(二) 单方验方

1. 紫草根 60g 研末,加水 500ml,煎沸 5 分钟,过滤,每日分 4 次服完。药汁必须呈紫红色方可服用,色黑者不可服。治疗外阴溃疡。

2. 赤小豆、无花果、土茯苓各 50g,水煎服。治疗外阴溃疡。

3. 连翘败毒丸 清热解毒,消肿定痛。用于阴疮脓成或已溃者。

(三) 饮食疗法

鱼腥草饮 鱼腥草 20g,白糖适量。先将鱼腥草洗净,水煎,加适量白糖调服。适用于热毒蕴结证。

（四）敷法

1. 阴蚀黄连膏 乳香粉、青黛面各 50g,黄连膏 400g,调匀成膏,外敷患处。适用于女阴溃疡。

2. 生肌玉红膏 由当归、白蜡、甘草、白芷、轻粉、血竭、紫草、麻油配制而成。待阴疮的疮面出现新鲜肉芽生长时,将上药敷于患处。

3. 如意金黄散 天花粉 500g,黄柏、大黄、姜黄、白芷各 250g,厚朴、陈皮、甘草、苍术、天南星各 100g,碾末。用于阴疮阳证,局部红肿灼热疼痛,未溃脓者。每次取药末 30~50g,食醋或蜂蜜调敷患处,每日 1~2 次。

4. 金银花 30g,水浓煎,局部蘸纱布湿敷。

（五）熏蒸法

1. 雄黄适量,置于筒状物内烧,熏肛门。治疗狐惑病阴蚀烂。

2. 苦参 50g,烧烟熏外阴部,熏时臀部用塑料布或其他物品围之,以免烟气外漏。每日 1 次,7 次为 1 个疗程。有口腔及舌蚀烂者,用儿茶研极细或珠黄散外敷。用于狐惑病。

3. 阴蚀熏方 雄黄 3g,硫黄 1.5g,桃仁 5 粒,木鳖子 2 粒,艾叶 15g,银珠 3g,纸卷成条,放瓦盆内点着,入桶内,患者坐其上熏之。适用于阴蚀。

（六）熏洗法

1. 金银花、红花、五倍子、蒲公英、鱼腥草各 30g,生黄柏、黄连各 15g。水煎,先熏后洗局部,每次 20 分钟,每日 2 次。适用于非特异性外阴炎。

2. 鹤虱 30g,苦参、狼毒、蛇床子、当归尾、威灵仙各 15g,水煎先熏后洗,每日 2 次,每次 20 分钟。适用于非特异性外阴炎。

3. 蛇床子、黄柏、苦参、苍术各 30g。上药煎水,每日熏洗 2~3 次,配合口服五味消毒饮。适用于重症阴疮。

4. 芦荟、黄柏、苦参、蛇床子、荆芥、防风、花椒、明矾各 9g,水煎熏洗数次。适用于阴户生疮。

（七）溻浴法

1. 生百部 30g,蒲公英 20g,紫花地丁 15g,野菊花 15g,黄柏 10g,龙胆 15g,苦参 15g,蛇床子 20g,川椒 6g。水煎溻浴。

2. 苦参、黄柏、生甘草、贯众、土茯苓各 15g,防风 10g,薄荷 3g。用于阴疮蚀烂,黄水淋沥,疼痛较甚者。若久病或年老气血亏虚,久不收敛,则去贯众、土茯苓,加黄芪、当归、牡丹皮,益气养血活血,生肌敛疮。

3. 麻黄洗方 麻黄 12g,黄连 6g,蛇床子 15g,艾叶、乌梅各 9g,水煎外洗。治疗外阴溃疡。

（八）涂抹法

1. 黄连 15g,青黛 15g,芒硝 15g,冰片 1.5g。上药共研细末,搽涂外阴。治疗非特异性外阴炎。

2. 黄连膏(成药)1 小合,六神丸(成药)3 粒(研细末)。二药调匀,搽患处。治疗阴蚀。

3. 紫荆皮、黄柏各 20g,共研细末,以香油调匀,涂抹患处。治疗阴蚀。

4. 紫草油 紫草 200g,香油 750g。炸枯过滤呈油浸剂,密封装瓶备用。用于阴疮红肿疼痛者,尤以溃疡为宜。外涂患处,每日 1~2 次。

（九）扑粉法

1. 外阴粉　青黛、滑石各 30g,冰片 3g,研末,搽于外阴溃疡部。每日 2 次。适用于外阴红肿,分泌物较多者。

2. 黄连、黄柏、青黛、樟丹、蛇床子、乳香、没药、松香各 10g,煅蛤粉、血竭各 15g,冰片、硇砂、硼砂各 8g,共研细末贮瓶,放阴凉处备用。先用少量盐水棉球擦净溃疡面的分泌物及脓垢伪膜,取少许药粉喷撒,每日 2~3 次。适用于女阴溃疡。

（十）佩戴法

保健内裤Ⅰ型,用地骨皮、百部、川椒、石榴皮、鱼腥草各 15g,苦参、白头翁、土茯苓、玄明粉各 30g,当归、贝母、苍耳子各 20g,共研细末,以 15g 重装入药袋,将药袋置于内裤夹层中,洗涤内裤时将药袋取出,晾干后再将药袋置入。药袋使用时间视局部分泌物多寡而定,一般用 20 日换 1 次。孕产妇暂停使用。可起到有病治病、无病防病的保健作用。对于外阴炎、带下病、真菌性阴道炎、附件炎、盆腔炎性疾病,效果最好;对于外阴白斑、老年性阴道炎,效果最差。

（十一）针刺法

毫针　取穴:横骨、曲骨、关元、中柱、神门、血海。配穴:痒甚,加三阴交、太冲;周身不适,加足三里。方法:湿热下注型以泻为主,肝肾阴虚型以补为主,或平补平泻。

（十二）耳穴压迫法

取穴:神门、外生殖器、肝。配穴:湿热重,加脾;肾虚,加肾。方法:以王不留行胶布固定贴耳穴,每日按压 3~5 次,每次 5 分钟。单侧每 4 日换药 1 次,两耳交替用药,每 7 次为 1 个疗程。

【预防】 注意外阴清洁,做好四期卫生,积极治疗阴道炎、外阴湿疹、外阴瘙痒等疾病。内裤以柔软舒适为宜,避免用不透风或粗硬织物做内裤。

【临床报道参考】 敷法治疗外阴溃疡 800 例,取煅蛤粉 3g、樟丹 4.2g、冰片 1.4g,共研细面,用液体石蜡调成药膏,外敷患部,疗效很好。(《男女科病千首妙方》)

二、阴痛（包括吊阴痛、小户嫁痛）

妇女阴户作痛者,称阴痛。本节阴痛是除外阴感染之外引起的外阴疼痛。此外,还有吊阴痛,是指两条筋从阴部吊至乳房疼痛的疾病。小户嫁痛是指妇女阴道窄小导致的性交疼痛。

【病因病机】

1. 肝郁气滞　素性忧郁,肝失条达,气血运行受阻,因而作痛。

2. 肝肾亏损　禀赋不足,房劳多产,伤精耗血,或七七冲任脉衰少,肾中阴阳俱虚,阴道失于濡养,遂致阴痛。

3. 寒凝血滞　外寒侵袭或内寒下停,血脉运行不畅,而致阴痛。

【临床表现】

1. 肝郁气滞型　阴中胀痛,连及少腹,甚则两胁乳房牵引作痛,胸闷太息。舌质暗红,苔薄,脉弦细。

2. 肝肾亏损型　阴道干涩疼痛,无带下或带下极少,腰脊酸楚,神疲肢软,头晕耳鸣。舌淡红,苔薄,脉沉细。

3. 寒凝血滞型 阴部抽掣疼痛伴阴部及下腹冷感,遇温则疼痛稍减,遇寒则加剧。舌稍淡,苔薄白而润,脉沉弦。

【治疗】

（一）辨证组方

1. 疏肝理气

（1）逍遥散加味:柴胡、炒白芍、茯苓、白术、延胡索、青皮、川楝子各 10g,当归 6g,香附 8g,薄荷（后入）4g,炙甘草 5g,生姜 4 片。

（2）荔枝核、橘核、乌药、川楝子、青皮、香附、陈皮各 10g,小茴香 6g,当归 6g。

2. 滋养肝肾

（1）左归饮加味:熟地黄、枸杞、山茱萸各 12g,山药 15g,菟丝子、茯苓各 10g,炙甘草 6g,小茴香 4g。

（2）一贯煎加味:北沙参、麦冬、生地黄、当归、枸杞、川楝子、预知子、丝瓜络。

3. 温经散寒,和血止痛

（1）川楝子汤加减:桂枝、当归、乌药、炒川楝子各 9g,小茴香、细辛各 3g,川芎、枳壳、木香、陈皮各 4.5g,吴茱萸 5g。

（2）治小户嫁痛连日方:甘草三两,芍药半两,生姜十八铢,肉桂六铢。上四味㕮咀,以酒二升,煮三沸,去滓,尽服神效。（古方,剂量保持原貌）

（二）单方验方

1. 牛膝 180g,酒 1 780ml,煮取 890ml,去滓,分 3 次服。

2. 当归、吴茱萸各 20g,白芍 25g,干姜 10g,甘草 5g。治疗阴痛属于肝阳虚者。

3. 疗嫁痛,一味牛膝或一味大黄,酒煮服。又,乌贼鱼骨烧末,酒吞之。

（三）敷法

桃仁 20g 去皮尖,浸泡黄酒内一昼夜,用铁锅炒黄为度,研细末,用香油调敷患处,每日 2 次。适用于产后阴部剧痛,会阴创伤。

（四）涂法

治妇人小户嫁痛方……《葛氏方》麻油和涂。

（五）熨法

1. 青布裹盐外熨。

2. 绢盛蛇床子,蒸热外熨。

3. 葱白头 100g,乳香 15g,青盐 50g。上药共打碎炒烫,装入布袋,热熨外阴,每日 1 次。

（六）塞法

1. 妇人郁极伤损肝脾,湿热下注,阴痛,四物汤料加乳香捣饼纳阴中。

2. 矾石三分,炒甘草末半分,绵裹导之。（古方,剂量保持原貌）

（七）针刺法

1. 妇人阴中痛,少腹坚急痛,阴陵泉主之。

2. 女子阴中痛,取大敦。

（八）灸法

女人阴中痛,引心下及小腹绞痛,腹中五寒。灸关仪百壮,穴在膝外边上一寸,宛宛中是。

（九）按摩

1. 按摩法　取穴：会阴点。方法：局部点穴。

2. 马氏经验　小户嫁痛还可用手指逐步扩张法，同时辅以心理安慰，解除患者思想紧张引起的阴道痉挛，疗效迅速。

【预防】保持心情舒畅，注意生活起居，忌坐阴冷湿地。对年老的肝肾阴亏患者，平时要适当服用滋养肝肾的药物，以防复发。

三、阴肿（包括阴茧）

妇人阴户漫肿作胀，甚或两拗肿痛者，称阴肿。本病与西医学的外阴炎、前庭大腺炎或囊肿、外阴血肿相似。

【病因病机】

1. 肝经湿热　肝经积郁，或郁怒伤肝，肝病及脾，脾虚失运，湿蕴化热，湿热下注，发为阴肿。

2. 气虚下陷　素体虚弱，劳倦内伤，升举乏力，阳气下陷，发为阴肿。

3. 瘀血阻络　外阴局部受到外力损伤，或手术操作不当，瘀血阻络，发为阴肿。

4. 寒凝痰瘀　阴寒内盛，气机凝滞，或素体阳虚，脾虚痰生，下流注阴所致。

【临床表现】

1. 肝经湿热型　阴户肿痛，甚则焮红灼热，小便短涩，大便干结，或少腹急痛，或两胁胀痛，或时有寒热。舌苔微黄而腻，或黄厚，脉濡数或弦数。

2. 气虚下陷型　阴户肿胀而坠，面色少华，神疲肢软，纳少便溏，带下绵绵。舌淡苔白，脉细软无力。

3. 瘀血阻络型　阴户肿胀疼痛，局部皮肤色紫。舌淡红，苔薄白，脉细。

4. 寒凝痰瘀型　外阴一侧肿胀结块，疼痛不甚，或状如蚕茧，皮色不变。伴形寒肢冷，倦怠乏力，或形体肥胖。舌质淡嫩，苔白多津，脉沉细。

【治疗】

（一）辨证组方

1. 清肝利湿

（1）龙胆泻肝汤加减：龙胆、柴胡、桔梗各 6g，炒栀子、黄芩、车前子（包）、皂角刺各 10g，生地黄、连翘各 12g，大黄 8g，黄连 3g。

（2）败毒膏：金银花、蒲公英、木鳖子、天花粉、白芷、黄柏、当归、乳香、赤芍、大黄、陈皮、甘草。每次 15g，每日 2 次，7~10 天为 1 个疗程。孕妇及脾虚便溏者忌服。用于前庭大腺炎局部红肿灼热疼痛或伴脓肿形成。

（3）仙方活命饮加味：穿山甲 6g，白芷 10g，天花粉 10g，当归尾 6g，甘草 5g，赤芍 10g，乳香 5g，没药 5g，防风 10g，贝母 10g，陈皮 9g，金银花 15g，皂角刺 12g，黄酒（冲）50ml。适用于阴茧初起。

2. 益气升提

（1）补中益气汤加味：党参 15g，生黄芪 20g，白术、防风各 10g，陈皮 8g，升麻 5g，柴胡、当归、枳壳、炙甘草各 6g。

（2）内补黄芪汤：黄芪、麦冬、熟地黄、人参、茯苓、炙甘草、白芍、远志、川芎、肉桂、当归。

3. 活血化瘀　云南白药或三七片内服。

4. 散寒祛瘀,除湿化痰,消肿散结　阳和汤:熟地黄、麻黄、肉桂、鹿角胶、白芥子、炮姜炭、生甘草。

（二）单方验方

1. 诃子,水煎温服。治胎前阴门肿。

2. 小金丹　成人每次 0.6g,病重者每服 1.2g,每日 2 次,捣碎,温黄酒或温开水送下。治疗前庭大腺囊肿。

（三）饮食疗法

1. 萆薢金银花绿豆汤　萆薢 30g,金银花 30g,绿豆 30~60g。先将前 2 味洗净水煎,取药汁与绿豆共煮为粥,加白糖适量调味。每日 1 剂,连服 3~5 天。适用于急性外阴炎、前庭大腺炎证属湿热者。

2. 薏苡仁粥　将薏苡仁洗净,加水适量,置武火烧沸,再用文火煨熟,待薏苡仁熟后加入白糖即可。适用于前庭大腺炎后期或前庭大腺囊肿证属痰湿凝结者。

（四）敷法

1. 金黄膏　由天花粉 50g,姜黄、大黄、黄柏、白芷各 25g,厚朴、陈皮、生甘草、生天南星、苍术各 10g 研制而成。外敷,治疗前庭大腺炎。

2. 玉红膏　由当归、生地黄、生甘草、紫草根、没药、乳香、血竭、象皮粉、植物油、蜡组成。外敷,治疗前庭大腺脓肿已破溃者。

3. 化核膏　升温预热后,展开,贴患处,每隔 2~3 日换药 1 次,5~7 次为 1 个疗程。用于前庭大腺囊肿。

4. 八宝生肌膏　由硼砂、冰片、牛黄、珍珠、麝香、黄柏、鱼脑石、人中白、血竭、琥珀、肉桂、儿茶、黄连、川贝母、青黛组成。外敷,用于前庭大腺炎脓肿,创口久不收者。

5. 黑退消　由生川乌、生草乌、生天南星、生半夏、生磁石、公丁香、肉桂、制乳香、制没药、制松香、硇砂、冰片、麝香组成。敷于患处,治疗前庭大腺囊肿。

6. 大黄 30g,玄明粉 120g,研末,分数次用纱布包裹后外敷局部。治疗外阴血肿。

7. 马鞭草鲜叶 500~800g,捣烂取汁,用棉花适量浸药汁,外敷贴阴户。每日 3 次,连续 2 日,红肿消退告愈。

8. 白矾 31g,研末,醋调包脚心。每日 1 次。适用于阴部水肿。

9. 鲜猪殃殃全草 31g,枯矾 3g,捣烂,包脚心,约 1 小时后,小便增多,阴肿消失。适用于阴部水肿。

10. 当归、栀子各 12g,红花、乳香、没药、甘松、三棱、莪术、羌活、独活、白芷、牡丹皮各 9g,赤芍、血竭各 6g,细辛 3g,共研细末,温水调成糊状,外敷局部。适用于外阴血肿,出血控制之后用药。

（五）熨法

1. 枳实(麸炒)250g,绵裹熨之,冷即换。治疗前庭大腺炎。

2. 青布裹盐熨,治疗前庭大腺炎。

3. 绢盛蛇床子,蒸热熨,治疗前庭大腺炎。

（六）罨法

冷毛巾湿敷,每日 2~3 次。适用于外阴血肿有活动性出血时。

（七）涂抹法

1. 产后阴肿痛,用桃仁细研涂之。

2. 阴肿作痒,煮蒜汤洗之,盐涂搽。

3. 青葱 250g,乳香末 9g,共捣烂调和,敷搽。

（八）溻浴法

1. 地骨皮 60g,水煎坐浴。治疗前庭大腺囊肿。

2. 20% 黄柏溶液洗涤患处,用于前庭大腺炎急性期或已成前庭大腺脓肿者。

3. 合欢皮 60g,龙胆 30g,皂角刺 30g,水煎坐浴。治疗前庭大腺囊肿。

4. 黑白散(小麦、芒硝、白矾、五倍子、葱白)加艾叶、防风各 6g,大戟 1g,桃仁、红花各 10g,煎水坐浴。治疗小的前庭大腺囊肿。

5. 甘松 60g,水煎坐浴。治疗外阴水肿。

6. 泽兰叶 30~60g,水煎洗患处,早晚各 1 次。

7. 马鞭草 30~60g,煎汤洗,早晚各 1 次。

（九）熏洗法

1. 芦荟、黄柏、苦参、蛇床子、荆芥穗、防风、花椒、明矾各 20g,水煎熏洗。治疗前庭大腺炎。

2. 甘菊苗 60g,捣烂,煎汤,先熏后洗。治疗前庭大腺炎。

3. 艾叶 15g,小茴香 12g,桂枝 15g,细辛 9g,升麻 10g。上药煎水,先熏后洗,每日 1~2 次。适用于外阴肿胀,而无明显红热痛者。

4. 艾叶 15g,防风 20g,大戟 12g,水煎趁热熏洗阴部。适用于气虚下陷之阴肿。

5. 防风、羌活各 30g,煎汤熏洗。治产后阴肿。

（十）针刺法

1. 癞疝阴肿,气冲针上入三寸,气至泻之。

2. 阴中肿或痒,漉青汁若葵羹……曲泉主之。

3. 照海,主阴挺下血,阴中肿或痒。

（十一）切开法

1. 前庭大腺脓肿形成者,从患者大阴唇外侧皮肤肿起较高部位纵行切开。引流出脓液,用毛笔或无菌干棉球蘸热长散(红升丹、轻粉、血竭、樟丹、煅石膏各等分,研极细末,和匀即成),撒于凡士林纱布条上,以放药面向下塞入囊腔,每日换药 1 次,待肉芽基本长平,外用凉收散(珍珠 30g,轻粉 3g,朱砂 3g,青黛 1.5g,各研极细末,和匀)直接撒于疮面,每日 1 次。

2. 外阴血肿迅速增大或瘀久化脓者,宜做血肿切开结扎,或引流术。

（十二）注射法

1. 前庭大腺囊肿可用无水乙醇及中药囊内注射。方法:局部消毒,局麻下于囊肿较低点穿刺,抽出囊内液,再注入无水乙醇或复方丹参注射液,量为囊内液的 2/3,保留 30 分钟后抽出。最后再注入无水乙醇或复方丹参注射液,量为囊内液的 1/2~1/3。用无菌纱布覆盖。术后分别于 7 日、15 日及 30 日各复诊 1 次。如囊肿较大可增加复诊次数,直至痊愈。术后禁止性生活 1 个月。半个月无好转者,可重复用药 1 次。对于前庭大腺囊肿局部红肿明显者,勿用此法治疗。术中无水乙醇切勿注至囊外皮肤,以免引起局部组织坏死。

2. 阴户肿胀疼痛,甚则出现畏寒发热,有的化脓溃穿。如反复出脓,已成瘘管,用"蛋黄油"注入瘘管,疗效颇佳。

【预防】注意保持外阴清洁,经常定期清洗外阴。经期时尤加注意,使用已经消毒的质软的卫生巾,以免损伤外阴。及时治愈外阴、阴道、子宫颈等部位的炎症性疾病,减少炎性分泌物的排出。对于外阴部已有损伤的患者,应避免性生活及骑自行车等直接刺激外阴的动作,以减轻病情。

【临床报道参考】溻浴法治疗前庭大腺炎 43 例。红肿期用黄连 15g,黄柏、连翘、丹参各 30g,红花 6g,赤芍 20g,皂角刺 10g。硬结期用丹参、败酱草、苏木各 30g,赤芍 20g,青皮、五倍子、浙贝母各 10g,夏枯草、桂枝各 15g。水煎至 500ml,将患处充分浸泡于药液内坐浴,红肿期冷浴,硬结期热浴。每日 3~4 次,每次半小时,7 日为 1 个疗程。红肿期脓成熟后,应切开引流,每日用黄连液 20ml 冲洗脓腔,冲洗后用红粉膏纱条作引流条,仍每日 3 次药浴。结果:全部痊愈,无一例复发。其中 1 个疗程治愈 8 例,2 个疗程治愈 16 例,3 个疗程治愈 10 例,4 个疗程治愈 8 例,6 个疗程治愈 1 例。[中西医结合杂志,1989,9(11):674]

局部注射治疗前庭大腺囊肿 42 例,用 8 号针头穿刺抽净囊液,并用生理盐水冲洗囊腔。再固定针头,换注射器,缓慢注入消痔灵注射液与 1% 普鲁卡因溶液的 1:1 混合液 3~10ml,稍后抽回大部分药液,快速出针,用新洁尔灭(苯扎溴铵)棉球揉压针孔片刻,无菌敷料覆盖。隔 2 周再治 1 次,经 2 次治疗均获愈。[新中医,1993,25(12):24]

四、阴冷

妇人自觉阴部寒冷,甚则冷及小腹、尻股间者,称阴冷。

【病因病机】

1. 肾阳虚衰　素禀阳气不足,或久病之后元阳虚惫,不能温煦,发为阴冷。

2. 风寒外侵　经期、产后血室正开,将摄不慎,风寒袭于子脏,或久坐冷处,寒气下袭,而致阴冷。

3. 痰湿下注　素为痰饮之体,或过于饮冷伤脾,脾失健运,积痰生湿下注,阳气不得敷布,遂成阴冷。

4. 肝经湿热　肝经湿热下壅,气血不得循经下荣阴部,以致阴冷。

【临床表现】

1. 肾阳虚衰型　阴冷,甚则小腹冷痛,形寒肢厥,便溏溲频,神疲腰软。舌质淡,苔薄白,脉沉迟。

2. 风寒外侵型　阴中寒冷,甚则两髀冷痛,遇寒加剧。舌淡红,苔薄白,脉沉紧。

3. 痰湿下注型　阴中寒冷,带多质稠,体肥神倦,恶心吐涎,便软纳呆。舌淡红,苔白腻,脉濡滑。

4. 肝经湿热型　阴冷或痒,带多色黄,小便短赤,大便秘结,口苦。舌稍红,苔黄腻,脉弦数。

【治疗】

(一)辨证组方

1. 温补肾阳　鹿角、淫羊藿、巴戟天、五加皮、荔枝核各 10g,淡附片、当归各 8g,香附、艾叶各 6g,小茴香 4g,吴茱萸 3g。

2. 温经散寒

(1) 五加皮、干姜、丹参、蛇床子、熟地黄、杜仲各 10g,钟乳石 12g,桂枝 6g,吴茱萸 4g。上药研细末,绢包浸酒 1 000ml,二宿后内服。

(2) 阳和汤加味(马氏方):鹿角胶(烊冲)10g,熟地黄 12g,炙麻黄 6g,干姜 6g,白芥子 9g,肉桂 5g,炙甘草 6g,胡芦巴 10g,仙茅 10g,韭子 10g,益智仁 10g。

3. 燥湿化痰　苍莎导痰汤加味:苍术、半夏、茯苓各 10g,香附、陈皮、天南星各 8g,炙甘草、白芥子、枳壳各 6g,生姜 4 片。

4. 清热化湿　龙胆泻肝汤加减:龙胆、当归各 6g,炒栀子、黄芩、柴胡、车前子(包)、泽泻各 10g,生地黄 12g,木通 4g。

(二) 塞法

1. 五味子,研为细末,每用口中津液和如兔屎大,纳入阴道中,热即效。

2. 蛇床子仁,绵裹,纳阴中。

3. 蛇床子 1.2g,吴茱萸 1.8g,麝香少许,共为细末,炼蜜丸如酸枣大。以绵裹纳阴中,下恶物为度。

4. 母丁香末,纱囊盛如指大,纳入阴中。

5. 远志、干姜、莲花各 25g,蛇床子、五味子各 50g,共捣为细末,用绵裹 5g,纳阴中,热即效。

(三) 溻浴法

硫黄末适量,煎汤洗。

(四) 针灸法

子门有寒引髋髀,水道主之。女子阴中寒,归来主之。

【预防】注意生活调摄,不坐阴冷湿地,少食生冷,防止受寒。

五、阴汗

阴汗指前阴及其附近处局部多汗,又称阴下痒湿、阴中湿痒、阴户湿肿。源自梁代陶弘景《名医别录》所载(虎掌)“除阴下湿”。晋代葛洪《肘后备急方》卷八:“妇人月水不来,动经多日,血气冲心,阴汗盗汗,鸦臭秽甚。”

【病因病机】素体湿盛,下注胞脉,以致外阴汗出,潮湿不适。

【治疗】

(一) 辨证组方

1. “阴汗:阴间有汗,属下焦湿热。龙胆泻肝汤加风药一二味,风能胜湿也。或当归龙荟丸及二妙散俱效。”(清代张璐《张氏医通》卷九)

2. 酒色过度,湿热下乘,则经血不藏,每多阴汗,宜滋肾凉肝。方用六味地黄丸加黄柏、白芍。

(二) 溻浴法(马氏经验)

1. 小茴香 30g,5 剂。每剂水煎 3 次,合药液约 1 500ml,凉后坐浴,不拘次数,每次 15 分钟。适用于体质偏寒者。

2. 五加皮 50g,6 剂。每剂水煎 3 次,合药液约 1 500ml,凉后坐浴,不拘次数,每次 15 分钟。适用于偏肾虚者。

3. 石菖蒲 50g,6 剂。每剂水煎 3 次,合药液约 1 500ml,凉后坐浴,不拘次数,每次 15 分钟。适用于偏湿浊盛者。

4. 羌活 50g,3 剂。每次加水 1 000ml,煎取 500ml,连煎 3 次,合药液,凉后先用冲洗器冲洗阴道再坐浴,不拘次数,每次 15 分钟。适用于兼有风邪者。

5. 泽泻 60g,6 剂。每剂水煎 3 次,合药液约 1 500ml,凉后坐浴,不拘次数,每次 15 分钟。适用于体质属水湿偏盛者。

6. 萆薢 50g,7 剂。每次加水 1 000ml,煎取 500ml,连煎 3 次,合药液再坐浴,不拘次数,每次 15 分钟。适用于下焦湿热者。

7. 麻黄根 50g,5 剂。每次加水 1 000ml,煎取 500ml,连煎 3 次,合药液,凉后坐浴,不拘次数,每次 15 分钟。适用于表卫不固者。

六、阴臭

阴臭指阴部出现以臭气为主要表现的病症,又称阴臊臭。出隋代巢元方《诸病源候论》卷四十:"阴臭,由子脏有寒,寒搏於津液,蕴积,气冲於阴,故变臭也。"

【病因病机】素体寒湿,下注胞脉,导致阴有腥臭;素体湿热,下注胞宫,导致阴有秽臭。

【治疗】溻浴法(马氏经验)。

1. 适用于阴部不红不肿,带白腥臭,属寒湿下注胞宫者。

(1)丁香 10g,每次加水 1 000ml,煎取 500ml,连煎 3 次,合药液,凉后先用冲洗器冲洗阴道再坐浴,不拘次数,每次 15 分钟。

(2)藿香 80g,水煎 3 次,合药液约 1 500ml,凉后先用冲洗器冲洗阴道再坐浴,不拘次数,每次 15 分钟。

(3)佩兰 50g,每次加水 1 000ml,煎取 500ml,连煎 3 次,合药液,凉后先用冲洗器冲洗阴道再坐浴,不拘次数,每次 15 分钟。

(4)香薷 50g,每次加水 1 000ml,煎取 500ml,连煎 3 次,合药液,凉后先用冲洗器冲洗阴道再坐浴,不拘次数,每次 15 分钟。

2. 适用于阴部红肿,带黄秽臭,属湿热或湿毒下注者。

(1)鱼腥草 60g,水煎 3 次,合药液约 1 500ml,先熏后坐浴,不拘次数,每次 15 分钟。

(2)墓头回 50g,每剂水煎 3 次,合药液约 1 500ml,凉后先用冲洗器冲洗阴道再坐浴,不拘次数,每次 15 分钟。

(3)败酱草 50g,每次加水 1 000ml,煎取 500ml,连煎 3 次,合药液,凉后先用冲洗器冲洗阴道再坐浴,不拘次数,每次 15 分钟。

(4)樗根皮 100g,每次加水 1 000ml,煎取 500ml,连煎 3 次,合药液,凉后先用冲洗器冲洗阴道再坐浴,不拘次数,每次 15 分钟。

七、阴痒

以女性外阴及阴道瘙痒,甚则痒痛难忍,或伴带下增多为主要表现的疾病,称阴痒。如西医学的外阴炎、阴道炎、外阴白色病变、神经性瘙痒、维生素缺乏、阴虱、糖尿病、阴癣等阴部瘙痒的症状,都归属"阴痒"范畴。

【病因病机】

1. 湿热下注　脾虚生湿,肝郁化热,湿热下注,而致阴痒。

2. 感染病虫　摄生不慎,忽视卫生,感染病虫,虫蚀阴中,而致阴痒。

3. 血虚生风　素体虚弱,精血不足,血虚生风化燥,外阴脉络失养,而致瘙痒。

【临床表现】

1. 脾经湿热型　阴部瘙痒灼痛,带下量多色黄,质稠,臭秽,脘闷纳呆,大便溏而不爽。舌红,苔黄,或舌边齿痕,脉滑数。

2. 肝经湿热型　外阴瘙痒灼痛,外阴红肿,带下量多色黄,质稠臭秽,心烦易怒,胸胁胀痛,目赤肿痛,大便秘结,小便短赤,口苦而干。舌质红,苔黄腻,脉弦滑。

3. 感染病虫型　①感染滴虫:外阴及阴中瘙痒,带下色黄或灰色,有泡沫,有臭气;②感染阴虱:外阴潮湿奇痒,于阴毛根部有灰色或棕黑色状如痂皮样物紧贴于阴毛根部,与阴毛对应的裤上可以发现铁锈色点状阴虱的排泄物。

4. 血虚生风型　阴部瘙痒,夜晚尤甚,难以遏止,白带甚少或全无,阴部皮肤干涩,缺乏光泽,或见脱屑,甚或皲裂,可伴见头晕眼花,心悸失寐,大便干结。舌淡,苔薄白,脉细。

【治疗】

(一) 辨证组方

1. 清热利湿,解毒止痒

(1) 萆薢渗湿汤加味:萆薢、滑石、金钱草各12g,薏苡仁15g,黄柏、赤茯苓、泽泻、瞿麦、茵陈蒿各10g,牡丹皮8g,通草4g。

(2) 止带方:茯苓、猪苓、泽泻、赤芍、牡丹皮、茵陈蒿、黄柏、栀子、车前子(包)各10g,牛膝12g。

2. 清肝泻热,除湿止痒

(1) 龙胆泻肝汤加减:龙胆、黄芩、胡黄连、炒白芍、木通、竹叶各9g,生栀子、生地黄各12g,柴胡6g,泽泻15g,生甘草5g。

(2) 苦参6g,车前子(包)、土茯苓各12g,萆薢、白鲜皮、地肤子、泽泻、黄柏、炒栀子各10g,椿根皮15g。

3. 杀虫止痒,佐以清热利湿　鹤虱4g,白鲜皮、贯众、川楝子、龙胆、炒栀子、椿根皮、车前子(包)、泽泻、黄柏各10g。

4. 养血润燥,祛风止痒

(1) 养血胜风汤:生地黄、白芍、酸枣仁、桑叶、菊花、枸杞、柏子仁、制何首乌、紫荆皮、防风各10g,川芎5g,五味子4g,黑芝麻20g,大枣5枚。

(2) 熟地黄、山茱萸、制何首乌、紫荆皮各12g,山药15g,茯苓、泽泻、牡丹皮、当归、防风各10g。

(3) 黄柏100g,甘草、川椒、白芷各50g。水煎坐浴。

(二) 单方验方

1. 决明子30g,煮沸15分钟,坐浴,每次15~20分钟,10日为1个疗程,适用于湿热阴痒。

2. 乌梅50g,5剂。每次加水1 000ml,煎取500ml,连煎3次,合药液,凉后坐浴,不拘次数,每次15分钟。

（三）饮食疗法

1. 莲子薏苡煮蚌肉　莲子 60g,薏苡仁 60g,蚌肉 120g。将莲子(去皮、心)、薏苡仁洗净,蚌肉切成薄片,一齐放在砂锅里,加水 750ml,用文火煮约 1 小时即可服食。适用于脾虚湿热型阴痒。

2. 扁豆花煮椿根皮　扁豆花 9g,椿根皮 12g。将扁豆花、椿白皮洗净,用纱布包好,加水 1 碗半,煮成 1 碗即可。一般服 5~7 次有效。治疗湿热下注型阴痒。

3. 昆布 150g,青头萝卜 1 000g,猪泡泡肉(即猪的肚皮肉)250g,花椒 20 粒,食盐少量。上药加水炖汤,每日服 1 剂,分早晚 2 次服,连服 3 剂为 1 个疗程。治疗滴虫引起的阴痒,疗效甚佳。

（四）敷法

1. 蛇床子 31g,黄柏、没食子各 15g,枯矾 10g。将前 3 味药加水 2 000ml,煎至 1 000ml,过滤后加枯矾溶化即可。凡皮损呈湿烂、结痂者,用纱布浸药贴敷;皮损呈红疹、干燥脱屑者,局部擦洗;粗厚性皮肤损伤,局部浸浴。每日 2 次,每次 10~20 分钟。7 日为 1 个疗程,1 个疗程不愈者可连续治疗 2~3 个疗程。

2. 取杏仁 90g,炒枯研成细粉,加麻油 45g 调成糊状。用时先取桑叶煎水冲洗外阴、阴道,然后用杏仁油糊涂敷,每日 1 次,或用带线棉球蘸杏仁油糊塞入阴道 24 小时取出。

（五）熏法

1. 皂角刺适量,用稻草烧烟熏阴部 10 余次。适用于肾虚阴痒。

2. 陈稻草 15~30g,威灵仙 18g。将上药燃烟熏外阴部,每日 1 次,连熏 5 次。

3. 艾叶 60g,雄黄 15g,硫黄、桃仁各 9g,木鳖子 3 枚。将艾叶捣成绒,余药研末,共同用纸卷成条 3 根,每次点燃药条 1 根于桶内,熏阴道。治疗阴道滴虫所致痒痛难忍。

4. 取银砂 3g,火纸卷为 7 条成银朱纸,烧烟熏患处,可杀灭阴虱。

（六）熏洗法

1. 麦饭石(包)30g,地肤子 15g,白鲜皮 30g,赤芍 12g。水煎熏洗。

2. 蛇床子、苦参、艾叶、明矾按 3∶3∶3∶2 的比例投药,共研成粗末,装入纱布或石棉纸袋,每包 30g,每次 1 包,以沸开水冲 1 包,先熏后洗,每次 15 分钟,每日 1 次,同时更换内裤,月经期停用,分泌物多者配合中药内服。外阴白色病变,加鲜桃叶 50g 煎洗;外阴有糜烂溃疡者,洗后撒上赛霉安粉;滴虫性阴道炎,洗后用滴维净 1 片,塞入阴道后穹窿。治疗由滴虫、真菌、外阴白色病变、老年性阴道炎及非特异性阴道炎所致阴痒。

3. 苦参、土茯苓、蛇床子、生百部各 30g,龙胆、黄柏、紫槿皮、川椒、苍术、地肤子各 15g,加水 2 000~3 000ml,煮沸 10~15 分钟后去渣取汁,熏洗,每日 1 剂,早晚各洗 1 次,每次 20~30 分钟,10 日为 1 个疗程。治疗滴虫、真菌、细菌所致外阴瘙痒。

4. 百部、苍术各 30g,槟榔 15g,加水适量,煎汤熏洗患处,连用 3~4 次,每日 1 次。用于杀灭阴虱。

5. 百部 50g 加水 1 000ml,煮沸后文火煎 30 分钟左右,熏洗患病部位 20 分钟,每日 2 次,不须剃阴毛。治疗阴虱。

（七）溻浴法

1. 二龙溻痒汤(马氏方)　龙葵 30g,龙胆 15g,苦参 30g,苦楝皮 20g,黄柏 20g,白鲜皮 20g,地肤子 20g,苍耳子 20g,蛇床子 30g。水煎冲洗坐浴。治疗湿毒引起的外阴瘙痒,真菌引起者疗效尤佳。

2. 槟榔 30g,煎水外洗。治疗阴虱。

3. 雄黄 5g,枯矾、生艾叶各 10g,川椒 6g。上药装入布袋后煮沸 20 分钟,坐浴,每日 2~3 次,每次 15~20 分钟。治疗真菌或滴虫引起的阴痒。

4. 百部 30g,大黄、苦参各 25g,蛇床子、地榆各 10g。上药加水煎煮坐浴,每次 30 分钟。浴后局部涂 20% 复方硫黄软膏,每日 2 次,3 日为 1 个疗程。治疗肛周及外阴部阴虱。

(八) 涂抹法

1. 黄柏末 30g,鸡蛋清适量,调匀后涂擦患处。治疗湿热下注阴痒。

2. 蛋黄油(煮熟鸡蛋取黄 3~4 个,放入锅内,用文火煎熬,炸枯去渣,取油)涂阴道壁。适用于阴痒属虚者。

3. 蛤粉 3g,冰片 0.3g,研末,用香油调敷,每日 1~2 次。适用于真菌性外阴炎呈慢性苔藓样皲裂者。

4. 硼砂、朱砂、蛤蜊粉各 12g,大黄 10g,冰片 1g,共为细末,与凡士林适量和匀,涂于患处。适用于外阴苔藓样病变,奇痒难忍。

5. 珍珠散　珍珠、青黛、雄黄各 3g,黄柏 9g,儿茶 6g,冰片 0.03g,共研细末外搽,每日 1 次,7 次为 1 个疗程。治疗外阴瘙痒,皮肤干燥。

6. 蚯蚓 10 条,放新瓦上焙黑研末,调茶油搽患处。治阴癣。

7. 百部 30g 研末,白酒 200ml,煮热酒,兑入百部粉搅匀,装入大口瓶里,塞紧瓶口,浸 3 小时。临用时,将瓶置于热水中温热,摇匀,以纱布蘸药酒搓揉阴毛。治疗阴虱。

8. 生白果,捣烂,擦局部。治疗阴虱阴痒。

9. 博落回鲜嫩茎叶,加水熬成每毫升含生药 25g 的浸膏,用棉签蘸药反复涂擦阴道壁 2~3 次,或留置含药的阴道棉栓。7~10 日为 1 个疗程,每天上药 1~2 次。适用于滴虫性阴道炎。

(九) 扑粉法

1. 苦楝皮、黄柏等量,共研细粉,撒布患处,解毒燥湿,杀虫止痒。治疗阴道发痒。

2. 水银(铅制)、轻粉、杏仁(去皮尖,捣为膏)、芦荟、雄黄、狼毒各 3g,麝香 0.3g。上药除水银、杏仁膏外,共研,筛细,再入水银、杏仁膏同研匀。治疗时先以石菖蒲煎汤洗患处,再用本散外扑。治疗阴虱。用药期间忌食牛、犬、鳖肉。

(十) 佩戴法

1. 卫生纸(内含苍耳子、艾叶、苦参、蛇床子、薄荷、荆芥)敷外阴部,每日 1 次,亦可将卫生纸塞入阴道,效果更佳。治疗多种原因引起的阴痒。

2. 百部、水银、艾叶各 3g,黑枣 3 枚,研和布包带身不生虱,有预防阴虱作用。

(十一) 塞法

1. 黄柏、黄连、煅石膏、冰片各适量,共研细,制成栓剂,置入阴道内,每日 1 次,10 次为 1 个疗程,治疗湿热型阴痒。

2. 香附 6g,小茴香 3g,枯矾 3g,共研细末,分别装入棉球中,用时取 1 个纳入阴道。治疗气阻湿注型阴痒。

3. 雄黄 10g,玄明粉 4.5g,樟脑 1.5g,蛇床子 12g,青黛 4g,冰片 2g,老鹳草 12g,硼砂 9g。共研细面,装入胶囊,每晚塞阴道内 1 粒,12 日 1 个疗程。治疗虫积阴痒。

(十二) 耳穴压迫法

取穴:神门、脾、肝、卵巢、外生殖器。方法:将王不留行用适当大小的胶布贴于选好的穴位上按压,中等刺激,每日换药 1 次,按压 3~5 次,每次 5 分钟左右,两耳轮换贴穴。适用于湿热蕴结,流注于下的阴痒。

（十三）针刺法

1. 毫针① 主穴:中极、会阴。配穴:气冲、阴陵泉、三阴交、照海、太冲。方法:快速进针,继以小幅度提插针 30 分钟(会阴部在留针期间有阵阵温热感为宜),每周 2 次,10 次为 1 个疗程。

2. 毫针② 取穴:阴廉、曲骨、会阴、太冲、阴陵泉、百虫窠局部阿是穴。方法:捻针进针,中等强度。治疗外阴瘙痒。

3. 耳针 主穴:神门、外生殖器、肺。配穴:肾、内分泌、皮质下、肝等。留针 10~30 分钟,5~10 次 1 个疗程,止痒效果好。

4. 三棱针 在环指中节横纹血管处放血,能止痒数小时,可连续刺几次。治疗外阴瘙痒。

5. 电针 取穴:坐骨上穴、次髎。方法:针刺得气后,接 G6805 治疗仪,选用连续波,强度以患者能耐受为度,通电 20~30 分钟。10 次为 1 个疗程。

（十四）灸法

1. 将 2 根 1 寸半艾卷燃着放到艾灸器内,直接放到外阴部,灸半小时左右,以患者有温热感最佳。

2. 主穴:曲池、少府、三阴交、蠡沟。配穴:白带多,加气海、血海;滴虫,加大椎;外阴白斑,加曲骨。方法:双侧穴位交替使用。曲池、少府、蠡沟用艾条熏灸各 10 分钟,三阴交可用针刺泻法,曲骨强刺激,不留针。其他留针 15 分钟,5 分钟行针 1 次。每日或隔日治疗 1 次,5 次为 1 个疗程。

（十五）按摩法

1. 常规按摩 肝经湿热型,先点揉三阴交、血海各 2 分钟,点按行间、阴廉各 1 分钟,用泻法;然后,按揉会阴 2 分钟,用泻法;点揉气冲、阴陵泉各 2 分钟,用泻法;最后,点按公孙 1 分钟,用泻法。肝肾阴虚型,先使患者俯卧,点揉肝俞、肾俞各 3 分钟,用补法;再使患者仰卧,点按曲骨 3 分钟,用泻法;点揉血海 1 分钟,用泻法;最后,点揉三阴交、太溪各 2 分钟,用补法。

2. 足区按摩 取肾、输尿管、膀胱、肾上腺、子宫、生殖腺、阴道区,以一手持脚,另一手半握拳,示指弯曲,以示指第 1 指间关节顶点施力,定点按摩 3~4 次。

（十六）拔罐法

取大椎、肺俞、肝俞;身柱、膈俞、脾俞;以及命门、风门、心俞。每次 1 组,每日或隔日 1 次,均用刺络留罐法。

（十七）注射法

1. 穴位注射① 取穴:阴交、阴廉、次髎、下髎、曲骨、三阴交。方法:每次取腹、背各 1 穴和三阴交,每次注入维生素 B_{12} 注射液 0.2~0.3ml。隔日 1 次,10 次为 1 个疗程。

2. 穴位注射② 取穴:外生殖器、尿道、内分泌。方法:取 0.25%~0.5% 普鲁卡因溶液或维生素 B_1 注射液,每穴注药 0.1ml,每日 1 次,5 日为 1 个疗程。再配合大蒜 1 头,捣烂,加冷开水 300ml,静置 8 小时,取上清液,睡前洗外阴部。

【预防】注意外阴及阴道的清洁卫生,勿用热水烫洗;肥皂擦洗外阴后,一定要用清水冲洗干净。对于平时经期过长、白带过多,要进一步检查和治疗,要彻底治疗脚癣,以防自身感染。强调使用优质的、使用期以内的卫生纸及卫生栓。对避孕用具过敏的患者,改用其他避孕方法。平时穿棉布及透气性能好的内裤。多食绿叶蔬菜及水果,增加维生素的摄入。

【临床报道参考】敷法治疗外阴瘙痒 136 例(方法见治疗·敷法 2),有效率约 90%,平均用药 4~7 次痒止。(《有毒中草药大辞典》)

熏洗法治疗阴痒 326 例,用加味苦参洗剂(苦参、土茯苓、蛇床子、生百部各 30g,龙胆、紫槿皮、黄柏、川椒、苍术各 15g,地肤子 24g),每日 1 剂,早晚各洗 1 次;每次约 20~30 分钟,10 日 1 个疗程。结果:阴痒消失,白带镜检阴性者 298 例;阴痒明显减轻,白带镜检阴性者 21 例;经治 1~3 个疗程后阴痒减轻,白带涂片仍阳性者 7 例。[安徽中医学院学报,1986,5(1):39]

止痒汤(黄柏 15g,蛇床子 25g,苦参 30g,野菊花 30g,土茯苓 20g)治疗阴痒 1 500 例,每日 1 剂,分 2 次外熏,每次先熏后浴 30 分钟。滴虫性阴痒加乌梅 15g、百部 15g,真菌性阴痒加白鲜皮 20g、土槿皮 20g。结果:显效 1 150 例,有效 345 例,无效 5 例。[江西中医药,1995(6):35]

用百部蛇床子酊涂擦治疗阴虱 14 例,每日 2~4 次,1 日内均治愈。对照组 10 例,刮除阴毛、外涂 10% 硫黄软膏或洁尔阴,7~10 日内治愈 9 例,无效 1 例。[内蒙古中医药,1994,13(1):23]

耳穴压迫法治疗阴痒,取耳穴肝、肾、脾、子宫、生殖器、屏间、耳中、神门等。用胶布将王不留行贴于一侧耳穴上,嘱每日按压 5 次以上,以稍痛为宜。隔 2 日换贴 1 次,双耳交替,10 次为 1 个疗程。治疗 150 例,痊愈(阴痒消失,带止)105 例,显效(阴痒基本消失,月经前后阴部稍有不适)25 例,进步(阴痒症状减轻,不影响工作和睡眠)18 例,无效 2 例。[甘肃中医,1991,4(4):15]

针刺治疗阴痒 56 例(见治疗·针刺法 1),平均治疗 2 个疗程,停止针刺后随访 3~19 个月。结果:基本治愈 29 例,显效 10 例,有效 15 例,无效 2 例。[上海中医药杂志,1985(4):19]

八、外阴湿疹

外阴皮肤有局限性或弥漫性滋水淋沥的皮疹,常伴瘙痒,称外阴湿疹。

【病因病机】

1. 肝经湿热　肝郁化热,外感湿邪,湿热下注,发为外阴湿疹。

2. 脾虚生湿　脾虚失运,湿浊内生,浸淫外阴,而成湿疹。

3. 血虚生燥　病久不愈,以致血虚生风化燥,肌肤失去濡养,而致外阴湿疹。

【临床表现】

1. 肝经湿热型　湿疹初起,外阴皮肤潮红、水疱,抓破后滋水淋沥,浸淫成片状,瘙痒夜间为甚,口苦溲黄。舌质红,苔黄腻,脉弦或弦滑。

2. 脾虚生湿型　外阴湿疹日久不愈,局部皮色暗红,增厚粗糙,潮湿,瘙痒疼痛并作,伴纳少脘胀,便溏乏力,口淡无味。舌胖,舌边见齿痕,苔白腻,脉濡滑。

3. 血虚生燥型　湿疹反复发作或迁延不愈,瘙痒剧烈,外阴皮肤粗糙增厚呈席纹状,常伴少量抓痕。舌淡苔薄,脉细弦。

【治疗】

（一）辨证组方

1. 清热利湿，祛风止痒　萆薢渗湿汤合二妙丸：萆薢、薏苡仁、黄柏、赤茯苓、牡丹皮、泽泻、通草、滑石（包煎）、二妙丸（包煎）各 9g。

2. 健脾除湿止痒　六君子汤加减：陈皮 6g，半夏、党参、茯苓、知母、黄柏、生地黄、牡丹皮、泽泻各 12g，苍白术各 9g，薏苡仁、山药各 15g，煅龙牡（先煎）各 30g。

3. 养血祛风，清利湿热　四物汤合萆薢渗湿汤：当归、白芍各 9g，生地黄 18g，川芎 6g，茺蔚子、萆薢、白鲜皮、地肤子各 12g，生甘草 3g。

（二）敷法

1. 马齿苋 120g，青黛粉 30g。将马齿苋焙干研末，与青黛粉一起用香油调后外敷。适用于外阴湿疹无滋水者。

2. 外阴炎膏　煅蛤粉 5g，樟丹 7g，冰片 2g。将上药研成细末，用液体石蜡调成药膏，涂敷于患部，表面覆盖纱布，每日 2 次。

（三）熏洗法

1. 徐长卿 500g，取 50g，每日煎 2 次，早晚各 1 次，每次煎水 500ml，温时熏洗。

2. 蛇床子散　蛇床子、明矾、苦参、百部各 10~15g 煎汤，趁热先熏后洗，每日 1 次，10 次为 1 个疗程。

3. 五倍子洗剂　五倍子、蛇床子各 30g，紫草、土槿皮、白鲜皮、石榴皮各 15g，黄柏、赤石脂各 10g，生甘草 6g。将上药置纱布袋中扎紧，放入 5 000ml 水中，煎至 3 000ml，趁热熏洗。每日早晚各 1 次，每次 20~30 分钟。适用于外阴湿疹顽固者。

（四）溻浴法（马氏经验）

1. 蛇莓 100g，6 剂。每剂水煎 3 次，合药液约 1 500ml，凉后先用冲洗器冲洗阴道再坐浴，不拘次数，每次 15 分钟。。

2. 白毛藤 60g，4 剂。每剂水煎 3 次，合药液约 1 500ml，凉后坐浴，不拘次数，每次 15 分钟。

3. 苍术 50g，加水 1 000ml，煎取 500ml，连煎 3 次，合药液，凉后坐浴，不拘次数，每次 15 分钟。

4. 苍耳子 60g，5 剂。每剂水煎 3 次，合药液约 1 500ml，凉后先用冲洗器冲洗阴道再坐浴，不拘次数，每次 15 分钟。

5. 紫草 60g，加水 1 000ml，煎取 500ml，连煎 3 次，合药液，凉后坐浴，不拘次数，每次 15 分钟。

（五）涂抹法

1. 煅蛤粉 5g，樟丹 7g，冰片 2g。将上药研成细粉，用液体石蜡调成药膏。先用 1∶1 000 新洁尔灭溶液清洗患部，再将药膏涂于患部表面，覆盖纱布，每日涂药 2 次。

2. 土槿皮（或百部）6g，白酒 30g。上药浸入白酒内 48 小时后，以药酒外擦患处，每日 2 次，至愈为止。

3. 青黛散　青黛、黄柏各 1 份，石膏、滑石各 2 份，分别研细末，和匀，麻油调，涂局部，或干扑。适用于外阴皮肤潮红，有滋水者。

（六）罨法

大枫子、苦参各 50g,苍耳子 30g,蛇床子、浮萍、豨莶草各 15g,加水 2 000~3 000ml,煮沸 15~20 分钟,倒盆中以熏蒸患部。待水温用纱布浸药湿敷 3~5 分钟,每日 2~3 次,每次 20~30 分钟,至病愈为止。

（七）扑粉法

1. 铜绿散　五倍子、白矾各 9g,乳香、铜绿各 6g,轻粉 3g。上药研末外扑。

2. 锡类散　外扑。

3. 黄柏、五倍子各等量,共研粉末,撒扑患处。每日 1~2 次,连用至病愈。适用于外阴有糜烂渗出的湿疹。

（八）注射法

穴位注射　取穴:长强。方法:取地龙注射液 0.5ml 穴位注射,10 次为 1 个疗程。

【预防】有过敏体质者,应立即隔离过敏原,以免诱发湿疹。保持外阴部清洁卫生,浴具个人专用。忌食辛辣之品、虾蟹等发物,宜食清淡之品。凡外阴部运用药物治疗时,一旦出现瘙痒症状,即停止用药,并及时对症治疗。

【临床报道参考】熏洗法治疗顽固性外阴湿疹 62 例,用苍艾洗剂［苍术、白花蛇舌草、土茯苓各 30g,艾叶 20g(后下)。加水 1 500ml,浸泡 10~15 分钟,文火煎煮 20 分钟,滤液待适温］坐浴熏洗外阴 10~15 分钟,每晚 1 次,15 次为 1 个疗程。治疗 1~2 个疗程。结果:痊愈 51 例,好转 11 例。［陕西中医,1994,15(6):261］

九、阴癣

阴癣指生于臀股部、大腿内侧、会阴、肛门周围等处,以皮肤丘疹、水疱、结痂、瘙痒为主要表现的癣病类疾病。本病又称阴户生癣、股癣,为中华人民共和国国家标准《中医临床诊疗术语——疾病部分》(GB/T16751.1—1997)标准病名。清代顾世澄《疡医大全》卷二十九:"阴癣生在下半身,治之最难,多属寒湿,总之血分受病,以致皮肤不和也。"多因阴部湿热,染受邪毒所致。

【治疗】涂抹法。

1. 马氏经验方一　川楝子(杵碎)60g,7 剂。每剂水熬成 150ml,外涂局部皮肤,不拘时候。

2. 马氏经验方二　苦楝皮 45g,水煎 2 次,浓缩成 150ml,涂抹局部,不拘次数。

3. 癣药水或雄黄 12g,用陈醋 100ml 浸后,外擦。

十、外阴尖锐湿疣

尖锐湿疣由人乳头瘤病毒(HPV)引起。HPV 为 DNA 病毒。本病多因不洁性行为传染,经过 1~6 个月潜伏,即在生殖器或肛门周围长出米粒大疣状损害,并不断扩大。本病以外阴部发病多见。

【病因病机】湿热之毒浸淫外阴、阴道,湿热蕴结下焦,而致该病。

【临床表现】外阴或阴道瘙痒疼痛,带多秽浊,或伴小便频数或肛周瘙痒,口干口苦。舌淡红,苔黄腻,脉细弦。

【治疗】

（一）辨证组方

清利湿热解毒,佐以活血

1. 板蓝根、土茯苓、白花蛇舌草各 30g,大青叶、蒲公英各 15g,虎杖、重楼各 10g,紫草、莪术各 9g。适用于热毒偏重者。

2. 苦参、苍术、黄柏、牡丹皮、通草、泽泻各 10g,生薏苡仁 30g,土茯苓 20g,大青叶 15g。适用于湿热偏重者。

3. 金钱草 20g,薏苡仁 30g,紫草、红花、川芎、赤芍、葛根、石菖蒲各 10g,桃仁 9g,生姜 1 片,大枣 5 枚。适用于血瘀偏重者。

（二）罨法

1. 板蓝根注射液湿罨疣体,每次半小时,每日 1~2 次,连续 10 日。

2. 明矾 500g,加水 1 000ml 煎后去渣,湿敷患处。每次 15~20 分钟,每日 2~3 次,10 次为 1 个疗程。

（三）敷法

1. 制乳香、制没药、轻粉、飞朱砂、赤石脂、炒五倍子、醋制蛇含石各 15g,煅白矾 6g,分别将各药研细末,和匀备用。临用时以冷开水调成糊状,外敷患处。

2. 蛇床子 40g,硼砂、川椒、血竭、蜈蚣各 30g,黄柏 60g,雄黄、枯矾、轻粉各 20g,冰片 15g。先将上药研细过筛,高温消毒后,根据病变的部位、程度、大小等,用适量药面与醋调成糊状敷贴于患处。每日 1~2 次,并在涂药的同时,用手轻轻揉搓局部 5~6 分钟,使局部产生麻蜇痛等感觉为宜,用药 5~15 日。

3. 鸦胆子仁适量,碾碎,加少量米醋调成糊状,装瓶备用。用时以牙签取少许敷于赘疣上,并注意保护正常组织(可先用避孕套,剪一块约 2cm^2 大小覆盖周围组织,中间留一小洞刚好露出赘疣,然后再涂药,之后用棉花胶布固定。若在阴道中,可用纱布填塞固定。若用于外阴部,会出现患处刺痛,或烧灼样痛)。约 2~3 日,赘疣自行脱落。之后用鸦胆子 30g,苦参、黄柏、蒲公英各 20g,浓煎为 100ml 左右,再加冰片 5g 搅匀做阴道冲洗,隔日 1 次,酌情用 4~8 次,预防复发。

（四）熏蒸法

苦参 50g,山豆根、木贼各 20g,桃仁 15g,牡丹皮 12g,三棱、莪术各 30g。布包水浸 20 分钟后,煎 30 分钟,用药液熏蒸,继以湿敷患部 8 分钟,反复 3 次,日熏蒸 2 次,14 日为 1 个疗程。

（五）熏洗法

1. 狼毒、蒲公英、地肤子、猕猴桃根各 30g,透骨草 20g,黄柏 15g,明矾、冰片各 10g。每日 1 剂,水煎外洗。

2. 马氏方一　板蓝根 100g,水煎 2 次,合药液,擦洗外阴尖锐湿疣处。擦洗后再用乌梅 20g 滴水研磨取汁,涂抹湿疣处。

3. 马氏方二　木贼 30g,加水 1 000ml,煎取 500ml,连煎 3 次,合药液,凉后蘸布摩擦外洗,不拘次数。

4. 人中白、霜梧桐叶、瓦松、红花、生黄柏、蛇床子、荆芥、防风、赤芍各 30g,水煎取汁,熏洗患处。每日早晚各 1 次,每剂药用 2 日。

（六）涂抹法

1. 鸦胆子、五倍子各 5g，白矾、乌梅肉各 20g，冰片 1g，研泥和醋外涂。

2. 外涂 25% 大茴香莲酯酊。此为从中草药大茴香莲的根中提取的有效成分大茴香莲酯，以安息香酊为溶剂配制，内含 10%~13% 鬼臼素，宜谨慎应用，大面积者不用，以防药物吸收中毒。

3. 生薏苡仁、板蓝根各 60g，木贼 30g，露蜂房、威灵仙、芒硝各 20g，黄丹 10g，陈醋 500ml。将诸药纳醋中密封浸泡 5 日，每日振荡 1 次，然后用浸泡之药液，涂搽疣状物。每日 3~5 次，一般涂药 7~10 日，疣体状物即自行脱落。

4. 乌梅 20g，滴水研磨取汁，涂抹外阴擦洗之后的湿疣处。

（七）扑粉法

1. 代赭石 40g，枯矾 5g，冰片 5g。上 3 味药共研成细末，每包分装为 10~20g，直接用细末干扑于患处，每日 2 次，直至痊愈为止。另，内服金钱草汤（金钱草、土茯苓各 30g，车前子、皂角刺、连翘、夏枯草各 10g），每剂用水 1 000ml 浸泡 1 小时后武火煮沸，分 3 次服，10 剂为 1 个疗程。

2. 黄蜈散　黄柏 64g，轻粉 13g，蜈蚣 7g，冰片 3g，雄黄 13g。上药研极细末，消毒备用，扑于子宫颈部，治疗子宫颈尖锐湿疣。

（八）针刺法

对外阴部损害数量少者，可用针刺法。局部消毒后，用 2 寸银针从湿疣主体最高处正中垂直进针，直插疣底部，快速捻转 30 次，同时提插施泻法，出针后放血 2~3 滴，再于疣底部平行皮面，沿湿疣最长径进 1 针，施用同样手法，2 周针 1 次，经针刺 3 次后，疣体可结痂脱落，不留瘢痕。亦有报告用火针焠刺法治疗。

（九）烙法

火烧烙铁，分次烙灼赘疣。一般 3~5 次可根治。并将板蓝根、马齿苋、败酱草各 30g，石榴皮、紫草各 15g，水煎坐浴。

（十）割治法

1. 患者侧卧手术台上，在常规消毒下行肛周浸润麻醉，将疣体从基底部全部切除，继用烧红之烙头烧灼切除创面至灰白色。外敷三黄膏，每日清洗换药 1 次。

2. 将生石灰 1 块约鸭蛋大加水 500ml 浸泡，取澄清液 100ml，兑入大蒜汁 10ml、麻油 20ml。治疗时于病发局部常规消毒，局麻下行疣体基底部广泛切除术，一般深至皮下组织，如局部渗血，可压迫数分钟。术后以棉签蘸上述药物涂搽，每日 5~6 次，直至创面结痂后，脱痂为止。

（十一）腐蚀法

1. 鸦胆子膏　鸦胆子、五倍子各 5g，白矾 10g，冰片 1g，乌梅肉 20g，共研为泥，加醋 20ml 调匀。外敷局部，勿贴好肉。

2. 鸦胆子仁浸泡在花生油中备用。治疗时，用此油点涂搽患处。适用于尖锐湿疣疣体小者。

【预防】 开展性病卫生宣传教育，杜绝传染源。注意卧具、浴具的卫生和内裤、内衣消毒。男女双方同查同治，以免相互传染。一旦一方发现该病，严禁性生活。

【临床报道参考】 敷法治疗尖锐湿疣 38 例（见治疗·敷法 2）。结果：治愈 32 例，有效 6

例。[内蒙古中医药,1992,11(1):7]

用熏洗法治疗尖锐湿疣 32 例,药用白花蛇舌草、土茯苓各 60g,苦参、香附、木贼、生薏苡仁各 30g。加水 3 000ml,煎 40 分钟,取汁先熏洗后坐浴至水凉为止。每日 1 剂,早晚各 1 次,第 2 次用药时重新煎沸 20 分钟。阴道湿疣,将药液 150ml 浓煎至 5ml,用消毒棉球蘸药擦洗阴道,后用带线棉球蘸药放入阴道内,2 小时后取出。肛门湿疣治法相同。结果:痊愈 28 例,好转、无效各 2 例。[浙江中医杂志,1992,27(6):282]

治疗尖锐湿疣 36 例,其中发病部位不在外阴者 34 例,在肛周者 2 例。经检查,其中不加热血清反应素试验阳性 1 例,淋球菌涂片阳性 7 例。药用马齿苋 45g,板蓝根 30g,白芷、桃仁、露蜂房、生甘草各 10g,木贼 15g,细辛 12g,煎水至 2 000ml,先熏后擦洗(以不擦破为度)。每次 15~20 分钟,每日 1 次。熏洗 3~15 次(平均 9 次)后,全部治愈,治疗期间未发现不良反应。[临床皮肤科杂志,1990,19(1):17]

取板蓝根(或大青叶)、马齿苋、败酱草、土茯苓,酌加苦参、白鲜皮、蛇床子,放入 2 000ml 冷水中泡 20~30 分钟,煮沸 15~20 分钟,去药渣。温度适宜时,坐浴 20~30 分钟,中间可再次加热。同时以手指缠纱布或小毛巾搓擦病灶,有轻微疼痛感为度。每日 2 次,5 日为 1 个疗程。本组 80 例,治疗 3 个疗程后,治愈 75 例,显效 3 例,无效 2 例。[中医函授通讯,1993(4):17]

涂抹法治疗外阴阴道湿疣 12 例,外阴湿疣用复方苦楝素涂剂外涂患处,每日 2 次;阴道湿疣用复方苦楝素药膜上阴道,每日 1 次;合并症常规治疗。经期停药,必要时配偶同治。7 日为 1 个疗程。经治 3 个疗程后,痊愈 10 例,有效 2 例。[实用中西医结合杂志,1991,4(1):43]

十一、外阴白色病变

外阴白色病变指外阴皮肤或黏膜由于生长和营养紊乱,引起的外阴局限性或弥散性白色病变,属于中医学"阴痒""阴肿"范畴。

【病因病机】

1. 肝经湿热　素体抑郁或郁怒伤肝,肝气郁久化热,挟湿邪流注下焦,浸渍外阴而致病。

2. 血虚化燥　化源不足或久病耗伤气血,血虚不能滋养外阴肌肤,使外阴皮肤致病。

3. 肝肾阴虚　久病或年老体弱,或房劳过度,使精血不足,肝肾阴虚,外阴失于滋养而致病。

4. 脾肾阳虚　素体阳虚,或病后脾肾阳虚,冲任虚寒,阴部失于温煦,气血流通受阻,而致外阴发病。

【临床表现】

1. 肝经湿热型　阴部皮肤黏膜色素减退,粗糙,皲裂,红肿而痒。抓破处流黄水,局部灼热痛,带下多而黄臭。心烦易怒,口苦,便干溲黄。舌苔黄腻,脉弦数或滑。

2. 血虚化燥型　外阴皮肤变白,干燥无光泽,有皲裂及脱屑,夜间痒重。头晕目花,心悸。舌稍红,苔薄白或薄黄,脉细或细数。

3. 肝肾阴虚型　阴部刺痒夜间为重。外阴萎缩,变白或粉色。皮损处干燥,薄脆,严重者大阴唇扁平,小阴唇部分或全部消失,阴道口缩小。腰膝酸痛,口干,头晕耳鸣,手足心热,带下量少、色黄或夹血。舌质红,苔薄黄,脉细或细数。

4. 脾肾阳虚型 外阴皮肤变白,萎缩与增厚粗糙相间出现,或二者相邻近。四肢不温,腰膝无力,小便频数,大便溏。舌质胖嫩、有齿痕,苔薄白,脉沉弱。

【治疗】

（一）辨证组方

1. 清泻肝热,除湿止痒 龙胆泻肝汤加减:龙胆、生栀子、黄芩、柴胡、生地黄、车前子(包)、当归、赤白芍、六一散(包)各 9g,生薏苡仁 12g,川芎 4.5g。

2. 养血祛风 养血胜风汤加减:生地黄 12g,白芍、桑叶、菊花、枸杞、制何首乌、紫荆皮、白鲜皮各 10g,川芎 5g,黑芝麻 20g,防风、当归各 6g,大枣 5 枚。

3. 滋补肝肾 生熟地黄、何首乌、枸杞、续断、桑寄生各 12g,当归 6g,白芍、牡丹皮、菟丝子、玄参、益母草、紫荆皮各 10g。

4. 温补脾肾,养血活血 丹参、巴戟天、淫羊藿、补骨脂各 12g,当归、赤芍、紫菀、白芷、牡丹皮各 10g,鸡血藤 20g,桂枝 6g。

（二）辨型组方

1. 增生型 病变范围不一,主要波及大小阴唇、阴唇间沟、阴蒂包皮和阴唇后联合等处,常呈对称性。病变区域皮肤增厚似皮革,隆起有皱襞,或有鳞屑、湿疹样变。若表皮层过度角化较轻时,皮肤颜色为暗红或粉红;过度角化显著时,可出现界限清晰的白色斑块。一般无萎缩或粘连。常见于 30~60 岁妇女。多有带下量多病史。

加减清肝引经汤:生地黄、当归、牡丹皮、黄芩各 10g,白芍、川牛膝、鸡血藤、威灵仙各 15g,玄参 17g,栀子、甘草各 6g。

2. 硬化苔藓型 外阴皮肤黏膜及肛周皮肤色素减退,变白、变脆、干燥,易皲裂,弹性减退或消失,阴蒂、大小阴唇干萎平坦,甚至粘连,阴道口挛缩狭窄,可见于任何年龄。

(1)归肾丸:熟地黄、山药、山茱萸、茯苓、当归、枸杞、杜仲、菟丝子。

(2)人参养荣汤:人参、黄芪、煨白术、茯苓、远志、陈皮、五味子、当归、白芍、熟地黄、肉桂、炙甘草。

3. 混合型 增生型与硬化苔藓型外阴病变局部体征同时存在。

清斑汤Ⅰ号方:何首乌 15g,墨旱莲 15g,益母草 15g,夏枯草 9g,女贞子 9g,覆盆子 9g,薏苡仁 30g,土茯苓 30g,蒲公英 30g,金银花 30g,山豆根 24g,白术 12g。

（三）单方验方

1. 苏甲马鞭散 苏木、炙鳖甲、马鞭草各 15g,生地黄 30g,龙胆 9g。上药共研细末,每日 3 次,每次 3g,或全方作汤剂服。适用于肝经湿热者。

2. 枸杞、黄芪、何首乌、当归、丹参各 20g,蝉蜕 9g。适用于血虚化燥者。

3. 何首乌、玄参、麦冬、女贞子、墨旱莲、牡丹皮、覆盆子各 10g,益母草 15g。适用于肝肾阴虚者。

4. 石楠二灵散 石楠叶、淫羊藿各 15g,威灵仙、蛇床子各 9g,共研细末,每日 3 次,每次服 1.5g(亦可上方煎汤服)。适用于脾肾阳虚者。

（四）涂抹法

1. 白斑外敷方 炉甘石 30g,密陀僧 12g,飞滑石 15g,煅石膏、制天南星、皂荚(去子筋)各 9g,枯矾、炮穿山甲各 6g。上药共为细末,用麻油或凡士林调匀,消毒处理,于每次坐浴后涂擦患处,每日 1~3 次。适用于肝经湿热者。

2. 紫草油外涂,适用于血虚化燥者。

3. 何首乌、黄芪、淫羊藿、甘草各 30g,香油浸泡,去渣,消毒后制成油膏外涂。适用于肝肾阴虚者。

4. 鹿衔草、淫羊藿、覆盆子、艾叶、白芷各 30g,香油浸泡,去渣消毒制成油膏,外涂。适用于脾肾阳虚者。

(五) 湿浴法

1. 马齿苋 15g,艾叶 6g,川椒 9g,硼砂 9g,生蒲黄(包)9g,当归 9g。水煎,外洗。

2. 马氏方　补骨脂 50g,何首乌 60g,刺蒺藜 50g,5 剂。每次加水 1 000ml,煎取 500ml,连煎 3 次,合药液,凉后先用冲洗器冲洗阴道再坐浴,不拘次数,每次 15 分钟。

(六) 熏洗法

1. 苦参、淫羊藿、蛇床子、三棱、莪术、荆芥、防风各 15g,益母草 24g,农吉利、鹿衔草各 30g。水煎熏洗,每日早晚各 1 次。适用于肝经湿热者。

2. 当归 20g,淫羊藿 30g,刺蒺藜 15g,冰片(后下)2.5g。煎水熏洗外阴,每日 2 次。适用于血虚化燥者。

3. 鹿衔草、淫羊藿、覆盆子、青蒿各 50g,加冷水 2 000ml,浸泡 1~2 小时,再煮沸 20 分钟,去渣,1 剂分 4 次用,每日 2 次,每次 20 分钟,先熏后坐浴。适用于肝肾阴虚者。

4. 马齿苋 30g,艾叶、川椒、生蒲黄、当归各 10g,每日煎汤熏洗 1 次。适用于脾肾阳虚者。

(七) 针刺法

1. 毫针　主穴:曲骨、横骨、阴阜(位于阴蒂上方旁开 1 横指左右)、曲骨、横骨,直刺深 2~2.5 寸,针感放射至会阴,一般留针 20~30 分钟。阴阜沿皮顺大阴唇向下刺达阴道口水平,针感为两侧大阴唇有鼓胀感。配穴:三阴交、阴廉、足五里、百虫窠。会阴痒重时,加会阴或坐骨(阿是穴)。有全身症状可辨证加穴,如周身酸困,加足三里、血海;若瘙痒难忍,影响睡眠,加三阴交等。方法:快速进针,继以小幅度提插捻转相结合(会阴不提插),待得气后,留针 30 分钟,隔日 1 次,10~12 次 1 个疗程,1~3 个疗程后休息 7~10 日。

2. 电针　取穴:双秩边。方法:取毫针直刺,使针感直达外阴部及小腹,然后接疏密波电流,中等电量刺激,每次 10~15 分钟,每日 1 次,7 次为 1 个疗程。

3. 电热针　取穴:会阴、曲骨、外阴病变区域阿是穴 1~2 对。采用平刺或斜刺法,针体与皮肤呈 15°~45° 角,进针深度达 1.5~2.0cm,用 DRI-Ⅰ型电热针机,电流强度为 50~90mA,针感以温热、胀为度,留针 30~40 分钟,每日或隔日 1 次,经期暂停。

4. 火针　取穴:①华佗夹脊穴胸 9~ 腰 5、中脘、气海、关元、天枢(双)、大巨(双)、水道(双)、归来(双);②外阴病变局部。方法:穴位处用碘酊、酒精常规消毒后,以细火针焠刺 0.3~0.8 寸。外阴病变局部以 2% 苯扎溴铵溶液(新洁尔灭)常规消毒,用细火针散在点刺 15~30 针,深度为 0.2~0.5 寸。

5. 梅花针　病变区先用酒精消毒叩刺部位,用梅花针叩刺,中度手法,叩至局部发红,微出血即可。

6. 耳针　主穴:神门、外生殖器、肺。配穴:肾、内分泌、皮质下、肝等。留针 10~30 分钟,5~10 次为 1 个疗程。止痒效果好。

7. 激光针　取穴:横骨、会阴、神门、血海。方法:用 GZ-2 型氦 - 氖激光仪,波长 632.8nm,功率 5mW,光斑直径 2mm,照射距离定为 3~4cm,每穴照射 3~5 分钟,隔日 1 次,

10 次为 1 个疗程,疗程间隔 5 日。

（八）灸法

1. 足三里、三阴交、阿是穴。艾条点燃后,温和灸上穴,每穴 5~10 分钟,灸至皮肤红润为度。每日 1 次,7 次为 1 个疗程。

2. 取穴:三阴交、血海、外阴病变局部。方法:取艾卷点燃后在穴位上施灸,以患者感到局部皮肤无灼痛时为宜,使艾卷固定不动,施灸 10 分钟左右,每日 1 次。10 次为 1 个疗程,疗程间隔 5~7 日。

（九）按摩法

取穴:三阴交、血海、行间、阴廉、委阳、昆仑、会阴、中极、气冲、长强、少府。方法:用一指禅法推拿按摩,顺序由上而下,每次 10 分钟,用力要均匀,由轻渐重。

（十）发疱法

斑蝥 1.5g,75% 乙醇溶液 100ml。将斑蝥浸于 75% 乙醇溶液中,2 周后滤药液即得发疱药液。将药液外涂病变处,涂药后 2 小时局部起水疱,水疱处外涂甲紫溶液预防感染。一般 7~10 日涂药 1 次(即局部脱痂后再涂药),7~10 次为 1 个疗程。

（十一）注射法

穴位注射　取穴:①肾俞、阴廉;②脾俞、坐骨结节。方法:每次取 1 组穴施治,两组穴交替使用。每穴注射丹参注射液 2ml,3 日治疗 1 次,5~7 次为 1 个疗程,疗程间隔 1 周。

（十二）激光法

将竹红菌素软膏涂于患处,用可见光(波长 400~500μm)照射,光源可用 400W 高压汞灯或特制 ZG220-55 型竹红菌光疗灯泡照射,每日 1 次,每次 30~40 分钟,30 日为 1 个疗程,月经期停治,2~3 个疗程观察疗效。

【预防】注意阴部及经期卫生,勤换洗内裤,要穿宽大柔软透气的棉织物内裤,不用过烫水或酸碱性强的药物洗擦外阴。清除刺激因素,及时治疗局部感染的病症或皮肤病,积极治疗糖尿病。

【临床报道参考】发疱法治疗外阴白色病变 7 例(见治疗·发疱法),皆愈。[广西中医药,1978(2):11]

涂抹法治疗外阴白色病变 105 例,用白斑膏(蛇床子、雄黄等 7 味中药加甘油等赋形剂即成)外涂,3 个月为 1 个疗程。结果:治愈 35 例,显效 26 例,好转 38 例,无效 6 例。[辽宁中医杂志,1986,10(5):32]

针灸加局部封闭治疗外阴白色病变 40 例。取穴:曲骨、中极、大赫(双)、横骨(双)。进针后用温针灸法。阴廉用胎盘组织液 2ml,病灶处用维生素 B_{12} 注射液 250mg 注射,每次一侧,两侧交替。月经净后 2 日开始治疗,3 日 1 次。治疗 10~12 次后,痊愈 32 例,好转 8 例。随访 3 个月无复发。[中国针灸,1992,12(4):16]

十二、外阴白塞综合征

眼 - 口 - 生殖器综合征,亦称白塞综合征,是一种全身性、慢性、血管炎性的多基因遗传病,临床表现为复发性口腔溃疡、生殖器溃疡、葡萄膜炎及皮肤损害。本病与中医学"狐惑"有类似之处。

【病因病机】素体阴虚,阴部失养或中气不足,精血不生,阴络失养,或湿热下注阴部,久而浸渍为病。

【临床表现】

1. 肝经湿热型 外阴溃疡,红肿疼痛,渗液,身热烦躁,口干唇疡,咽痛目赤。舌红或肿痛或有溃疡,苔薄黄,脉滑数或弦数。

2. 中气不足型 外阴溃疡疼痛,局部色暗,头晕乏力,气短少语,低热缠绵。舌淡、有溃疡,苔薄,脉细弱或带数。

3. 阴虚内热型 外阴溃疡疼痛,局部色红,手足心热,形瘦倦怠,心烦口干。舌红少津、有溃疡,脉细数。

【治疗】

(一)辨证组方

1. 清利湿热 黄芩、黄柏、生栀子、女贞子、六一散(包)各10g,生地黄15g,赤芍9g,枸杞、薏苡仁各12g,生甘草5g。

2. 益气调冲

(1)党参、白术、炒赤芍、淫羊藿各10g,黄芪、山药各12g,马鞭草15g,陈皮、升麻、柴胡各6g。

(2)甘草泻心汤加味:生甘草9g,炒黄芩10g,党参12g,干姜5g,炒黄连3g,大枣6枚,半夏9g,白鲜皮10g,苦参12g。适用于本虚标实、寒热错杂者。

3. 养阴清热 西洋参(代茶)3g,麦冬、玄参各20g,五味子6g,赤芍、金银花、泽泻、知母、黄柏、牡丹皮各9g,生甘草5g。

(二)单方验方

1. 六神丸或六应丸,每日3次,每次6~8粒,吞服。

2. 西黄醒消丸、甘露消毒丹、牛黄解毒片等,每日2~3次,剂量分别为1g、3g、3片。如热毒炽盛,发热神识不清,可服紫雪丹,每日4次,每次1g。

3. 石斛夜光丸,每日2~3次,每次3g。

(三)熨法

红参6g,黄芪30g,甘草10g,湿热重者加车前子、茯苓、黄芩、黄柏、虎杖。每日1剂,水煎2次,混合药液3次服。药渣局部热熨。适用于眼-口-生殖器综合征。

(四)敷法

1. 苦参45g,生甘草30g,水煎坐浴,每日1~2次。再用青黛15g,黄柏30g,共研细末,局部外敷。每日1~2次。治疗眼-口-生殖器综合征。

2. 鲜蒲公英叶,捣烂外敷。

(五)扑粉法

1. 锡类散 扑于口腔或外阴溃疡面。

2. 珠黄散 扑于口腔或外阴溃疡面。

3. 青吹口散 扑于口腔或外阴溃疡面。

4. 青黛15g,黄柏30g,共研细末,局部外扑。每日1~2次。治疗眼-口-生殖器综合征之外阴溃疡。

5. 大黄粉适量,研成极细面,过120目筛备用,每取粉适量扑撒于溃疡面上,每日上药量不限。适用于单纯性溃疡,白色病变封闭后及眼-口-生殖器综合征之外阴溃疡。

（六）漱口法

金银花露漱口,1 日数次。

（七）濕浴法

1. 板蓝根 30~100g,煎水冲洗患处。

2. 苦参 25g,白鲜皮、黄柏、地肤子各 15g,煎汤熏洗患处。

（八）注射法

1. 肌内注射　100% 板蓝根注射液 4ml 肌内注射,每日 2 次,5~10 日为 1 个疗程。适用于急性发作期。

2. 静脉注射　抗炎Ⅰ号注射液 40~50ml,加入 5% 葡萄糖注射液 500ml 中,静脉滴注,每日 1 次。

【临床报道参考】 综合疗法治疗白塞综合征 14 例,脾胃湿热型用滑石、萆薢、地肤子、石菖蒲、苦参各 15g,木通、黄芩、陈皮、竹叶、生甘草各 10g;肝胆湿热型用龙胆、黄芩各 15g,栀子、柴胡、白芍、黄柏、青皮、生甘草各 10g;膀胱湿热型用木通、车前子、萹蓄、瞿麦、黄柏、薏苡仁、生甘草梢各 15g,大黄、滑石、栀子、泽泻各 10g;肝肾阴虚型用生地黄 20g,熟地黄 15g,当归、枸杞、泽泻、茯苓、山茱萸、牡丹皮、黄柏、菊花、甘草各 10g。阴部有溃疡者用濕浴法 2,熏洗患处。结果:显效 12 例,2 例于 1 年后复发转院治疗。[中医药学报,1989(6):26]

对病情反复发作 7~20 余次的 13 例患者进行治疗,急性发作期肌内注射 100% 板蓝根注射液 4ml,或口服板蓝根冲剂 10~20g,均每日 2 次,5~10 日为 1 个疗程;甘草泻心汤(用生甘草)随证化裁。肌肤糜烂、溃疡者,先用板蓝根 30~100g 煎水冲洗患处,再撒溃疡粉(黄芩、黄柏各 10g,冰片、硼砂各 3g,外阴糜烂加苦参)。缓解期每间隔 10~20 日或出现急性发作征兆时,口服板蓝根冲剂 10~20g,每日 2 次,3~5 日为 1 个疗程;或用板蓝根 30~60g 煎水代茶饮。同时兼服补中益气丸或金匮肾气丸,每日 2 次,每次 2 丸,3~5 日为 1 个疗程。经 1~2 周治疗,患者体征、症状均消失。随访结果,3 年内复发者 5 例(8 人次),3~5 年复发者 2 例(3 人次),5~12 年无复发者 6 例。[山东中医杂志,1989,8(6):17]

中西医结合治疗白塞综合征 158 例,脾胃虚寒者用淡附子、肉桂、党参、白术、干姜、茯苓、三棱、莪术、当归尾、赤芍、红花、甘草;阴虚毒热者用生地黄、金银花、连翘、当归、玄参、鸡血藤、甘草;肝郁气滞者用柴胡、薄荷、黄芩、栀子、当归尾、赤芍、红花、莪术、陈皮、甘草。36 例全身症状较重如高热或眼症状重时,配用激素暂时给予冲击疗法,大部分均为小剂量间断应用。治疗的 158 例中,男 38 例,女 120 例,治疗后临床症状消失,观察半年内未复发为治愈,计 31 例;治疗后症状消失,但以后还有轻度发作或临床治愈患者在半年内复发为显效,计 62 例;治疗后临床症状减轻为有效,计 60 例;服用中药 15 剂,半个月临床症状不减轻为无效,计 5 例。[天津中医,1987(4):19]

第三节　阴 道 疾 病

一、阴道炎

阴道炎系指阴道的抗病能力减退,而被细菌、真菌、滴虫等侵入引起的炎症,常见的有非特异性阴道炎、滴虫性阴道炎、真菌性阴道炎、老年性阴道炎、阿米巴性阴道炎。本病属于中医学"带下""阴痒"范畴。

【病因病机】

1. 肝经湿热 由情志不畅,肝经郁热,肝郁犯脾生湿,湿热蕴蒸下注(或生虫)而成。

2. 脾虚湿注 由素体脾虚,或绝经后脾虚生湿,湿盛流注下焦(或生虫)而致。

3. 肝肾不足 由绝经后或手术后肝肾不足,冲任不固,带脉失约而致。

【临床表现】

1. 肝经湿热型 阴痒,带下色黄,呈泡沫状(滴虫性)或呈豆腐渣状(真菌性),口苦而腻。舌稍红,苔薄腻微黄,脉弦数。

2. 脾虚湿注型 阴痒,带下色白,质较稀,呈泡沫状(滴虫性)或呈糊状(真菌性)。舌淡红,苔薄腻,脉细。

3. 肝肾不足型 阴痒,带下色黄或为赤带,量不多。头晕心悸,心烦易怒,腰酸足软,口干尿赤。舌质红,脉细。

【治疗】

(一) 辨证组方

1. 清肝利湿 龙胆泻肝汤加减:龙胆、柴胡各 6g,栀子、牡丹皮、车前子(包)、泽泻、黄芩各 9g,木通 5g,苦参 8g,萆薢 12g。

2. 健脾利湿,佐以清热 苍术、白术、茯苓、猪苓、泽泻、萆薢、黄柏各 10g,薏苡仁 20g,车前子(包)、地肤子各 9g,白鲜皮 12g。

3. 滋肝补肾,清热止痒 知柏地黄汤加减:知母、黄柏、牡丹皮、茯苓、山茱萸、泽泻、何首乌各 9g,生地黄、山药各 12g。

(二) 溻浴法

1. 苦参、生百部、蛇床子、土槿皮、土茯苓、白鲜皮、虎杖根、鹤虱各 30g,地肤子、川花椒、龙胆、川黄柏、明矾各 15g,石榴皮、苍术各 10g。加水 3 000ml,煮沸 20 分钟,去药渣,将药倒入盆中,坐浴 20 分钟。每日 1 剂,早晚各 1 次,10 日为 1 个疗程。适用于滴虫性阴道炎、真菌性阴道炎、细菌性阴道病、老年性阴道炎。

2. 马氏经验方一 白头翁 80g,水煎 3 次,合药液约 1 500ml,凉后先用冲洗器冲洗阴道再坐浴,不拘次数,每次 15 分钟。治疗滴虫性阴道炎。

3. 马氏经验方二 大黄 60g,水煎 3 次,合药液约 1 500ml,凉后先用冲洗器冲洗阴道,再坐浴,不拘次数,每次 15 分钟。适用于真菌性阴道炎。

4. 黄柏 100g,甘草、川椒、白芷各 50g,水煎坐浴。治疗老年性阴道炎。

5. 鸦胆子仁 40 粒打碎后加 400ml 水,煎成 40ml,行阴道灌洗,每日 1 次。治疗阿米巴性阴道炎。

(三) 熏洗法

1. 苍耳草 60g,狼毒草 20g,苦楝皮 30g,蒲公英 60g。煎汤,先熏后洗,每日 2 次,10 日为 1 个疗程。治疗滴虫性阴道炎。

2. 土茯苓、苦参、土蛇床子、乌梅、苦楝皮、百部、黄柏、地肤子、土槿皮、儿茶各等分。共为粗末,每次取粗末 40g,置于盆内,开水冲,纱布滤渣,乘热坐盆上熏,待药液不烫时,坐浴 15 分钟。适用于真菌性阴道炎。

3. 蛇床子 30g,贯众、透骨草、苦参、黄柏、淫羊藿、百部各 20g。煎汤熏洗,每日 2 次,10

次为 1 个疗程。治疗老年性阴道炎。

（四）涂抹法

1. 博落回适量,加水熬成每毫升含生药 25g 的浸膏,用时先取 1∶5 000 高锰酸钾溶液 300~500ml 冲洗阴道,用棉签蘸药膏反复涂擦阴道壁 2~3 次;然后用含药的阴道棉栓纳于阴道,每日上药 1 次,7~10 日为 1 个疗程。经净后用药。适用于滴虫性阴道炎。

2. 蛤粉 20g,冰片、雄黄各 5g,研细末,用菜油调匀涂阴道壁,每日 1 次。治疗真菌性阴道炎。

3. 黄连膏　黄连、黄柏、当归尾、姜黄各 4.5g,生地黄 18g,香油 180g,黄蜡 30g。以香油浸 2 日,文火熬枯去渣,再煎入蜡成膏。用药前先清洁阴道分泌物,将黄连涂于阴道壁。每日 1 次,每 10 日为 1 个疗程。治疗老年性阴道炎。

（五）扑粉法

1. 用紫珠草粉剂作局部喷药,每日 1 次,连用 5 日以上。治疗滴虫性阴道炎、真菌性阴道炎、细菌性阴道病。

2. 墓藁散　墓头回 60g,白芷 9g,藁本 5g。研细过筛,装瓶内经高压消毒备用。上药前用过氧化氢溶液(双氧水)浸湿的棉球充分擦洗阴道壁及穹窿部,然后扑撒药粉,药量每次 0.5~0.8g,每日 1 次,10 次为 1 个疗程。治疗滴虫性阴道炎。

3. 黄连、干姜各 1.5g,焙干研末,扑撒于阴道,每日 1 次,10~15 次为 1 个疗程。治疗真菌性阴道炎。

4. 紫金锭　由山慈菇、红大戟、雄黄、朱砂、千金子霜、五倍子、麝香等组成。每次 5 片 (15g),研为细末,用窥阴器扩开阴道,将药扑撒于阴道,每日 1 次,5 日为 1 个疗程。临床症状及体征未完全消失者,继用 1~2 个疗程。适用于老年性阴道炎。

5. 养阴生肌散　黄柏、青黛、蒲黄、甘草、雄黄、龙胆、薄荷各 0.3g,石膏 3g,冰片 1.2g,共研细末。每次用药少许扑撒阴道或女阴,隔日 1 次,3 次为 1 个疗程。治疗单纯性阴道炎和女阴炎。

（六）塞法

1. 蛇床子 60g,苦参、桃仁、雄黄各 30g,枯矾 15g。将上药制成橄榄形栓剂,放入阴道内,用药 5~7 日。治疗滴虫性阴道炎。

2. 藿香 600g,葫芦茶 200g,矮地茶 200g。将上药水煎,浓缩至浸膏状,入烤箱中烤干,研细过筛,入胶囊。塞入阴道,每日 2 次。治疗真菌性阴道炎。

3. 将苦参、莪术、儿茶制成栓剂,每粒重 1.6g。睡前洗净阴部,将药栓送入阴道深部。隔日 1 粒,连用 7 粒为 1 个疗程。适用于老年性阴道炎。

4. 用鲜紫皮大蒜 3~4 瓣,放在消毒钵中,加生理盐水 1~2ml,研成泥糊状备用。阴道用 1∶5 000 高锰酸钾溶液灌洗清洁后拭干。尿道口涂上消毒甘油。使用阴道窥器,将蒜泥先填塞于阴道穹窿、子宫颈,然后到阴道壁,15 分钟后抹去所有大蒜泥,治疗 7~10 次。适用于阿米巴性阴道炎。

（七）针刺法

1. 腕踝针　取穴:双侧下$_2$(位于内踝最高点上 3 横指,靠胫骨后缘)。方法:用 30 号 1.5 寸毫针刺入穴位,进针时针体与皮肤表面呈 30° 角,针尖入皮肤即将针体放平,针尖稍向上沿皮刺入约 1.4 寸,留针 1~2 日,5~7 次为 1 个疗程,疗程间隔 5 天左右。治疗老年性阴道炎。

2. 耳针　取穴：子宫、内分泌、三焦、肾、膀胱。方法：用毫针捻转入穴，中度刺激，留针15~20 分钟，留针期间可捻针 2~3 次，隔日 1 次，双耳同时施治，7~10 次为 1 个疗程，疗程间隔 5~7 日。治疗老年性阴道炎。

3. 皮肤针　部位：下腹部、腹股沟、重点叩打腰部、骶部、期门、三阴交、隐白。方法：中度刺激，反复叩刺 4~5 遍，每日 1 次，7 次为 1 个疗程。治疗老年性阴道炎。

（八）注射法

穴位注射　取穴：中极、曲骨、关元、足三里、三阴交。方法：每次取 2 个穴，每穴注入 5% 当归注射液，隔日 1 次，7 次为 1 个疗程，疗程间隔 3~5 日。治疗老年性阴道炎。

【预防】注意个人卫生，防止感染滴虫。一旦感染，要夫妻共同治疗。积极治疗身体其他部位的真菌感染，在长期大量使用广谱抗生素的时候，要防止阴道的真菌感染。围绝经期以后阴道抵抗力下降，因分泌物减少而干燥，除了平时保持阴道清洁之外，还可以涂抹鱼肝油，穿质地柔软的内裤，以防止损伤而导致老年性阴道炎。

【临床报道参考】灌浴法治疗阴道炎 270 例，用鸦胆子 25g，加水 2 500ml，文火煎至 500ml，待温时冲洗阴道，每日 1 剂，7 日为 1 个疗程。结果：治愈 240 例，中止治疗 15 例。（《疑难杂症秘验方》）

涂抹法治疗滴虫性阴道炎 132 例（见治疗·涂抹法 1），经治 1 个疗程后，症状全部消失，阴道分泌物镜检全部转阴。（《中医妇科临床药物手册》）

扑粉法治疗滴虫性阴道炎 506 例，用墓藜散（见治疗·扑粉法 2），总有效率 97.4%。（《中药贴敷疗法》）

塞法治疗滴虫性、真菌性阴道炎 3 676 例，用苦参 70g，鲜桃树叶、鲜柳树叶、贯众各 50g，蛇床子 100g，加水 500ml 煎 2 次，过滤去渣，浓缩至 80ml。用带线棉球浸药液每晚临睡前塞入阴道 1 个，次晨取出，连用 14 日。结果：治愈 3 201 例，好转 155 例，无效 320 例。［福建中医药，1990，21（5）：13］

二、阴道痉挛

环绕阴道口和阴道外 1/3 部位的肌肉非自主性痉挛或缩窄，称阴道痉挛，与中医学中的阴缩相似。

【病因病机】

1. 阳虚内寒　素体阳虚内寒，阴寒下盛，肝脉失养，而致阴缩。

2. 风寒外侵　阴部受风寒之邪入侵，寒主收引，故发阴缩。

【临床表现】

1. 阳虚型　阴缩疼痛，小腹冷，喜温，小便清长，大便不坚，腰膝酸软。舌淡，苔薄滑，脉沉细。

2. 风寒型　阴缩疼痛，畏风怕冷，腰膝肢体冷痛，部位不定。舌淡红，苔薄白，脉弦。

【治疗】

（一）辨证组方

1. 温阳散寒　鹿角、巴戟天各 12g，淡附片（先煎）、荔枝核、炒川楝子、延胡索各 10g，当归 8g，艾叶、肉桂各 6g，小茴香 4g，吴茱萸 3g。

2. 疏散风寒　当归四逆散加味：当归 12g，桂枝、炒白芍、羌活、威灵仙各 9g，白芥子 6g，细辛 5g,川椒、通草各 3g,大枣 8 枚。

(二) 熏洗法

当归、赤芍、何首乌各 15g,水煎熏洗外阴部位。

(三) 塞法

花椒、大盐适量,捣碎布包,绵裹如弹丸大小,纳入阴道。适用于感寒患者。

(四) 涂抹法

鹿衔草、淫羊藿、覆盆子各等分,研细末,蜜调为膏,涂敷外阴。适用于阳虚患者。

(五) 插入法

胡椒 7 粒,葱心 2 寸半,麝香 1 分,捣烂,以黄蜡调和,做成条子,插入阴内,少顷汗出,即愈。

【**预防**】注意生活起居将息;对于素体阳气不足者,平时多进温补药物与食物,少吃生冷之品;坐卧宜暖,尤其在经期与产后,要防止风寒之邪从下入侵。

【**临床报道参考**】辨证组方治愈阴道痉挛 5 例,其中轻、中度者 3 例,重度者 2 例。均用白芍 100g,生甘草 5g。肝气郁结,加柴胡、制香附、僵蚕等;肾阴虚损,加生地黄、女贞子、枸杞等;湿热下注,加龙胆、土茯苓、泽泻、黄柏等。疗程最短 10 日,最长 2 个月。[国医论坛,1990(2):16]

三、阴道干燥症

阴道分泌物显著减少,不能达到正常的湿润,而产生的阴道干涩燥痛症状,甚至影响正常性生活,称阴道干燥症。

【**病因病机**】素体肝肾阴虚,或久病大病之后伤阴,肝肾阴虚不能润泽阴器,而致阴道干燥。

【**临床表现**】阴道干涩,灼热疼痛,甚或少量出血,性欲减退,性交困难,小便短热,口渴喜饮,腰膝酸软,大便稍秘。舌质稍红,苔薄少津,脉细数。

【**治疗**】

(一) 辨证组方

1. 滋补肝肾　一贯煎合二至丸加减:生熟地黄各 20g,北沙参、桑椹各 15g,枸杞、麦冬、女贞子、何首乌各 12g,墨旱莲 30g,知母 10g。

2. 滋肾清火　知柏地黄汤加味:知母、黄柏、牡丹皮、茯苓、泽泻、地骨皮各 10g,生熟地黄、山药、女贞子各 15g,山茱萸、天冬各 12g,墨旱莲 30g。

(二) 单方验方

生地黄 30g,麦冬 15g,玄参 12g,知母 10g,北沙参 20g。水煎服。

(三) 饮食疗法

1. 沙参天冬猪肤羹　沙参 30g,天冬 50g,百合 20g,乌梅 10 个,猪皮(去内脂层)1kg,姜 2.5kg,料酒 50g。共入砂锅,文火炖 3 个小时。待猪肤烂后入盐少许(以微有咸味为度),冷却后结猪皮冻。3 日食完,隔 3 日再如法制作,连制作 4~5 次。

2. 龙眼肉 100g,黑芝麻 40g,桑椹 50g,玉竹、麦冬各 30g,浸泡 1 小时,上火煎煮。每半小时提取 1 次药液,共 3 次,将药液合并后小火浓缩,至稠如膏时加蜂蜜 1 倍,稍沸停火。服时取 1~2 匙,以沸水冲化。

（四）溻浴法

1. 马氏经验方　生地黄 60g,夜交藤 60g,每剂水煎 3 次,合药液约 1 500ml,凉后坐浴,不拘次数,每次 15 分钟。

2. 女贞子 60g,天冬 60g,水煎 3 次,合药液约 1 500ml,凉后先用冲洗器冲洗阴道再坐浴,不拘次数。

3. 女贞子 60g,玉竹 20g,滑石 30g,水煎 3 次,合药液约 1 500ml,凉后先用冲洗器冲洗阴道再坐浴,不拘次数。

（五）涂抹法

1. 将煮熟蛋黄 3~4 个放入锅内用文火煎熬,炸枯去渣。取蛋黄油涂抹于阴道壁。每日 1 次,10 日为 1 个疗程。

2. 阴器干枯,洗浴后可涂 40% 紫草油。

【临床报道参考】用加减一贯煎治疗放疗后出现阴道干涩、疼痛、性交困难或不能,其中并发阴道出血 9 例,发热 3 例,小腹疼痛 12 例,尿路感染疼痛 7 例。基本方予生地黄、熟地黄各 30g,枸杞、麦冬、北沙参、山茱萸、当归各 10g,丹参、白花蛇舌草、半枝莲各 20g。阴痛甚加白芍,出血加三七,阴道粘连或狭窄加䗪虫,阴虚发热加银柴胡,气虚甚加白参,尿路感染加知母、黄柏。每日 1 剂,水煎服;症状消失后,将上药制成丸剂,治疗 1 个月。同时每晚用扩阴器扩阴道并用生理盐水 200ml 冲洗,连用 15~20 日。结果:显效(阴中干涩疼痛消失,性交如常,阴道检查正常)18 例,好转(阴中干涩消失,性交时阴中微痛,阴道检查轻度狭窄)9 例,无效 6 例。[浙江中医杂志,1990,25(7):302]

健脾补肾汤治疗阴道干燥症 6 例,药用党参、生黄芪各 15g,山药 20g,柴胡、当归身、杭白芍、熟地黄、淫羊藿、枸杞、鹿角胶、紫石英各 10g,炙甘草 6g。结果全部治愈,随访 2~3 年,身体健康,性生活正常。用药时间最短 20 天,最长 60 天,平均 35 天。[国医论坛,1992(4):32]

四、阴吹

妇女阴道内有气体排出,如矢气状,称阴吹。

【病因病机】

1. 肠胃枯燥　阳明阴液不足,肠胃枯燥,谷道欠通,胃气下泄,而致阴吹。

2. 气虚　脾胃虚弱,中气不足,运行无力,腑气失循常道。

3. 痰饮　素有痰饮蓄聚,蟠踞中焦,浊邪相干,谷气不能上升清道,反而下泄。

4. 肝郁气滞　忧思郁结,情志内伤,肝气逆而犯胃,气机紊乱,腑气不循常道而走前阴。

【临床表现】

1. 胃肠枯燥型　阴吹,口燥咽干,大便艰涩。舌红苔薄,脉细数。

2. 气虚型　阴吹,面色㿠白,气短乏力,大便努责。舌淡苔薄,脉细缓。

3. 痰饮型　阴吹,心下痞满,夜寐不安,不饥不食,恶心。苔白腻,脉濡细或弦迟。

4. 肝郁气滞型　阴吹,胸胁胀闷,情怀忧郁,少腹作胀,大便不通。苔薄白,脉弦细兼涩。

【治疗】

（一）辨证组方

1. 润燥通便　桃仁、大黄、甘草、芒硝、生地黄、石斛、瓜蒌仁。

2. 益气升提,调理脾胃

(1)补中益气汤:党参、生黄芪各 15g,白术 10g,当归、陈皮各 8g,升麻 5g,柴胡 4g,炙甘草 6g。

(2)十全大补汤:人参、白术、茯苓、炙甘草、黄芪、熟地黄、当归、白芍、川芎、肉桂。

3. 健脾化痰燥湿

(1)橘半桂苓枳姜汤加味:陈皮、半夏、白术各 9g,茯苓、炒扁豆各 12g,桂枝、枳实各 4.5g,生姜 3 片。

(2)茯苓饮:茯苓、人参、白术、枳实、陈皮、生姜。

4. 疏肝理气解郁

(1)四逆散加味:柴胡、枳壳各 10g,白芍 8g,瓜蒌仁 15g,桃仁 12g,生甘草 5g。

(2)柴胡疏肝散:柴胡、陈皮、枳壳、川芎、芍药、香附、甘草。

(二)单方验方

1. 膏发煎 好的猪板油 250g,加鸡蛋大小毛发 3 撮,洗净后与猪板油一起熬煎至头发溶化后冷却,每日 2 次,分 3 日服完,用治热结肠胃型阴吹。

2. 麻仁丸 10g,吞服,每日 1~2 次。

3. 四磨汤口服液,每次 10~20ml,餐前服用,每日 3 次。

(三)敷法

胡椒粉、小茴香粉各 15g,葱白 8 根(去皮带须),共捣成糊状,寅酉二时敷气冲,覆盖固定,避免着凉,禁服寒凉之品。适用于寒邪中阻,胃气下陷,别走胞宫的阴吹。

(四)熏洗法

苦参、土茯苓、百部各 10g,花椒 20g,苦楝根皮、地肤子各 30g,煎水熏洗坐浴,每日睡前 1 次。治疗湿浊所致阴吹。

(五)坐浴法

1. 苦参、黄柏、白鲜皮、桂枝、黄芪各 30g。上药煎取汁坐浴,每日洗 2 次,7 日为 1 个疗程。

2. 蛇床子、白鲜皮、野菊花各 15g。煎水坐浴,对带多阴吹者效好。

(六)刮痧法

首先刮拭大椎、大杼、膏肓俞、神堂,配合刮拭章门、气海、三阴交、涌泉、肝俞、百会。

【预防】注意劳逸适度,保持情绪愉快,经常锻炼身体,增强体质,饮食宜清淡,少食辛辣炙煿之品,养成良好的大便习惯,保证大便通畅。注意个人卫生,经常清洗外阴。

【临床报道参考】辨证组方治疗阴吹,用补中益气汤随症加减,结果全部治愈,服药 3~6 剂者 27 例,15~30 剂者 9 例。[河北中医,1987(3):19]

益肾健脾汤(黄芪 30g,党参、白术、当归、茯苓、陈皮、山药、枸杞、熟地黄各 12g,覆盆子 15g,枳壳、木香、续断各 10g,甘草 3g)治疗阴吹 12 例,治愈(服药 6 剂,阴吹及兼症消失,随访半年以未再复发)6 例,好转(服药 6 剂,阴吹次数减少,自觉症状减轻,需继续服药症状方能改善者)4 例,无效(服药 6 剂,阴吹及自觉症状无明显改善者)2 例。[新中医,2001,3(1):61]

解郁止喧汤(合欢皮 12g,茯苓 10g,香附 12g,丹参 15g,白芍 12g,川芎 10g,当归 12g,枳壳 6g,陈皮 6g,远志 6g,郁金 6g,甘草 5g,煅龙齿 30g)治疗阴吹 25 例。加减:大便干结,腑气不通者去香附,酌减煅龙齿,加麻仁丸口服;神疲嗜睡,胃脘痞闷者,加用党参、黄芪、白术;带下增多,黏腻无臭者,加用桂枝、薏苡仁、制半夏。结果:治愈 12 例,显效 8 例,好转 4 例,无效 1 例。[河北中西医结合杂志,1998,7(7):1066]

龙胆泻肝汤加减(龙胆 15g,泽泻 10g,木通 10g,车前子 10g,当归 12g,百部 10g,赤芍 12g,水煎口服)治疗阴吹 12 例,临睡前将药渣炒热,装入纱布袋,用卫生带系阴部,保留 20~30 分钟。除 1 例子宫脱垂未得以解除外,其余 11 例患者全身症状均已解除。[湖南中医学院学报,1993,13(4):32]

针刺治疗阴吹 22 例,主穴取中脘、足三里、天枢、上巨虚;腑气不通型,加梁门、大肠俞、支沟;气虚型,加气海、关元、脾俞、胃俞;痰湿型,加丰隆、阴陵泉、下脘。操作:中脘、天枢、足三里、上巨虚、梁门、支沟、大肠俞用泻法,其中中脘、梁门使用呼吸补泻法中的泻法,即患者吸气时进针、转针,呼气时退针、出针。余穴使用提插补泻法中的泻法,即重提轻插,上提时用力重、速度快,下插时用力轻、速度慢。气海、关元、脾俞、胃俞用补法,气海、关元用呼吸补泻法中的补法,即患者呼气时进针、转针,吸气时退针、出针。脾俞、胃俞用捻转补泻法中的补法,即拇指向前时用力重、速度快,拇指向后时用力轻、速度慢。丰隆、阴陵泉、下脘用平补平泻法,即均匀提插捻转,使针刺穴位产生针感即可。每日治疗 1 次,每次留针 30 分钟,5 日为 1 个疗程,每疗程间隔 2 天,治疗 3 个疗程后进行疗效评定。治疗效果:治愈 17 例,有效 4 例,无效 1 例。[中国针灸,2009,29(6):472]

五、淋病

淋病是由淋病奈瑟球菌(淋球菌)引起的急性或慢性接触性传染病。本文主要讨论急性淋菌性阴道炎、淋菌性宫颈炎和淋菌性尿道炎。

【病因病机】外感湿热邪毒,蕴结下焦而致。

【临床表现】带下量多如脓,小便频急、灼热、疼痛,下腹胀痛。舌稍红,苔薄腻,脉细数。

【治疗】

(一)辨证组方

1. 清热燥湿解毒　萆薢渗湿汤加减:萆薢 12g,黄柏、薏苡仁、龙胆、赤芍、牡丹皮、通草、泽泻各 9g,土茯苓 30g,蒲公英 15g。适用于急性淋菌性阴道炎。

2. 清热解毒,利湿通淋,兼以分清化浊　金银花、土茯苓、白茅根、白花蛇舌草各 20g,生地黄 15g,甘草梢 6g,黄柏 12g,知母、炒栀子、车前子(包)、泽泻各 10g。适用于急性淋菌性尿道炎。

3. 益肾固摄,清解余毒,分清去浊　菟丝子、黄芪、知母各 10g,炒芡实、生地黄、茯苓、萆薢、土茯苓、金银花、白花蛇舌草各 12g,石菖蒲 6g,五味子 3g,黄柏 8g。适用于急性淋菌性阴道炎经治疗之后,证见肾虚不固,余毒未尽者。

(二)溻浴法

1. 土茯苓、金银花各 50g,白鲜皮、威灵仙、甘草各 15g,苦参 20g。水煎,冲洗阴道、尿道口,每日 2 次。

2. 生大黄粉 10g,鱼腥草 60g,黄柏 12g,明矾 5g,乌梅 3 个。水煎,外洗生殖器,每日 2 次,每次 30 分钟。

(三)塞法

由黄连、黄柏、明矾、土茯苓、苦参制成抗淋胶囊,于清洁外阴、阴道后,取 1 枚置于阴道深部。每日 1 次,1 周为 1 个疗程,治疗 2 个疗程。适用于淋菌性宫颈炎、阴道炎。

(四) 针刺法

主穴:照海(泻)、中极(补、温针灸)、太冲(泻)、膀胱俞(泻)、阴陵泉(泻)。方法:留针 30 分钟,10 分钟行针 1 次,每日针 1 次,10 日为 1 个疗程,疗程间隔 5 日。

【预防】注意性卫生,防止性乱,避免不洁性交以杜绝直接感染。公共衣物、浴巾、便器、医疗器械要彻底消毒,以防间接感染。出现白带增多、尿频、排尿痛或下腹痛时,要及时妇检,查找淋病奈瑟球菌。注意外阴卫生,每日清洗外阴至少 1 次,尤其注意经期卫生。对丈夫出现疑似淋病症状时,性生活要使用避孕套。

【临床报道参考】辨证组方治疗淋病,方用龙胆泻肝汤加减。龙胆、栀子各 15g,柴胡 6g,黄芩、泽泻、木通、金钱草各 20g,生地黄、车前子、白茅根、虎杖各 30g,当归 10g,甘草 3g。每日 1 剂,水煎服。脓多者,重用龙胆至 20g;痛甚者,加木香 20g、枳壳 10g;病程长、脓液清稀者,加鱼腥草 30g,龙胆、黄芩减量。结果:痊愈 57 例,无效 19 例,治愈率 75%。而用青霉素肌内注射、四环素口服组治疗 60 例,治愈率 55%。两组疗效比较有显著性差异($P<0.05$)。[湖南中医杂志,1991,7(1):11]

用八正散加减(土茯苓、滑石各 30g,萆薢 20g,苍术、黄柏、车前子、瞿麦各 15g,木通、萹蓄、栀子、大黄各 10g,甘草 6g,随证加减),每日 1 剂,水煎服,治疗淋病性尿道炎 48 例。治疗 3~10 日,结果痊愈 26 例,显效 21 例,无效 1 例。[广西中医药,1992,15(4):9]

用塞法治疗淋菌性子宫颈炎 34 例,药用抗淋胶囊(见治疗·塞法),每枚胶囊含生药 400mg。结果:治愈 32 例,无效 2 例。[中医杂志,1992,33(6):37]

第四节　子宫颈疾病

一、宫颈柱状上皮异位

宫颈柱状上皮异位是指女性进入青春期后,受雌激素影响,宫颈管内的柱状上皮移位至宫颈外口,由于柱状上皮菲薄,肉眼观宫颈呈鲜红色改变的现象。这种变化并非真正的糜烂,多无症状,一般无须治疗。宫颈柱状上皮异位属于中医学"带下"范畴。

【病因病机】

1. 湿热　湿热之邪下侵,或湿热下注,带脉失约,而致带下色黄。

2. 脾虚　脾虚不运,水湿下注,带脉受损,致带下色白。

3. 肾虚　生育过多,房劳损伤,致带脉不固,带下质稀色白。

【临床表现】

1. 湿热型　带下增多,色黄质稠黏,呈脓性,有臭味,阴部或见灼热瘙痒,胸闷口苦,小腹胀坠,或小便淋沥涩痛,大便溏而不爽。舌质偏红,苔黄腻,脉滑或弦滑。

2. 脾虚型　白带增多,绵绵不断,色白或淡黄,质黏稠,无臭味。面色萎黄或㿠白,神倦纳呆,便溏。舌或略胖,苔白或腻,脉缓弱。

3. 肾虚型　白带清稀而冷,无臭味,面色㿠白少华,腰脊酸楚,小腹不温,或畏寒蜷卧,小便清长,大便不坚。舌淡而嫩,苔薄白,脉沉迟。

【治疗】

（一）辨证组方

清热燥湿 盐砂仁 3g，苍术、知母、黄柏各 9g，白鸡冠花、椿根皮、土茯苓各 15g，柳根、小花龙葵（鲜）各 30g。每日 1 剂，水煎 2 次服，3 日为 1 个疗程。

其余证型再参阅各论第二章第一节"带下病"。

（二）单方验方

参阅各论第二章第一节"带下病"。

（三）饮食疗法

1. 鲜商陆 120g（干者减半），同母鸡或猪瘦肉煮极烂，放盐少许，分 2~3 次吃。

2. 苋菜大蒜粥 苋菜 150g 拣洗干净，切成寸段；大蒜头 1 个去衣，切成碎状；粳米 100g 淘洗干净，下锅，加水 1 000ml 烧开，待米粒开花时投入苋菜、食油、盐及蒜粒，继续熬煮成粥，最后下味精调味。

3. 苦菜猪肉粥 苦菜（即苦苣菜）100g 去除老根，洗净并切成寸段。粳米 100g 淘洗干净入锅，加清水 1 000ml 烧开，再将猪瘦肉末 50g 加入煮成粥，最后加入油、盐、苦菜及味精，稍煮片刻即成。

（四）敷法

1. 黄蜈散 黄柏 64%，轻粉 13%，蜈蚣 7%，冰片 3%，麝香 0.77%，雄黄 12.3%（均为极细末），用棉球蘸敷子宫颈。治疗宫颈柱状上皮异位、宫颈核异质细胞化生。

2. 治糜灵 儿茶、苦参、黄柏各 25g，枯矾 20g，冰片 5g。洗净烘干，共为细面，过 200 目筛，用时取适量香油调成糊状。先用干棉球清拭阴道后，再将带线棉球蘸药糊敷贴在宫颈柱状上皮异位面上，24 小时后取出。隔 2 日上药 1 次，10 次为 1 个疗程。

3. 带必康散 由蛇床子、苦参、雄黄、枯矾、冰片、硼砂、血竭、滑石、乳香、没药、黄连、金银花、连翘、炒蒲黄、五倍子等组成。先将冰片、雄黄、枯矾、硼砂研为细末，余药经粉碎过 80~100 目筛，与前药混合拌匀即成。沾虎杖液棉球（取虎杖 500g，加水 1 500ml 浓煎，取汁 1 000ml，加防腐剂，用棉球沾取）贴于宫颈柱状上皮异位部位。每日上药 1 次，7 日为 1 个疗程。用药之前，先用 1‰ 新洁尔灭或 0.9% 盐水棉球，将阴道、子宫颈处的分泌物擦净，宫颈柱状上皮异位面用 2.5% 碘酒及 75% 乙醇溶液消毒，干棉球擦干。

（五）薄贴法

1. 白带膏丸 硫黄 18g，母丁香 15g，麝香 3g。共研细末。以独头蒜 2 枚捣如膏，与上药末混合制丸，大小如黑豆即可，外以朱砂 3g 为衣，再将川椒 50g，肉桂、韭菜子、附片、蛇床子各 20g，独头蒜 300g 放入 500ml 芝麻油内，入锅加热，过滤去渣，再将油熬至滴水成珠为度，徐徐加入广丹 250g，搅拌收膏密贮备用。取穴：气海、神阙、白环俞、阴陵泉、三阴交。每次选 2~3 个穴，取熬制的黑膏适量，摊于牛皮纸或油纸上，再将药丸 1 粒研末后放在膏药中间，贴于穴位上，以胶布固定，3 日换 1 次药，10 次为 1 个疗程，疗程间隔 3~5 日。经期暂停，孕妇禁用。

2. 清宫散膜剂 200 片药膜含西瓜霜、青黛各 24g，冰片 3g，硼砂、炉甘石各 36g，煅石膏 48g。每次取药膜 1 片，贴于宫颈柱状上皮异位面，治疗轻、中、重度宫颈柱状上皮异位。

（六）熏洗法

1. 苦楝根、百部、射干各 50g，煎汤趁热熏洗患处。适用于宫颈阿米巴病。

2. 野菊花、紫花地丁、半枝莲、丝瓜叶各 30g,煎汤熏洗,每日 1 次,7 日为 1 个疗程。适用于湿热型宫颈柱状上皮异位。

（七）灌浴法

1. 虎杖、千里光、忍冬藤、野菊花、蒲公英(去花)各 250g,艾叶 60g。上药煎水后,每次取 1/4,加温水 1 倍,冲洗阴道,每日 2 次,10 次为 1 个疗程。适用于轻度宫颈柱状上皮异位。

2. 刘寄奴 60g,败酱草 30g,山慈菇 30g,白花蛇舌草 100g,黄柏 30g,苦参 30g,金银花 30g,蒲公英 60g。加水煎至 1 000ml,温度降至 20~25℃时冲洗子宫颈。

（八）涂沫法

1. 紫草 200g 加入 750g 香油中炸枯过滤,呈油浸剂,密封装瓶备用。用窥阴器暴露子宫颈,干棉球轻擦子宫口分泌物,将紫草油棉球涂抹于子宫颈及阴道上端。间日 1 次,10 次为 1 个疗程。

2. 儿茶 15g,枯矾 10g,黄柏 5g,冰片 3g,共研为极细粉末拌匀,加适量香油或豆油、甘油调成软膏。先将子宫颈、阴道常规消毒后,取软膏 1g 涂于宫颈柱状上皮异位面。

（九）扑粉法

1. 宫颈粉　宫颈 I 号粉:黄柏、大黄、黄芩、苦参、煅龙骨、土茯苓各 200g,紫草 100g,冰片 60g,黄连 50g。宫颈 II 号粉:宫颈 I 号粉加炉甘石 60g、海螵蛸 50g。外阴冲洗粉:苦参 200g,蛇床子 150g,黄柏、明矾、地肤子、五倍子、艾叶、土茯苓各 120g,黄连 40g,花椒 60g。上三方分别研细末,过 100 目筛,贮瓶备用。先用外阴冲洗粉煎汁洗患者外阴后,暴露子宫颈,用煎汁再行冲洗子宫颈,用消毒棉球拭干后将药粉扑撒于宫颈柱状上皮异位面。每日 1 次,10 次为 1 个疗程。宫颈 I 号粉可清热燥湿,消炎解毒,活血生肌,杀虫止痒。宫颈 II 号粉有加强收涩敛疮的作用。

2. 儿茶 30g,研成细末,均匀扑撒于炎症溃疡面,每日 1 次。适用于热毒郁结型宫颈柱状上皮异位。

3. 硼砂 500g,樟脑 200g,冰片 100g,青黛、玄明粉各 500g,黄柏 250g,象皮 50g。上药研碎,过筛混合,用紫外线照射后常规细菌培养,以无细菌生长为合格,放置瓶内备用。先冲洗阴道,擦净阴道分泌物,将药粉 1g 撒布于子宫颈及阴道后穹窿,用带线棉球塞入阴道,以防药粉撒出。嘱患者第 2 天将带线棉球取出。隔日上药 1 次,5 日为 1 个疗程。适用于宫颈柱状上皮异位肥大者。

4. 治糜粉　治糜粉 I 号:蛤粉 30g,樟丹 15g,硼砂、硇砂各 0.3g,乳香、没药、冰片各 3g;治糜粉 II 号:治糜粉 I 号去硇砂、硼砂;治糜粉 III 号:蛤粉 30g,樟丹 15g,冰片 2g。以上三方分别研为细末,按宫颈柱状上皮异位程度取适量撒于病变部位,每 3 日 1 次,10 次为 1 个疗程。治糜粉 I 号适用于重度宫颈柱状上皮异位;治糜粉 II 号适用于中度宫颈柱状上皮异位;治糜粉 III 号适用于轻度宫颈柱状上皮异位。

5. 糜烂宁　含白降丹、珍珠粉、熟石膏、天葵、夜交藤、苦参。糜烂宁 0.6g 用喷粉器喷洒覆盖宫颈柱状上皮异位面,4 日 1 次,3 次为 1 个疗程;于月经干净后 3 日开始,经期及外阴有损伤者禁用,用药期间及用药后 3 周内严禁性交。在用本品前测定患者尿汞基数,以后每次用药前检查尿汞 1 次,如尿汞量接近临界限(0.5ppm)即停止用药,待恢复正常后再用。

6. 愈糜散　黄连、五倍子各 500g,枯矾、青黛、月石各 250g,分别研极细末,经紫外线照射后常规做细菌培养,如无菌生长装瓶密封备用。使用时,外阴常规消毒后,用窥阴器暴露子宫颈,用 1‰ 新洁尔灭棉球擦净子宫颈及阴道后穹窿分泌物。伴有滴虫性阴道炎,用 0.1% 高锰酸钾溶液洗阴道;伴有真菌性阴道炎,用 2.5% 碳酸氢钠溶液清洗阴道。然后用喷药囊在宫颈柱状上皮异位面及后穹窿部位喷药 2g,有阴道炎者再于整个阴道壁上喷药 4g。隔日 1 次,10 次为 1 个疗程。

7. 黄连、黄柏各 20g,乳香、没药各 10g,青黛 45g,滑石 9g,甘草 30g,冰片 12g,白矾 6g,共研粉备用。月经净后 3~5 日,用小喷雾器吸入药粉喷于患处,再用带线纱布覆盖,晚间睡前取下,隔日 1 次,3 次为 1 个疗程,等下次月经净后 3~5 日再行第 2 疗程。

（十）塞法

1. 先洗净阴道及子宫颈表面分泌物,然后用博落回栓剂紧贴子宫颈管及子宫颈柱状上皮异位面,每周上药 2~3 次,6 次为 1 个疗程,必要时可重复 1 个疗程。

2. 用 0.1% 新洁尔灭或 2% 小苏打棉球拭去宫颈柱状上皮异位面上的分泌物,根据患者宫颈柱状上皮异位程度选用大、中、小型瓦松栓剂,将其凹面贴于宫颈柱状上皮异位面上,然后用一无菌棉球固定药栓,每周放药 2 次或隔日 1 次,一般用药 6~8 次见效。

3. 宫颈炎丸　乳香 9.9g,雄黄 13.2g,硼酸、麝香各 1.2g,血竭 7.5g,没药 9g,冰片、硇砂各 1.05g,红丹 46.5g,蛇床子 4.2g,儿茶 10.8g,钟乳石 13.2g,明矾 604g,制成丸重 0.7~0.9g。每 15 日于子宫颈深部上药 1 次,每次 1 丸,30 日为 1 个疗程。

（十一）针刺法

1. 毫针① 主穴:关元、归来、气海、三阴交。配穴:湿热下注,配带脉;寒瘀留滞,配血海;脾胃虚弱,配足三里;肾阳虚衰,配肾俞。方法:中度刺激,以平补平泻为主,脾胃虚弱刺足三里用补法,留针 20~30 分钟,每日 1 次,10 次为 1 个疗程,疗程间隔 4~5 日。

2. 毫针② 取穴:双侧下一穴(即内踝上 3 寸,跟腱前 1 横指处)。方法:患者取卧位或坐位,用半寸毫针(以 30 号最佳)针尖向穴位近心端呈 30° 角(无针感)留针半小时,每日 1 次,10 次为 1 个疗程。

3. 毫针③ 月经净后 3 日开始,清洁外阴阴道,在距宫颈柱状上皮异位面边缘外侧 2~3mm 处针刺,间隔及深度各为 0.5~1cm,直刺不留针,1 周后复查,可连续用 4 次。

4. 皮内针 取穴:气海、归来、肝俞、脾俞、丰隆。方法:每次取 2~3 个穴,用 30 号或 32 号不锈钢毫针制成的皮内针刺入穴位,针柄用胶布固定,2 日后取下,换穴继续施治,7 次为 1 个疗程,疗程间隔 7 日。

5. 耳针 取穴:肝、脾、盆腔、子宫、三焦。方法:用 30 号 0.5 寸毫针捻转刺入穴位,中度刺激,留针 15 分钟左右,留针期间可捻针 2~3 次,隔日治疗 1 次,7~10 次为 1 个疗程。

6. 腕踝针 取穴:双侧下$_2$(位于内踝最高点上 3 横指,靠胫骨后缘)。方法:用 30 号 1.5 寸毫针刺入,且进针时针体与皮肤表面呈 30° 角,进皮后将针放平沿皮刺入 1.4 寸左右,进针速度宜缓慢,如患者有酸、麻、胀、痛等感觉,表示针刺过深,当将针退至皮下再重刺,留针 20~30 分钟,每日 1 次,7 次为 1 个疗程,疗程间隔 7 日。

7. 电针 取穴:关元、子宫、归来、中极、三阴交。方法:先用毫针刺入穴位,中、强度刺激,手法宜平补平泻,然后用电针仪通电 20 分钟左右,通电强度以患者能耐受为宜,每次选用 3 个穴,每日 1 次,7~10 次为 1 个疗程。

8. 梅花针 部位:腰背部、骶部、腹股沟、关元。方法:局部酒精消毒后,用梅花针叩刺,腰背部从上到下,重点叩刺腰背部、关元、肝俞、胆俞,中等刺激强度,每次叩刺 10~15 分钟。

9. 激光针　穴位:中极、三阴交、子宫穴。方法:用 3~25mW 氦 - 氖激光针,每穴照射 5 分钟。每日 2 次。

(十二) 灸法

1. 取穴:命门、天枢、下髎、白环俞。带下色白,加气海、阴陵泉;色黄,加隐白、足三里、行间;色赤,加间使。腹部腧穴用艾炷灸,其余采用温和灸、温针灸。色黄者,灸法要慎用。每日 1 次。

2. 取穴:带脉、关元、气海、三阴交、白环俞、间使。阴痒痛,加蠡沟、太冲;脾虚,加脾俞;肾虚,加肾俞。腹部腧穴艾炷灸,可加附子饼或生姜片灸,每次 5~7 壮;其余腧穴艾条灸,可用回旋灸、雀啄灸等。每日 1 次。

3. 取穴:带脉、气海、中极、次髎、肾俞、脾俞、三阴交。方法:用艾条温和灸。每次取 3~4 穴,每日 1 次,10 次为 1 个疗程。

(十三) 拔罐法

1. 取穴:腰阳关、腰眼、八髎。方法:用三棱针快速刺入穴位,出针以后立即拔罐,10~15 分钟取下,用酒精棉球局部消毒,3~4 日治疗 1 次,7 次为 1 个疗程。

2. 取穴:足三里、三阴交、脐部、背部。方法:腹部以脐为标准,旁开 2 横指各拔 1 罐;脐下每隔 2 横指拔 1 罐,再以关元为标志,左右各旁开 2 横指各拔 1 罐;背部以腰带印为标志,距中线 2 横指,两侧各拔 1 罐,依次向下,每侧再拔四五罐。最后在足三里、三阴交各拔 1 罐。

(十四) 烙法

烙铁烙法除可以治疗慢性宫颈柱状上皮异位外,还用于治疗子宫颈肥大或增生、子宫颈管炎。

(十五) 插宫法

1. 钉型宫颈片　冰片 3g,儿茶、黄连、青黛各 10g,甘草 6g,蛇床子 2g,没药 4g,飞月石 50g,氧化锌 15g,蜜糖适量。将上药研细,过 80 目筛,称取,混合,加蜜糖制成图钉形药片,直径约 2cm,每片重 2~2.5g,贮放在石灰缸中,待质硬备用。将药片钉形部插入子宫颈管腔,圆形部贴住宫颈柱状上皮异位面,然后于阴道内塞入带线棉球 1 个,24 小时后取出。每周 2 次,4 次为 1 个疗程。月经前后 3 天、血管型宫颈柱状上皮异位或子宫颈有出血者,慎用。

2. 栓剂　Ⅰ号栓剂适用于轻度单纯型宫颈柱状上皮异位;雄黄 33g,松香 66g,龙骨 20g,轻粉 10g,月石 330g,枯矾 50g,四季青适量,炼白蜜适量,冰片 3g,黄柏 10g;主要作用为收敛生肌。Ⅱ号栓剂适用于中度以上或颗粒状,乳头样增生者;轻粉 13g,黄升 33g,煅石膏 33g,月石 330g,枯矾 66g,四季青适量,梅片 1g,炼白蜜适量;主要作用为腐蚀,清热解毒。制法:先将轻粉飞研,后加黄酒飞研,再加煅石膏、四季青制成图钉形栓剂,每丸重约 1g。用法及注意事项:经净后 3 日开始治疗;先用干棉球拭净阴道分泌物;Ⅰ号栓剂每周上药 2 次,Ⅱ号栓剂每周上药 1 次,7 日为 1 个疗程。上药时,栓剂之钉部插入子宫颈管,圆形部紧贴宫颈柱状上皮异位面,然后塞以带线棉球,24 小时后取出棉球。治疗期间禁止房事。

(十六) 腐蚀法

1. 红粉 34%,轻粉 34%,血竭 13.6%,朱砂 10%,冰片 6.7%,麝香 1.7%。上药除麝香、冰片外,共研极细粉末,再将冰片在乳钵中研细,和麝香一起加入上药末中和匀,密封贮存备用。用时取棉球蘸药粉 1g 左右撒在子宫颈上,取出棉球。每日上药 1 次,1 周为 1 个疗程。

2. 枯矾、儿茶、五倍子、白及、硇砂、冰片。以上 6 味药物研为粉末,装瓶备用。用时将脱脂棉做成碗状,中央穿以棉线制成带线的棉碗,高压消毒后,载以药粉,用窥器暴露子宫颈,揩净分泌物,将药粉直接接触敷贴于宫颈柱状上皮异位处,棉碗固定,棉线留于阴道口处,24 小时后自行将阴道内棉线拉出。每 5 日上药 1 次,5 次为 1 个疗程,5~7 日后有膜样阴道管形物排出。月经期间停止上药,用药期间禁止性生活,并忌食腥辣等刺激性食物。

(十七) 注射法

1. 穴位注射①　取穴:中极、关元、足三里、三阴交。方法:每次只选 2 个穴,用 5% 当归注射液,每穴注射 2ml,隔日 1 次,5 次为 1 个疗程。

2. 穴位注射②　耳穴取穴:内分泌、三焦、肾上腺。方法:用 3%~5% 当归注射液,每穴注入 0.1ml,每日 1 次,10 次为 1 个疗程。

(十八) 离子透入法

取穴:次髎、关元。方法:采用 ZGL-1 直流感应电疗机。阴板放在次髎,阳板放在关元。八髎敷贴浸药小衬垫,通电后,中药离子通过穴位导入体内,从月经干净后 3~4 天开始,每日 1 次,10 次为 1 个疗程。

(十九) 罨法

1. 黄连适量,制成 2% 黄连液,阴道清洁消毒后拭净。以 1 小块消毒纱布蘸黄连液罨于宫颈柱状上皮异位面,12 小时后自行取下,每日 1 次,15 次为 1 个疗程。

2. 乌梅 15 个,卤水 500ml,共煮 30 分钟,装瓶备用。用时清洁阴道,取带线棉球蘸药水罨于宫颈柱状上皮异位面,8 小时后取出,每 2 日上药 1 次,10 次为 1 个疗程。

(二十) 按摩法

患者俯卧,揉擦肾俞、脾俞、肝俞、足三里、三阴交各 2 分钟,搓腰骶部 5 分钟。患者仰卧,点揉带脉、气海、关元、子宫穴各 2 分钟;摩下腹 3~5 分钟;搓小腿内侧 30~50 次,以有透热感为宜。患者俯卧,从长强起,沿脊柱正中捏至大椎,每次捏 15 回,每日 2 次,10 次为 1 个疗程。脾阳虚者,加擦大椎,揉擦章门,拿揉阴陵泉、阳陵泉,擦腰骶,各揉按 2~5 分钟。肾阳虚者,加揉擦肾俞,重擦腰骶,揉按天枢,擦涌泉,揉按太溪,揉按 2~5 分钟。湿热者,先揉脾俞、三焦俞 2 分钟,摩中脘,揉关元,擦少腹,按揉足三里、三阴交、合谷。然后按揉大椎,推拿肩井,拿揉手三里、曲池,拿揉阴陵泉、阳陵泉,按揉丘墟,掐揉太冲,揉按 2~5 分钟。

【预防】注意经期、流产、产褥期、性生活卫生,防止感染。在妇科检查、人工流产、引产、分娩过程中,注意操作,防止子宫颈损伤,一旦损伤,应及早治疗。治疗期间禁止性生活,少食发物和辛辣食物。

【临床报道参考】敷法治疗宫颈柱状上皮异位,用黄蜈散治疗 970 例(见治疗·敷法 1),结果:治愈 625 例,基本治愈 292 例,好转 43 例,无效 10 例。(《有毒中草药大辞典》)

用清宫散膜剂治疗轻、中、重度宫颈柱状上皮异位 4 000 余例(见治疗·薄贴法 2),总有效率在 90% 以上。中、轻度宫颈柱状上皮异位一般用药 20 次左右即可治愈。[药学通报,1986,21(4):208]

涂抹法治疗宫颈柱状上皮异位,用紫草油治疗 100 例(见治疗·涂抹法 1),结果:1~2 个疗程后痊愈 84 例,显效 8 例,好转 4 例。[中西医结合杂志,1986,6(4):237]

喷药法治疗宫颈柱状上皮异位,用愈糜散治疗 150 例(见治疗·扑粉法 6),结果:治愈 139 例,好转 9 例,无效 2 例。[天津中医,1991(3):14]

塞法治疗宫颈柱状上皮异位 153 例,药用宫颈炎丸(见治疗·塞法 3),其中轻、中、重度分别为 35 例、110 例及 8 例。结果:治愈 115 例,有效 37 例,无效 1 例。[四川中医,1987,5(11):38]

针刺治疗宫颈柱状上皮异位 108 例,取下一穴(见治疗·针刺法 2),其中Ⅰ度 32 例,Ⅱ度 24 例,Ⅲ度 32 例,宫颈肥大者 12 例,宫颈管炎 8 例,均为慢性病程。结果:治愈 56 例,有效 32 例,无效 20 例。[中西医结合杂志,1987,7(12):753]

烙法治疗宫颈柱状上皮异位 1 062 例,全部获愈。其中灼烙 1 次治愈者 1 049 例。随访 107 例中,2 例于 1 年内复发。[吉林中医药,1985(4):19]

插宫法治疗宫颈柱状上皮异位,其中慢性肥大性宫颈柱状上皮异位、子宫颈管炎 15 例,慢性子宫颈、子宫颈管炎 8 例,子宫颈息肉样增生 3 例,多样性复发性子宫颈息肉 5 例。用催脱钉治疗(由山慈菇、枯矾各 18g,煅砒霜 9g,麝香 0.9g 等制成),全部治愈。[北京中医学院学报,1989,18(3):22]

扑粉法治疗宫颈柱状上皮异位,用虎柏散(虎杖、土黄柏、黄连、青黛、煅龙骨、煅牡蛎各等量,研细末,装瓶)1g 左右,给予阴道上药,隔日 1 次,10 日为 1 个疗程。治疗 158 例,结果:治愈 123 例,好转 32 例,无效 3 例。[四川中医,1991,6(2):34]

罨法治疗宫颈柱状上皮异位,用多花野牡丹干叶 2 000g,加水过叶面煮沸 30 分钟后取煎液,再加水过叶面煮沸 1 小时,合 2 次煎液浓缩成 1 000ml,即成 200% 煎剂,分装小瓶备用。先用干棉球拭净子宫颈黏液,将棉球浸湿药液并贴覆于宫颈柱状上皮异位面,每日 1 次,经 3~12 次治疗,300 例中痊愈 298 例,好转 2 例。[河南中医,1990,10(5):24]

溻浴法治疗宫颈柱状上皮异位,将大血藤、生地黄、乌梅、石榴皮各 30g,蒲公英、忍冬藤、生地榆各 20g,仙鹤草、赤芍各 15g,黄柏 10g,水煎,滤出 200~300ml 置盆中徐徐浸入阴道,20~30 分钟,日 1~2 次,5 次为 1 个疗程。药后觉阴道干涩者,去乌梅、石榴皮,加枸杞、菟丝子各 12g。治疗期间禁止房事,经期停治。治疗 42 例,结果:治愈(自觉症状消失或明显减轻,子宫颈光滑呈粉红色,阴道少许白色分泌物)35 例,好转(炎症减轻,局部充血,有少量鳞状上皮增生,渗出减少)5 例,无效 2 例。[江苏中医,1990,11(3):9]

附　子宫颈电灼、冷冻后出血、流水

【治疗】

(一) 内服法

1. 茜草 90g,煎汤,调入黄酒、红糖适量口服,适用于子宫颈电灼术后瘢痕脱落的出血。

2. 生黄芪、煅龙骨、煅牡蛎、凤尾草、大血藤各 30g,制黄精、金樱子、芡实、海螵蛸各 15g,炮姜炭 3g。腰酸明显,加杜仲、补骨脂;小腹痛明显,加牡丹皮、制大黄、马齿苋。适用于宫颈柱状上皮异位冷冻后阴道流水。

(二) 外用法

1. 局部用云南白药外敷。

2. 局部用茜草粉外敷。适用于子宫颈电灼术后瘢痕脱落大出血者。

3. 蛇胆川贝母散 60g,青黛、明矾、蒲黄炭各 30g,黄芪 20g,冰片少许。上药分别碾碎过筛后混合,经消毒做常规细菌培养,以无细菌生长为合格,贮瓶内备用。将药粉涂于子宫颈创面上,再用一有尾棉球塞入阴道,次日取出,每日 1 次,直到出血停止。适用于子宫颈电灼术后创面出血。

【临床报道参考】用中药内服(见内服法 2)治疗慢性宫颈柱状上皮异位冷冻疗法后阴

道流水 60 例,于术后第 1 日开始服药,每日 1 剂,7 剂为 1 个疗程。结果全部有效,其中第 1 个疗程阴道水样分泌物明显减少者 56 例,于第 2 个疗程内痊愈;4 例于第 3 疗程恢复正常。[浙江中医杂志,1991,26(9):403]

二、子宫颈息肉

子宫颈息肉又称子宫颈内膜息肉,多数为炎症刺激后内膜增生所致炎性息肉,少数为腺瘤性息肉。息肉恶变甚罕见。

【病因病机】痰瘀湿浊滞结下焦,而致息肉增生。

【临床表现】子宫颈息肉小者,可无症状;子宫颈息肉大者,可致阴道白带增多,呈血性白带或接触性出血,尤其在性交或大便用力后易发生少量出血。

【治疗】

(一)内服法

济生乌梅丸:乌梅 750g(酒醋泡,去核,炒焦),僵蚕 250g(米拌,炒黄,去嘴足),共为细末,炼蜜为丸,每丸 9g,早、中、晚各服 1 粒。

(二)针刺法

电热针:用自研 DRZ-1 型电热针治疗机,取 8~10cm 长电热针 1 支,尖端热点为 1cm,用持针器夹住电热针并刺入息肉根部(或从息肉顶端刺至根部),通电加热,电流量 200~300mA,1 分钟后可闻及水泡声,息肉由鲜红色逐渐变为灰红色,2~3 分钟后变为白色呈云雾状,停止加热,息肉即完整脱落。术中无出血或出血很少。

(三)腐蚀法

山慈菇、枯矾各 18g,煅砒霜 9g,麝香 0.9g 等。上药研为细末,加适量江米粉水调,制成钉形或图钉形,每支长 1~1.5cm,直径 0.2cm,成为催脱钉。用药前先用 1:1000 新洁尔灭温开水冲洗阴道,然后将本品插于子宫颈管或敷贴于子宫颈部,使子宫颈的糜烂面、赘生物及颈管周围糜烂面组织下方深层炎性腺体凝固、坏死。一般 3~5 日上药 1 次,连续 2~3 次。组织坏死后,改外用玉红膏(含当归身 60g、白芷 90g、紫草 9g、甘草 30g 等,制成油膏),隔日 1 次,以后酌情 3~5 日上药 1 次。放药后禁房事或坐浴。

【预防】预防宫颈柱状上皮异位的发生,是预防子宫颈息肉的根本措施。参阅各论第二章第四节"一、宫颈柱状上皮异位"。

【临床报道参考】电热针治疗子宫颈息肉 7 例(见治疗·针刺法),结果:均于 1 次治疗后息肉完整脱落,随访 1 年未复发。[内蒙古中医药,1987,6(2):33]

腐蚀法治疗子宫颈息肉样增生 3 例,多样性复发性子宫颈息肉 5 例(见治疗·腐蚀法),全部治愈。[北京中医学院学报,1989,18(3):22]

第五节　子 宫 疾 病

子宫脱垂

子宫脱垂是指子宫从正常位置沿阴道下移,宫颈外口达坐骨棘水平以下,甚至全部脱出阴道口外。中医学称其为阴挺、阴菌、茄子疾等。

【病因病机】

1. 气虚　临盆过早、难产、产程过长,以及临产时用力太过,或产后劳动过早,或久咳便秘,导致中气不足,气虚下陷所致。

2. 肾虚　素体虚弱,房劳多产,年老肾虚,胞络虚弱,无力提摄子宫而致。

3. 湿热　子宫脱出,若调护不慎,感受湿热病虫,或脾虚湿注,兼夹肝火,合而湿热蕴生,致子宫表面溃烂,红肿疼痛。

【临床表现】

1. 气虚型　子宫下脱,或伴阴道壁膨出,卧养内收,劳动则脱,甚至不收。神疲乏力,气短懒言,小腹下坠,面色少华,小便频数或失禁。或带多,质稀。舌淡胖,苔薄白,脉虚细。

2. 肾虚型　阴挺下脱,腰脊酸楚,头晕耳鸣,小腹下坠,小便频数,夜间尤甚。舌淡红,苔薄白,脉沉细。

3. 湿热型　阴挺下脱,带下增多,色黄质稠有气臭;或脱出的子宫表面红肿疼痛,或溃烂渗液,带黄如脓臭秽;伴口苦口干,发热,肛门肿痛,小便黄赤,尿痛。舌质红,苔黄或黄腻,脉弦数。

【治疗】

(一) 辨证组方

1. 补气升提

(1) 补中益气汤加减:党参 20g,黄芪 20g,白术 10g,当归 9g,陈皮 6g,升麻 5g,柴胡 5g,枳壳 15g,炙甘草 5g。

(2) 党参 50g,白术 10g,茯苓 10g,黄芪 15g,当归 30g,升麻 5g,柴胡 5g,乌梅 10g,金樱子 10g,附片 5g,杜仲 15g,桑寄生 10g,炙甘草 5g。

2. 补肾固脱

(1) 大补元煎加减:党参 9g,当归 9g,熟地黄 9g,杜仲 9g,山茱萸 9g,枸杞 9g,山药 9g,菟丝子 9g,升麻 3g,炙甘草 3g。

(2) 敦复汤:党参 15g,山药 15g,茯苓 10g,生鸡内金 6g,附片 5g,山茱萸 10g,补骨脂 10g,核桃仁 20g。

3. 清利湿热,佐以升提　该法为子宫脱垂之后感染湿热之邪而设。

(1) 龙胆泻肝汤加味:龙胆 4.5g,黄芩 9g,栀子 9g,木通 4.5g,车前子(包煎)9g,泽泻 9g,生地黄 9g,当归 9g,柴胡 3g,炙甘草 3g,升麻 9g。

(2) 侧柏樗皮丸:侧柏叶 10g,樗皮 10g,黄柏 10g,黄连 4g,香附 5g,白术 10g,白芍 10g,白芷 10g。

(二) 单方验方

1. 棉花根 60g,水煎服。

2. 枳壳 15g,升麻 30g,水煎服。

3. 金樱子根 60g,水煎服。

4. 龟头在瓦上喷米醋烤焙,至酥碾细,每次服 5g,每日 3 次。

5. 金樱子根 100g,黄芪 50g。水煎服,每日 1 剂,连服 10 日为 1 个疗程。适用于气虚型子宫脱垂不伴湿热者。

6. 升麻 4g(研末),鸡蛋 1 个。先将鸡蛋顶端钻一黄豆大圆孔,将药末放入蛋内搅匀,取白纸 1 块蘸水将孔盖严,蒸熟食用。早晚各 1 次,10 天 1 个疗程。

（三）饮食疗法

1. 黄芪粥　黄芪 30g,大米适量,煮粥服食。治疗气虚型子宫脱垂。

2. 人参粥　人参末 6g,生姜 3 片,大米适量,煮粥服食。治疗气虚型子宫脱垂。

3. 芡实核桃红枣粥　芡实、核桃肉各 20g,红枣肉 15g,煮粥加糖调味服食。治疗肾虚型子宫脱垂。

4. 乌龟肉炖升麻　乌龟肉 120g(洗净,切成 2cm 长宽的肉片),升麻 12g(洗净,用纱布包好),一起放在陶瓷罐内,加清水 750ml,用旺火炖至龟肉熟透,吃肉喝汤。用于肾虚型子宫脱垂。

（四）敷法

1. 蓖麻仁、枯矾各等分,为末,安纸上托入,仍以蓖麻仁 14 枚研膏涂顶心。

2. 取吴茱萸适量,研细,陈醋少许调成糊状,贴百会,胶布固定。每日 1 次,7 日为 1 个疗程。

3. 尖叶铁扫帚 30g,半边莲 30g,蓖麻子 15g,蜗牛 1~3 枚,共捣烂,敷胸与脐。

4. 木槿皮叶、红蓖叶、海桐皮叶、无娘藤、盗偷草茎叶、白饭树叶、假烟叶,各取鲜品 30~60g,捣烂煨热,将脱出子宫托入后,敷贴于外阴或肛门约 8 小时,每日 1 次。

5. 党参、桑寄生、杜仲、枳壳、蓖麻子各 30g,共研细末,醋调糊状,取适量外敷脐部。每日 1 换,连用 7 日。适用于肾虚型子宫脱垂。

6. 取麝香 0.15g,纳入脐孔中央;另将升麻、黄芪、柴胡、党参各 10g,枳壳 15g,共研细末,以醋调如膏,再敷脐窝上,覆盖固定。3 日换药 1 次,10 次为 1 个疗程。适用于气虚型子宫脱垂。

7. 子宫脱垂散　五味子、雄黄各 25g,铜绿 40g,桃仁 50g,枯矾 300g,共研细粉,局部上药。

（五）熨法

1. 产后阴脱,铁炉中紫烟、羊脂,二味和匀,布裹炙热熨,推内之。

2. 蓖麻仁 60g,艾叶 30g,伏龙肝 60g,琥珀 6g,捣烂煨热,熨百会。

3. 五倍子 6g,吴茱萸 5g,蓖麻仁 24g,共研细炒热,用白酒、醋各半,加热成半稀状,熨于关元 3~4 小时。每日 1 次。1 周后改为间日 1 次,2 周为 1 个疗程。

（六）熏法

1. 血竭、乳香,烧,烟熏即入。

2. 产后阴脱,以温水洗软,用雄鼠粪烧烟熏之,即入。

3. 产肠不收,五灵脂烧烟熏之,先以盐汤洗净。

4. 好醋 250g,以秤锤烧红,淬入醋中熏,外围以布,勿使泄气,熏 4~5 次。

5. 蔓荆子叶一大撮捣烂,水 1 桶,煮药数滚,盛于桶中,患者坐桶上熏。

（七）漏浴法

1. 妇人阴挺,铁精粉 3g,龙脑 1.5g,研,水调刷产门。

2. 枳壳 60g,去穰煎汤,温浸良久即入。治产后生肠不收。

3. 生核桃皮 50g,水煎 200ml,温洗,每次 20 分钟,早晚各 1 次,1 周为 1 个疗程。有祛湿杀虫之功。

（八）熏洗法

1. 五味子 20g,乌梅 10 个,石榴皮 30g,水煎,先熏后洗阴部。每日 1 剂,反复熏洗 2~3 次,10 日为 1 个疗程。

2. 五倍子 9g,益母草 50g,枳壳 15g,水煎熏洗。

3. 子宫脱垂洗剂　升麻、枳壳、当归、蛇床子、乳香、没药、赤小豆各 40g,五倍子 15g,煎汤,趁热熏洗。

4. 蛇床子 60g,乌梅 60g,煎水熏洗,每日 1 次,5 天为 1 个疗程。

（九）扑粉法

1. 用温开水或 1% 明矾水溶液冲洗子宫,再用明矾粉(研极细)轻轻撒在脱出的子宫体上面及其后部,要撒布均匀,不要堆积,每日 1 次。恢复后,再照上法治疗 2~4 次,以巩固疗效。此时隔 3~5 日用药 1 次即可。

2. 子宫体破溃处,用松花六一散外扑。

3. 青黛散或珠黄散外扑患处,用于子宫脱垂伴湿热感染者。

（十）嗅面法

又有盘肠献花产者……俗用冰水嗅产母面,其肠自收,此法虚弱之人,切不可用,恐惊怯成病,或即脱绝。

（十一）佩戴法

1. 将塑料制成喇叭花形或环形子宫托,放入阴道内,将子宫上托,早上放入,晚上自行取出,清水洗净抹干保存。月经期及妊娠 3 个月后停放。

2. 蛇床子 20g,乌梅 80g,枳壳 15g,艾叶 30g,碾为细末,做成肚兜,长期佩戴,10~15 日换药 1 次。

（十二）嗅鼻法

1. 全蝎,炒,研末。口噙水,鼻中嗅之。

2. 以半夏末频嗅鼻中则上也。

3. 细辛、麝香为末,嗅鼻得喷嚏则肠收。

4. 用油 2 500g,炼熟,盆盛之,令妇坐盆中,约 1 时许。先用皂荚(炙,去皮)研末,吹少许入鼻,取嚏立止。治疗产肠不收。

（十三）吸入法

产肠不收,以火纸撚蘸香油点灯吹灭,以烟熏产母鼻中,肠即上矣。

（十四）塞法

1. 川乌、白及各等分,为细末,绵裹 3g,纳阴中令入 10cm,腹内热即止,来晨再用。

2. 蓖麻子 500g,洗净,捣碎,炒黄,做成每个长 2cm、直径 1cm 的圆柱体,用消毒纱布包裹,塞入阴道。每日 1 次,5~7 日为 1 个疗程。

3. 皂角刺(去皮,炙黄)1.2g,细辛 1.2g,半夏 1g,大黄 1.2g,蛇床子 1.3g。上药共研细末,过筛,装入绢袋,如手指大小,放入阴道内,每 1 日换 2 次。

4. 五五丸　五倍子 30g,五味子 24g,桃仁 4g,枯矾 21g,雄黄 10g。共研细末,炼蜜为丸,每粒 10g。用消毒纱布袋盛之,袋口留一长线,以便拔出。阴部消毒后,纳 1 丸于阴道内,每日 1 次,连用 1 周。

（十五）针刺法

1. 毫针① 主穴：维胞（关元旁开 6 寸，进针后大幅度捻转，患者即有子宫收缩感）、子宫（髂前上棘与耻骨结节连线中点向内 1 横指，进针后向耻骨联合方向斜刺，深度以患者感到阴部发酸上抽感为止）、三阴交。配穴：长强、百会、阳陵泉，可同时灸百会。有膀胱膨出者，可针刺关元透曲骨，或针刺横骨（双）。有直肠膨出者，可针刺提肛肌穴，有往上抽动感为度。每周行针 2~3 次，2~3 周为 1 个疗程。

2. 毫针② 用 26 号 6 寸毫针，以 90° 角直刺环上穴（在尾骶骨与大转子连线中点上 2 寸，外上 5 分处）4~6 寸，针尖向子宫体方向，手法以插为主，用雀啄式点刺手法。每次针一侧，每日针 1 次，两侧穴位交替使用，不留针，不捻转。

3. 芒针 主穴：维道、维胞、维宫。配穴：阴陵泉、足三里、三阴交。方法：每次选 1 主穴、1 配穴（取双侧）。针刺维道，针尖朝耻骨联合方向，深刺 4~5 寸。刺维胞、维宫时，针尖可沿腹股沟直刺 3 寸左右。以上主穴针刺均强刺激，使会阴及小腹有抽动感，子宫上提。刺阴陵泉，可朝三阴交沿皮透刺；针足三里，可向上巨虚透刺。留针 20~30 分钟。每日 1 次，10 次为 1 个疗程，疗程间隔 5~7 日。

4. 皮内针 取穴：关元、足三里。方法：用 30 号不锈钢针加工制成的皮内针在指定穴位刺入，然后沿皮刺 0.5~1 寸深，将针柄用胶布固定在皮肤上，埋针时间可掌握在 3 日左右。5 次为 1 个疗程，疗程间隔 5 日。

5. 耳针① 取穴：子宫、皮质下、交感、外生殖器。方法：垂直刺入，一般多用单侧。

6. 耳针② 取穴：子宫、外生殖器、肝、脾。方法：用 30 号不锈钢毫针捻转刺入穴位，留针 20 分钟左右，每日或隔日 1 次，10 次为 1 个疗程。

7. 头针 取双足运感区，配生殖区，针刺，留针 20 分钟（快速捻转 2 次，每次 3~5 分钟）。10 次为 1 个疗程，疗程间隔 3~5 日。

8. 电针 主穴：提托、子宫、维道、三阴交。配穴：百会、关元、足三里、太冲。方法：针刺提托、子宫、维道均采取 45° 角进针，向耻骨联合方向斜刺，深度可达 2~3 寸，针感可放散至会阴部，患者感觉下腹部酸胀，两则穴交替使用。用晶体管电针器，频率定为 20~40 次 /min，中度刺激，每次通电 15~20 分钟，每日或隔日 1 次，10 次为 1 个疗程，疗程间隔 5~7 日。

（十六）灸法

1. 艾炷灸 脐下横纹（身交）二七壮，照海七壮。

2. 温针灸 取关元、肾俞、足三里、三阴交等穴位，用毫针刺入，点燃艾条温灼针身和针刺穴位。

3. 隔姜灸 取穴：百会、关元、气海、归来、提托、肾俞。方法：取 0.2cm 厚的鲜姜片 3~4 片，用针穿刺数孔，置于穴位上，然后置小艾炷或中艾炷于姜片上点燃施灸。每次每穴 3~4 壮，每次选 3~4 穴，每日或隔日 1 次，10 次为 1 个疗程，疗程间隔 4~5 日。每次施灸以感到局部温热舒适，灸处稍有红晕为度。

4. 隔盐灸 取穴：神阙。方法：取适量食盐，炒后研细，散在神阙上，以填平脐窝为度，然后放 1 壮黄豆粒大小的艾炷点燃，每次施灸 7~10 壮，隔日 1 次，7 次为 1 个疗程。

5. 温筒灸 将内装艾绒的圆锥式温筒灸器置于患者会阴下，将点燃的艾卷放入筒内，引燃艾绒熏灸会阴部，每日 1 次，每次 20~30 分钟，10 次为 1 个疗程。

6. 灯火灸① 取穴：百会、肾俞、三阴交、气海、提托、脾俞。方法：气虚加关元，脾虚加足三里。用灯火灼灸法。每日施灸 1 次,每穴 1~2 壮,10 日为 1 个疗程。灸后配服补中益气汤 5~10 剂,收效更捷。

7. 灯火灸② 取穴:脐下横纹、照海。方法:用阴灯灼灸法,效果甚佳。

(十七) 耳穴压迫法

取穴:子宫、外生殖器、肝、脾。方法:用王不留行贴压上述穴位,每日按压 3~5 次,每次 5 分钟。

(十八) 按摩法

1. 手足穴按摩　擦揉足背侧大敦、水泉、公孙,点揉手背侧全息穴下腹。按摩手足反应区肾区、子宫区、生殖区,擦推掌心、足心。

2. 捏脊法　由长强起,沿脊柱正中捏至大椎,每次捏 10 回。每日 1 次,10 次为 1 个疗程。

3. 患者仰卧,医者在腹部做缓慢轻柔的常规按摩手法数次;再点按气海、中极、归来、血海、三阴交各半分钟;再以拇指和其余四指相对在小腹部做提拿振颤法数次;然后以手掌自耻骨向上做按推法数次,力量要柔和,可使子宫有上提的感觉。再取俯卧位,以手掌按揉腰骶部数次,并点按肾俞、命门、秩边各半分钟,痛点部位多施手法。如膀胱膨出者,可按揉大腿内侧肌肉,并弹拨大腿内侧肌腱 3~5 次,点按曲骨半分钟。

4. 患者仰卧,医者坐于患者右侧,用一指禅推法分别施治于中极、关元、气海、维道,每穴 2~3 分钟。然后用右手在患者下腹部做掌摩法(手法移动要缓慢),约 5 分钟;用拇指按揉百会和双侧足三里,每穴 2 分钟。再用双手拇指、示指、中指分别对称用力捏拿两侧腹外斜肌,3~5 次。患者俯卧,医者立其体侧,用拇指按揉法分别施治于肾俞、命门、长强,每穴 2 分钟;再用擦法施于两侧肾俞、命门,以透热为度。

(十九) 导引法

1. 提肛肌锻炼　患者取自然坐位,练习忍住大小便动作,继而放松,一收一缩交替做提肛肌锻炼,每次 10 分钟左右,每日 2~3 次。

2. 膝胸卧位　每日 2 次,每次 5~15 分钟。

(二十) 拔罐法

取穴:肺俞、心俞、天枢、肝俞、脾俞、胃俞、第 12 胸椎至骶尾脊柱中线及两旁的膀胱经内侧循行线、灵台。方法:采用单纯罐法。第 12 胸椎以下督脉及两侧膀胱经,采用密排罐法,其中骶区的上髎、次髎、中髎、下髎先行三棱针点刺法,留罐 20 分钟,2~3 日施术 1 次,12 次为 1 个疗程。一般 4~5 次可见效。

(二十一) 埋法

1. 埋线①　提托(关元旁开 4 寸水平线与乳中线交点处)用 "00" 号肠线,以 20 号腰椎穿刺针刺入 1.5~2cm 推入穴内,10~15 日重复 1 次。

2. 埋线②　主穴:子宫、关元、命门、曲骨。配穴:天枢、环跳、足三里、三阴交、归来、太冲。方法:0 号羊肠线剪成长 1cm 左右的小段,将其与穿刺针分别浸泡于酒精瓶中,消毒 30~60 分钟备用。穴位皮肤常规消毒,然后将羊肠线由穿刺针尖端插入针内,对准穴位进针,得气后,用穿刺针芯缓慢将羊肠线顶入穴内,出针后用消毒棉压住针眼,胶布固定。每次埋线取 1~2 个主穴,加上 1~2 个配穴,7 日左右埋线 1 次,7 次为 1 个疗程,疗程间隔 7 日。

（二十二）注射法

1. 穴位注射①　提托（见治疗·埋法1），用2.5%~5%当归注射液或红花注射液10~20ml，注入深1~1.5寸，每日或隔日1次，7次为1个疗程。足三里、三阴交，单用5%当归注射液2ml，每穴注入1ml。

2. 穴位注射②　关元、石门、维胞用麦角新碱0.2ml，徐徐推入。第一次用关元，无不良反应后，次日用关元、石门。2~7日治疗1次。子宫恢复后4~10日治疗1次，1个月为1个疗程。

（二十三）涂抹法

1. 漏芦30g，浮萍15g，共研细末，调熟猪油涂局部。

2. 雄黄2.4g，枯矾、朱砂各3g，冰片0.3g，铜青、花椒各3g，共研极细末，调熟猪油抹。

3. 独脚莲开水磨涂患处，连用3~4次，适用于子宫脱垂伴宫颈糜烂者。

（二十四）刮痧法

刮百会；刮脾俞、肾俞；刮维道；点揉气海、关元；刮阴陵泉、足三里、三阴交、太冲。

【预防】提高接产技术，正确处理各产程，保护好会阴，及时缝合裂伤的会阴及阴道。提倡产后早期离床活动及适当体育锻炼，以增强盆底肌功能。积极治疗咳嗽、便秘等。

【临床报道参考】辨证组方治疗子宫脱垂，用升陷汤（柴胡、升麻、知母各15g，黄芪、党参各60g，桔梗20g）治疗40例，Ⅰ度10例均痊愈；Ⅱ度25例，20例痊愈，5例好转；Ⅲ度5例，2例痊愈，3例好转。［浙江中医杂志，1985（4）：176］

单方验方治疗子宫脱垂，用枳壳、茺蔚子各15g，浓煎成100ml，加糖适量。每日1剂，分3次服，6剂为1个疗程。治疗Ⅰ度子宫脱垂924例，显效602例，好转173例。［中西医结合杂志，1984，4（2）：238］

饮食疗法治疗子宫脱垂，取鸡蛋1个钻黄豆大圆孔，放入升麻末4g，搅匀，取白纸1块蘸水将孔盖严，口向上平放蒸熟，去壳，内服。早晚各1次，10次为1个疗程，停药2天后再服。治疗120例，治愈104例，显效12例。（《中国中医秘方大全》）

敷法治疗子宫脱垂356例，用蓖麻子等外敷关元，结果：治愈277例，好转68例，无效11例。［广东中医，1959（12）：489］

塞法治疗子宫脱垂，用阴挺丸（铜绿12g，雄黄、五味子各15g，煅白矾180g，桃仁30g。上药分别研成细末，先将铜绿、煅白矾合并再研，最后将全部药物混合。酸荔枝、露蜂房各30g，放火上熬煮，滴入水中呈珠状，再将上药拌入，搓成丸，每丸重12g）1~3丸，放入子宫后穹窿、侧穹窿或膨出最厉害部位。放药后可全天休息2~3天，以后可做轻微劳动。治疗90例，临床观察近期疗效97.7%以上，并普遍用于3 006例患者，重点观察1 937例，近期总有效率98%。（《百病奇效良方妙法精选》）

针刺法治疗子宫脱垂285例（见治疗·针刺法2），有效率达88.4%。（《中医妇科学》，成都中医学院编）

用芒针治疗111例（见治疗·针刺法3），结果：痊愈90例，显效12例，好转9例。［江苏中医杂志，1983，4（4）：32］

温针灸治疗产后子宫脱垂40例，针刺之前用掐穴和揣穴的方法定位，严格按照常规针刺要求操作，百会采用平刺法进针，气海直刺，三阴交、足三里等取双侧穴位采用直刺进针，子宫、提托、维胞采用提托透子宫、维胞透子宫。针刺得气后，小腹和阴道有抽紧感，行提插和捻转补法,留针 15 分钟;然后在针尾固定中等大小艾炷,施灸 30 分钟。每天 1 次,连续 7 天为 1 个疗程。经治 1 个月后治愈率达 45.0%,2 个月后治愈率达 68.2%。[中国中医基础医学杂志,2013,19(12):1453]

穴位中频电刺激治疗子宫 I 度脱垂 50 例,选用多功能脉冲调制中频电疗机 MTZ-M 型,具体操作:患者排空膀胱,平卧,放松,将 3 对电极片分别置于会阴及中极、双侧提托、双侧子宫上,选用功能电刺激处方,调节刺激电流大小,直至患者感觉适宜、无疼痛感的最大电流,每次治疗时间 20 分钟,每天 1 次,每周治疗 5 天,休息 2 天,每 2 周 1 个疗程,治疗时间为 4 周。愈显率为 86%。[中医药学报,2013,41(4):90]

针罐配合艾灸治疗阴挺 22 例,针刺取穴:关元、维道、子宫、三阴交。脾虚气陷配合针刺足三里,肾阳亏虚配合针刺肾俞,湿热下注配合针刺曲池。方法:针刺得气后,使针感向小腹会阴部传导、放射,留针 30 分钟,其间行针 1 次,起针后在小腹由大赫→关元→石门→气海行旋转走罐 15 分钟,背部由关元俞→肾俞行走罐 15 分钟,同时悬灸百会 30 分钟。每日 1 次,10 次为 1 个疗程。中间休息 3 天,继续下一疗程。治疗期间嘱患者避免负重,坚持每天早晚做 2 次提会阴锻炼,每次不少于 10 分钟。结果:痊愈 14 例,有效 7 例。[中国民间疗法,1998(2):18]

耳穴压丸配合电针治疗子宫脱垂 64 例,耳穴取子宫、盆腔、外生殖器、卵巢、脾肾、神门。每次只取一侧耳穴,两侧耳穴交替使用。将王不留行贴压于所选穴位处的敏感点上。每日自行按压 3~5 次,每穴按揉 1~3 分钟,刺激量以能耐受为度。病程长、病情重者,可适当延长刺激时间,加强刺激强度。每隔 6 日换压 1 次,2 次为 1 个疗程。可在子宫完全回纳后坚持使用 2~3 个月,以巩固疗效。电针疗法:取维胞、子宫、提托、中极、足三里、三阴交、百会。可配气海、关元、太冲、横骨。一般采用仰卧位,双腿屈曲,臀部稍垫高,子宫脱出阴道口外者,须先行还纳再针刺。穴位局部皮肤常规消毒,选用 30 号毫针。子宫进针后向耻骨联合方向斜刺,行针至患者阴部有发酸、上抽收缩感为宜;维胞向病所斜刺 2~2.5 寸,行强刺激手法,以患者子宫有收缩感为宜;提托向中极方向斜刺 1~2 寸,行针至腹部有收缩感为宜。其他诸穴针刺得气后,与主穴共同接通 G6805 电针治疗仪,选用极度密波,刺激强度以患者腹部外观收缩,自觉阴部发紧、上提为佳。通电 15 分钟后,改为疏密波,通电 15 分钟。每日 1 次,10 次为 1 个疗程。[实用中医药杂志,2004,20(3):114]

倒悬推拿疗法配合中药治疗子宫脱垂 27 例。倒悬体位:患者仰卧,倒悬牵引床上,双下肢缓慢上升至比头部高 30°~60° 左右,在逆向体位姿势下静卧 5 分钟。治疗手法:以掌摩法在腹部做顺时针及逆时针方向治疗,约 4 分钟。然后用一指禅推法或掌揉法在中极、维道治疗,每穴 2 分钟。再顺患者呼吸按揉中脘、归来、子宫,每穴 1 分钟。患者俯卧,先在腰骶部用轻快的揉法治疗,同时配合按揉八髎,以酸胀为度,往返操作 4 分钟。然后在气海俞、关元俞、肾俞用一指禅推法或按揉法治疗,每穴 1 分钟,再按八髎,以酸胀为度,点按方向由上到下。放松调理手法:用振腹法在腹部施术 5~10 分钟,振腹方向为斜上,使产生的力与子宫的逆向回缩力相互作用,从而起到治疗效果。每日治疗 1 次,每次治疗 25 分钟左右,10 次为 1 个疗程,连续治疗 2 个疗程,共 20 次。治疗期间患者配合服用补中益气丸,每日 3 次,每次 6g。结果:治愈 8 例,好转 15 例,未愈 4 例。[湖北中医杂志,2013,35(10):60]

穴位埋线加服中药治疗子宫脱垂 80 例,主穴取足三里、三阴交、提宫,配穴取子宫、关元、中闸(中极旁开 2 分)、长强。方法:膀胱排空,做妇科检查,还纳子宫于正常位置后,每次可选2~3个穴位,交替使用。选准穴位后,常规消毒,局部皮内麻醉,将3号肠线1~1.5cm放入20号骨穿针,垂直刺入穴位,当产生针感后,将羊肠线推入并拔出针,用无菌敷料覆盖针孔,胶布固定。半月1次。可连续埋线2~3次。埋线后第1天开始,根据患者病情随证加服补中益气丸、龙胆泻肝丸等,直至症状明显改善,同时艾灸长强,每日1次,每次15分钟。结果:经埋线1次治愈25例,2次治愈31例,3次治愈8例。治疗3次后,有效13例,无效3例。无效3例为三度脱垂,50岁以上、病史25年以上的患者。[中国针灸,1995,14(4):24]

注射法治疗子宫脱垂105例(见治疗·注射法1),治愈69例,好转32例,无效4例。[陕西中医,1982,3(2):49]

第六节　盆腔疾病

一、盆腔炎性疾病

盆腔炎性疾病系指女性内生殖器及其周围的结缔组织和盆腔腹膜的炎症,包括子宫内膜炎、输卵管炎、输卵管卵巢脓肿,以及扩散以后产生的盆腔腹膜炎和肝周围炎;可局限于一个部位,也可同时累及几个部位,以输卵管炎、输卵管卵巢炎最为常见。本病分为急性和慢性2种(另有再分出亚急性,共3种),属于中医学"腹痛""带下"等范畴,也是导致热入血室、癥瘕、带下、不孕等的原因。

【病因病机】

1. **急性**　经行、产后胞脉空虚,或平素体质虚弱,邪毒乘虚内侵;或输卵管通液、放置节育环、人工流产、输卵管结扎术时,感染湿热邪毒。湿浊、热毒蕴结于下焦,与气血相搏,正邪交争,营卫不和,热毒壅盛。也可因热毒炽盛时治疗不当,邪未清、正气损,湿热蕴结,而致亚急性盆腔炎性疾病。

少数患者因热毒内陷,阴竭阳脱,而成为脱证。

2. **慢性**　余邪未尽,瘀积胞中,致脏腑功能失调,气血不和,冲任受损,致使湿热瘀阻;病程迁延日久,正气虚弱,致使阳气不振,寒凝气滞。

【临床表现】

(一)急性

1. **热毒壅盛型**　高热寒战,腹痛拒按,带下黄浊秽臭,口干舌燥,恶心呕吐。舌质红,苔黄腻,脉滑数。

2. **热毒内陷型**　面色灰暗,四肢厥冷,汗出而喘。舌质红绛,苔灰黄,脉微弱或细数。

(二)慢性

1. **下焦湿热型**　低热起伏,腰酸腹痛,经前或经期及劳累后加重,月经不调,量多,带下黄稠,秽臭,尿黄便干。舌质红,苔黄腻,脉滑数。

2. **寒凝气滞型**　少腹胀痛冷感,腰骶酸痛,畏寒肢冷,经血量少色暗,带下清稀量多。舌质淡或有瘀点,苔白腻,脉沉迟。

3. **气滞血瘀型**　少腹痛如针刺或长期隐痛,痛处不移,月经不调,经色紫黑有块,白带增多,头晕倦怠。舌质暗紫、有瘀斑,苔白,脉涩或沉。

【治疗】

（一）辨证组方

1. 急性

（1）清热解毒，行气活血：适用于热毒壅盛型。

1）大血藤煎：大血藤、紫花地丁、败酱草、蒲公英各 30g，金银花、连翘各 20g，延胡索、牡丹皮各 10g，制乳香、制没药各 9g，热毒盛加安宫牛黄丸 1 丸或紫雪散 1 支。

2）大血藤败酱汤加减：大血藤、败酱草、紫花地丁、蒲公英各 30g，生大黄（后入）、牡丹皮、金银花、连翘、赤芍各 9g。

（2）益气固脱，回阳救逆：适用于热毒内陷者。

1）生脉散：别直参 10g，麦冬 10g，五味子 6g。

2）参附汤：别直参 10g，制附片 15g（先煎）。

2. 慢性

（1）清热利湿，活血化瘀：适用于下焦湿热型。

1）银甲汤加减：金银花、连翘、生蒲黄、茵陈蒿各 9g，大血藤、蒲公英、紫花地丁各 30g，薏苡仁 12g。

2）大黄牡丹汤加味（马氏方）：大黄、牡丹皮、桃仁、延胡索、川楝子 10g，玄明粉（冲）8g，冬瓜仁、蒲公英、大血藤各 30g，大腹皮、大小蓟各 12g。

（2）温经散寒，行气化瘀：适用于寒凝气滞型。

1）少腹逐瘀汤加减：当归、赤芍、生蒲黄、五灵脂、延胡索、丹参、川芎、木香各 10g，穿山甲 15g，小茴香、肉桂粉（冲服）、柴胡各 6g。

2）暖宫定痛汤：橘核、荔枝核、小茴香、胡芦巴、延胡索、五灵脂、川楝子、制香附、乌药各 10g。

（3）理气止痛，活血化瘀：适用于气滞血瘀型。

1）桂枝茯苓丸加味：桂枝、制乳没各 5g，茯苓、赤芍、牡丹皮、桃仁、延胡索、大腹皮、香附各 10g，大血藤 20g。

2）膈下逐瘀汤加减：当归、赤芍、丹参、延胡索、五灵脂、苍术各 10g，制香附、乌药、川芎各 6g。

（4）温中导滞，行气清热：适用于寒热错杂，气滞腑实型。

厚朴七物汤加减（马氏方）：厚朴 10g，枳壳 12g，制大黄 10g，甘草 5g，桂枝 5g，蒲公英 15g，大血藤 20g，败酱草 15g，延胡索 10g，大腹皮 10g。

（二）单方验方

1. 地蒲汤　紫花地丁、蒲公英、三白草各 30g，重楼 15g。适用于热毒壅盛型。

2. 白花蛇舌草 45g，入地金牛 10g，穿破石 10g。适用于下焦湿热型。

3. 妇炎康　1 次 6g，每日 3 次。适用于气滞血瘀型。

4. 薏苡附子败酱散合参附汤　薏苡仁 30g，附子 6g，败酱草 15g，人参 10g。适用于正虚邪陷证。

（三）饮食疗法

1. 皂角刺 30g，大枣 10 枚，同煎半小时以上，弃渣取药液 300~400ml，加粳米 30g 煮成粥状，分 2 次服。治疗亚急性盆腔炎性疾病。

2. 槐花薏苡仁粥　槐花 10g,薏苡仁 30g,冬瓜仁 20g,大米适量。将槐花、冬瓜仁水煎成浓汤,去渣后再放薏苡仁及大米同煮成粥服食。治疗湿热壅盛型盆腔炎性疾病。

3. 山楂佛手苦荬菜汤　山楂 30g,佛手 15g,苦荬菜 60g,同煎水服。治疗气滞血瘀型盆腔炎性疾病。

4. 佛手玫瑰花煎　佛手 12g,玫瑰花 10g,败酱草 30g,水煎服。治疗气滞血瘀型盆腔炎性疾病。

（四）敷法

1. 妇炎散　大黄、姜黄、败酱草、丹参、赤芍、乳香、延胡索、羌活、独活、千年健、透骨草,研末,用温水加酒,调成糊状,敷下腹部。每日 2 次,每次 30~60 分钟。

2. 新鲜蒲公英 250g,捣烂如泥,外敷下腹部,每日 1~2 次。治疗急性盆腔炎性疾病。

3. 甘遂末 120g,麝香 0.1g,细面粉加蜜调成糊,分 4 份,每日用 1 份,涂敷下腹部积水肿突处。治疗输卵管积水。

4. 大蒜泥外敷下腹部,每日 1~2 次(皮肤起疱时暂停)。治疗急性盆腔炎性包块形成。

5. 消结膏　生半夏、生天南星、生川乌、猪牙皂、土贝母、姜黄、黄芩、大黄各 30g,黄柏、败酱草、木芙蓉叶各 60g,穿山甲 45g,白芷 15g,共研细末,加凡士林或蜜(70%)调膏外敷患处,每日换 1 次。治疗盆腔有局限性炎性包块或输卵管卵巢脓肿。

（五）薄贴法

1. 消化膏　炒干姜 30g,草红花 24g,肉桂 15g,白芥子、胆南星各 18g,麻黄、生半夏、生附子各 21g,红娘子、红芽大戟各 3g,香油 2.5kg。将上药用香油炸枯去渣,然后按每 500g 油兑入樟丹 240g,再按 750g 油兑入麝香 4g、藤黄面 30g,摊成膏药,大膏药每张重 6g,小膏药每张重 3g。下腹部痛为主者,用小膏药微火温化后贴归来、水道,两侧穴位交替使用;以腰痛为主者,贴命门、次髎;有炎性包块者,用大膏药贴敷于局部皮肤上。一般夏季每 12 小时换药 1 次,冬季 2 日换药 1 次,12 次为 1 个疗程。逢月经停用。适用于各型慢性盆腔炎性疾病。

2. 当归、白芍、红花各 500g,生地黄、益母草各 240g,川芎、牛膝、牡丹皮、桂枝、黄柏、黄芩、刘寄奴、蒲黄、桃仁各 120g,郁金、艾叶、乳香、没药、血竭各 90g,冰片 9g,香油 5kg,广丹 3.5kg。除乳香、没药、血竭、冰片、广丹外,余药放入香油内泡 2 小时,置火上煎熬,炸枯后,滤渣,再加入乳香、没药、血竭、冰片溶化过滤,在锅内煎熬,滴水成珠时加入广丹。用时将药膏加温熔化,令患者平卧,温水擦净小腹部,先涂香油,把药膏趁热敷上(以不烫伤皮肤为度),凉后再换热药膏,反复 4 次(约 1 小时),热敷后再用 1 张膏药贴腹部。每日 1 次,10 次为 1 个疗程。

（六）熨法

1. 千年健、白芷、羌活、独活、红花、乳香、没药、血竭各 90g,续断、五加皮、赤芍、当归尾、防风、桑寄生各 120g,追地风、川椒各 60g,透骨草、艾叶各 250g,共研细末,装纱布袋如脉枕大小,每袋 0.5kg,隔水蒸开半小时后,用干毛巾包好热敷下腹部半小时,每日 1~2 次。药袋用后放阴凉处晾干,翌日再用,10~15 日更换新药。经期停敷。

2. 千里光、白花蛇舌草、蒲公英、野菊花各 30g,栀子、没药各 15g,延胡索 10g,包在布袋中,蒸热后敷下腹,冷后再换。

3. 将石蜡熔化后装入 28cm×21cm 的 2 个橡皮袋内,或将石蜡装入上述袋内再行熔化,蜡液应占袋装容积的 1/3 左右,温度在 60~70℃,置于患者下腹部或腰骶部,每次治疗 30 分钟,15 次为 1 个疗程。治疗慢性附件炎。

4. 胡椒 6g,芒硝、桂枝各 10g,小茴香、薤白、乌药各 15g,葱须 3~5 棵。将上药用纱布包裹后煎煮,加水不多,以浸透药物为度,以皮肤能耐受的温度放于下腹,上面可用热水袋保温。每日 2 次,每次 30 分钟左右,每剂药可用 3 次。治疗妇科下腹疼痛及促进炎性包块的吸收。

(七) 熏蒸法

石菖蒲、紫苏叶梗、香樟叶、陈艾叶、威灵仙、柚子壳、藿香等量混合,放于箱内,夏天每日更换 1 次,冬天 2 日更换 1 次。以蒸汽为动力,通过贮药箱,经输气管上连接的喷射头喷出含药物的蒸汽。喷射点为脐与耻骨上缘之间,冲任脉所过之处,相当于针灸穴位的气海、关元部位,每日 1 次,每次 20~30 分钟,10 次为 1 个疗程。治疗时温度宜适当,以免烫伤皮肤。

(八) 溻浴法

1. 处方①蒲公英、败酱草各 30g,大黄、三棱、莪术、赤芍各 15g,桃仁 10g;处方②吴茱萸 6g,蛇床子 10g,三棱、鹿耳翎各 15g,白花蛇舌草 30g,野菊花 20g;处方③枳壳、芒硝、十大功劳各 30g,莪术、苏木各 15g。若包块质软,水肿较明显,加商陆 6g。将药液浓煎至 500ml,加开水稀释至 1 000ml(温度保持在 37~38℃,以患者感到舒服为宜),令患者取截石位,抬高臀部,将药液倒入阴道冲洗器,把阴灌管插入阴道内,使药液缓缓流入。灌洗时间约 20 分钟,灌洗后取高臀位仰卧 10~15 分钟,每日 1 次,经净 3 日后开始,20 日为 1 个疗程。适用于盆腔炎性包块。处方①适用于热毒血瘀型;处方②适用于寒凝血瘀型;处方③适用于气滞血瘀型。

2. 用氯化钠溶液、硫化氢泉、硫黄泉、氡泉、硫酸铁泉、碘泉全身浸浴或局部冲洗,每次 20~30 分钟,每日 1 次。治疗附件炎、盆腔炎性疾病、阴道炎,并治宫颈糜烂。

3. 用氡泉、淡温泉或食盐泉或低浓度硫化氢泉,进行坐浴配合外阴部冲洗,水温 39℃。每日 1 次,15~20 次为 1 个疗程。治疗慢性宫颈柱状上皮异位、子宫内膜炎。

(九) 佩戴法

当归、桃仁、红花、桂枝各 10g,川芎、赤芍、山慈菇各 15g,刘寄奴 30g,败酱草 20g,白花蛇舌草 40g,共研碎末,制成药带系于腰间。治疗慢性盆腔炎性疾病。

(十) 塞法

1. 苦参、紫花地丁、紫草、蒲公英、败酱草,制成栓剂,每日 1~2 枚,用助推器纳入直肠 7~15cm 处,7 日为 1 个疗程。治疗盆腔炎性疾病及盆腔炎性包块。

2. 野菊花栓,每晚睡前 30 分钟将 1 粒放入肛门内约 7~8cm 处。10 日为 1 个疗程,一般 3~4 个疗程有明显效果。治疗慢性盆腔炎性疾病。

(十一) 针刺法

1. 毫针①　主穴:关元、中极、气冲、三阴交。配穴:湿热内蕴,加上髎、阴陵泉、归来、蠡沟;肝肾阴亏,加肝俞、肾俞;气血不足,加足三里、公孙。方法:针刺肝俞、足三里、肾俞,用补法,不留针;余穴均用平补平泻手法,留针 20 分钟左右。每日 1 次,15 次为 1 个疗程,经前 10 日左右开始治疗,经期不停。

2. 毫针②　一组穴:关元、中极,交替使用,中等强度刺激。二组穴:三阴交、足三里,交替使用,强刺激。三组穴:肾俞、中极旁开 2~3 横指,强刺激。治疗慢性附件炎。

3. 芒针 主穴:子宫、维道。配穴:血海、足三里、三阴交。方法:患者仰卧,双腿屈曲,针维道,进针后沿腹股沟向耻骨联合方向透刺;刺子宫,可平行腹股沟向耻骨联合方向透刺,深度一般在肌层与脂肪层之间;双侧同时进针,刺激由小到大,由慢到快,当会阴部或阴部或小腹部有明显抽动感后出针。主穴交替使用,隔日 1 次,7~10 次为 1 个疗程。

4. 梅花针 部位:取脊柱两侧、下腹部、腹股沟。重点叩打腰部、骶部、三阴交、期门、带脉区、阳性反应物处(条索、结节等),腹胀痛甚者重点叩刺下腹部。方法:中、重度刺激,叩刺顺序应从上到下,由外向里,反复叩刺 3~4 遍,隔日 1 次,10 次为 1 个疗程,疗程间隔 5~6 日。

5. 皮内针 取穴:关元、归来、肾俞、三阴交、阴陵泉。方法:用 30 号毫针加工制成的皮内针沿皮刺入 0.5~1 寸深,针柄贴在皮肤上用胶布固定,埋针时间约 2 日,每日可用手指按压局部数次,以增强刺激,每次只选 2 个穴,上穴轮用,3 日施治 1 次,7 次为 1 个疗程。

6. 耳针① 取穴:子宫、卵巢、内分泌、肺、外生殖器。治疗子宫内膜炎。

7. 耳针② 取穴:卵巢、内分泌、神门、子宫。治疗附件炎。

8. 耳针③ 取穴:子宫、卵巢、内分泌、盆腔。治疗慢性盆腔炎性疾病。

9. 电针 取穴:子宫、肾俞、归来、气海、中极、三阴交。方法:每次取 3~4 个穴,中等刺激,得气后,接电针仪通电,使用疏密波,在能耐受强度下,留针 20~30 分钟,每日治疗 1 次,7 次为 1 个疗程。

10. 激光针① CO_2 激光治疗仪器(由南开大学提供),输出功率 16W,波长 10.6μm,光斑直径 50mm,根据病变部位分别选用曲骨、关元、中极、子宫、八髎穴区及双侧附件体表投影区,照射距离 1.2m,以局部有舒适的温热感为宜,每光斑照射 5 分钟,每次 15~20 分钟,每日 1 次。月经干净第 6 日开始,每疗程间隔 7 日,15 日为 1 个疗程。

11. 激光针② 耳穴:子宫、内分泌、盆腔、卵巢。方法:用医用氦-氖激光治疗仪照射双侧耳穴,输出功率 6mW,光斑直径 2mm,波长 632.8nm,使光束导光纤维直接接触皮肤,每穴照射 3~5 分钟,每日 1 次,10 次为 1 个疗程,疗程间隔 5 日。

12. 足针 取穴:28 号穴、9 号穴。治疗附件炎。

(十二) 灸法

1. 温针灸 取穴:关元、气海、中极、子宫、大肠俞、肾俞。方法:先用毫针刺入穴位,中度刺激,得气后,在毫针的针柄上插上艾卷(长 5cm 左右)点燃,使热量从针柄传到穴位局部,以患者感到针刺部位热酸胀舒适时施治效果好,留针 20 分钟左右,每次选用 3~4 个穴,隔日 1 次,10 次为 1 个疗程。

2. 姜酊灸 肉桂、木香、干姜、赤白芍、紫苏叶各 10g,红花、艾叶、丹参各 15g。上药共为粗末。先将一块 5 层纱布垫置于腹部疼痛处,将上述药末均匀撒于布垫上,约 2~3 分厚,再把姜酊倒入药中,以姜酊不外流为度。后将药物点燃,形成大面积热灸。待患者感到明显发热时,再将浸湿的另一块 5 层纱布垫立即置于药物上,使药力内传,片刻后,再将上层纱布垫拿掉,倒入少量姜酊于药末中,再点燃,再扑灭。20 分钟为 1 次治病时间,隔日 1 行,7 次为 1 个疗程。月经期停止治疗。用于气滞血瘀或阴寒内盛的慢性盆腔炎性疾病所致腹痛。

3. 隔姜灸 主穴:气海、中极、归来。少数配用大肠俞、次髎。将直径 1.5cm、高 1.8cm 的艾炷置于 0.4cm 的鲜姜片上点燃,每穴灸 3 壮,每壮 6~7 分钟。

（十三）耳穴压迫法

将王不留行放在黄豆瓣大小胶布上,贴在耳部子宫、内分泌、盆腔、交感等穴。经常按压敷贴部位,以耳部能忍受为度。3 日换 1 次,1 个月为 1 个疗程。

（十四）按摩法

1. 常规按摩　患者仰卧。先做顺时针方向摩腹,约 3 分钟。再用一指禅推法从气海沿任脉向下到中极,往返操作,重点在关元、中极,约 3 分钟。然后用掌揉法揉气海及两侧水道、归来、子宫,约 5 分钟。最后用指按揉中极及两侧带脉,下肢两侧的三阴交、蠡沟。患者再取俯卧位,用轻快的㨰法在腰骶部治疗,约 3 分钟。再用指按十七椎、关元俞、小肠俞及点八髎。

2. 耳穴按摩　选内生殖器、盆腔、肾上腺、内分泌、交感、神门等穴,施按、捻、摩手法,弱刺激 10 分钟。每日 3~5 次。

3. 手、足穴按摩　掐点手掌两侧面盆腔点、子宫点、背侧全息穴下腹点。点揉足底涌泉穴、足背八风穴。按揉手足反应区如生殖区、卵巢区、输卵管、子宫、肝区、肾区。

（十五）拔罐法

1. 取大椎、肝俞、肾俞;身柱、脾俞、白环俞;以及关元、中极、八髎。每次 1 组,隔日 1 次,均用刺络留罐法。

2. 取次髎、归来、关元、三阴交、足三里、合谷等,留罐。

（十六）刮痧法

首先刮拭穴:大椎、大杼、膏肓俞、神堂。配合刮拭穴:冲门、章门、阴陵泉、涌泉、归来、大巨、三阴交、神阙、气海、关元、足三里、肾俞。治疗输卵管积水。

（十七）埋法

取穴:中极、阴陵泉。方法:每次只取 1 穴,两穴轮用。先将局部及针具消毒,在施治部位进行浸润麻醉,用缝皮针穿上 "0" 号羊肠线在穴位处缝 1 针,将残留在皮肤表面的线头剪去,5 日以后另穴埋线,5 次为 1 个疗程,疗程间隔 1 周。治疗慢性盆腔炎性疾病。

（十八）白降丹划点法

划点部位:腹斜线。配划部位:曲骨、中极、下关元、气海、肾俞。方法:用利刃轻轻划破上述体表的表皮,然后在划破的皮肤切口处涂抹适量白降丹。治疗盆腔炎性疾病、附件炎、月经不调、白带。

（十九）保留灌肠法

1. 鱼腥草 30g,黄芪 25g,败酱草、益母草、茯苓、蒲公英各 20g,桃仁 15g,丹参、赤芍、香附、半夏、胆南星、海藻各 10g。水煎 100ml,待药液温度降至 50℃左右时做保留灌肠。每日 1 次,1 个月为 1 个疗程。治疗慢性盆腔炎性疾病。

2. 赤芍 10g,蒲公英 15g,败酱草 20g。肝郁气滞,加柴胡或郁金;下腹冷痛,加乌药、肉桂;有硬条块,加乳香、没药、莪术。两次煎液 100~150ml,作为 1 次灌肠用,每日 1 次,15 次为 1 个疗程。治疗慢性盆腔炎性疾病。

3. 毛冬青水提成 125% 的毛冬青溶液 50ml,加温开水 50ml,调温至 39~40℃做保留灌肠,每日 1 次,可连用 10~14 次,经行时暂停。治疗急慢性盆腔炎性疾病。

4. 丹参 30g,赤芍、制乳香、制没药、川楝子、桃仁、䗪虫、莪术各 15g,煎取 100~150ml 做保留灌肠,每晚 1 次,7 次为 1 个疗程。治疗盆腔良性包块。

(二十) 离子透入法

1. 湿热瘀结型用金银花、连翘、蒲公英各 30g,当归 20g,白芍、川芎、紫花地丁、黄柏、牡丹皮、白芷、黄芪各 10g;寒凝气滞型用黄芪 30g,丹参 20g,益母草、续断、延胡索各 15g,党参、赤芍、红花、香附、桂枝各 10g。分别加水 1 000ml,煎取 500ml。用 KF-Ⅰ 型电离子导入治疗机,将电极衬垫浸泡于 50℃ 中药煎剂中,拧干(以不流水为宜)并分别置于左右下腹部和腰骶部。腹部接阳极,腰骶部接阴极。电量 10~20mA,每次 30 分钟,每日 1 次。12 次为 1 个疗程,疗程间隔 4 日。治疗慢性盆腔炎性疾病。

2. 当归、赤芍、桃仁、红花、香附各 9g,丹参、牡丹皮各 10g,乳香、没药各 20g,紫花地丁、败酱草各 24g;附件包块,加三棱、莪术各 19g,昆布 10g。共研细末,装入纱布袋,用时蒸透,用 YL-3 型音频治疗机,将中药袋放于 15cm×10cm 电极下,采用腰骶 - 小腹对置法,或小腹并置法,电量 15~50mA,以耐受为度,每次 25 分钟,每日 1~2 次。治疗盆腔炎性疾病。

3. 丹参注射液 10ml 稀释至 50ml,直流电透入小腹皮肤,每日 1 次,10 次为 1 个疗程。适用于慢性盆腔炎各证型。

(二十一) 注射法

1. 肌内注射　莪术油注射液每次 2ml,每日 1~2 次。治疗慢性盆腔炎性疾病。

2. 穴位注射①　选八髎,每次取 2 穴,每穴注射复方当归注射液 1ml,隔日 1 次,10 次为 1 个疗程。一般采用 5 号细长针。进针后,待患者有酸胀得气感觉时,再缓缓注药。适用于慢性盆腔炎性疾病附件增厚压痛伴月经失调者。

3. 穴位注射②　取 3%~5% 当归注射液 2ml,在耳穴盆腔、腹、子宫、内分泌点注射,每穴注射 0.1ml,每日 1 次,10 日为 1 个疗程。治疗慢性盆腔炎性疾病。

4. 静脉注射　抗炎Ⅰ号注射液(由蒲公英、白花蛇舌草、苍耳草制成)10~20ml 加入 5% 葡萄糖注射液 500~1 000ml 内静脉滴注。治疗急性盆腔炎。

(二十二) 热烘法

选用 W、S- 频谱多功能治疗机,电压 220V,频率 50~60Hz,功率 250W。选择中等治疗剂量。患者仰卧,治疗机下缘平耻骨联合,照射热度 37~40℃,距离 20cm,受照射后患处皮肤感觉温和舒适为最佳状态,每次 30 分钟。15 日为 1 个疗程。经净后开始,每日 1 次或每日 2 次,若 1 个疗程结束未愈,可继续第 2 个疗程治疗。治疗慢性附件炎。

(二十三) 砂浴法

在床单或油布上均匀地铺上 8~10cm 厚的热砂,取俯卧位,然后将床单或油布裹好腹部保温,每次 20~30 分钟,每日 1 次,10~15 日为 1 个疗程。用于慢性盆腔炎性疾病。

【预防】注意个人卫生与性生活卫生,严禁经期房事,平时保持外阴、阴道清洁,积极治疗阴道炎、宫颈柱状上皮异位、阑尾炎等,防止人工流产及分娩的感染。急性盆腔炎性疾病治疗务必彻底,以防转为慢性盆腔炎性疾病。平时注意劳逸适度,以防慢性盆腔炎性疾病愈后复发。

【临床报道参考】辨证组方治疗盆腔炎性包块 87 例,实热型用金银花 50g,连翘、丹参各 25g,黄柏、牡丹皮、川楝子、延胡索各 15g,赤芍、败酱草各 20g;气滞血瘀型用桂枝 10g,茯苓、赤芍、牡丹皮、桃仁、红花各 15g,丹参 50g。结果:痊愈 58 例,显效 26 例,进步 3 例。[吉林中医药,1984(5):17]

单方验方治疗盆腔炎性疾病附件炎 77 例(见治疗·单方验方 2),痊愈 73 例,无效 4 例。

(《全国中草药新医疗法展览会资料选编》)

饮食疗法治疗盆腔炎性疾病 30 例,取鸡蛋 5 个,各敲 1 个洞,去蛋清,每个洞内装入生大黄末 3g,每次月经净后,每晚临睡前服 1 个,连服 5 个为 1 个疗程。如患者体质较差,便泻 1 日 3 次以上,大黄用量酌减 0.3~0.9g。结果:有效率达 80%。(《安徽单验方选集》)

敷法治疗盆腔炎性疾病 94 例,用妇炎散外敷(见治疗·敷法 1),配合中药内服和灌肠。结果:痊愈 79 例,好转 15 例。[上海中医药杂志,1986(8):14]

薄贴法治疗慢性盆腔炎性疾病 301 例(见治疗·薄贴法 1),近期治愈 81 例,显效 130 例,好转 71 例,无效 19 例。[上海中医药杂志,1987(3):2]

塞法治疗慢性盆腔炎性疾病 131 例,用野菊花栓(见治疗·塞法 2),有效率 84%。[中药通报,1985,16(8):24]

熨法治疗慢性盆腔炎性疾病 318 例,用妇炎散(由大黄、黄柏、姜黄、白芷、厚朴、红花、大血藤、川乌、草乌、泽兰、当归等 20 余味组成),结果:治愈 106 例,显效 166 例,好转 42 例,无效 4 例。[贵阳中医学院学报,1986(4):37]

针刺治疗慢性附件炎 210 例,取穴:①关元、中极。交替使用,中等强度刺激;②三阴交、足三里。交替使用,强刺激;③肾俞、中极旁开 2~3 横指,强刺激。症状完全消失或显著减轻者 198 例。(《全国中草药新医疗法展览会资料选编》)

用点灼灸治疗妇科盆腔良性包块 20 例。取穴关元、气海、中极、子宫、三阴交(双)、足三里(双)、命门、腰阳关、大肠俞、膀胱俞、肾俞、长强、阿是穴。用广西中医学院(现广西中医药大学)壮医门诊部提供之药线,以示、拇指持线的一端,露出线头 1~2cm,点燃线头后扑灭火焰,使线头留有火星并直接按于穴位上,一按火灭为 1 壮,1 穴 1 壮,灸处可有轻微灼热感,每日 1 次。治疗 10~60 次后,痊愈 10 例,好转(症状消失、妇科检查和 B 超复查包块缩小)6 例,无效 4 例。原有 12 例不孕者,治疗后 8 例怀孕。[湖南中医学院学报,1990,10(3):169]

针刺加拔罐治疗慢性盆腔炎 26 例。气滞血瘀、湿浊壅盛型,仰卧位取太冲、隐白、三阴交、合谷(均为双侧)、中极、关元、气海、归来(双);俯卧位取次髎、下髎、委中(均为双侧)。针刺手法为平补平泻,仰卧位和俯卧位各留针 30 分钟。气虚血瘀、脾肾两虚型,仰卧位取隐白、三阴交、足三里、内关(均为双侧)、中极、关元、气海、带脉(双侧);俯卧位取脾俞、胃俞、肾俞、次髎(均为双侧)。手法用补法,留针 30 分钟。起针后,在腰骶部穴位用中号火罐 6~8 只轮流吸附,反复多次,并留罐 10 分钟。每日 1 次,10 次为 1 个疗程。结果:经过 1~6 个月治疗,全部有效,其中痊愈 20 例,好转 6 例。[上海针灸杂志,2009(12):726]

中药保留灌肠治疗慢性盆腔炎性疾病 100 例(见治疗·保留灌肠法 2),有效率 93.8%。[中西医结合杂志,1989,9(11):256]

用中药离子透入法治疗慢性盆腔炎性疾病 86 例(见治疗·离子透入法 1),1 个疗程症状消失者 14 例,2 个疗程 25 例,3 个疗程 22 例,4 个疗程 20 例,无效 5 例(寒凝气滞型)。[河北中医,1990,12(2):35]

注射治疗慢性盆腔炎性疾病 78 例,其中盆腔炎性包块 28 例,子宫旁组织增厚 20 例,盆腔仅有压痛 30 例。取子宫、足三里、中极、下髎、次髎,腰痛加肾俞。用丹参注射液 4ml 加生理盐水 6ml 注入双子宫或中极、下次髎。腰部酸痛,用胎盘组织液 4ml 加生理盐水 6ml 分注肾俞。每日 1 次,10 次为 1 个疗程,疗程间隔 3~7 日。结果:痊愈 46 例,显效 4 例,好转 27 例,无效 1 例。[陕西中医函授,1991(2):3]

埋法治疗盆腔炎性疾病,在中极进行埋线治疗 114 例,结果痊愈 49 例,显效 25 例,好转 33 例。据观察,一般患者在治疗后半个月内,腹痛减轻;3 个月左右,自觉症状如腰痛、腰骶坠胀、白带多、附件增厚压痛等体征消失。［广东医药资料,1975(10):26］

二、生殖器结核

生殖器结核系指由结核杆菌引起的生殖器官的炎症。病变以输卵管部位多见,其次为子宫内膜,故又称结核性盆腔炎性疾病。本病属于中医学"血枯经闭""干血痨""不育"范畴。

【病因病机】

1. 阴虚内热 感染痨虫,病久体虚,阴液耗伤,阴虚内热,而致本病。

2. 气血不足 脾胃虚弱,气血生化不足,复感痨虫,血海空虚,冲任不盈,致经闭发热。

3. 湿热下注 感染痨虫,加之肝郁脾虚,脾虚不运而生湿,肝郁日久而化热,湿热下注胞宫,而带下淋沥。

4. 气滞血瘀 肝肾亏损,阴虚血燥,经水干涸,或经水淋沥而渐闭经,病程日久,气血瘀滞而形成癥瘕。

【临床表现】

1. 阴虚内热型 月经稀少不能按期来潮,继而闭经。下腹隐痛,五心烦热,午后潮热,颧赤盗汗,口渴咽干,尿赤便艰。舌质红,脉细数。

2. 气血两虚型 经行量少,色淡,甚至闭经。少腹疼痛,面色萎黄,倦怠乏力,纳食不佳。舌质淡,脉细或濡。

3. 湿热下注型 带下臭秽,量多色黄,少腹坠痛,压痛,腰酸胀痛,或有潮热,疲乏无力。舌红,苔黄,脉弦滑数。

4. 气滞血瘀型 腰酸腹痛,经闭,小腹胀满,压痛,有包块,纳少神倦,大便不调。舌红或紫,脉弦细数。

【治疗】

(一) 辨证组方

1. 养阴清热调经

(1)秦艽鳖甲煎加减:秦艽、青蒿、知母、银柴胡、乌梅、百部各 9g,鳖甲、地骨皮各 12g,丹参 15g。

(2)调卫养营汤加减:当归、麦冬、沙参、白术、牡丹皮、银柴胡、黄芩各 9g,生地黄、地骨皮、丹参各 12g,陈皮、炙甘草各 6g。

2. 益气养血调经

(1)劫痨汤加味:白芍、党参、茯苓、阿胶(烊冲)、制半夏各 9g,黄芪、当归、熟地黄各 12g,五味子、红花、炙甘草各 4.5g。

(2)圣愈汤加味:黄芪、党参、当归、白芍、白术、茯苓、丹参、山药各 9g,川芎 6g,熟地黄、炙鳖甲(先煎)各 12g。

3. 清热化湿,化瘀解毒

(1)苍术、白术、黄芩、黄连、赤芍、桃仁各 10g,黄柏、千里光、冬瓜仁各 20g,玄参、地榆、薏苡仁各 15g。

（2）猫爪草、葎草各 30g,蒲公英 20g,天葵子、百部、生牡蛎、夏枯草各 10g,白英 15g,三七 5g,香附 6g。

（3）秦艽 10g,白蔹 10g,平地木 20g,大蓟 20g,丹参 12g,茵陈蒿 10g,黄精 15g,败酱草 15g。适用于带下增多者。

4. 理气活血,软坚散结

（1）活血软坚抗痨汤:生地黄、鳖甲各 15g,赤芍、桃仁、红花、海藻、昆布各 10g,侧柏叶、续断各 20g,夏枯草、生牡蛎各 30g。

（2）马氏方:蜈蚣(研吞)6 条,平地木 30g,白蔹 15g,丹参 30g,昆布 30g,海浮石 20g,三棱 15g,莪术 15g,黄精 15g,百部 15g。适用于盆腔包块患者。

（二）单方验方

1. 701 片　由丹参、黄芩、百部制成。每日 3 次,每次 5 片。

2. 白及 10g,杏仁 10g,黑芝麻 10g,青羊参(又名小白蔹)10g,水煎服。

（三）饮食疗法

新鲜大蓟 60g,黄牛肉 120g。共入罐中煮烂,天明吃毕后复熟睡。治妇女干血痨或肝痨,恶寒发热头痛,形体消瘦,精神短少。

（四）熨法

追地风、透骨草、当归尾、赤芍、白芷、茜草各 30g,血竭 12g,川椒、乳香、没药各 15g,阿魏、莪术各 18g。上药共研粗末,布包,每袋 500g,先用水湿透,蒸 30 分钟,敷下腹部 15 分钟,每日 1~2 次。每袋可用 10 次。在盆腔结核非活动期应用。

（五）灸法

备有孔铜钱 10 余枚,叠放于双侧合阳穴上,各用 3 枚,取艾炷 14 壮(雄黄、硫黄、艾绒按 1∶1∶3 比例配成)分别置铜钱上燃完,约 40 分钟;接触皮肤的铜钱过热则随时更换。每周 1 次,连续灸疗 1 年为 1 个疗程。

（六）保留灌肠法

1. 大血藤(或忍冬藤)、丹参各 30g,赤芍、败酱草、制乳没各 15g,蒲公英、紫花地丁各 10g。有炎性包块,加三棱、莪术各 10g。上药煎 2 次,浓缩成 100ml,每晚灌肠 1 次。

2. 紫草 30g,丹参 20g,当归 10g,川芎 10g,昆布 10g,海藻 10g,三棱 10g,莪术 10g,䗪虫 10g。上药水煎,浓缩取汁 150ml,缓慢灌肠。每日 1 次,10 次为 1 个疗程,连用 3 个疗程后,如盆腔包块或积液完全吸收,改为隔日 1 次,最长用 2 个月,月经期暂停用。

（七）离子透入法

1. 用 20% 丹参注射液直流电导入,正极放在下腹部,负极放在骶部,10~15 次为 1 个疗程。在盆腔结核非活动期应用。

2. 黄芩、秦艽各 15g,百部、丹参各 12g,加水煎至 120~150ml,放在一侧或两侧少腹经直流电透入,隔日 1 次,10 次为 1 个疗程。有皮肤反应者停用。

3. 蒲公英、金银花、泽漆各 15g,百部 12g。用法同上。

（八）注射法

1. 穴位注射①　复方当归注射液用 5 号细长针在八髎做穴位注射,每次选 2 穴,进针后待患者有酸胀得气感觉时再缓缓注药,每穴约 1ml,隔日 1 次,10 次为 1 个疗程。

2. 穴位注射②　用黄芩苷注射液在八髎注射,方法同上。

【预防】新生儿出生后接种卡介苗,定期复查。青春期少女如结核菌素试验阴性者,立即接种结核菌苗。如发现肺结核或其他结核病,立即进行正规的抗结核治疗。平时要锻炼身体,增强体质,提高对该病的抵抗力。

【临床报道参考】中西医结合治疗结核性闭经 42 例,分为治疗组 21 例、对照组 21 例。两组患者初治肺结核采用 2HRZS/4HR 方案,复治肺结核采用 3S(K)HRZE(1321Th)/9HRZE(1321Th)方案。治疗组在此基础上加用中医辨证治疗。发病 ≤ 90 天(急性期)的患者,临床表现发热,精神抑郁、烦躁、易怒,两胁胀满,少腹胀痛拒按,舌边紫或有瘀斑,脉沉弦而涩,饮食不振,咳嗽少痰,闭经数月。治则以化滞兼补血、活血祛瘀为主。基本方剂:当归 15g,赤芍 12g,川芎 10g,桃仁 10g,红花 6g,枳壳 12g,香附 10g,益母草 30g,焦山楂 20g,甘草 10g,川牛膝 20g。发病 ≥ 90 天(慢性期)的患者,临床表现间断不规则低热、乏力、盗汗、面黄肌瘦,四肢不温,纳少便溏,心悸气短,头晕头痛,舌淡无苔,脉细缓,咳嗽咯血,咳痰不爽,月经数月不行。治则以补血兼化滞、养血和血为主。基本方剂:熟地黄 20g,当归 15g,白芍 15g,川芎 10g,桃仁 10g,红花 6g,枳壳 12g,香附 10g,益母草 30g,焦山楂 20g,丹参 30g,甘草 10g,川牛膝 20g。随症加减。每天 1 剂,水煎分 2 次服,经前使用,3 天为 1 个疗程,连服 3~6 天。对照组除不用中药治疗外,其余治疗同治疗组。共观察 1~4 个疗程。治疗效果:治疗组痊愈 16 例、好转 3 例,对照组痊愈 4 例、好转 9 例,两组疗效比较有显著性差异(χ^2=8.61,$P<0.01$)。治疗组月经来潮天数为 2~36 天,平均 6 天;对照组月经来潮天数为 3~60 天,平均 38 天;两组比较有显著性差异($P<0.01$)。[河南预防医学杂志,2000,11(5):293]

结核性盆腔炎性疾病阴虚内热型予熟地黄、牡丹皮、山药、山茱萸、枸杞、菟丝子、牛膝、生鳖甲、生牡蛎;气滞血瘀型予丹参、赤芍、三棱、莪术、牡丹皮、桃仁、牡蛎、夏枯草、海藻、昆布、香附、乌药。小腹冷,加炒小茴香;腹痛,加延胡索、川楝子。每日 1 剂,水煎服,或每周 3 剂,每晚服 1 次。西药常规予异烟肼加利福平或乙胺丁醇,服 1~1.5 年。结果:92 例中显效 53 例,有效 33 例,无效 6 例。[北京中医,1993(2):30]

单方验方治疗结核性盆腔炎性疾病(见治疗·单方验方 2),曾追踪观察 40 余例,疗效好,对包块大而为活动性结核者加服雷米封(异烟肼)。(《中医妇科临床药物手册》)

三、盆腔淤血综合征

本病系指由于慢性盆腔静脉淤血,以站、坐久之后,感到盆腔不适、下腹部坠胀、骶部腰痛、性感不快、尿频、痛经、月经紊乱、白带过多、极度疲劳和经前乳房胀痛等为主要症状的一种综合征。

【病因病机】
1. 气虚血瘀　素体气虚,或劳倦、久病之后气虚,以致血运缓慢,形成本病。
2. 气滞血瘀　情志不畅,肝郁气滞,血行不畅,形成本病。
3. 寒凝血瘀　分娩过程中受寒邪侵袭,或素体阳气不振,血运不畅,而致本病。
4. 热盛血瘀　素体热盛,或过食辛辣炙煿,血为火热煎熬成瘀,导致该病。
5. 肾虚血瘀　早婚多育,房事不节,肾气受损,冲任瘀阻,发为该病。

【临床表现】
1. 气虚血瘀型　月经量多,经行腹痛,平时倦怠乏力,短气懒言,腰腹胀坠,劳累后加重。舌淡暗稍嫩,苔薄白,脉细软。

2. 气滞血瘀型　经行不畅,痛经,两乳胀痛,烦躁易怒,少腹胀痛。舌质暗,苔薄白,脉弦涩。

3. 寒凝血瘀型　月经量少,色紫,经行腹痛且有冷感,得温则舒,四肢不温,平时小腹亦感冷痛。舌质暗,苔薄白,脉沉紧。

4. 热盛血瘀型　自觉内热,午后发热,口渴喜饮,头痛,口苦,便秘溲黄,下腹疼痛,月经量多。舌红,苔薄黄而干,脉数。

5. 肾虚血瘀型　腰尻酸痛下坠明显,久站或性交后加剧,带下增多,性欲淡漠,小便频数或不禁,头晕耳鸣。舌淡暗,苔薄白,脉沉细。

【治疗】

(一) 辨证组方

1. 益气祛瘀　补中益气汤加减:党参、黄芪、白术各 15g,升麻、当归、赤芍各 9g,柴胡、川芎各 6g,丹参、枳壳各 12g,红枣 5 枚。

2. 理气活血　乌药、青皮各 9g,荔枝核、橘核、香附、延胡索、桃仁各 10g,小茴香 4g,当归、川芎各 8g。

3. 温经祛瘀　少腹逐瘀汤加减:当归、延胡索、赤芍、蒲黄、红花各 9g,川芎 6g,没药、小茴香、肉桂、五灵脂各 4.5g。

4. 清热活血

(1)大黄牡丹汤加减(马氏方):生大黄(后入)、牡丹皮、桃仁各 9g,大血藤、败酱草、忍冬藤各 20g,皂角刺、丹参各 12g,赤芍 10g,玄明粉(冲)6g。

(2)桃核承气汤加味(马氏方):桃仁 10g,制大黄 9g,桂枝 6g,玄明粉(冲)6g,甘草 6g,蒲公英 15g,大血藤 20g,败酱草 15g,延胡索 10g。

5. 益肾祛瘀　续断、杜仲、狗脊各 12g,淫羊藿、五加皮、九香虫、䗪虫、桃仁各 10g,当归 8g,三七(调冲)4g。

(二) 薄贴法

消炎膏:炒炮姜 30g,草红花 20g,肉桂 15g,白芥子、胆南星各 18g,麻黄、生半夏、生附子各 21g,红娘子、红芽大戟各 3g,香油 2.5kg。将上药用香油炸枯去渣,以每 500g 油兑入樟丹 240g,即成膏;再以每 750g 油,兑入麝香 4g,藤黄面 30g,摊成膏药。大膏药每张重 6g,小膏药每张重 3g。下腹痛为主,用小膏药,微火温化后贴归来、水道,两侧穴位交替使用。腰痛为主,贴命门、肾俞、气海俞、阳关。腰骶坠痛,贴关元、膀胱俞、上髎、次髎。一般夏天每日换药 1 次,冬天 2 日换药 1 次,12 次为 1 个疗程。

(三) 熨法

追地风、透骨草、白芷、当归尾、赤芍、茜草各 30g,血竭、川椒各 15g,阿魏、乳香、没药、莪术各 20g。上药共研粗末,布袋包装,先用清水湿透后,再隔水蒸热半小时,趁热用毛巾包卷敷下腹部,每日 2 次,每次 15 分钟。敷毕将药袋晒干,次日再用。每袋药可敷 10 次,20 日为 1 个疗程。

(四) 针刺法

取穴:关元、中极、气冲、肾俞、上髎、中髎、足三里。方法:平补平泻,留针 20 分钟。每日 1 次,15 次为 1 个疗程。

（五）灸法

参阅各论第二章第六节"一、盆腔炎性疾病"。

（六）按摩法

患者仰卧,双膝屈曲,医者居其右侧,先进行常规腹部按摩数次,再点按气海、关元、血海、三阴交各半分钟,然后双手提拿少腹部数次。痛点部位多施手法。患者俯卧,医者以手掌在腰骶部常规按摩数次,再点按肾俞、次髎、大肠俞各半分钟,然后在腰骶部运摩3~5分钟。

（七）灌肠法

丹参30g,赤芍、制乳香、制没药、川楝子、桃仁、䗪虫、莪术各15g,煎取100~150ml做保留灌肠,每晚1次,7次为1个疗程。

（八）离子透入法

蝼蛄5条,穿山甲12g,皂角刺15g,莪术、三棱、丹参各30g,细辛6g,血竭3g,地龙、䗪虫各10g。水煎3次约600ml,兑匀再浓缩至150ml,分5次导入。治疗时以9层纱布蘸药汁紧贴小腹部,将KF-Ⅰ型电离子导入治疗机正极紧压其上,负极包裹9层湿纱布置腰部,每次导入15~20分钟,电流量以患者能耐受为度。每日1次,10次为1个疗程,疗程间隔3日。

（九）埋法

取穴:肾俞、关元俞、中级、曲骨、三阴交。操作根据取穴不同,采用俯卧位、仰卧位。常规皮肤消毒后,用左手拇指、示指绷紧进针部位皮肤,右手持穿好2-0号羊肠线的9号埋线针垂直穴位快速进针,将针刺入所需深度后稍做提插,出现针感后推动针芯将羊肠线留于穴内,继将针管退出,经期停用。15天埋线1次。

（十）注射法

1. 穴位注射　八髎每次任选1~2对穴,用复方当归注射液交替注射,隔日1次。

2. 肌内注射　丹参注射液2~4ml,每日1~2次。

3. 静脉滴注　丹参注射液5支(相当于生药20g)加入5%葡萄糖注射液500ml,静脉滴注,3小时内滴完,每日1次,3个周期为1个疗程。

【预防】积极治疗妇科慢性炎症疾患,改变久站久坐的工作姿势,做膝胸卧位锻炼,每日1~2次,每次10分钟。

【临床报道参考】辨证组方治疗盆腔淤血综合征,用桃仁承气汤(桃仁9g,大黄12g,桂枝、甘草、芒硝各6g。除芒硝外,加水1 400ml,煮取450ml,去渣入芒硝,再上文火微沸即成。饭后温服150ml,每日3次)治疗35例,结果:显效23例,有效12例。[安徽中医学院学报,1990,9(3):33]

用桂枝茯苓丸加味治疗32例,血瘀伴血热者加大黄10g;气滞乳胀胁痛者,加柴胡9g、青皮、厚朴、佛手各10g;气虚头晕乏力、气喘者,加熟地黄、党参、黄芪各30g,当归15g。每日1剂,水煎服,15剂为1个疗程。结果:痊愈18例,显效11例,无效3例。[新中医,1991,23(6):31]

益气活血法治疗盆腔淤血综合征21例,药物组成:黄芪、党参、当归、丹参、红花、香附、枳壳、乳香、没药、山楂、桃仁。每日1剂,水煎服,15天为1个疗程。另外,辅以体位疗法(膝胸卧位),每日早晚各做1次,每次持续10~20分钟。结果全部有效,其中达近期治愈标准

者 9 例,好转 12 例。平均疗程 85 天。[甘肃中医,1995,8(3):16]

中药(三棱、莪术、丹参、桃仁、赤芍、延胡索各 10g,牡丹皮 6g,败酱草、大血藤、薏苡仁各 15g。慢性炎症急性发作,加黄柏 10g;腹痛畏寒,去牡丹皮、败酱草,加桂枝 3~5g)加水浸泡 1 小时,猛火煎沸后文火煎 20 分钟,用纱布过滤后约 100ml,待药温在 37℃左右或以手背感觉不烫为度,放入输液瓶内,嘱患者侧卧位,再把输液管塞入肛门 6~7cm 深处,缓慢滴入。月经净后 3 天开始,每日 1 次,10 天为 1 个疗程。另将药渣趁热用薄布包裹,待温度适合后敷下腹部。若体虚明显,加补肾益气中药内服。3 个月经周期后,进行疗效统计。治疗盆腔淤血综合征 40 例,结果:显效 20 例,有效 15 例,无效 5 例。[实用中医药杂志,2004,20(1):25]

少腹逐瘀汤灌肠结合穴位埋线治疗盆腔淤血综合征 52 例,少腹逐瘀汤水煎保留灌肠。埋线见(九)埋法。结果:治愈 34 例,好转 16 例,无效 2 例。[湖南中医杂志,2003,29(9):75]

四、多囊卵巢综合征

多囊卵巢综合征(PCOS)是以不规律月经、持续性无排卵、高雄激素血症和胰岛素抵抗为重要特征的一种多病因、临床表现呈多态性的内分泌综合征,是导致生育期妇女月经紊乱、不孕、肥胖、多毛、痤疮等临床表现的常见病因。

【病因病机】气血两虚、肾虚、肝郁化火、阴虚内热、脾肾阳虚、痰瘀阻滞等因素导致冲任失调,胞脉不能依时蓄溢,而致本病。

【临床表现】

1. 肾虚型　月经失调或闭经,不孕,腰膝酸痛。肾阳虚弱者,身冷肢逆,大便不坚,小便清长;舌质稍淡,苔薄白,脉沉细。阴虚内热者,四心烦热,口干便秘;舌质红,苔少,脉细数。

2. 肝郁化火型　月经量少或闭经,不孕,口苦咽干,乳胀胁痛,性躁心烦,多毛或痤疮,大便干结,小便黄赤。舌红,苔黄,脉弦数。

3. 痰阻型　月经稀少或闭经,多毛,肥胖不孕,白带多,痰多胸闷。舌淡苔腻,脉滑。

4. 气血两虚型　月经稀少或闭经,不孕,倦怠懒言,面色少华,头晕。舌质淡嫩,苔薄白,脉细乏力。

【治疗】

(一)辨证组方

1. 偏于肾阳虚者,温肾补督;偏于肾阴不足有热者,滋肾清火

(1)多囊Ⅰ方:熟地黄 15g,鹿角霜、淫羊藿、狗脊、胡芦巴、当归、夏枯草各 10g,覆盆子、菟丝子、黄精各 12g。适用于肾阳虚者。

(2)川石斛、全瓜蒌各 15g,天花粉、麦冬、知母、瞿麦、车前子(包)各 10g,龟甲、牛膝、益母草、生地黄各 12g,黄连 3g。适用于阴虚内热者。

2. 清肝泻火

(1)抑亢汤(马氏方):炒栀子 10g,生地黄 10g,龙胆 5g,柴胡 10g,牡丹皮 9g,川牛膝 30g,枇杷叶 15g,茜草 10g,制大黄 6g,紫草 20g,香附 5g,丹参 15g。

(2)龙胆泻肝汤加减:龙胆、黄芩各 8g,炒栀子、柴胡、车前子(包)、泽泻、当归、制大黄各

10g,生地黄 12g,茜草 15g。

3. 化痰软坚 多囊Ⅱ方:仙茅、淫羊藿、穿山甲各 9g,菟丝子、覆盆子、夏枯草各 12g,熟地黄、昆布、浙贝母各 10g,黄精 15g。

4. 补益气血 归脾汤加减:炙黄芪 15g,党参、淫羊藿、续断各 12g,白术、茯苓各 10g,当归 8g,炙甘草 6g,鸡血藤 15g。

(二) 单方验方

1. 桂附八味丸 5g,每日 2 次。

2. 当归龙荟丸 5g,每日 2 次。

3. 夏枯草膏 1 匙,冲服,每日 2~3 次。

(三) 饮食疗法

通经蛋:用妊娠 3 个月以上孕妇尿泡鲜蛋敲裂缝,24 小时后取出洗净,冷水文火煮熟,每日吃 1 个,10~20 日为 1 个疗程。(可以试用于多囊卵巢综合征所致闭经)

(四) 薄贴法

宝珍膏加丁桂散外敷腹部。适用于小腹疼痛者。

(五) 针刺法

1. 毫针① 取穴:三阴交、关元,虚证配足三里、血海、肾俞,实证配太冲、中极。

2. 毫针② 针刺诱发排卵:服完中药于月经周期第 14 日基础体温(BBT)未上升者,开始针刺诱发排卵。每日 1 次,共 4 日。取关元及双侧子宫,排空膀胱后在双合诊或肛腹双合诊(未婚者)指引下进行,关元应深刺直达子宫体,而子宫应刺到增大的卵巢部位,最好能进入增大滤泡中,使之减压促进排卵。留针 15 分钟,进针应缓慢,防止感染及刺破膀胱、肠管。在针刺达子宫、卵巢时,术者内诊手指稍摆动时有牵拉感,患者自觉会阴部坠胀。

3. 温针 取关元及双侧三阴交、子宫。患者在月经干净后第 2 天开始治疗,取仰卧位,常规消毒后进针,得气后针柄加上高 2.5cm 的艾炷,进行温针治疗,每次 20~25 分钟。每日 1 次,每次 1 炷,连续治疗 5 天。

4. 耳针 取穴:子宫、内分泌、卵巢、皮质下、神门、交感等。

5. 针挑 主点:大椎旁点(第 7 颈椎棘突旁开 1.5~2 寸处)、骶丛神经点(两髂后上棘外下约 1~2 横指处)、第 2 腰椎旁点(在第 2、第 3 腰椎双侧横突末端连线中点,与肾俞同)、归来点;配点:气冲(脐下 5 寸,前正中线旁开 2 寸)、第 1 腰椎旁点(在第 1、第 2 腰椎双侧横突末端连线中点,与三焦俞同)。若伴性欲淡漠,酌加骶 2 点(第 2 骶后孔中,约当髂后上棘下与督脉的中点,与次髎同)。手法:为确保疗效,在用点(穴)取点(穴)方面至关重要。操作时暴露针挑部位,皮肤常规消毒,挑点(穴)处局部麻醉后,再用特制不锈钢挑针(国家发明专利号:ZL98243187.2)刺入该点达皮下,手持挑针以有节律的牵拉动作运针,刺激频率采用中等频率(80~120 次 /min),强度因人而异。可根据神经分布方向,改变针挑角度,调节强度,以患者局部乃至全身有舒适感觉,以示血气运行通畅。若感到局部酸、麻、胀、下坠感,甚至放射至下肢,为"针感"最佳表现。手法上,一般月经后期(滤泡期)手法宜轻,经前期(黄体期)稍重,排卵期平补平泻。于月经干净后(滤泡期)第 1 天开始针挑,3~5 天针挑 1 次,排卵期隔天针挑 1 次,共治疗 8~10 次,为 1 个疗程,治疗 3 个月经周期。

(六) 灸法

雷火灸:采用雷火灸条 1 支。补法:距离皮肤 3cm,施行温火灸,横行、纵向旋转从上到下、从左到右,每 10 次按揉皮肤 1 次,依次行补法 60 次,共 10 分钟,使患者局部有温热感而无灼痛为宜,至皮肤发红、深部组织发热为度;平补平泻法:距离皮肤约 2cm,均匀地上下左右移动或旋转,每 10 次按揉皮肤 1 次,依次平补平泻 60 次,共 10 分钟,至皮肤较快发红、深部发热;泻法:距离皮肤 1cm,用雀啄灸、旋转灸手法,单数灸 28 次,每 7 次用手按揉 1 次。月经来潮期、血崩期、高血压期禁灸。适用于痰湿型多囊卵巢综合征。

(七)耳穴压迫法

使用王不留行贴压耳穴,选子宫、卵巢、内分泌、肝、肾、脾 6 个穴位,选准单侧耳穴,用 75% 乙醇溶液常规消毒耳穴皮肤,然后用 0.5cm × 0.5cm 胶布将王不留行固定于相应耳穴上,并嘱患者每天用拇、示指在耳廓内外按压进行刺激,使耳朵感到酸麻胀或发热。每天按压 5 次,2~3min/ 次,5 天贴穴 1 次,两耳交替贴穴,共治疗 12 周,月经来潮暂停治疗。

(八)按摩法

选取穴位:三阴交、关元、子宫。用拇指指腹按摩每一个穴位,顺时针 50 次,逆时针 50 次。月经干净至排卵前治疗。可配合其他治疗方法同时进行。

(九)刮痧法

取穴:肺俞、脾俞、肾俞、中脘、水分、关元、曲池、外关、足三里、丰隆、血海、阴陵泉、承山、三阴交、天枢等。操作方法:按从上到下,从内到外,先阳后阴的原则进行;用角刮法以 45°~60° 角刮具体穴位,每个穴位刮 30~40 次。每日 1 次,30 次为 1 个疗程,共治疗 5 个疗程。

(十)穴位埋线法

穴位埋线治疗肥胖型多囊卵巢综合征,取穴为中极、地机、合谷、三阴交、太冲、丰隆。使用针具为一次性使用注线针(7 号针头),材料为可吸收外科缝线(医用羊肠线,3-0 号)。先把可吸收外科缝线用消毒剪刀剪成长 1cm 的数段,然后辨证选穴,用安尔碘消毒。用消毒镊子把剪好的医用羊肠线放进一次性使用注线针内,然后在所选穴位上垂直进针约 1cm,把注线针的针芯往前推,同时把注线针的针管往外拔,便把医用羊肠线留置在穴位内。每个穴位依次操作。埋线完成后,用 3M 医用胶布外敷针孔。嘱患者 1 小时后自行撕去敷料,24 小时内不能泡温泉。15 日操作 1 次,4 次为 1 个疗程,连续 2 个疗程。

(十一)穴位注射法

穴位选用中极、关元、子宫(双)、三阴交(双)、气海等。从月经周期第 4 天开始,每日选择 2 个穴位治疗。选用 5ml 一次性注射器将 75U 尿促性腺激素用生理盐水稀释至 2ml,常规消毒穴位皮肤后,快速刺入穴位皮下,缓慢进针、提插后产生酸麻重胀感,若回抽无血,将药液快速注入;每个穴位注射 1ml;出针后压迫止血,并按摩 3~5 分钟。从月经周期第 10 天开始,B 超监测卵泡。根据卵泡发育情况,调整剂量,直至单个或少数优势卵泡发育成熟(直径≥18mm),肌内注射人绒毛膜促性腺激素促排卵。

(十二)灌肠法

方药组成:紫石英 15g,鹿角 10g,淫羊藿 10g,山药 30g,续断 10g,花椒 1.5g,生山楂 30g,牡丹皮 10g,丹参 30g,皂角刺 20g,熟大黄 10g,柴胡 10g,怀牛膝 10g,清半夏 10g,橘红 10g。1 天 1 剂,浓煎至 150ml,药温为 39~41℃时保留灌肠。21 天为 1 个疗程,连续 3~6 个疗程。经期停止治疗。

【临床报道参考】辨证组方治疗多囊卵巢综合征 70 例,肝火型用龙胆泻肝丸、当归龙荟丸或知柏地黄丸;气血两虚型用归脾汤、归芪调经汤(黄芪、当归、淫羊藿、菟丝子);脾肾阳虚型用桂附八味加肉苁蓉片、六子汤(黄芪、白术、附子、桂枝、枸杞、女贞子、菟丝子、覆盆子、芜蔚子);痰实型用软坚化瘀法(穿山甲、皂角刺、昆布、地龙、丹参、莪术、香附、白芥子、葶苈子)。对于症状较少,舌、脉无明显变化的闭经者,用药多样,治法更换较多。结果:获效者中,肝火型 36 例,其中已婚 14 例者均已怀孕;气血两虚型 18 例,脾肾阳虚型 10 例,痰湿型 6 例。[中医杂志,1984,25(2):31]

俞氏温补方(熟地黄 12g,黄精 12g,淫羊藿 12g,补骨脂 12g,穿山甲 9g,皂角刺 12g,冰球子 12g,贝母 12g。水煎服。怕冷,加附子 9g、肉桂 3g;肝郁,加牡丹皮 9g、炒栀子 12g、柴胡 6g、当归 12g、青皮 6g,去皂角刺、冰球子、贝母)治疗 133 例,排卵率 82.7%。76 例不孕中 36 例妊娠,并得到重复证实。(胡熙明.中国中医秘方大全.上海:文汇出版社,1989)

赵荣采用针灸配合经络循按治疗 PCOS 20 例。取穴:子宫、三阴交、中极。辨证配穴:痰瘀内阻型和血虚肝郁型,双侧子宫交替使用电针和温针灸;阴虚内热型,子宫使用电针;气血不足型,子宫使用温针灸;同时辨证沿经脉循行按压,每经循按 3 次。治愈率达 80.0%。徐佳等用电针及耳穴贴压治疗肥胖女性伴 PCOS 39 例,针刺取天枢、丰隆、关元、四满等主穴,辨虚实配穴,接用电针。耳穴贴压取主穴口、胃、脾等,辨虚实配穴。治疗有效率达 89.7%。患者治疗后体重指数、腰围,以及血清中胰岛素、睾酮,与治疗前对比,均显著降低,差异均有统计学意义。[中医药临床杂志,2013,25(6):561]

针挑法治疗 PCOS 61 例,方法见"治疗·针刺法 5"。经 2 年后随访,妊娠(生育)者 32 例。[中国针灸,2007,27(2):99]

耳穴压迫法(见治疗·耳穴压迫法)治疗多囊卵巢综合征引起的无排卵性不孕 30 例,基础体温转成双相占 53.3%,月经中期排卵占 50%。[中国实用医药,2009,4(24):214]

将 40 例肥胖型 PCOS 患者辨证为脾肾阳虚、痰湿阻滞型,采用针刺加隔药灸治疗。主穴:①中脘、水分、气海、关元、子宫(双)、水道(双)或大赫(双);②脾俞、肾俞、膈俞、肝俞、三焦俞、关元俞、次髎(均取双侧)。每次选取一组主穴,2 组交替,同时在腹部气海、关元、子宫或水道(双),或背部脾俞(双)、肾俞(双)进行隔药灸(药饼配方:附子、肉桂、木香、丹参、红花等),每次每穴灸 2 壮。有效率为 82.5%。[中医药临床杂志,2013,25(6):561]

刮痧配合耳穴贴压治疗肥胖伴有多囊卵巢综合征 38 例(见治疗·刮痧法),耳穴治疗取内分泌、皮质下、交感、三焦、神门、肺、胃、脾、肾、大肠、饥点、兴奋点等。操作方法:每次选 3~5 穴,将耳穴贴敷贴在所选穴位上,单侧取穴,两耳交替进行。患者每次进餐前按压 1~3 分钟,以酸麻或疼痛为度。3 天换穴 1 次。10 次为 1 个疗程,共治疗 5 个疗程。结果:患者体重、体重指数、血清胰岛素、睾酮等指标,均较治疗前显著降低($P<0.01$)。[中国中医药科技,2014,21(6):700]

穴位埋线法治疗肥胖型多囊卵巢综合征 36 例(见治疗·穴位埋线法),结果显示,13 例闭经患者有 10 例月经来潮,23 例月经紊乱患者有 19 例恢复正常月经周期。23 例患者有不同程度的体重减轻(2~10kg),体重指数由治疗前(27.5 ± 3.0)降至(24.6 ± 2.7)。且患者 T、LH、FHS、PRL、E_2 等指标也有显著改善。[上海针灸杂志,2006,25(12):9]

用中药配合穴位埋线治疗 PCOS 所致不孕症 53 例,中药采用苍附导痰丸加味,同时将医用羊肠线埋入肾俞、大肠俞、膀胱俞、关元、中极、气冲、归来,穴位交替使用。结果:痊愈率

62.3%,好转率 11.3%。［中医药临床杂志,2013,25(6):561］

中药保留灌肠治疗多囊卵巢综合征 46 例(见治疗·灌肠法),结果:显效 40 例,有效 4 例,无效 2 例。［中医外治杂志,2010(3):36］

穴位注射尿促性腺激素治疗多囊卵巢综合征所致不孕不育患者 48 例(见治疗·穴位注射法),结果显示,患者周期排卵率为 86.8%,总妊娠率为 68.2%。［中国综合临床,2006,22(8):748］

第三章

妊娠病

第一节　恶　阻

以妊娠早期,出现较重的恶心呕吐,头晕厌食,甚则食入即吐为主要表现的疾病,称恶阻。

【病因病机】

1. 脾胃虚弱　脾胃素虚,受孕之后经血不泻,冲脉之气上逆犯胃,而致呕吐。
2. 肝胃不和　孕后阴血养胎,肝血不足,肝气偏旺,肝旺犯胃,胃失和降,而致呕吐。
3. 痰湿阻滞　素体脾虚,痰饮内生,上逆犯胃,而致呕吐。
4. 胃阴不足　素体胃阴不足,或呕吐日久伤阴,致胃阴不足,胃气失降,而致呕吐。

【临床表现】

1. 脾胃虚弱型　妊娠以后,恶心呕吐不食,口淡或呕吐清涎,神疲思睡。舌淡苔白润,脉缓滑乏力。
2. 肝胃不和型　妊娠初期,呕吐酸水或苦水,胸满胁痛,嗳气叹息,头胀而晕,烦渴口苦。舌淡红,苔微黄,脉弦滑。
3. 痰湿阻滞型　妊娠初期,呕吐痰涎,胸闷不思饮食,心悸气短,口中淡腻。苔白厚而腻,脉沉滑。
4. 胃阴不足型　妊娠以后,泛恶呕吐,口干口渴,心烦嘈杂,面色潮红,小溲热赤。舌质红绛,脉细滑数。

【治疗】

(一)辨证组方

1. 健脾温胃止呕

(1)香砂六君子汤加减:党参 12g,白术、茯苓、姜半夏各 9g,陈皮、木香各 4.5g,砂仁(后下)3g,生姜 3 片,大枣 5 枚。

(2)旋覆代赭汤加味:旋覆花(包)12g,党参 10g,代赭石 15g,半夏 12g,炙甘草 6g,生姜 5 片,大枣 5 枚,紫苏叶梗各 10g,佛手 10g,甘松 5g。适用于脾胃不和,气乱逆上者。

(3)猪苓散加味(马氏方):猪苓 12g,白术 12g,茯苓 12g,肉桂 4g,半夏 10g,陈皮 10g。

2. 平肝和胃,顺气降逆

(1)紫苏叶黄连汤加味:紫苏叶、姜半夏、姜竹茹、生枇杷叶各 9g,黄连 1.5g,陈皮 6g,代代花 3g。

(2) 半夏泻心汤加味：半夏、党参各 10g，炒黄芩 6g，黄连 2g，干姜 4g，炙甘草 5g，大枣 4 枚，炒粳米 30g。

3. 化痰除湿，健脾和中

(1) 小半夏加茯苓汤加味：姜半夏 4.5g，茯苓、党参各 9g，姜竹茹、陈皮各 6g，川贝母粉（吞服）3g，生姜 2 片。

(2) 温胆汤：半夏、陈皮、茯苓、竹茹各 10g，枳实 6g，甘草 5g，大枣 4 枚。

4. 养阴生津，清热止呕

(1) 陈皮竹茹汤加减：陈皮、姜竹茹、茯苓、北沙参、天花粉各 9g，太子参、麦冬各 12g，生姜 3 片。

(2) 北沙参 15g，石斛 10g，麦冬 10g，枇杷叶 12g，乌梅 6g，佛手 10g，半夏 10g，紫苏叶梗各 10g。

(二) 单方验方

1. 白扁豆 30g，竹茹 6g，砂仁（杵冲）4.5g，水煎服。适用于脾胃虚弱型。

2. 竹茹、陈皮各 4.5g，党参 9g，左金丸（包）3g，水煎服。适用于肝胃不和型。

3. 柚皮 10g，煎汤代茶，并吃金橘饼。适用于痰湿阻滞型。

4. 甘蔗榨汁 1 杯，加生姜汁 5~6 滴，口服。适用于胃阴不足型。

5. 大黄、甘草各 10g，开水泡汁，频频呷下。适用于胃热肠燥者。

6. 蔻仁（杵冲）5g，泡水代茶。适用于气滞呃逆者。

7. 石膏（研细末）5g，梨（削皮切片）1 个，用梨蘸石膏吃。适用于胃热喜冷饮者。

8. 以伏龙肝煎汤代茶，或以姜汁调服砂仁粉。适用于胃寒者。

(三) 饮食疗法

1. 糯米炒姜汁　糯米 250g，生姜汁 3 匙。将炒锅放在文火上倒入糯米、生姜汁同炒，炒到糯米爆破，研粉。每次 1~2 汤匙，每日 2 次，开水调服。一般服 5~7 次有效。治疗脾胃虚弱型恶阻。

2. 鲤鱼 1 尾，重 500g 以上，去鳞甲、肠肚，置菜盘中，放入水已开沸的笼中，蒸 15~20 分钟，取出即可食用。治疗恶阻，其效甚捷。

3. 芦根竹茹茶　芦根 50g，竹茹 30g。水煎取汁，加蜜糖适量，温服。适用于胃热型恶阻。

4. 麦冬粥　生麦冬去心，洗净，切碎，研烂绞汁取 20ml；白粳米（淘净）60g，薏苡仁 30g；生地黄（肥者）120g，洗净，切碎，研烂，绞汁 60ml；生姜汁 20ml。先煮粳米、薏苡仁令熟，次下生地黄汁、麦冬汁、生姜汁，相和，煮成稀粥，空心温服。如呕逆未定，晚饭后再煮食。适用于胃阴不足型恶阻。

5. 乌梅 30g，白糖（冲）90g。适用于嗜酸患者。

(四) 敷法

1. 丁香、白术、党参各 15g，半夏 20g，共为细末，用生姜 30g 煎浓汁，调为糊状，取适量敷于脐部，胶布固定，连敷 1~3 日。适用于脾胃虚寒型恶阻。

2. 半夏 15g，砂仁、白蔻仁各 3g，碾成细末，以生姜汁 1 小杯调和药末如稠糊状，先用生姜片擦脐孔发热，再以药糊敷脐孔上，纱布外敷，胶布固定。每日涂药 3~5 次，干后再涂，频

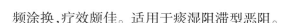

频涂换,疗效颇佳。适用于痰湿阻滞型恶阻。

3. 黄连 12g,吴茱萸 6g,刀豆 5 个,共研细末,再取紫苏叶汁 1 小杯,与药末拌合调匀,调成厚膏状,取适量敷贴在脐孔上,纱布覆盖,胶布固定。每日换药 2~3 次,直至病愈为止。适用于肝热型恶阻。

（五）罨法

患者服过治疗恶阻的药后,用冷水浸过的湿毛巾敷于颈、胸部,以防止吐药。适用于食入辄吐,服药亦吐者。

（六）吸入法

1. 妊娠剧吐,用鲜芫荽 1 把,加紫苏叶、藿香各 3g,陈皮、砂仁各 6g,煎沸后倾入大壶内,将壶口对准患者鼻孔,令吸其气,以其芳香之气,得之能宽胸定逆,悦脾醒胃,病者顿觉舒适,其后即可试服少许易于消化的食物,往往便能纳受,不再呕恶。

2. 三香汤　藿香 6g,芫荽 10g,香橼皮 10g,煎沸后倒入壶中,乘热令患者吸气熏鼻。

（七）滴药法

1. 食前用鲜生姜擦舌头,或姜汁滴舌。

2. 用 75% 乙醇溶液灌耳。

（八）灸法

1. 艾条灸①　取穴:中脘、内关、太冲、足三里。痰湿者,加丰隆、阴陵泉;肝郁者,加肝俞;胃热者,加内庭、间使;脾胃虚寒者,加脾俞、关元;气阴两亏者,加三阴交、关元。方法:每日施灸 1~2 次,每次每穴 3~5 壮,10 日为 1 个疗程,可用艾条悬灸。

2. 艾条灸②　陈艾叶(2 年以上)250g,苍术 3g,混匀成艾条,灸中脘、天突、巨阙、内关(双)、神门(双)、足三里(双),每日 1 次。

3. 隔饼灸　雄黄、五倍子各 30g,枯矾 15g,葱头 5 个,肉桂 3g,公丁香 2g,共研末捣烂,加酒适量调和,软硬适度,制成圆形小药饼,取 1 个贴脐中穴,压紧,胶布固定。再用艾条隔饼悬灸 15~20 分钟,每日 1~2. 次。治疗妊娠剧吐不止。

4. 灯火灸①　取穴:内关、太冲、足三里、中脘。肝郁者,加肝俞、行间;胃热者,加间使、内庭;痰湿者,加阴陵泉、丰隆。方法:用明灯爆灸法。每日施灸 1 次,每穴 1 壮。10 日为 1 个疗程。适用于肝胃不和型恶阻。

5. 灯火灸②　取穴:内关、足三里、中脘、脾俞、阴陵泉、关元、太冲。方法:用明灯爆灸法,每日施灸 1 次,每穴 1 壮,10 日为 1 个疗程。适用于脾胃虚弱型恶阻。

（九）针刺法

1. 毫针　取穴:胃虚型,以双足三里、双太冲为主穴,以中脘、内关为备用穴;肝热型,以双太冲、双足三里为主穴,以阳陵泉为备用穴;痰浊型,以双丰隆、双足三里为主穴,以内关为备用穴。方法:根据上述辨证,以补、泻不同手法,每日针刺 2 次,间隔 6~8 小时,待病情缓解后减为每日针 1 次。

2. 梅花针　部位:双侧眼睑周围、眉弓上部、前额、两颞侧、耳廓前、后颈部、骶部。方法:根据部位不同,采用环形、横行、纵行的刺激方法,每个部位的刺激以 4~5 行(或圈)为宜。如喉部有阻塞感,可加刺颈前甲状软骨周围皮肤。为了提高效果,在施术中需患者试用中度咳嗽,以期震动咽喉和气管的方法配合治疗。

3. 耳针　取穴:胃、心、神门、内分泌。方法:轻刺激。留针 15 分钟。每日 1 次,两耳交替针刺,10 次为 1 个疗程。耳针不应用较强刺激,以防引起子宫收缩。

4. 三棱针　金津、玉液点刺出血。

5. 电针　取穴:胃气虚弱型,取足三里、公孙、内关、中脘;痰湿阻滞型,取丰隆、脾俞、胃俞、章门;肝气郁热型,取内关、太冲、肝俞、胆俞。方法:胃气虚弱型每次取 2 对穴位,余 2 型每次取前侧或背侧的 2 对穴位,用疏密波或连续波,中等电量刺激,每日 1 次,每次通电 15 分钟,7 次为 1 个疗程。

6. 皮肤针　取穴:上脘、膻中、脾俞、肝俞、或夹脊胸 5~9、腰 1~骶 4。胃气虚弱者,加足三里、胃俞;痰湿阻滞者,加丰隆、阴陵泉;肝郁化热者,加太冲;胃热者,加内庭、胃俞;气阴两亏者,加关元、太溪。用梅花针轻叩穴位及夹脊部,以叩击部位微出血为宜,每日 1 次,7 次为 1 个疗程。

7. 激光针①　取穴:内关、中脘、足三里。方法:用 3~25mW 氦 - 氖激光针,每次每穴照射 5 分钟。每日 1 次,7 日为 1 个疗程。

8. 激光针②　取穴:内关、丰隆、公孙、胃俞。方法:用 10W 二氧化碳激光扩焦,每次每穴照射约 5 分钟。每日 1 次,7 次为 1 个疗程。

(十) 耳穴压迫法

主穴:神门、交感、皮质下、内分泌。配穴:胃、膈。如剧吐伴腹痛,可加平喘穴。方法:用王不留行于上述双侧穴位上贴压,使局部有胀痛,每日 3~4 次,每次半分钟,如有恶心呕吐,随时进行按压,刺激穴位以减轻症状。一般隔日或隔 3 日换药 1 次,4 次为 1 个疗程。

(十一) 按摩法

1. 点穴　点揉内关 3 分钟,用补法;以双手拇指指腹点揉膈俞、胆俞、三焦俞、肾俞各 2 分钟,用补法;点按肩井、曲池各 1 分钟;点揉足三里、三阴交各 2 分钟,用补法。脾胃虚弱者,加点揉中脘 2 分钟,点按公孙 1 分钟,点揉缺盆、天突、屋翳各 1 分钟,均用补法。肝胃不和者,点按阳陵泉 2 分钟、太冲 1 分钟,用泻法;点揉期门、膻中,均用补法。

2. 常规按摩　患者仰卧,按揉缺盆,每侧半分钟,以酸胀为度;按揉膻中半分钟,顺时针方向摩腹 6~8 分钟;继令患者俯卧,自上而下在背部膀胱经施㨰法 1~3 分钟,按揉膈俞、胃俞,以酸胀为度,揉搓背部及两胁。脾胃虚弱者,加横擦左侧背部脾胃区域,直擦督脉,均以透热为度,再按揉足三里、内关各半分钟;肝胃不和者,加以轻手法按揉胸腹部的中府、云门、膻中、章门、期门及背部的肺俞、肝俞、膈俞、胃俞,均以酸胀为度;横擦胸上部、斜擦两胁,均以微有热感为度;再按揉内关、足三里、丰隆,每穴均半分钟,以酸胀为度。

3. 耳穴按摩　取肝、脾、胃、交感、皮质下、神门等,施用捻、搓、揉压手法刺激 2~3 分钟,每日 2~3 次。

4. 足穴按摩　脾胃虚弱型,推、揉足部脾胃反应点,按揉公孙、太白、内庭;肝胃不和型,按、揉、推足部胃反应点、肝反应点,按揉太冲、行间。

(十二) 拔罐法

1. 取大椎、肝俞、脾俞,以及身柱、胃俞。每次 1 组,隔日 1 次,均用刺络留罐法。

2. 双针一罐刺血法　三阴交、至阴、承浆,三棱针点刺出血;或太冲、行间,三棱针点刺出血。肝俞、期门,火罐拔吸 15 分钟;或胃俞、中脘,火罐拔吸 15 分钟。大椎、命门,梅花针弹刺出血;或足三里、内关,梅花针弹刺出血。

3. 用穴位吸引器吸住中脘(或用小茶壶或胎头吸引器代替,壶嘴上套皮管,壶口放在中脘上,皮管另一端接 50ml 针筒,将壶内空气吸出,使之呈负压,随即弯曲皮管,用夹子夹紧,防止漏气),此时患者立即进食,食后 15~20 分钟放去负压,取下穴位吸引器,每次食前使用 1 次。适用于严重的妊娠呕吐,食入即吐者。有些患者使用 2~3 日后疗效有所降低,可能是穴位疲劳所致,这时可加用针刺足三里。

（十三）注射法

1. 穴位注射① 取穴：天突、中枢、内关。方法：取维生素 B_1 100mg/2ml,加维生素 B_6 50mg/2ml,每穴注射 0.5ml,每日 1 次,5 日为 1 个疗程。

2. 穴位注射② 取穴：a. 背俞（肝俞、胆俞、脾俞、胃俞）,按压有酸痛、压痛明显者；b. 臀压诊点（骶后嵴正中点下 3~5cm）以压痛明显为准；c. 足三里或阳陵泉。方法：肝热型,取黄芩注射液、板蓝根注射液,每次各 2 支,分别在上述穴位注射。胃虚型,可用黄芩注射液 2 支,或维生素 B_6 注射液 50mg,维生素 B_2 注射液 10mg,做穴位注射。痰滞型,用黄芩注射液 2 支,于肺俞、三阴交穴位注射。

3. 穴位注射③ 取穴：双耳神门,双侧神门。方法：用 4 号半针头,抽取维生素 B_1,刺入穴位皮下,推药 0.1ml,形成白色皮丘,退针。

（十四）佩戴法

1. 二长二车枕 徐长卿、石长生各 500g,车前子、车下李根皮各 600g。上药分别烘干,共研细末,和匀,装入枕芯。适用于肝胃不和者。

2. 益气枕 人参叶 250g,黄精、丹参、黄芪、茯苓各 200g,生白术 150g。上药分别烘干研细,装入枕芯。适用于脾胃虚弱者。

（十五）嗅吹鼻法

砂仁 10g,藿香 10g,佩兰 10g,香薷 10g,水煎 1 次,取汁 500ml,汤药中加入新鲜香菜 10g,放在鼻下闻香气,至药冷却后即可。

（十六）刮痧法

刮脾俞、胃俞；点揉中脘、内关；刮足三里、太冲。

（十七）灌肠法

脾胃虚弱者,以香砂六君子汤加减［党参 15g,白术 12g,茯苓 10g,姜半夏 10g,陈皮 10g,木香 6g,砂仁（后下）6g,甘草 6g,生姜 5 片］；肝胃不和者,以陈皮竹茹汤化裁［陈皮 10g,竹茹 12g,紫苏叶 9g,黄连 3g,党参 15g,生姜 5 片,甘草 6g］。每剂浓煎至 100ml,于上午 9:00—10:00 进行直肠滴注治疗。滴入前嘱患者排便后左侧卧位,不同证型选择不同滴液,加热至 38~40℃,将导尿管头轻缓地插入直肠内 18~20cm,30~60 分钟缓慢滴完药液,拔除导管后臀部垫一软枕抬高卧床休息 30 分钟,保留 2 小时以上。1 剂 /d,5 天为 1 个疗程。

【预防】对于孕妇轻微的恶心纳呆现象,向她们讲清楚,这是妊娠后的生理现象及正常反应,以消除精神紧张。主张少食多餐,饮食清淡,在保证热量、维生素及电解质平衡的前提下,让她们任选食物,不过食生冷食物,避开诱发呕吐的气味及其他因素,保持大便通畅。

【临床报道参考】辨证组方治疗恶阻 100 例,用十三太保方（荆芥 2.4g,川芎、白芍各 3.6g,厚朴、甘草、菟丝子各 1g,枳壳 1.8g,黄芪、川贝母各 3g,艾叶 2g,当归 4.5g,姜 1 片,大枣 5 枚）,服药 2~8 剂,痊愈 98 例,无效 2 例。［浙江中医杂志,1987(5):211］

化浊安中饮［藿香叶 6g,老紫苏叶梗各 6g,姜半夏 6g,大腹皮 6g,伏龙肝 12g,老生姜 3 片,建兰叶 3 张,白蔻仁 2g,新会皮 6g,白茯苓 9g,左金丸（吞）3g］,水煎服。疗效：治疗 31

例,30 例痊愈,1 例无效。(《中国中医秘方大全》)

半夏洋参汤(姜半夏 9g,茯苓 9g,大枣 9g,生姜 3g,西洋参 9g,伏龙肝 15g,姜柿蒂 15g,陈皮 4.5g,水煎服。脾胃虚甚,加人参;中脘痞塞,加枳壳;饮食停滞,加木香、砂仁、佩兰等;纳呆食少,加厚朴、紫苏叶梗)治疗 50 例,其中服药 1 剂中断治疗者 4 例,均作无效计。痊愈36 例,好转 10 例。(《中国中医秘方大全》)

单方验方治疗恶阻,用芦根 30g,生姜 15~25g,水煎服。每日 1 剂,分 3 次服,连服 5~7日。治疗 50 例,服药 24 小时内恶心呕吐停止 48 例。(《疑难杂症秘验方》)

葫芦茶(干)30g,水煎分 3 次服。治疗 140 例,均有较好疗效。(《男女科病千首妙方》)

用赭半汤加减(代赭石、半夏各 30g,煎 300ml,加蜂蜜 100g 煮沸。胃热,加生石膏30~50g;湿阻,加茯苓 10g。每日 1 剂,频服,代茶饮)治疗 64 例,治愈 59 例,好转 5 例。[天津中医,1992(5):36]

饮食疗法治疗恶阻,用生姜鸡肉汤(生姜、伏龙肝各 60g,煎取上清液煮童子鸡 1 只)治疗 205 例,服 1~2 剂有效者 87 例,3~4 剂有效者 112 例,4 剂后未见效者 6 例。(《中国中医秘方全书》)

蜜调姜汁半夏贴敷内关治疗妊娠恶阻 40 例。方法:半夏 20g,鲜生姜 30g,外用蜜 10g。先将半夏烘干碾成细粉,再将生姜切细末取汁加适量外用蜜调药末为膏。将黄豆大小药膏敷贴于内关,固定,并指导按压双侧内关每日 3~5 次,每次 30~60 秒,按压刺激度以患者能耐受为宜。最好每次按压可至微热,效果更佳。不定时或出现恶心时按压内关,可根据患者呕吐时段进行敷贴,贴 4~6 小时后弃去,每日更换 1 次。结果:治愈 7 例,好转 30 例,无效 3例。[中国医药指南,2012,10(18):647]

针刺法治疗恶阻 39 例(见治疗·针刺法 1),3~5 日有效 32 例,5~7 日有效 1 例,无效 6例。(《男女科病千首妙方》)

灸法治疗恶阻 11 例(见治疗·灸法 2),均痊愈。[赤脚医生杂志,1979(2):18]

隔姜灸治疗妊娠恶阻 36 例,主穴取双侧内关、足三里,配穴取中脘。生姜切成直径2~3cm、厚 0.2~0.3cm 的薄片,中间以针刺数孔。将姜片放置穴位上,将艾炷放在姜片上点燃施灸 15~20 分钟,早晚各 1 次,7 天为 1 个疗程。结果:治愈 13 例,好转 21 例,无效 2 例。[中医外治杂志,2012,21(2):39]

拔罐法治疗严重恶阻 62 例,用穴位吸引器(见治疗·拔罐法 3),结果显效 40 例,好转 22例。[上海中医药杂志,1982(11):9]

耳穴注射法治疗恶阻 124 例(见治疗·注射法 3),1 次注射治愈者 64 例,2 次注射治愈者39 例,3 次注射治愈者 21 例。[中国针灸,1987(5):54]

穴位注射治疗妊娠恶阻 300 例,取穴:足三里用 2ml 注射器抽取 1ml 维生素 B_6,常规穴位消毒,快速扎入针头,得气后再慢慢推入药水,除局部酸麻胀感外,还可使针感向下传导,直到足背,则效最佳,注射后麻胀可持续 3~5 小时,完毕观察 5~10 分钟。第 2 天再注射另一侧足三里。2 次为 1 个疗程。结果:治愈 60 例,好转 236 例,无效 4 例。[中医外治杂志,2013,22(6):29]

中药吸入法配伍针刺内关治疗妊娠恶阻 30 例(见治疗·嗅吹鼻法),用平补平泻法针刺内关,得气后留针 15~30 分钟。轻者 1 次/d,重者 2 次/d。治疗 7 天为 1 个疗程。结果:痊愈 23 例,好转 4 例,无效 3 例。[中医临床研究,2014(5):68]

中药直肠滴入治疗恶阻 30 例(见治疗·灌肠法),结果:经 1~2 个疗程治疗,治愈 18 例,显效 4 例,无效 8 例。治疗中无一例出现流产征兆,也无腹泻。[陕西中医学院学报,2012,35(1):42]

第二节 妊娠胃脘痛

妊娠期间出现以胃痛为主要症状的疾病,称妊娠胃脘痛。

【病因病机】

1. 气机郁结 妊娠期间,气机易于阻滞,情志易于怫郁,肝气横逆,常导致胃气疼痛。

2. 脾胃虚寒 素体脾胃虚寒,或食冷之后,运纳受阻,滞而不通,发为胃痛。

3. 饮食不节 妊娠之后,饮食不节,运化不利,食碍于胃,发为胃痛。

4. 胃阴不足 妊娠恶阻,反复呕吐,饮食少进,伤及胃阴,胃失所养,发为胃痛。

5. 胃火内郁 妊娠过食炙煿辛辣之品,热积胃腑,损伤胃络,发为胃痛。

【临床表现】

1. 气机郁结型 妊娠之后抑郁不舒,胃脘痞痛,胸胁苦满,嗳气频频。舌稍红,苔薄黄,脉弦。

2. 脾胃虚寒型 妊娠之后胃脘冷痛,得寒则剧,得热则缓,大便不坚,口不渴。舌稍淡,苔薄白,脉细。

3. 饮食不节型 妊娠之后饮食过量,胃脘胀痛,嗳腐吐酸,大便溏臭。舌淡红,苔腐浊,脉滑。

4. 胃阴不足型 妊娠之后胃脘隐痛,口渴常作,饮而不解,大便偏结。舌稍红,苔薄少津,脉细数。

5. 胃火内郁型 妊娠之后胃脘灼热隐痛,甚或泛酸,喜食冷饮,大便干结,口苦。舌红,苔薄黄,脉滑数。

【治疗】

(一) 行气开郁

香苏散加味(马氏方):香附 10g,苏叶 6g,陈皮 10g,炙甘草 6g,娑罗子 10g,甘松 10g,九香虫 10g。

(二) 温补脾胃

(1)附子理中汤加味(马氏方):淡附子 6g,党参 12g,炒白术 10g,干姜 6g,炙甘草 6g。

(2)小建中汤:桂枝 6g,炒白芍 12g,炙甘草 6g,生姜 5 片,大枣 6 个,饴糖 30ml。

(三) 消食和胃

保和丸加味:山楂(焦)6g,六神曲(炒)10g,半夏(制)10g,茯苓 10g,陈皮 9g,连翘 6g,炒莱菔子 10g,炒谷芽 10g,炒麦芽 10g。

(四) 养阴和胃

马氏养胃汤:木蝴蝶 5g,百合 20g,芦根 20g,炒白芍 15g,生甘草 5g,乌药 6g,甘松 10g。

(五) 清泻胃火

小陷胸汤合大黄甘草汤加味(马氏方):黄连 3g,半夏 12g,蒌皮 10g,苏梗 12g,炙大黄 6g,生甘草 9g,生白芍 15g,甘松 10g。

第三节　妊娠烦渴

以妊娠期间口干烦渴为主要表现的疾病,称妊娠烦渴。

【病因病机】

1. 气阴两虚　妊娠后阴血养胎,耗气伤阴,津液不足,致饮不解渴。
2. 胃经实热　素体胃火偏盛,妊娠后未忌辛辣,胃肠燥热,熏蒸津液,致饮不解渴。
3. 胃阴不足　妊娠恶阻,水饮少入,伤及胃阴,致饮不解渴。
4. 心经火动　妊娠之后思虑过度,心经火动,灼伤津液,致饮不解渴。

【临床表现】

1. 气阴两虚型　妊娠期间烦渴,饮量不多,倦怠无力。舌红,少苔,脉细。
2. 胃经实热型　妊娠期间烦渴,喜冷饮,饮不解渴,多食便秘。舌红,苔黄,脉滑。
3. 胃阴不足型　妊娠期间烦渴,饮量不多,倦怠,心烦嘈杂。舌稍红,少苔,脉细滑。
4. 心经火动型　妊娠期间烦渴,烦躁不寐,易怒,舌糜口臭。舌尖红,苔薄黄,脉滑数。

【治疗】辨证组方。

1. 益气养阴生津　马氏方:西洋参(调冲)6g,麦冬 9g,五味子 6g,鲜石斛 15g,淡竹叶 10g,天花粉 10g,知母 10g,蛤壳 30g。

2. 清胃生津　马氏方:荸荠汁 50ml,甘蔗汁 50ml,梨汁 100ml,麦冬 12g,天花粉 10g,知母 10g,芦根 30g,生地黄 15g,北沙参 15g。

3. 养阴清热　知柏地黄汤加味(马氏方):知母 10g,炒黄柏 6g,生地黄 12g,山茱萸 12g,山药 15g,牡丹皮 10g,茯苓 12g,泽泻 10g,天花粉 15g,玉米须 30g,淡竹叶 10g,麦冬 12g。

4. 清心泻火　马氏方:竹茹 30g,天花粉 20g,玉竹 10g,北沙参 15g,麦冬 15g,知母 12g,生地黄 12g,天冬 15g,蒌皮 10g,枇杷叶 12g,石膏 15g。

第四节　子　悬

以妊娠胸腹胀满,甚则喘急,烦躁不安为主要表现的疾病,称子悬,又名胎气上逆。

【病因病机】

1. 肝郁　恚怒伤肝,肝气郁而不达,复因孕后胎体渐长,气机升降失常,以致胎气上逆,逼迫心胸。
2. 脾虚　忧思伤脾,思则气结,以致胎气不和,而发妊娠胸胁胀满。
3. 胎热　素体阳盛,或孕后过食辛热助阳之品,热伤胎元,致胎热气逆上冲。
4. 胎寒　素体阳虚内寒,停痰积饮于胸,若孕妇起居不慎,触寒即发。
5. 肾虚　素体肾虚,孕后子盗母气,肾气更虚,肾不纳气,气机上逆,发为该病。

【临床表现】

1. 肝郁型　妊娠胸闷胁胀,甚或呼吸迫促,心烦易怒,坐卧不宁。舌淡红,苔白微黄,脉弦滑。
2. 脾虚型　妊娠胎上逼,胸满嗳气,不欲食。舌淡红,苔薄腻,脉细缓。

3. 胎热型　妊娠胸膈胀满,胸闷心烦,口苦咽干,少寐,溺黄便结。舌红苔黄,脉滑弦数。

4. 胎寒型　妊娠胸腹胀满,小腹冷痛,形寒怕冷,四肢不温。舌淡,苔白,脉沉滑。

5. 肾虚型　妊娠胸闷,短气窘迫,呼多吸少,难以平卧。舌淡红,苔薄白,脉沉细。

【治疗】

（一）辨证组方

1. 疏肝理气　紫苏叶饮加味:紫苏叶梗、当归、炒白芍、大腹皮、旋覆花、香附各 10g,木香(后入)、降香(后入)各 6g,沉香(冲)3g,代赭石 12g,炒枳壳 9g。

2. 健脾理气　党参 12g,炒白术、茯苓、陈皮、紫苏叶梗、藿梗各 10g,枳壳 8g,砂仁(杵冲)4g,炙甘草 5g。

3. 理气清热养阴

（1）枳壳汤加味:枳壳、黄芩各 10g,紫苏叶 6g。

（2）阿胶养血汤:阿胶(烊冲)、生地黄、沙参、麦冬、女贞子各 10g,墨旱莲、桑寄生各 12g。

4. 通阳散寒　当归散:当归 8g,阿胶(烊冲)10g,甘草 6g,党参 12g,连根葱白 6 根。

5. 补肾纳气　马氏纳气方:胡桃肉 30g,五味子 5g,磁石 15g,枸杞 12g,沉香 1g,补骨脂 10g,山茱萸 10g,太子参 12g,益智仁 10g。

（二）单方验方

1. 取葱白,不限多少,浓煮汁饮之。

2. 白术、枳壳各 10g,水煎服。

3. 艾叶 1 团,煮汁频服。

（三）饮食疗法

1. 葡萄适量,煎汤饮。

2. 金橘饼含服。

3. 萝卜或根适量,煮浓汁服。

（四）敷法

吴茱萸适量,为末,敷足心。

（五）按摩法

分推胸部 5~10 次,摩擦两胁肋部 15~30 次,以温热为度;揉期门、日月、章门各 2~5 分钟,揉肾俞 50~100 次;掌揉手三阴及手三阳经、足阳明胃经、足厥阴肝经;轻拍击胸部 3~5 次;以中脘为中心,摩运腹部 2~5 分钟。

【预防】注意妊娠期间生活调养,保持心情舒畅。

第五节　妊　娠　眩　晕

以妊娠中晚期,头晕目眩,伴面浮肢肿,甚者昏眩欲厥为主要表现的疾病,称子晕或子眩,又称妊娠眩晕。妊娠眩晕有轻重之分,重者往往是子痫的前驱症状,若不及时治疗,可发展为子痫。本病常见于妊娠中、后期。

【病因病机】

1. 肝阳上亢　妊娠后阴血荫胎,肝阴不足,肝阳上亢,发为眩晕。

2. 气血虚弱　妊娠后气血养胎,妊娠晚期,尤觉气血不裕,髓海不养,发为眩晕。

3. 痰浊壅盛　妊娠后气机阻滞,痰湿易生,痰湿壅盛,蒙蔽清阳,发为眩晕。

4. 脾虚肝旺　妊娠后机括不灵,恶阻多见,脾土易虚,肝木易逆,脾虚生湿,肝强生风,发为眩晕。

【临床表现】

1. 肝阳上亢型　头晕目眩,耳鸣眼花,重则头痛恶心,甚或突然不醒,醒后神志如常,面红目赤,胸胁胀满,口苦,耳鸣肢麻。舌红少苔,脉弦细滑数。

2. 气血虚弱型　头晕目眩,耳鸣眼花,面色㿠白或萎黄,心悸少寐,体倦懒言,神疲纳减。舌淡嫩苔白,脉细弱略滑。

3. 痰浊壅盛型　头晕目眩,胸闷泛恶,时吐痰涎,口淡纳差。舌淡,苔白腻,脉缓滑。

4. 脾虚肝旺型　头胀眩冒,面浮肢肿,胸胁胀满,纳差便溏。舌稍红,苔厚腻,脉弦滑。

【治疗】

(一)辨证组方

1. 育阴平肝

(1)一贯煎加减:北沙参 10g,麦冬 10g,生地黄 15g,当归身 6g,枸杞 10g,白芍 12g,石决明 20g。

(2)杞菊地黄汤加味:熟地黄 12g,牡丹皮 9g,菊花 10g,茯苓 10g,山茱萸 10g,枸杞 12g,山药 15g,泽泻 10g,龟甲(先入)20g,珍珠母(先入)30g,墨旱莲 20g,女贞子 12g。

2. 补益气血

(1)十全大补丸加减:党参 15g,川芎 5g,熟地黄 12g,茯苓 10g,炒白术 10g,炙甘草 6g,炙黄芪 12g,当归 9g,炒白芍 10g,蔓荆子 10g,制何首乌 12g,生姜 3 片,大枣 3 枚。

(2)防风汤加味(马氏方):防风 12g,党参 12g,茯苓 10g,白术 10g,生姜 3 片,枳壳 10g,陈皮 10g,天麻 10g,僵蚕 10g。用于气虚,清阳不升者。

3. 化湿祛痰　半夏白术天麻汤加味:半夏 10g,白术 10g,天麻(调冲)10g,陈皮 9g,茯苓 10g,炙甘草 6g,生姜 2 片,大枣 3 个,蔓荆子 6g,藿香 6g,砂仁(杵冲)5g。

4. 健脾利湿,平肝潜阳　白术散加味:白术 10g,生姜皮 10g,大腹皮 10g,白茯苓皮 30g,陈皮 10g,桑白皮 10g,木香(浓磨汁)5g,钩藤(后入)15g,石决明(先入)30g。

(二)饮食疗法

1. 清炒竹笋　竹笋 250g,洗净切丝。炒锅置大火上,下植物油,烧热,下葱末爆香后放笋丝、姜丝和精盐适量,同炒至熟时出锅。单食或佐餐食。

2. 笋焖金针　竹笋 250g(洗净,切丝),黄花菜 200g(润软、去蒂、切段)。炒锅置大火上,下植物油,烧热,先下笋丝炒软,再下黄花菜炒匀,加精盐和清水少许,加盖焖至熟,下味精,炒匀。单食或佐餐食。

(三)注射法

丹参粉针 0.4g 加入 10% 葡萄糖注射液 250ml,静脉滴注,1 次 /d,3 天为 1 个疗程。

【临床报道参考】 丹参粉针治疗妊娠眩晕 56 例,疗效:显效 29 例,有效 22 例,无效 5 例。未发生胎心音变化和出血倾向。[中国社区医师·医学专业半月刊,2009,11(12):145]

第六节 妊娠心悸

妊娠心悸是指孕妇自觉心中悸动,甚至不能自主。

【病因病机】

1. 气血虚弱 平素月经过多,气血不足,妊娠之后气血养胎,心失所养,发为心悸。

2. 心阴心阳不足 平素阴血不足,心失所养,或心阳虚弱,不能温养心脉,发为心悸。

【临床表现】

1. 气血虚弱型 妊娠之后,面色少华,心神不宁,神倦乏力,时或心悸,不能自禁,睡眠稍浅。舌淡红,苔薄白,脉细软。

2. 心阴心阳不足型 妊娠之后,心悸不宁,时或胸闷,时或寒热不调。舌稍淡,苔薄白,脉结代。

【治疗】

(一) 辨证组方

1. 补益气血,养心安神 马氏定心汤:金镯(代水)1只,磁石(先入)15g,龙齿(先入)30g,远志 10g,石菖蒲 6g,酸枣仁 30g,太子参 15g,桂圆 10 个,小麦 30g。

2. 通阳复脉,滋阴养血 炙甘草汤:炙甘草 10g,党参 15g,生地黄 12g,桂枝 6g,阿胶(调冲)10g,麦冬 10g,火麻仁 10g,生姜 4 片,大枣 6 个,黄酒(冲)30ml。

(二) 单方验方

1. 龙眼肉 30g,柏子仁 10g,水煎服。适用于气血不足的心悸患者。

2. 酸枣仁 20g,龙骨 20g,水煎服。适用于心阴不足的心悸患者。

3. 枸杞 50g,黄酒 250ml。酒浸枸杞 10 天,每日 3 次,每次 10ml。适用于心阴心阳不足者。

(三) 饮食疗法

熟地黄归芪羊肉汤:熟地黄 30g,黄芪 25g,当归头 15g,白芍 15g,陈皮 10g,生姜 3 片,红枣(去核)5 枚,羊肉 500g。文火炖 3 小时,每日 1~2 次,以补益气血。

第七节 妊娠腹痛

以妊娠期间,出现以小腹疼痛为主要表现的疾病,称妊娠腹痛。

【病因病机】

1. 气血虚弱 素体气血不足,妊娠之后,血聚以养胎,气血尤虚,胞脉失养,而致腹痛。

2. 血寒胞阻 素体阳虚,妊娠之后,胞脉失于温煦,阴寒内阻,胞脉不通,而见小腹冷痛。

3. 肾虚 肾气亏虚,精血不足以养胎,致下腹隐痛下坠。

4. 气郁 素性抑郁,妊娠之后阴血养胎,肝血不足,肝气容易阻滞横逆,致下腹隐痛。

5. 血热 血热阴燥,胞脉失于濡养,致下腹疼痛。

6. 湿热 妊娠之前即有湿热内阻,下腹疼痛现象,妊娠之后没有缓解,因气机阻滞,甚至加重。

【临床表现】

1. 气血虚弱型　妊娠期间腹痛绵绵,面色萎黄,头晕乏力,心悸少寐,四肢麻木。舌淡苔薄,脉细弱。

2. 血寒型　妊娠期间小腹冷痛喜温,四肢逆冷,面色㿠白,小便清。舌淡,苔白,脉沉迟或沉弦。

3. 肾虚型　妊娠期间小腹坠痛,腰膝酸软,小便频数。舌质嫩,苔薄,脉沉细。

4. 气郁型　妊娠期间下腹胀痛,胸胁胀满,嗳气脘痞,心烦易怒。舌暗红,苔薄,脉弦滑。

5. 血热型　妊娠期间下腹疼痛,身热心烦,口干喜冷饮,大便秘结,小便黄赤。舌红,苔黄,脉滑数。

6. 湿热型　未孕即有下腹疼痛病史,孕后下腹胀痛加重,带下量增,色黄。舌淡红,苔薄腻,脉细滑。

【治疗】

（一）辨证组方

1. 补益气血　八珍汤加味:熟地黄、党参、炙黄芪各 12g,炒白芍、白术、茯苓、阿胶(烊冲)各 10g,川芎、木香各 5g,当归、炙甘草各 6g。

2. 和血散寒

(1)胶艾汤加味:熟地黄 12g,炒白芍、阿胶(烊冲)各 10g,当归、川芎、艾叶各 5g,香附 6g。

(2)白术散加味(马氏方):白术 10g,川芎 3g,牡蛎 10g,川椒 3g,莲蓬 10g,砂仁(杵冲)5g。

3. 益肾养血安胎　寿胎丸加味:桑寄生 15g,续断、杜仲、淫羊藿、巴戟天、莲蓬各 10g,菟丝子、仙鹤草、炒白芍各 15g。

4. 疏肝理气

(1)逍遥散加味:柴胡、白芍各 9g,茯苓、白术、紫苏叶梗各 8g,当归、生甘草各 5g,薄荷(后入)3g,砂仁(杵冲)4g。

(2)四逆散加味:柴胡 10g,炒白芍 10g,枳壳 6g,炙甘草 6g,薤白 10g,砂仁(杵冲)5g。

5. 凉血安胎

(1)生地黄、白芍、钩藤(后下)、杜仲、桑寄生、桑椹各 12g,黄芩、茯神、续断各 9g,生甘草 4.5g。

(2)马氏方:白茅根 12g,竹茹 10g,生白芍 10g,生地黄 10g,络石藤 10g。

6. 调气和血,清利湿热　四逆散合当归芍药散加味:柴胡 10g,炒白芍 10g,枳壳 9g,炙甘草 6g,当归 6g,川芎 6g,白术 10g,泽泻 10g,茯苓 10g,蒲公英 20g,大小蓟各 15g,败酱草 15g。

（二）单方验方

1. 桑寄生 60g,用水 2 碗,煎饮。

2. 鲜苎麻根 30g,陈艾叶 4.5g,水煎频饮。

3. 荷叶蒂 1 枚,焙干研末,以糯米泔水调服。

4. 甘蔗根 60g(杵),水煎服。

5. 十三太保方　当归 4.5g,川芎 4.5g,炒白芍 6g,厚朴 2g,艾叶 2g,黄芪 3g,荆芥 3g,川贝母 3g,菟丝子 3g,枳壳 2g,羌活 2g,甘草 2g,生姜 2 片。

（三）饮食疗法

莲叶蒂2个,南瓜蒂2个,糯米50g。莲叶蒂、南瓜蒂烧成灰,拌入糯米煮成的粥内,1次吃。

（四）按摩法

1. 常规按摩法　①患者正坐,医者用两手掌根轻揉双肾区,单手小鱼际肌搓擦命门。②双拇指同取两侧内关1~2分钟,亦可取双劳宫。③患者仰卧,屈膝外展,医者单手上行轻推曲泉至阴廉一段;分别按压曲泉、阴包、阴廉等。两侧均做。④患者正坐,医者用单手多指分别轻拿双下肢胫骨内缘1~2分钟,中指正对蠡沟。⑤患者正坐,医者位于其后,用两手多指自后向前沿肋间隙分推,位置自上而下,并重取肝俞。⑥单掌在胸胁部做大幅度摩法;亦可沿任脉路线单掌下推胸骨前面。以上①②法适用于虚寒型,③④法适用于血虚型,④⑤⑥法适用于气郁型。

2. 手、足穴按摩法　按揉手部反应区的肾区至生殖区,擦掌心掌骨间隙,揉按小指。点按足部膀胱区、肾区、生殖器、膀胱及尿道,擦涌泉。

（五）针刺法

1. 毫针　取穴:中脘、足三里、太冲。方法:平补平泻。血虚,加脾俞、章门;虚寒,加点肾俞、关元;气郁,加内关、阳陵泉。

2. 耳针　取穴:胃、脾、神门、交感。方法:中等刺激,每次取2~3穴,留针10~20分钟,每日或隔日1次,10次为1个疗程。

（六）灸法

取穴:神阙、气海、足三里。方法:艾卷悬灸,以局部皮肤潮红为度。每日或隔日1次。

（七）敷法

1. 杜仲(砂炒)、炒补骨脂各20g,共为细末,过筛。取药末适量水调,纱布包裹,敷神阙。

2. 伏龙肝16g,研末,水润后敷脐下。

3. 吴茱萸研末,取适量,酒调敷脚心,胎安即洗去。

（八）薄贴法

1. 当归、黄芩、益母草各300g,白芍、黄芪、肉苁蓉各150g,熟地黄240g,甘草、龙骨各90g,白术、续断各180g,木香30g。上药除龙骨研细末单放外,其余各药浸入植物油内3~5日,再炸至枯,去渣,过滤沉淀,然后入锅内熬至滴水成珠时,下黄丹、龙骨收膏,用时摊在布上,贴于神阙。适用于气血不足者。

2. 党参、当归各60g,白术、山药、黄芩各45g,熟地黄90g,川芎、白芍、陈皮、紫苏叶梗、香附、杜仲、续断、贝母各15g。上药放入麻油内熬,黄丹收膏,敷肾俞。适用于肾虚脾弱兼有内热者。

（九）注射法

穴位注射:取黄体酮注射液10mg,注入关元,每日1次,直至症状消失后再注射3日。注射期间可口服维生素E 20mg,每日3次。

【预防】妊娠之后,保持心情愉快,慎急戒躁,避免烦劳,保证充足的休息时间,减少性生活。发病时停止性生活,以免导致流产。

【临床报道参考】止痛安坤汤治疗妊娠腹痛80例。方药:当归15g,白芍15g,白术12g,茯苓10g,川芎5g,制香附10g,杜仲15g,艾叶6g,陈皮6g,甘草6g。若气虚,加党参或太子参;血虚,加阿胶;肾虚,加菟丝子、桑寄生、续断;气滞,加砂仁、紫苏叶梗;血热,加黄芩、焦栀子;阴道出血,加仙鹤草、地榆、藕节、墨旱莲。每日 1 剂,水煎服。5 天为 1 个疗程,一般用药 1~3 个疗程。结果:治愈 66 例,好转 13 例,无效 1 例。服药后起效时间最短 3 天,最长 10 天。[中国中医急症,2006,15(1):96]

安胎止痛汤治疗妊娠腹痛 102 例。方药:党参 12g,生黄芪 10g,当归 6g,川芎 3g,白芍 10g,杜仲 8g,紫苏叶梗各 5g,黄芩 6g。虚寒,加菟丝子 10g、续断 10g,去黄芩;血虚,加阿胶 12g;气郁,改紫苏叶梗各 9g,加砂仁 3g。结果:显效 81 例,有效 20 例,无效 1 例。[福建中医药,1998,29(1):4]

当归芍药散治疗妊娠腹痛 86 例,结果:痊愈 62 例,显效 21 例,无效 3 例。疗程最短 3 天,最长 14 天。[中原医刊,1992(5):36]

补益豆蔻丸治疗妊娠腹痛 100 例。方药:炒益智仁 15g,玉竹 25g,白及 2.5g,手参 2.5g,肉豆蔻 2.5g,丁香 2.5g,沉香 2.5g。上列各药按量混合,碾成细粉,制为蜜丸,每丸 10g。日 2次,饭后服。结果:显效(服药 10 天痊愈者)80 例,有效(服药 10 天以上好转者)17 例,无效(服药 20 天无缓解者)3 例。[中国民族医药杂志,1996,2(增刊):48]

肝俞按摩封闭治疗妊娠腹痛。选准肝俞,双拇指分别按压在双侧肝俞上,做旋转运动,由轻到重至能承受为止,每次持续 10~30 分钟,每日 3~5 次;维生素 K$_3$ 注射液 4~12mg/ 次,阵刺入肝俞内,深约 0.5~1.0cm,缓慢注入药物。山莨菪碱注射液 3~10mg/ 次,阵刺入肝俞内,深约 0.5~1.0cm,缓慢注入药物。肝俞按摩与封闭交替或单独应用。结果:1 日痊愈 11例,2 日痊愈 18 例,3 日痊愈 5 例。[临床和实验医学杂志,2006,5(8):1141]

第八节　妊　娠　腰　痛

以妊娠期间腰痛为主要表现的疾病,称妊娠腰痛。

【病因病机】

1. 肾虚　素体肾虚,或孕后房劳伤肾,而致腰痛。

2. 风寒　孕妇体虚血弱,风冷乘虚客之,腰脊为风寒所乘,经脉受阻则腰痛。

3. 瘀阻　不慎跌仆闪挫,负重努力,以致腰部凝瘀作痛。

【临床表现】

1. 肾虚型　妊娠期间腰痛如折,俯仰不利,头晕耳鸣,夜尿频多,面色晦暗,眼眶色黑。舌质淡嫩,脉沉细尺弱。

2. 风寒型　妊娠期间腰部疼痛,转动屈伸不利,得热则舒。舌淡,苔白,脉弦紧。

3. 瘀阻型　妊娠期间腰痛如锥刺,痛有定处,辗转不利。舌淡红,苔薄白,脉弦。

【治疗】

(一)辨证组方

1. 补肾强腰,佐以安胎

(1)归肾丸加味:川芎、艾叶、炙甘草各 5g,当归 6g,白芍、阿胶(烊冲)各 10g,熟地黄、黄芪各 12g,桑寄生 15g。

(2)马氏方:猪肾(代水)1 只,胡桃肉(冲服)50g,枸杞 20g,白术 30g,菊花 10g,杜仲 12g。

(3)淡附片 3g,桂枝 3g,熟地黄 15g,山茱萸 12g,山药 20g,茯苓 10g,牡丹皮 10g,泽泻

10g,桑寄生 15g,续断 12g,菟丝子 12g,巴戟天 12g。

2. 补肾强筋,益气养血,祛风散寒 独活寄生汤加减:独活 8g,桑寄生、熟地黄、白芍、杜仲、党参各 12g,秦艽、防风、茯苓、五加皮各 10g,细辛 4g,当归、川芎、桂枝各 5g。

3. 养血安胎,和血止痛 阿胶、白芍、黄芪各 10g,艾叶、当归、甘草各 6g,熟地黄、苎麻根各 12g。

（二）单方验方

1. 桑寄生 45g,阿胶 15g,水煎服。

2. 补骨脂 10g,核桃仁 10g,黄酒适量。将补骨脂放在瓦上焙黄为末,先嚼服核桃仁,再吞服或用黄酒调服补骨脂。

3. 杜仲 15g,续断 12g,水煎服。

（三）饮食疗法

1. 黄芩炖猪肾 黄芩 9g,猪肾子 2 个。将猪肾子切片,放在清水中浸泡 30 分钟,切去腰臊洗净,每片再切成 3 片,与黄芩一起放在陶瓷罐内,隔水旺火清炖至猪肾熟透,吃猪肾喝汤。用于肾虚有热者。

2. 乌雌鸡 1 只,红米 1 800ml。先煮鸡熟,切肉和米煮粥,加盐、椒、姜、葱调和,空腹服食。适用于风寒者。

3. 大黑豆 250g,黄酒 750g,水煎,随量分数次服。适用于瘀阻者。

（四）敷法

沙炒杜仲、炒补骨脂各 20g,共研为细末,过筛,取药末适量,水调膏,炒布包裹,敷神阙,外用胶布固定,每日 1 换。

（五）薄贴法

党参、当归、生地黄各 30g,熟地黄 60g,续断、杜仲、桑寄生、地榆、砂仁、阿胶各 30g,蚕沙 45g。将上药投入麻油内熬,黄丹收膏,再加黄蜡 60g,熔化后,下煅紫石英、赤石脂、煅龙骨各 21g(均研为细末),搅均匀,敷腰眼穴。第 1 个月,7 日换 1 次;过 3 个月后,半月换 1 次。

（六）熨法

食盐适量,炒热后熨腰部。

（七）灸法

取肾俞(双)、命门。方法:艾条灸。

【预防】妊娠之后,要注意调养休息,节制性生活,劳逸适度,注意起居寒温。

【临床报道参考】妊娠腰痛从肾积水(B 超发现有肾集合系统回声分离)论治 21 例。方药:黄芪 20g,太子参、菟丝子、续断、杜仲各 15g,白术、陈皮、炒枳壳各 12g,薏苡仁、泽泻各 25g,升麻、柴胡各 6g。足踝部水肿明显,加车前子、白茅根;纳呆,加木香、砂仁、炒麦芽;有内热,加地骨皮、黄芩。结果:痊愈 15 例,显效 6 例。最少服药 5 剂,最多服药 18 剂。2 周后 B 超复查,肾集合系统回声分离现象消失 15 例,其余 6 例均小于 10mm。[新中医,1995(6):24]

第九节　先兆流产与习惯性流产

先兆流产系指妊娠 28 周前,出现少量阴道出血,或伴有轻微腹痛、腰痛,或下坠感,但早孕反应仍存在。妇科检查时,子宫颈口未开,羊膜囊未破裂,子宫大小与停经月份相符。尿妊娠试验阳性,B超示妊娠早期有胚囊、胚芽搏动,中期可见胎儿成形,有胎动、胎心搏动。如胚胎正常,消除流产的原因则出血停止,症状消除,妊娠可以继续。

妊娠在28周前、胎儿体重在1000g以下的自然或人工终止妊娠,称流产。流产3次以上者,称习惯性流产。

先兆流产属于中医学"胎漏""胎动不安"范畴;习惯性流产属于"滑胎"范畴。

【病因病机】本病有胎元和母体两方面原因。胎元方面多由夫妇精气不足,胎元有缺陷而致不能成实。本节主要讨论母体方面的因素。

1. 肾虚 禀赋素弱,先天不足,肾气虚弱,或孕后不慎房事,损伤肾气。肾虚无力系胎而致胎动不安,甚至胎不成实而屡孕屡堕。

2. 气血虚弱 平素体弱血虚,或孕后脾胃受损,化源不足,或因故损伤气血,气虚无力载胎,血虚无力养胎,胎失所载所养而胎动不安或滑胎。

3. 血热 素体阳盛,或七情郁久化热,或外感邪热,或阴虚生热,热扰冲任,损伤胎气,则胎动不安。

4. 血瘀 妇科手术之后,瘀血停留胞宫,或跌仆闪挫,或劳力过度,损伤冲任,气血失和,致伤动胎气。

【临床表现】

1. 肾虚型 妊娠期间阴道少量下血,色淡暗,腰酸腹坠痛,或屡次堕胎,头晕耳鸣,小便频数。舌淡,苔白,脉沉而弱。

2. 气血虚弱型 妊娠期间阴道少量出血,色淡红,质稀薄,或腹胀痛,或屡次堕胎,神疲肢倦,面色㿠白,心悸气短。舌质淡,苔薄白,脉细滑。

3. 血热型 妊娠期间阴道出血,色鲜红,或腰腹坠胀作痛,心烦不安,手心烦热,口干咽燥,或有潮热,小便短黄,大便秘结。舌质红,苔黄而干,脉滑数。

4. 血瘀型 以往有痛经、经行夹块病史,或妊娠外伤,腰酸腹坠,或阴道出血。舌质正常,脉滑无力。

【治疗】

(一) 辨证组方

1. 补肾安胎,固冲止血

(1)温肾安胎汤(马氏方):鹿角10g,淫羊藿10g,巴戟天10g,菟丝子12g,续断12g,杜仲12g,桑寄生12g,莲房10g,仙鹤草15g,山药15g,阿胶(烊冲)10g,荆芥炭10g。适用于先兆流产。

(2)补肾固冲丸:菟丝子240g,熟地黄150g,党参、阿胶(烊冲)各120g,续断、巴戟天、杜仲、当归、鹿角霜、枸杞、白术各90g,大枣(去核)50枚,砂仁15g。研末,蜜为丸,宜在怀孕前服用,每日3次,每次6g,月经期停服。适用于滑胎未孕及孕后检查无器质性病变者。

2. 益气补血安胎

(1)胎元饮加减:党参、黄芪各15g,白术、熟地黄、杜仲各12g,白芍9g,陈皮6g,炙甘草4.5g。适用于习惯性流产。

(2)温肾安胎汤:鹿角胶(烊冲)10g,狗脊10g,仙茅6g,菟丝子12g,续断12g,杜仲12g,桑寄生12g,莲蓬10g,仙鹤草15g,山药15g。适用于胎漏、胎动不安,久治不愈,出血咖啡色者。

3. 养阴清热,止血安胎

(1) 黄芩、黄柏、熟地黄、白芍、苎麻根、麦冬各 9g,生地黄、续断、山药各 12g。适用于先兆流产。

(2) 白薇 10g,生地黄 20g,女贞子 20g,墨旱莲 30g,白扁豆 20g,糯稻根 20g,阿胶(烊冲) 10g,桑叶 15g,生白芍 20g。

4. 补气和血,止血安胎　圣愈汤加减:当归、熟地黄、白芍、党参、黄芪各 9g,川芎 4.5g,菟丝子、桑寄生各 12g。适用于先兆流产者。

(二) 单方验方

1. 荷蒂 7 枚,南瓜蒂 2 只,水煎,每日 2 次服。适用于先兆流产。

2. 苎麻根 30~120g,水煎温服,每日 2 次。适用于先兆流产。

3. 桑寄生 45g,黄芩、白术各 9g,水煎服,每日 2 次,在妊娠确诊后始服,连服 1~2 个月,或服过最易流产期。适用于习惯性流产。

4. 玉米外衣(即络子)1 个,甘草 3g,炒白术 9g,水煎,当茶喝,半月 1 次。从妊娠 3 个月后起,最后一直服至分娩。适用于习惯性流产。

(三) 饮食疗法

1. 白茅根 60g,母鸡 1 只,同炖,服汤吃鸡。治疗肾虚型先兆流产。

2. 艾叶 12g,鸡蛋 2 只,置砂锅内加水同煮,蛋熟后去壳再煮片刻。在确诊怀孕后,每晚睡前服。治疗肾虚宫寒型习惯性流产。孕后第 1 个月可每日服 1 次,连服 5~8 日;第 2 个月,每 10 日服 1 次;第 3 个月每 15 日服 1 次;第 4 个月后每月服 1 次,直至妊娠足月。

3. 党参杜仲煮龟肉　党参 30g,杜仲 30g,龟肉 90g(切块),置砂锅中加水 1 000ml,文火煮至龟肉熟透,即可服用。一般 7~10 次有效。治疗气血虚弱型先兆流产。

4. 鲜地骨皮 250g,面淡无华、精神不振加红参 10g、黄芪 15g、当归 9g,与老母鸡 1 只(去内脏)用文火共炖 3 小时,汤与鸡肉分 3 次服完,连用 2~3 次。治疗气血不足、血热型习惯性流产。

5. 苎麻根 50g,大枣 10 枚,糯米 100g。先将苎麻根煎汤,去药渣,加大枣、糯米再共煮,待粥熟吃粥。治疗血热型先兆流产。

6. 干莲子(留皮去心)、鲜苎麻根各 30g,米 60~120g,清水煮成粥,去苎麻根,随意服食,每月服 3 次,服至足月。治疗血热型习惯性流产。

7. 紫苏叶梗砂仁莲子汤　紫苏叶梗各 9g,砂仁 5g,莲子(去皮、心)60g,放在陶瓷罐里加水 500ml,用文火炖至九成熟后,倒在砂锅里,加入紫苏叶梗、莲子,再加水 250ml,用文火煮沸至莲子熟透,即可服食。一般服 5~7 次有效。治疗气滞型先兆流产。

8. 紫苏叶梗陈皮莲子汤　莲子 60g,去皮、心后,放入锅内,加水适量,煮至莲子将熟时,再加入紫苏叶梗各 10g、陈皮 5g,待莲子熟透时,去紫苏叶梗、陈皮,吃莲子喝汤。治疗气滞型习惯性流产。

(四) 敷法

1. 蓖麻仁 12 粒,捣烂,贴在孕妇额上,胎安后去药。治疗先兆流产。

2. 杜仲、补骨脂各 30g,共研细末,取适量,用茶叶水调和成膏状,敷于脐中,用纱布覆盖固定。每日换药 1 次。治疗肾亏气虚、冲任不固型先兆流产。

3. 安胎膏　当归、川芎、防风、生甘草各 3g,白术、黄芩、荆芥、紫草茸各 6g,赤芍、陈皮、柴胡、白芷、葛根、砂仁、人参各 1.5g。上药混合，碾为细末，待用；再将糯米、阿胶各约 15g，加水适量，煎煮至完全溶解后，加入药末，煎熬成浓稠药膏。取药膏 30g，均匀摊于 6cm×8cm 纱布中间，敷于脐孔，胶布固定，每日换药 1 次，频贴频换。治疗先兆流产阴道下血较多，小腹急胀下坠，腰酸不适。

4. 护胎方　干浮萍、芒硝、炒大黄、炒蛤粉、板蓝根各 9g。共研细末，取 9g 以凉开水调敷脐中，盖纱布，胶布固定，每日换药 1 次。主治时气热毒引动胎气，以致胎动不安。症见腰腹坠痛，阴道流血，胎儿欲堕，或伴见眩晕不安，或心烦，发热，口苦咽干，喜冷饮，大便秘结，小便短涩。

5. 保胎散　益母草烧存性、莲蓬壳烧存性、艾叶各 15g，共研碎为细末，食醋调和如泥状，取 30g，敷于脐孔上，纱布覆盖，每日换药 1 次。治疗习惯性流产。

（五）薄贴法

1. 安胎主膏　党参、酒当归各 64g，熟地黄 96g，酒黄芩、山药、白术各 48g，酒川芎、酒白芍、陈皮、紫苏叶梗、香附、杜仲、续断、贝母各 15g。上药用麻油熬，黄丹收膏，贴肾俞。2 日换药 1 次，1 个月为 1 个疗程。主治虚性先兆流产。

2. 保产膏　党参、当归、生地黄、杜仲、续断、桑寄生、地榆、砂仁、阿胶各 50g，熟地黄 100g，炒蚕沙 75g，麻油 750g，黄丹 600g，黄蜡 100g 收膏。下煅紫石英、煅龙骨各 35g，搅匀配成。预防小产，先 1 个月贴腰眼，7 日一换，过 3 个月，半月一换，足月为止。

3. 神效膏　当归、酒炒黄芩、益母草各 50g，生地黄 400g，白术、续断各 30g，甘草 15g，酒炒白芍、黄芪、肉苁蓉各 25g，用麻油 1 000g 浸 7 日，熬成膏，加白蜡 50g，再熬 3~4 沸，加黄丹 225g，再熬，再加飞过龙骨 50g，搅匀，以缎摊如碗口大，贴丹田上，14 日一换，贴过 8 个月为妙。适用于习惯性流产。

（六）熨法

艾叶 10g，焙干研末。阿胶 10g，烊化后，加入艾叶末调匀，制成糊状，敷于脐中，纱布外盖，胶布固定，再以热水袋外熨，每日 1~2 次。治疗先兆流产。

（七）佩戴法

1. 桑寄生、补骨脂、续断、炒杜仲、白术、黄芩、砂仁、巴戟天各 10g，碾末，做成药物肚兜，经常佩戴，10 日换药 1 次。治疗先兆流产。

2. 黑豆 200g，研为细末，酒炒，装入腰带，令病者系缚于腰部。治疗孕妇腰痛。

（八）针刺法

1. 温针　主穴：百会。配穴：足三里、外关、行间、三阴交、血海、关元。方法：用 20 号银铜合成银针，取 2 寸针向前横刺百会，捻转得气后，在针尾加艾卷点燃加温。行间穴向上斜刺，得气后加温，其余诸穴用 3 寸针直刺，施提插手法。配穴交替使用。每日 1 次，10 次为 1 个疗程。治疗习惯性流产。

2. 毫针　取穴：中脘、足三里、脾俞、肾俞、内关。血热，加曲池、太冲；血虚，加膈俞、血海；肾虚，加太溪、复溜。方法：平补平泻；可灸。

3. 耳针　取穴：子宫、卵巢、肝、脾、肾、胃。方法：每次取 2~3 穴，中等刺激，留针 15~20 分钟，隔日 1 次，也可耳穴埋针。

（九）灸法

1. 妊娠 3 个月胎欲堕，灸膝下 1 寸 7 壮。

2. 先兆流产腹痛者,可灸足三里,指压内关、间使以缓胞止痛。

3. 菟丝子末填脐,高出肚皮 1~2cm,取艾炷置药末上灸,按年岁每岁 1 壮,每日灸 1~2 次,灸足壮数为止。治疗肾虚型习惯性流产。

（十）按摩法

1. 取上脘、中脘、下脘、气海、关元、脾俞、肾俞,治疗肾亏、气血虚弱之先兆流产。

2. 取隐白、复溜、章门、太渊、膻中、百会,每穴平揉、压放各 100 次,都用补法。点穴次序同前。第一胎者,点穴 3~5 次,即消除症状,可使胎安。如果习惯性流产,继续点穴保胎,每周可点 2~3 次,没有任何感觉时,每周可点 1 次。到 6 个月以后,停止点穴。

（十一）注射法

穴位注射:取穴足三里。按照穴位注射法要求消毒后,注入黄体酮 5mg,两侧交替注射,每日 1 次,或每日 2 次。

【预防】妊娠后,要注意摄养,避免疲劳与精神刺激,禁止房事,注意预防与及时治疗外感疾病,禁止使用不利于妊娠及有损于胎儿的药物。平时多吃富含营养的食物或选用食疗,保持大便通畅。对于习惯性流产者,还要积极寻找原因,针对病因进行治疗。一旦受孕之后,就要采取预防措施进行较长时间的治疗。

【临床报道参考】辨证组方治疗先兆流产 110 例,用寿胎丸加味(菟丝子、续断、阿胶、党参、炒白术、山药、白芍、黄芩各 10g,桑寄生 25g),随症加减。每日 1 剂,10 剂为 1 个疗程,连服数个疗程。结果:有效 106 例,无效 4 例。[中西医结合杂志,1987(7):407]

用少腹逐瘀汤(小茴香 10g,延胡索、赤芍各 7.5g,当归 25g,川芎、肉桂、蒲黄、五灵脂各 10g)治疗习惯性流产 212 例,结果:足月分娩 178 例,无效 22 例。[辽宁中医杂志,1986(9):26]

用加味阿胶鸡子汤治疗滑胎 42 例。基础方:阿胶 12g,鸡子 2 枚,红糖 30g。中气亏损型,加党参 12g、土炒白术 15g、砂仁 10g、桑寄生 15g;血虚失养型,加当归 12g、炒白芍 12g、熟地黄 15g、龙眼肉 30g;肾气不固型,加熟地黄 12g、枸杞 15g、菟丝子 15g、炒杜仲 15g;阴虚内热型,加北沙参 15g、黄芩 10g、竹茹 12g、生地黄 12g。先取加减法中该型之药物煎取汁,用药汁将阿胶炖化,打入鸡蛋,待蛋熟,再加入红糖温服。结果:治愈 37 例(中气亏损型 14 例,血虚失养型 10 例,肾气不固型 8 例,阴虚内热型 5 例),无效 5 例(中气亏损型 2 例,血虚失养型 2 例,肾气不固型 1 例)。[中外医疗,2010(23):128]

治疗解脲支原体(UU)感染所致滑胎 48 例。方药:野荞麦根、鱼腥草、马鞭草、紫草、夏枯草、败酱草、荷叶蒂、墨旱莲;辨证加减:脾虚湿困型,加苍术、茯苓、白术、生薏苡仁、黄柏;湿毒下注型,加金钱草、苦参、地肤子、浙贝母;肾虚型,加山茱萸(枣皮)、菟丝子、蛇床子;肝郁型,加柴胡、白芍、郁金、川楝子。经净后 3 天,水煎服,2 日 1 剂,每日 3 次,10 天为 1 个疗程,每疗程结束后复查 1 次,连续观察 3 个疗程。疗效标准:痊愈:分泌物 UU 连续 2 次检测均全部转阴,生殖道炎症消失,阴道清洁度Ⅰ~Ⅱ度,体征恢复正常,妊娠后足月分娩;有效:UU 检测转阴,阴道清洁度Ⅱ~Ⅲ度,生殖系统炎症明显改善,妊娠后出现先兆流产征,但经保胎治疗后足月分娩;无效:UU 检测、阴道清洁度及生殖系统炎症改善不明显,妊娠后仍出现流产。结果:痊愈 22 例,有效 19 例,无效 7 例。此疗法对湿毒下注型、肝郁型疗效较好,对脾虚湿困型、肾虚型疗效较差。[云南中医中药杂志,2007,28(11):17]

饮食疗法治疗习惯性流产 19 例,以苎麻(去皮)25g,莲子(去心)15g,糯米 20g,加水文

火煮至莲子熟透后,去苎麻根,加黄糖适量服食。结果:足月顺产18例,1例无效。[广西中医药,1981(6):49]

温针法治疗习惯性流产41例(见治疗·针刺法),结果:38~40周分娩27例,31~33周早产4例,无效10例。[陕西中医,1993,14(6):273]

穴位注射治疗先兆流产及先兆早产56例(见治疗·注射法),注射之后在原穴处施灸10~15分钟。结果:痊愈44例,好转2例,无效10例。[江西医药,1961(7):22]

附　母儿血型不合

母儿血型不合系指ABO血型不合(孕妇为O型,丈夫为A型或B型或AB型)及Rh血型不合(母阴性,父阳性)引起的流产及习惯性流产。

【病因病机】血型不合,气血不和,或伤肾气,或郁而化为湿热,或瘀热互结,损伤冲任,胎元不固,而致流产及习惯性流产。

【临床表现】

1. 肾虚肝郁型　既往有新生儿溶血病死亡史,或屡次胎死宫内,或经化验母儿血型不合,孕妇腰膝酸软,头晕乏力,小便频数,或小腹坠胀,情志抑郁,乳胀,胎萎不长。舌暗红,苔薄白,脉沉细弦。

2. 湿热内蕴型　有死胎妊娠史,或经化验母儿血型不合,胸闷脘痞,皮肤瘙痒,白带多,色黄质稠,小便黄,大便不爽。舌质红,苔黄腻,脉弦滑。

3. 瘀热互结型　有死胎及流产史,孕后腹刺痛,或胀痛不适,口干喜冷饮,小便短赤,大便结。舌暗红,苔黄,脉弦涩。

4. 寒湿内阻型　既往有胎死宫内,或琉璃胎病史,或已诊断母儿血型不合。孕后腰腹胀闷,精神不振,疲倦乏力,纳食不佳,或腹壁下肢水肿,大便溏薄,小便不利。舌质淡,苔白腻,脉濡缓。

【治疗】

(一)辨证组方

1. 补肾疏肝,固冲安胎　寿胎丸合柴胡疏肝散:续断、桑寄生、阿胶(烊冲)、菟丝子、柴胡、当归、川芎、芍药、香附、枳壳、陈皮、甘草。

2. 清热利湿　茵陈蒿二黄汤:茵陈蒿、黄芩、制大黄、栀子、木香、白术、白芍、甘草。

3. 清热化瘀,理气止痛　二丹茜草汤:当归、牡丹皮、青皮、栀子、茜草、丹参、茵陈蒿、益母草、蒲公英、生地黄、赤芍、红花。

4. 温脾化湿　茵陈蒿五苓散:茵陈蒿、猪苓、泽泻、白术、茯苓、桂枝。

(二)辨病论治

1. 活血化瘀,清热凉血　ACA1号方(马氏方):丹参10g,益母草15g,莪术10g,牡丹皮10g,赤芍10g,炒栀子10g,苎麻根20g,茯苓10g,山药15g,土茯苓15g,生地黄15g。妊娠之前服用。

2. 清热益肾,和血安胎　ACA2号方(马氏方):益母草10~20g,桑寄生15g,半夏9g,白术20g,赤芍10g,茵陈蒿10g,炒栀子10g,野苎麻根20g,茯苓10g,山药15g,土茯苓10g。妊娠之后服用。

【临床报道参考】有报道介绍治疗ABO血型不合及Rh血型不合引起滑胎的中药治疗

经验,气血俱虚用补中益气汤,脾肾虚弱用归脾汤,肝郁气滞用加味逍遥散去牡丹皮加侧柏炭、莲房炭,阴虚血热用保阴煎。上四证均合用培育汤(桑寄生、菟丝子、炒杜仲、续断、升麻炭、山药、芡实、黄精、生地黄、熟地黄等)。肝热脾湿用黄连解毒汤加减,湿热毒邪蕴遏加藿香、紫苏叶梗、椿皮等。[北京中医,1994(1):8]

另报道,10 例均确诊为夫妇 Rh 血型不合,并曾有死胎及新生儿溶血病死亡等病史。妊娠期服黄疸茵陈蒿冲剂(含茵陈蒿 15g,黄芩 9g,制大黄 3g,甘草 1.5g),每次 1 包,每日 2 次,服至分娩为止。服药 28~260 天。结果:死胎 1 例,成活 9 例。成活 9 例中,正常新生儿 2 例,轻度、中度新生儿溶血病各 2 例,重症新生儿溶血病 3 例(死亡 1 例)。认为 Rh 系抗体高的妇女如能在妊娠前即服用该冲剂,待抗体下降至 4 以下才开始妊娠,并继续服药,效果当更显著。[中医杂志,1985,26(9):25]

治疗 ABO 血型不和 71 例,药用茵陈蒿 30g,制大黄 10g,生栀子 12g,黄芩 9g,苎麻根 15g。肾虚,加续断、桑寄生、炒杜仲;脾虚,加黄芪、白术、山药、木香、薏苡仁、茯苓;腹痛,加当归、白芍;阴道流血,加藕节、仙鹤草;中晚期妊娠血清抗体效价测定在 1:512 以上,加丹参、赤芍、益母草各 10g。每日 1 剂,水煎服,至分娩前。血清抗体效价在 1:512 以上者每月定期复查,以下者 1~2 个月复查 1 次。结果:足月分娩活婴 70 例;自行停药 1 个月,至妊娠 5 个月引产出死胎 1 例。全部新生儿均无病理性黄疸。[上海中医药杂志,1992(7):12]

第十节　妊　娠　肿　胀

以妊娠中晚期,肢体面目发生肿胀为主要表现的疾病,称子肿,又称妊娠肿胀。

【病因病机】

1. 脾阳虚　脾胃素虚,或饮食伤脾,脾阳不振,运化无权,水湿停聚。

2. 肾阳虚　先天肾气不足,命门火衰,妊娠后胎阻气机,肾阳施布受碍,不能化气行水,水湿泛滥,而致水肿。

3. 气滞　胎儿孕育,气机阻滞,水湿散布排泄受阻,而致水肿。

4. 血虚　脾失运化,运化失健,生化不足,水湿浸漫,发为水肿。

5. 痰湿　脾运不健,水湿内生,痰湿阻滞,经隧不通,发为水肿。

【临床表现】

1. 脾阳虚型　妊娠中晚期面目四肢水肿,脸色萎黄,纳呆便溏,胸闷腹胀。舌淡,苔白腻,脉濡细。

2. 肾阳虚型　妊娠中晚期面浮肢肿,下肢逆冷,心悸气短,头晕耳鸣。舌淡,苔白润,脉沉细。

3. 气滞型　妊娠中晚期肢体肿胀,先由脚肿渐及于腿,胸胁胀满。舌淡红,苔薄腻,脉弦滑。

4. 血虚型　妊娠中晚期颜面虚浮,或先后两足跗肿,面色萎黄,视物模糊,或心悸气急,夜寐不深。舌淡红,苔薄白,脉细滑。

5. 痰湿型　孕妇肥胖,面色苍白。孕四五个月后,四肢肿胀,皮色不变,困倦乏力,胸闷腹胀,多痰纳少,或咳喘呕恶,或眩晕,小便不利,大便不实。舌淡或胖嫩,苔白腻而润,脉弦滑。

【治疗】

（一）辨证组方

1. 健脾渗湿，温阳行水　白术散加减：白术 12g，茯苓、大腹皮各 9g，生姜皮、陈皮、桂枝各 4.5g，党参、黄芪各 15g。

2. 温阳补肾，化气行水　真武汤加减：附子（先煎）、白术、茯苓、巴戟天、泽泻、胡芦巴各 9g，生姜 3 片，黄芪 12g。

3. 理气行滞，健脾消肿　天仙藤散：天仙藤 30g，香附、木瓜、紫苏叶各 9g，陈皮、乌药各 6g，炙甘草 4.5g，生姜 2 片。

4. 益气补血，消肿安胎　八珍汤去熟地黄，加黄芪、陈皮、紫苏叶梗、桑寄生、杜仲。

5. 燥湿化痰，利水安胎　二陈汤合四苓散。

（二）单方验方

1. 熟附子 12g，冬瓜皮 60g，玉米须 30g，水灯草 15g。适用于脾肾阳虚者。

2. 棉根葫芦煎　棉花根 60g，葫芦瓢 30g，煎水代茶。治脾虚所致水肿。

3. 赤小豆 30g，冬瓜皮 30g，陈葫芦 30g，玉米须 15~30g，河白草 30g，车前草 30g。以上各药可任选数味或单味应用。

4. 苎麻根 30g，白茅根 30g。水煎服，每日 2 次。治妊娠肿胀。

5. 玉米须 60g，海金沙藤 30g。水煎服，每日 2 次。治妊娠肿胀腰部胀痛，小腹灼热感，有低热者。

（三）饮食疗法

1. 赤小豆鲫鱼汤　赤小豆 90g，鲫鱼 250g。鲫鱼去鳞、内脏，洗净，同赤小豆一起放在陶瓷罐中，加水 500g，用武火隔水炖烂即可服食，一般 5~7 次有效。治疗脾虚型妊娠肿胀。

2. 补肾鲤鱼汤　鲤鱼 1 条（约 500g），杜仲、枸杞各 15g，干姜 6g。鲤鱼去鳞、内脏，洗净。余药洗净布包，与鲤鱼共放砂锅内，加水适量。同煮 1 小时，去药包，饭前空腹吃鱼喝汤。治疗肾虚型妊娠水肿。

3. 白果芡实糯米粥　白果 10 粒，芡实 50g，糯米 50g。白果去壳取肉，与芡实、糯米加水共煮成粥，以盐调味。每日食用 3 次，有利水消肿之功。

4. 大蒜头、黑豆、红糖各 50g，放入锅中，加水适量，用小火煮至熟透即可。每日食用 1 次，连服 5 天。

5. 白茅根豆粥　鲜白茅根 200g，粳米、赤豆各 200g。鲜白茅根加水适量，煎汁去渣，加入粳米、赤豆煮粥。每日服 3~4 次。本方利水消肿，尿中有红细胞者也可服用。

6. 黑鲤鱼 1 条，约 500~1 000g，不必去鳞腮，取净布将鱼表面揩净，用竹刀（以竹片削成的刀）将鱼肚割开，挖去内脏，勿用水洗，仍以净布揩去鱼肚内的血水和污物。大蒜头剥去表皮（约 500g 鱼用 200g 大蒜头），塞入鱼肚内，仍用竹做的针，引线将鱼肚缝上。再取山上黄泥土稍加水调糊，用泥封好（约封 3 分厚），放在柴火上烤，约烤 40 分钟（烤 20 分钟时翻面再烤），泥干鱼亦熟，剥去泥土（鱼鳞皮一起剥落），仍以竹刀将鱼肉切下，用糖醋拌吃。

（四）敷法

1. 地龙、甘遂、猪苓、硼砂、肉桂、附子、白术各 10g，共研细末，加姜汁、食醋适量，调和如膏，敷于脐孔上，纱布覆盖固定。每日换药 1 次，敷药后静卧片刻，即小便次数增多，水肿即渐消。

2. 白术、茯苓各 30g,砂仁、陈皮各 15g,共研细末,每次取药末 5g,同生姜 5 片、葱白 3 根,共捣成膏状。用时加凉开水适量,调如糊状,将药糊敷在脐上,纱布覆盖固定,每日换药 2~3 次,直至病愈为止。适用于脾虚型妊娠水肿。

3. 商陆 100g,公丁香 2g,研为细末,过筛,每次取药末 3~5g,加葱白 2 茎、鲜生姜适量,捣融成膏。取膏 5g,以凉水适量,调如糊状,敷药糊在脐上,纱布覆盖固定。每日换药 1 次。一般 7 日为 1 个疗程。主治妊娠脚肿。使用本方时,因商陆有小毒,用量宜小,如用量过大,或用药时间过长,可出现眩晕、呕吐,但不妨碍治疗。停药后,上症就会消失。

（五）熨法

1. 车前子 10g,碾为极细粉末,加入大田螺(去壳)4 个、大蒜瓣(去皮)5 个,共捣融如泥,捏成古铜钱大圆形药饼。取 1 个烘热,敷贴脐孔,盖以纱布,胶布贴紧。每日换药 1 次,通常敷 1~2 次后小便增多,水肿逐渐消失。

2. 治妊娠毒肿方　芜菁根净洗,去皮,捣醋和如薄泥,勿令有汁,猛火煮二三沸,适性敷肿以帛急裹之,日再易,寒时温覆,非根时用子。

（六）熏洗法

妊娠外阴水肿明显者,用地肤子、艾叶、防风、透骨草各 15g,川椒 9g,荆芥、黄瓜皮 12g,水煎,先熏后洗。

（七）溻浴法

甘松 100~300g,加水适量,煮沸数分钟,去渣。待药液温度降到 40℃时,擦洗患处,每日 1~2 次,每剂可洗 4 次。用于脾虚或肾虚妊娠水肿。

（八）针刺法

1. 毫针①　足三里、阳陵泉、三阴交针刺。肾阳虚加肾俞(重灸),肺气不宣加列缺。

2. 毫针②　取穴:脾俞、三焦俞、水分、足三里、阴陵泉。方法:针刺补法,亦可加灸。适用于脾阳不振者。

3. 毫针③　取穴:肾俞、三焦俞、气海、三阴交。方法:针刺补法,加灸。气海不针,宜重灸。

4. 耳针　取穴:肝、脾、肾、皮质下、膀胱、腹。方法:每次取 3 穴,双侧均取,中等度刺激,隔日 1 次。亦可用撳针埋入法。

（九）灸法

艾条灸:脾俞、水分,艾条重灸。

【预防】由于妊娠水肿与妊娠高血压综合征可能有关,一部分妊娠水肿患者只不过是妊娠高血压综合征的初期表现,故预防的内容并入先兆子痫部分讨论。

【临床报道参考】辨证组方治疗妊娠水肿,用天仙藤散加味(天仙藤、香附、陈皮、甘草、乌药、木瓜各 10g,紫苏叶 6g,生姜 3 片)治疗 132 例,疗效好者 112 例,较好者 13 例,无效者 7 例。[天津中医,1984(创刊号):17]

饮食疗法治疗妊娠水肿 135 例,用鲤苓汤(红鲤鱼 1 条,250g 左右,洗净,去鳞、鳃和内脏后,加入茯苓 60g 及清水 1 000ml,以文火煎成 500ml,分 2 次温服),每日 1 剂,连服 20 日。结果:服 1~14 剂痊愈 50 例,随访 2 个月无复发;服 7 剂后水肿消退 2/3 者 50 例;服 7~10 剂后水肿消退 1/3 者 30 例;无效 5 例。[广西中医药,1990,13(3):7]

第十一节　羊　水　过　多

在妊娠任何时期羊水量超过 2 000ml 的现象,称羊水过多,属于中医学"胎中蓄水"范畴。羊水过多者,常伴有胎儿畸形,需要引起注意。

【病因病机】素体脾肾阳虚,妊娠之后,过食生冷,脾阳受损,气滞水湿运化受阻,而致胎中蓄水。

【临床表现】妊娠中晚期,腹大异常,胸膈满闷,呼吸迫促,神疲肢软。舌淡胖,苔白腻,脉沉滑无力。

【治疗】

(一) 辨证组方

1. 温补脾肾,运化水湿

(1)鲤鱼汤加味:鲤鱼 1 条(约 500~1 000g),白术、白芍、茯苓、当归各 9g,大腹皮 12g,五加皮、巴戟天各 10g,淡附片、肉桂各 4.5g。

(2)实脾饮:茯苓皮、土炒白术、炮附子、生姜皮、木瓜、紫苏叶梗、木香、大腹皮、草豆蔻、泽泻、猪苓、砂仁、炮干姜、厚朴、大枣。

2. 调气温中渗湿

(1)天仙藤、香附、陈皮、甘草、乌药、木瓜各 10g,紫苏叶 6g,生姜 3 片。

(2)健脾除湿汤:桑寄生 30g,山药、冬瓜皮各 15g,茯苓皮 12g,莲子肉、白术、远志、续断各 9g,防风 5g,羌活 3g。

(二) 辨病论治

1. 茯苓导水汤　茯苓、猪苓、陈皮、泽泻、白术、砂仁、槟榔、木香、木瓜、大腹皮、桑白皮、紫苏叶。

2. 消肿安胎方　木香、猪苓、泽泻、桑白皮、川芎各 9g,木瓜、槟榔、紫苏叶梗、陈皮各 6g,白术、大腹皮各 12g,茯苓、当归各 15g,砂仁 4.5g。

(三) 单方验方

白扁豆、陈葫芦、赤小豆各 30g,红枣 10 枚,煎水代茶喝。

(四) 饮食疗法

1. 鲜鲤鱼 1 条(500~1 000g),猪苓 50g,葫芦干 100g,生姜 12g。加水煮至鲤鱼熟,加食盐少许(以不咸为度),随时吃鱼及喝汤。

2. 冬瓜皮汤　冬瓜连皮不拘多少,洗净切块煮熟,少入盐,随意服,具有利水消肿功效。

3. 补肾鲤鱼汤　杜仲 30g,枸杞 30g,干姜 10g,鲤鱼 1 条(约 500g)。鲤鱼去鳞腮及内脏。余药洗净,用干净纱布包裹,与鲤鱼同煮 1 小时后,去药包,饭前空腹吃鱼饮汤。

4. 茯苓粉粥　茯苓 15g,大米 50g,红枣(去核)5 枚。共放锅内,加水适量,煮成粥,作早餐服食。

5. 羊肾羹　羊肾 2 具(洗净,切片),肉苁蓉 20g,胡椒 5g,陈皮、草果各 5g,葱姜适量,盐少许。将上药及佐料装入纱布袋内扎口,与羊肾同煮熬汤。去药取汤,以汤煮面条,作羹食用。适用于脾肾阳虚证。

（五）针刺法

取穴：足三里、阴陵泉、三阴交。肺气不宣,加列缺。刺法：平补平泻手法,留针30分钟,每日针刺1次。

（六）灸法

取穴：脾俞、水分,肾阳虚加肾俞。治法：艾条重灸,每日1次。

【预防】妊娠之后,勿过食生冷及劳倦,以免损伤脾之阳气。同时及时治疗孕妇的某些可能引起羊水过多的疾病,如糖尿病、母儿血型不合、妊娠高血压综合征等。

【临床报道参考】辨证组方治疗羊水过多,方用黄芪、茯苓、白术、猪苓、大腹皮、泽泻、紫苏叶、砂仁、木香、陈皮。阳虚,加菟丝子；阴虚,加车前子；气滞,加莱菔子,紫苏叶改为紫苏叶梗；水气过盛,大便不通,加槟榔；胸闷,加桑白皮、紫苏叶。每日1剂,水煎服,3日为1个疗程。共治疗56例,结果：治愈29例,显效18例,好转6例,无效3例。［北京中医,1993(3):22］

第十二节　羊 水 过 少

妊娠晚期羊水量少于300ml的现象,称羊水过少。但亦有主张以少于100ml为羊水过少者。羊水过少常与过期妊娠、胎儿宫内生长迟缓、胎儿畸形及发育不全(先天性泌尿系统异常、肺发育不全、染色体异常)、胎膜早破、药物影响有关。

【病因病机】

1. 脾肾两虚　脾主运化,肾主水液,脾肾两虚,输送不足。

2. 气阴不足　阴分不足,津液亏虚,气分不足,输送不力。

【临床表现】

1. 脾肾两虚型　面色萎黄无华,头晕,心悸气短,纳少便溏,腰膝酸软。舌质淡,脉细滑无力。

2. 气阴不足型　面色苍白,乏力,口干少津,纳欠便干。舌稍红,苔薄白,脉细软。

【治疗】

（一）辨证组方

1. 补肾健脾,滋阴养血

(1)温土毓麟汤加减：巴戟天10g,覆盆子10g,党参15g,白术15g,山药15g,枸杞15g,何首乌10g,当归10g,白芍10g,熟地黄10g,山茱萸15g,玄参15g。

(2)养血益元汤：党参15g,白芍12g,熟地黄15g,黄精20g,桑椹20g,何首乌15g,制白术10g,怀山药20g,山茱萸15g。

2. 补益气阴

(1)马氏方：生黄芪15g,玉竹15g,黄精15g,石斛15g,白扁豆15g,桑椹20g,覆盆子20g,山药20g,墨旱莲15g,龟甲胶(烊化)10g。

(2)参苓白术散：党参、茯苓、白扁豆、陈皮、怀山药、莲子、砂仁、薏苡仁、桔梗、甘草、大枣。

（二）单方验方

1. 增液汤　玄参30g,麦冬、生地黄各24g。

2. 生黄芪 140g，每日 10g，代茶饮。

（三）注射法

1. 丹参滴注液 250ml，静脉滴注，1 次 /d。

2. 5% 葡萄糖注射液 500ml 加复方丹参注射液 16ml，0.9% 氯化钠注射液 500ml 加川芎嗪 80mg，林格氏液 1 000ml，静脉滴注，1 次 /d，5 天为 1 个疗程。

【临床报道参考】自拟参葛安胎汤（党参 25g，葛根 25g，生地黄 25g，山药 25g，桑寄生 25g，续断 25g，白术 15g，五味子 15g，当归 5g，甘草 5g 等）治疗妊娠晚期羊水过少 40 例，观察治疗 10 日后，中药组羊水指数较治疗前增加、脐血流 S/D 值下降（$P<0.05$）。［中国当代医药，2013，20（8）：127］

增液寿胎汤治疗羊水过少 132 例，药用沙参 30g，麦冬 15g，生地黄 20g，熟地黄 20g，白芍 30g，续断 30g，杜仲 20g，菟丝子 20g，枸杞 20g，金银花 20g，黄芩 12g，紫苏叶梗各 15g，炙甘草 5g。日 1 剂，1 剂 3 煎，混合后早、晚各服 1 次。以 1 周为 1 个疗程，持续治疗 2~3 个疗程。结果：治愈 40 例，显效 44 例，有效 36 例，无效 12 例。疗程最长 3 周，最短 1 周，平均 2 周。［中国民间疗法，2009，17（1）：33］

参神白锁散（党参 25g，锁阳 25g，黄芪 25g，桑寄生 25g，续断 25g，杜仲 25g，黄芩 20g，茯神 15g，白术 15g，柴胡 15g）治疗羊水过少 50 例，每天 1 剂，水煎内服，7 剂为 1 个疗程。结果：治愈 47 例，无效 3 例，其中妊娠足月 B 超复查羊水暗区增加到 4~5cm 者 13 例，羊水暗区增加到 6~8cm 者 34 例。［实用医学杂志，2004，20（6）：626］

二冬二甲加味汤（麦冬 15~20g，天冬 10~15g，制鳖甲 20~30g，制穿山甲 10~22g，五味子 6g，菟丝子 20g，黄芪 15g）治疗羊水过少 31 例。结果：治愈 22 例，有效 7 例，无效 2 例。［吉林中医药，2002，22（3）：22］

用增液汤（玄参 20g，麦冬 15g，生地黄 20g）治疗羊水过少 30 例，治疗后至临产前复查，该组羊水指数较治疗前明显升高（$P<0.01$）。［中国现代医生，2007，45（13）：80］

第十三节　先兆子痫与子痫

妊娠 20 周以后出现的以高血压、蛋白尿、水肿和高尿酸血症为特征的一组临床综合征，称先兆子痫。

妊娠高血压综合征患者发生的急性脑病，称子痫。机制类似高血压脑病，多数在先兆子痫基础上发作，表现为局灶性或全面性的痫性发作和意识障碍等。

先兆子痫属于中医学"子晕"范畴。

【病因病机】妊娠后，肾精肝血养胎，肝失滋养，肝阳上亢，心火亦旺；妊娠后，胎儿渐大，脾运受阻，水湿泛滥而致先兆子痫；阴虚阳亢，肝风引动心火，风火相扇，筋脉失养则口痉项强、四肢抽搐，风火挟痰蒙闭神明则神志昏迷。

【临床表现】

1. 阴虚阳亢型（先兆子痫）　头痛头胀，眩晕目花，视物模糊，耳鸣作响，口渴咽干，大便秘结，四肢麻木，筋惕肉瞤。舌质红或中剥有裂纹，苔少，脉弦滑数。

2. 心肝火旺型（先兆子痫）　头痛头胀，眩晕目花，心烦失眠，口渴咽干，面赤唇红，小溲短赤。舌红，苔少或黄糙，脉细滑数。

3. 脾湿肝旺型(先兆子痫) 头痛头胀,面目水肿,四肢肿胀,神疲乏力,胸闷纳差,大便溏薄。舌质淡,苔薄腻,脉弦滑。

4. 肝风内动型(子痫) 发作之前常有头痛,头晕,目眩心烦,颜面潮红,口干胸闷,两胁作胀。发作时突然四肢抽搐,全身震颤,两目直视,口吐白沫,面色青紫,神志不清。舌红少苔,脉弦滑数。

5. 痰火上扰型(子痫) 发作之前常有胸闷泛恶,面目肢肿。发作时突然昏不知人,牙关紧闭,呼吸气粗,喉中痰鸣,口吐白沫,四肢抽搐,肌肉痉挛。舌红,苔黄腻,脉弦滑。

【治疗】

(一) 辨证组方

1. 滋阴养肝,平肝潜阳 适用于先兆子痫。

(1)生地黄、麦冬、炙龟甲(先煎)、炙鳖甲(先煎)、刺蒺藜、钩藤(后下)、白芍、栀子各9g,生牡蛎(先煎)、生石决明(先煎)各15g。

(2)一贯煎加味:北沙参、麦冬、当归、生地黄、枸杞、川楝子、白芍、钩藤、石决明、丹参。

2. 清心泻火,平肝潜阳 适用于先兆子痫。

天麻、钩藤(后下)、黄芩、栀子各9g,生石决明(先煎)30g,黄连3g,生地黄12g,羚羊角粉(调冲或吞服)0.3g。

3. 健脾利湿,平肝潜阳 适用于先兆子痫。

(1)半夏白术天麻汤加减:半夏、茯苓、天麻各9g,白术、苍术各10g,陈皮6g,钩藤(后下)、刺蒺藜各12g,生石决明(先煎)30g。

(2)白术散加味:白术、茯苓、大腹皮、陈皮、生姜皮、钩藤、石决明、天麻、丹参。

4. 平肝潜阳,息风止痉 适用于先兆子痫。

(1)羚角钩藤汤:羚羊角粉(调冲)3g,桑叶、川贝母、菊花、生白芍、竹茹、茯神各9g,鲜生地黄30g,生甘草4.5g,钩藤(后下)12g。

(2)山羊角30g,钩藤30g,僵蚕20g,地龙20g,当归20g,川芎9g,生地黄30g,白芍30g。

5. 泻火涤痰,息风止痉 适用于子痫。

(1)安宫牛黄丸加减:牛黄粉(吞服)、犀角粉(吞服)各0.3g,黄芩、黄连、栀子、石菖蒲、竹茹各9g,生石决明(先煎)、生龙齿(先煎)各30g,全蝎粉(吞服)3g。(犀角现用水牛角代,剂量适当调整)

(2)半夏白术天麻汤加味:法半夏、天麻、茯苓、白术、炙甘草、陈皮、蔓荆子、生姜、大枣。送服安宫牛黄丸

子痫昏迷抽搐者,可选用安宫牛黄丸、紫雪丹、至宝丹、苏合香丸调化后服用。

(二) 单方验方

1. 芹菜、向日葵叶各30g,夏枯草15g,煎水代茶。用于妊娠高血压者。

2. 藜芦酊(用天目山藜芦制成)0.6ml加水至10ml,每日3次。适用于先兆子痫及子痫,对并发心力衰竭及肺水肿的产妇更好。

(三) 饮食疗法

1. 黄豆芽水煎3~4小时,温服,连续数次。可预防或治疗妊娠期高血压。

2. 海蜇皮120g(漂洗净),荸荠350g(洗净,连皮用),黑木耳10g(清水浸泡2~3小时),加水750ml,煎至250ml,空腹服,连服7日。治疗妊娠肿胀高血压。

3. 鲜芹菜 250g,洗净,用沸水烫几分钟,切碎绞汁,每服 1 小杯,每日服 2 次。治疗阴虚阳亢型先兆子痫。

4. 鲤鱼 1 条(约 500g),冬瓜 500g。鲤鱼去内脏留鳞,洗净。冬瓜洗净、切块,与鲤鱼同放煲内,加水适量煮熟,不入盐,吃鱼喝汤,每日 1 次,连服 3~5 次。治疗脾虚肝旺型先兆子痫。

（四）敷法

1. 丹参、硼砂各 1g,苯妥英钠 0.25g,共研成细末,每次取 1/10 填敷脐孔中,胶布固定,每日换药 1 次,连续用药至痫证控制发作。一般用药 5 次后便可见效。

2. 芫花 25g(醋浸 1 日),胆南星 5g,明矾、白胡椒、明雄黄各 3g,共研为细粉末,每次取药末 15~30g,加姜汁 1 小杯调和如泥,捏成圆形药丸如桂圆大。将药丸纳脐孔中,以手按紧,纱布覆盖,胶布固定,每日换药 1 次,连用至控制痫证发作为止。

（五）涂抹法

黄蜡、枯矾、麻黄各等分。枯矾、麻黄为末,与黄蜡和匀,用时涂搽牙关,立效。同时可配服排风汤进行治疗。

（六）吸入法

1. 干漆渣及破漆器燃烧后,使产母闻得其气。适用于预防产时晕厥。

2. 石头 1 块,烧红,放盆内,以好醋淬之,让产母常闻醋气。预防临产时晕厥,病发痫证。

（七）吹鼻

1. 生半夏适量,研末,吹患者鼻中,令其作嚏。适用于妊娠痫证及临产昏厥不省人事。

2. 半夏、猪牙皂、丁香各等分,共研细末,吹患者鼻中,令其作嚏。适用于妊娠痫证。

（八）针刺法

1. 毫针① 取穴:百会、风池、内关、太冲、三阴交、太溪。方法:补泻兼施。治疗子痫。

2. 毫针② 取穴:外感风寒型,取人中、内关、风池、足三里、三阴交、太溪;肝热生风型,取人中、内关、足三里、三阴交、阳陵泉、太冲。方法:外感风寒用平补平泻法;肝热生风用泻法。每日 1 次,7 次为 1 个疗程,每次留针 30 分钟。治疗子痫。

3. 毫针③ 针刺内关、风池、太阳,适用于阴虚肝旺型先兆子痫。针刺合谷、太冲、水泉、太阳,适用于血压偏高的先兆子痫。

4. 耳针 取穴:a. 子宫、交感、内分泌、降压沟;b. 神门、交感、肝、肾、子宫、降压点、降压沟、耳背静脉。方法:按穴区寻求敏感点,针刺以强刺激,或用埋针,两组穴位交替使用,耳背静脉放血,尽快使血压降至正常,直至抽搐停止。治疗子痫。

5. 电针 取穴:合谷、曲池、三阴交。方法:针刺得气后用电针,局部有酸麻感,肌肉跳动,留针 1~2 小时。

6. 腕踝针 取穴:手上 1、手上 3。方法:行腕踝针刺法,强刺激。治疗子痫。直至抽搐止。

7. 温针 取穴:太溪、三阴交、太冲、行间、风池、百会、水沟。方法:上述穴位用毫针针刺后,在百会、太冲三处各于针柄上置艾条半寸许,点燃急吹速速熄灭。

（九）灸法

1. 艾条灸 取穴:百会、三阴交、太溪、太冲。方法:每穴温和灸 10 分钟左右即可,以皮肤红润为度。适用于先兆子痫。

2. 艾炷灸 先用指切法重重点按人中,将黄豆大艾炷放置行间点燃急吹,不醒再灸,多者可达 5~10 壮。

3. 隔药灸 制马钱子、僵蚕、胆南星、明矾各等量。先将制马钱子研为细末,与诸药共研为极细末,过筛。取适量鲜艾叶、生姜,与上述药末混合,捣如融膏,备用。取药膏如红枣大 2 块,分别贴于患者神阙、会阴上,药上放预制的艾绒炷,点燃灸之。按患者年龄,1 岁灸 1 壮,每日 1 次。适用于子痫。

（十）按摩法

1. 常规按摩 抹桥弓各 50 次,抹前额 20 次,按揉印堂、攒竹、太阳、睛明、百会各 50~100 次,自额角发际起由前向后推擦颞部 30 次,在头顶自前向后进行节律性反复叩击,拿颈椎两侧 3~5 次,自后发际正中直上 1 寸到第 1 胸椎按揉 1 分钟,自足底涌泉向足趾方向施以擦法(以擦热为度),按揉曲池、足三里、三阴交各 30 次。治疗妊娠高血压。

2. 耳穴按摩 取肝、肾、心、耳背沟(降压沟)、交感、皮质下、神门等,施以捻、搓、压手法强刺激 3 分钟,每日 3 次。治疗妊娠高血压。

3. 手、足穴按摩 点按手掌侧心点、心悸点,掌背合谷、降压点,全息穴肺心穴。点揉足底涌泉、心区点、肝区点、肾区点、胆区点、降压点(足背侧)及侠溪。推摩手部心区、掌心,捻摇各指特别是中指、拇指。按揉足部心区、头,摇拨各趾,擦足心摩足跟,推第 1、第 2 跖骨背侧间隙。治疗妊娠高血压。

（十一）导引法

1. 采用松静功治疗妊娠高血压综合征 以四面放松功为主(前面放松、后面放松、左右两侧放松、中线放松),根据病情需要可选用分段放松功或整体放松功。可采用平坐、靠坐或仰卧式,使机体放松,呼吸自然,意守丹田。

2. 妊娠中毒症的气功疗法 放松功、内养功和松静功。采取平卧式,阳亢者取半卧位式,体质好者取坐式。意守下丹田,血压高者意守涌泉或解溪。用沉气呼吸法。每日练功 3~4 次,每次 30~60 分钟。妊娠 3 个月后,禁忌练内养功第一种呼吸法和吸抵抓闭四字诀,以自然呼吸为好。

（十二）注射法

1. 肌内注射 醒脑静注射液 1 支,肌内注射,每日 2~3 次。用于子痫发作昏迷不醒时。

2. 静脉注射① 用醒脑静注射液 2~4 支加 25% 葡萄糖溶液 40ml 静脉推注,每日 2~3 次。治疗子痫发作昏迷不醒。

3. 静脉注射② 丹参注射液 4ml 加 25% 葡萄糖溶液 40ml,静脉推注。治疗先兆子痫。

（十三）佩戴法

1. 息风安胎枕 枸杞 500g,菊花、白术、钩藤、石决明各 200g,黄芩、生地黄、益母草各 300g。上药分别烘干,共研细末,和匀,装入枕芯。适用于阴虚肝旺型先兆子痫。

2. 渗浊降逆枕 白术、泽泻、生薏苡仁、车前子各 500g,茯神、钩藤、石决明各 400g,旋覆花 300g。上药分别烘干,共研粗末,和匀,装入枕芯。适用于脾虚肝旺型先兆子痫。

【预防】妊娠之后,定期检查,一旦发现高血压、水肿、蛋白尿时,即应采取及时有效的治疗,以防止病情进展。加强孕妇营养,在孕中、晚期增加蛋白质、维生素及叶酸的摄入。注意休息,饮食宜清淡,情绪要舒畅,防止受寒或情绪刺激而诱发子痫。

【临床报道参考】辨证组方用加味五苓散(茯苓、桑寄生、大腹皮各 15g,白术 12g,猪苓、泽泻各 9g,桂枝 6~9g,木瓜 30g,砂仁 6g)随症加减,治疗妊娠高血压综合征 209 例,每日 1 剂,水煎服。水肿消退,血压稳定后改为 2~3 日 1 剂,10 剂为 1 个疗程。结果:痊愈 156 例,有效 49 例,无效 4 例,以轻、中度疗效最好。[陕西中医,1993,14(12):534]

针刺治疗妊娠中毒症 27 例。取穴:高血压主穴为降压沟、风池、曲池、足三里、太冲;备用穴为太阳、印堂、三阴交、安眠₂、百会、神门、内关。水肿取肾俞、三焦俞、水分、足三里、三阴交、阴陵泉。操作:高血压耳穴降压沟用埋针法,体针用泻法,得气后留针半小时。水肿用补法,一般不留针。每日 1~2 次。结果:治愈 11 例,显效 7 例,好转 7 例,无效 2 例。无 1 例发生抽搐。[福建中医药,1986,17(5):35]

导引法治疗妊娠高血压综合征 60 例,用放松功,每天练功 3 次、临床有效率为 90%;对照组 60 例(用西药治疗),有效率为 55%,$P<0.01$。[中西医结合杂志,1989,9(1):16]

注射法治疗妊娠高血压综合征 41 例,用川芎嗪注射液 120~160mg(24 小时用量<200mg)加入 5% 葡萄糖注射液 500~1 000ml,日 1 次,静脉滴注;对照组 34 例,用硫酸镁 20~25g/d,快速静脉滴注 5g,维持静脉滴注 15~20g。凡舒张压大于或等于 14.63kPa (110mmHg)者可加安定(地西泮)20mg 肌内注射。结果:两组总有效率分别为 82.9% 和 44.1%,治疗组优于对照组($P<0.01$)。治疗后,治疗组患者平均动脉压下降,水肿和蛋白尿减轻,血流变性改善,与对照组比较均有显著性差异 $P<0.05~0.001$;但胎儿无宫缩时,胎心监护阳性率和 Apgar 评分与对照组无明显差异。[中西医结合杂志,1991,11(9):533]

第十四节　子　　淋

以妊娠期间,尿频、尿急、淋漓涩痛为主要表现的疾病,称子淋。本病与西医学的妊娠尿路感染相同。

【病因病机】

1. 心火偏亢　素体阳盛,或过服辛热药食,内热炽盛,加之孕后阴血养胎,心火偏亢,下移小肠,热传膀胱。

2. 湿热下注　分娩过程或产后用具不洁直接感染湿热之邪,或脾胃、肝胆湿热之邪下注膀胱。

3. 阴虚内热　素体阴虚,孕后阴血养胎,肾阴不足,相火偏亢,肾移热于膀胱。

【临床表现】

1. 心火偏亢型　妊娠期间尿少、色深黄、艰涩而痛,面赤心烦,甚者口舌生疮。舌红欠润,少苔或无苔,脉细滑数。

2. 湿热下注型　妊娠期间突感小便频数而急、色黄赤、艰涩不利、灼热刺痛,胸闷食少。舌质红,苔黄腻,脉滑数。

3. 阴虚内热型　妊娠期间数月小便频数淋沥、灼热刺痛、量少、色深黄,两颧潮红,午后潮热,手足心热,心烦不寐,大便不畅。舌质红,苔薄黄而干,脉细滑数。

【治疗】

(一) 辨证组方

1. 清心泻火通淋

(1)导赤散加味:鲜生地黄、淡竹叶、木通、甘草梢、玄参、麦冬各 9g,车前草 12g。

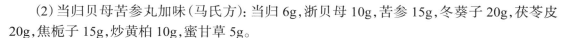

（2）当归贝母苦参丸加味（马氏方）：当归 6g，浙贝母 10g，苦参 15g，冬葵子 20g，茯苓皮 20g，焦栀子 15g，炒黄柏 10g，蜜甘草 5g。

2. 清热利湿通淋

（1）加味五淋散加减：栀子、黄芩、赤茯苓、甘草梢、木通、车前子（包煎）、泽泻、萹蓄、炒黄柏各 9g，金银花 12g。

（2）石韦 20g，白茅根 30g，大蓟 15g，小蓟 15g，车前草 10g，六一散（包）30g，大青叶 10g，海金沙藤 30g。

3. 滋阴润燥通淋

（1）知柏地黄汤加减：知母、黄柏、牡丹皮、茯苓、泽泻、麦冬、车前子（包煎）、白薇各 9g，生地黄、土茯苓各 12g。

（2）墨旱莲 50g，大蓟 20g，小蓟 20g，石韦 10g，车前草 10g，藕节 10g，苎麻根 30g，阿胶（烊冲）10g，炒黄柏 10g，侧柏叶 10g。

（二）单方验方

1. 大青叶、金钱草各 50g，海金沙（包）25g，水煎服。

2. 芭蕉根、墨旱莲各 30g，水煎服。治阴虚子淋尿中带血者。

3. 马齿苋 30g，酸浆草 30g，水煎服。治湿热下注型子淋。

4. 二鲜饮　鲜藕节 120g，鲜白茅根 120g，水煎代茶。治阴虚子淋尿中带血者。

（三）饮食疗法

1. 鲤鱼 1 条（重约 500g，去鳞及肠杂），葵菜 500g，葱白 125g，加水 3 300ml，煮熟，加少许盐，吃鱼、菜，喝汤。

2. 地黄豆瓣酱　豆瓣酱 300g，生地黄粉 100g，调匀，蒸熟配主食或调粥食用。治妊娠小便赤热或尿血。

3. 阿胶炒黄为末，食前粥饮服下 6g，治疗妊娠尿血。

4. 竹叶粥　鲜竹叶 30~45g（干品 15~30g，或淡竹叶 30~60g），生石膏 30g，粳米 100g，砂糖少许。先将竹叶洗净，同石膏加水煎汁，去渣，放进粳米煮成粥。每日食 2~3 次。适用于心火偏亢之子淋。

5. 熟地黄粥　熟地黄 20~30g，小蓟 10~15g，粳米 100g，冰糖适量。先将熟地黄、小蓟煎汁去渣，与粳米同煮成粥，调入冰糖，日分 2 次服。适用于阴虚子淋。

（四）敷法

1. 栀子 10g，鲜生地黄、鲜麦冬、玄参各 15g，大蒜适量，盐少许，捣烂如膏状，用时取适量，贴脐，外用纱布覆盖，胶布固定。每日换药 2 次，贴至病愈为止。治疗心火偏亢型妊娠淋证。

2. 滑石 120g，研细末，水调为糊状，敷脐及关元，纱布覆盖，胶布固定，干后换药。治疗湿热型妊娠淋证。

3. 生四季葱白 12 根，食盐 12g。将葱白、食盐共捣至膏状，取药膏摊在胶布中间，贴敷于脐眼，每日换药 1 次。

4. 活田螺（连壳）1~2 个，滑石末 12g。上药共捣至融烂，加温开水适量，调成糊状敷于脐孔，干后再换，每日涂药 3~4 次。

（五）溻浴法

苦参 30g，黄柏 15g，石韦 30g，瞿麦 15g，蒲公英 15g，小蓟 12g，土茯苓 30g，车前草 15g，

冰片 1.5g。除冰片外,其余药物用纱布包严,冷水浸泡 1 小时,煮沸 15 分钟,提出药包,取冰片半量随即溶入,待药液不烫时即可洗敷外阴,至药冷弃之。药包可重煮 1 次,再溶入剩余冰片,同上法洗敷。每次洗后,卧床休息 30 分钟最宜。每日 1 剂,可连用 3~5 剂。

(六) 罨法

热毛巾罨于耻骨联合上膀胱区。治疗妊娠小便淋痛。

(七) 熨法

四季葱(大葱连须)每日用 500g,洗净,切断后炒热,然后用纱布包裹(每次用 250g),自脐部顺次向耻骨部熨敷,每次约 30 分钟。治疗妊娠小便淋痛。

(八) 针灸法

针刺气海、膀胱俞(双)、阴陵泉(双),灸关元。治疗妊娠小便淋痛。

【预防】 妊娠期间少食辛热之品,注意孕期卫生,保持外阴清洁,浴具及妇科检查用具均应清洁消毒。饮用足够水分,保持一定尿量,并及时排空小便。

【临床报道参考】 辨证组方治疗子淋 56 例,用通关丸加味(盐炒黄柏、盐炒知母、蒲公英、忍冬藤、白花蛇舌草各 20~30g,肉桂 5g,竹叶 10g),水煎服,随症加减。病程 10 天左右,妊娠 1~9 个月不等。服药 1~10 剂,痊愈 54 例,无效 2 例。[浙江中医杂志,1985,20(11、12)]

第十五节　妊娠小便不通

以妊娠期间小便不通、小腹胀急疼痛为主要表现的疾病,称妊娠小便不通。

【病因病机】

1. 气虚　脾胃虚弱,中气不足,不能载胎,胎重下坠,压迫膀胱,溺不得出。

2. 肾虚　肾虚不能化气行水,膀胱气化不利,小便不通。

3. 湿热　湿热下注膀胱,膀胱气化失司,水道不通,致小便闭阻。

【临床表现】

1. 气虚型　小便不通,小腹胀急,坐卧不舒,神疲乏力,头重目眩,心悸气短。舌质淡,苔薄,脉细。

2. 肾虚型　小便不通,小腹胀满而痛,坐卧不宁,面色晦暗,腰酸膝软,畏寒肢冷。舌质淡,苔白润,脉沉细无力。

3. 湿热型　小便短黄、渐至闭塞不通,小腹胀痛,坐卧不安,面色垢黄,头重眩晕,胸闷口苦或渴不欲饮。舌质红,苔黄腻,脉滑数。

【治疗】

(一) 辨证组方

1. 益气升提

(1)益气导溺汤:党参、白术、白扁豆、茯苓、黄芪、乌药各 9g,桂枝、升麻各 3g,桔梗、通草各 4.5g。

(2)车前八珍汤:白术、茯苓、甘草、当归、熟地黄各 6g,人参、川芎、白芍、车前子(包煎)各 3g。

2. 温肾通阳,佐以利尿　肾气丸加味:熟地黄、山药、茯苓、乌药各 9g,泽泻 12g,肉桂(后下)、制附子各 3g,牡丹皮 5g,通草 4.5g。

3. 清热利湿　分清饮：栀子、茵陈蒿、猪苓、茯苓、泽泻各 10g,木通 4g,枳壳 6g。

（二）单方验方

1. 杏仁适量,去皮尖,捣丸如绿豆大,灯心汤吞下 7 丸。

2. 冬葵子、茯苓各 60g,水煎服。

（三）饮食疗法

1. 冬瓜汁 1 杯,调蜜服。

2. 玉米衣 25g,白糖 10g,水煎服。

（四）敷法

1. 党参、白术各 15g,升麻 20g,共研细末,和适量葱白共捣为厚膏状,敷贴于脐孔上,纱布覆盖固定,12 小时换药 1 次。治疗气虚型妊娠小便不通。

2. 冬葵子、滑石、栀子各等分,共研细末,取适量与葱汁调成厚膏状,贴脐中,纱布覆盖固定。每日换药 2 次,小便立通。治疗湿热型妊娠小便不通。

3. 甘遂 15g,研为细末,加水调成膏状,敷于脐孔内,纱布覆盖固定。另以甘草 10g 煎汤服下。

4. 鲜葱白 15 根（连须）,食盐 15g,田螺（去壳）5 个,共捣融烂如厚膏状,取药膏敷贴于脐孔上,外以纱布覆盖固定。隔 12 小时换药 1 次。

（五）熨法

食盐 12g 入锅内炒极热,次入切碎的四季葱白 60g 拌炒,待嗅及葱香时,旋即取出,装入白布袋中敷脐下小腹上。孕妇仰卧,并抬高一只脚,左右不拘,最好以布带吊起。待小便解下后,去掉药袋。

（六）罨法

热毛巾罨于耻骨联合上膀胱区。

（七）针刺法

1. 毫针①　主穴：气海、关元、膀胱俞（双）、阴陵泉（双）; 配穴：足三里、三阴交、大椎。方法：强刺激,留针 15~20 分钟,每隔 1~2 分钟捻转 1 次,须有通上达下的酸麻胀感,针后加艾灸,或用电灸。

2. 毫针②　针刺气海、膀胱俞（双）、阴陵泉（双）,灸关元。

（八）灸法

1. 隔盐灸　取食盐 30g 填入脐孔,将黄豆大艾炷置于食盐上燃灸,连续灸 21 壮,如果小便仍不通,再灸至小便通利为度。主治肾阳虚妊娠小便不通。

2. 马氏方　葱白若干,捣烂,敷脐上,隔葱艾灸,直至尿意明显时。

（九）其他

1. 患者平卧,抬高臀部,使胎头上浮,不压迫膀胱,亦有利于小便顺利排出。

2. 转胞尿闭,将孕妇倒竖起则尿自出,亦妙。

3. 转胞尿闭胀,急令产婆香油涂手,自产门入,托起其胞,则尿出如注、胀急即解。

（十）嗅鼻法

通关散（皂角刺、细辛各适量,共研细末）,每次取 0.3~0.6g,吹鼻取嚏。

【预防】增强体质,孕前治疗慢性疾病,调节饮食以促进脾胃功能,使气血充盛。孕期房事有度,勿伤肾气。孕前检查及早纠正后位子宫,以防孕后嵌顿。

第十六节　妊娠腹泻

妊娠期间出现腹痛,肠鸣,大便次数增多,粪便稀薄,甚则泻出水样便者,称妊娠腹泻。

【病因病机】

1. 风寒入侵　妊娠期间风寒入侵,损伤脾胃阳气,寒气夹湿迸走肠胃,发为腹泻。

2. 伤于暑湿　妊娠期间感受暑湿之气,损伤脾胃,发为腹泻。

3. 停食不化　妊娠期间饮食不节,食阻胃肠,传化失司,而致腹泻。

4. 脾肾阳虚　素体脾肾阳气不足,妊娠之后懒动少食,脾肾阳气尤虚,食物难以腐熟运化,发为腹泻。

5. 肝气乘脾　妊娠期间,情志抑郁,或生气,肝气横逆,脾胃受损,导致腹泻。

6. 湿热下注　脾胃素蕴湿热,或进食不洁之物,感受湿热之邪,协逼肠中,致大肠传导失常而腹泻。

【临床表现】

1. 风寒入侵型　妊娠期间腹泻,腹中冷痛,泄泻清稀,甚或如水。舌淡红,苔白滑,脉弦细。

2. 伤于暑湿型　妊娠期间腹痛腹泻,多汗烦渴,小便赤涩。舌稍红,苔白腻,脉濡数。

3. 停食不化型　妊娠期间腹泻,粪如败卵,吞酸胀饱,嗳腐腹痛。舌淡红,苔垢腻,脉滑数。

4. 脾肾阳虚型　妊娠期间黎明或五更作泻,脐周作痛,肠鸣即泻,泻后痛减,腹部畏寒,形寒肢冷,饮食少思。舌淡,苔白,脉沉细。

5. 肝气乘脾型　妊娠后情绪抑郁,胸胁痞闷,嗳气食少,每当精神刺激或紧张,即可发生腹泻。舌淡红,苔薄白,脉弦。

6. 湿热下注型　妊娠期腹痛即泻,粪色黄褐臭秽,肛门灼热,或身热口渴,溺短后赤。舌苔黄厚腻,脉濡滑而数。

【治疗】

辨证组方

1. 散寒化浊　藿香正气散:大腹皮9g,白芷10g,紫苏叶9g,茯苓10g,半夏曲10g,炒白术10g,陈皮10g,厚朴6g,藿香10g,炙甘草5g,姜钱3片,枣3枚。

2. 清暑利湿　胃苓汤加味(马氏方):桂枝5g,茯苓10g,猪苓10g,炒白术10g,泽泻10g,苍术10g,厚朴9g,陈皮10g,炙甘草6g,车前子(包)10g。

3. 消食导滞健脾　保和丸加味:山楂10g,神曲10g,半夏9g,茯苓10g,陈皮9g,连翘6g,莱菔子10g,炒谷麦芽各10g。

4. 温补脾肾　四神丸合桃花汤:补骨脂10g,吴茱萸3g,肉豆蔻10g,五味子5g,赤石脂20g,炮姜6g,炒粳米30g。

5. 抑肝扶脾　痛泻要方加味:炒白术10g,炒白芍10g,陈皮10g,防风10g,柴胡10g,枳壳6g,薤白10g。

6. 清热利湿　葛根芩连汤加味(马氏方):葛根15g,炒黄芩10g,黄连5g,炙甘草6g,凤尾草20g,爵床15g。

第十七节 妊 娠 便 秘

妊娠期间出现以大便秘结为主要表现的疾病,称妊娠便秘。由于大便时过分努责,常导致胎漏,甚至堕胎。

【病因病机】

1. 血虚津亏　妊娠之后,母血养胎,肠腑失去濡润,便秘难解。
2. 大肠燥热　妊娠之后,嗜食炙煿辛辣之品,肠腑燥热,发为便秘。
3. 气机阻滞　妊娠之后,胎儿渐大,活动减少,气机受阻,肠运艰难,发为便秘。
4. 脾肺气虚　妊娠之后,肠道乏力推运,也致便秘。

【临床表现】

1. 血虚津亏型　妊娠期间便秘,头晕眼花,心悸无力,面色不华。舌稍淡,苔薄白,脉软。

2. 大肠燥热型　妊娠期间大便如羊矢,便后肛门灼痛,口干面赤,或身热,小便短赤。舌稍红,苔薄黄,脉滑。

3. 气机阻滞型　妊娠期间便秘,脘腹胀满,嗳气频作,矢气困难,欲便不畅。舌淡红,苔薄白,脉弦。

4. 脾肺气虚型　妊娠期间倦怠无力,动辄出汗,虚坐努责。舌淡红,苔薄白,脉细软。

【治疗】

(一) 辨证组方

1. 养血润肠

(1) 偏于血虚者:阿胶(烊冲)10g,何首乌15g,当归10g,桑椹30g,覆盆子20g,枸杞15g,熟地黄15g。

(2) 偏于肠燥者:甘草9g,小麦90g,大枣10个,生白术45g,生山药30g,何首乌20g。

2. 清热润肠

(1) 保阴煎加味:生地黄15g,熟地黄15g,生白芍15g,生山药30g,续断10g,黄芩6g,黄柏5g,甘草6g,桑椹20g,决明子20g。

(2) 马氏方:生白芍20g,炙甘草6g,生地黄15g,玄参12g,麦冬12g,生白术30g。

3. 行气导滞　厚朴9g,陈皮10g,香附6g,枳壳6g,炒莱菔子10g,羌活6g,紫苏叶15g,火麻仁10g,小麦30g,生白术30g。

4. 益气助运　补中益气汤加减:黄芪15g,炙甘草6g,党参15g,升麻6g,柴胡6g,陈皮9g,当归身9g,生白术30g,生山药30g,枳壳9g。

(二) 单方验方

1. 何首乌颗粒,每日3次,每次1袋,每袋3g(含生药量10g)。

2. 预防妊娠便秘,决明子3~6g,泡水代茶饮。

(三) 饮食疗法

1. 香蕉半根,空腹食。适用于阴虚燥热者。

2. 蜂蜜50ml,晨起温开水冲服。

3. 怀山粥　怀山粉加水熬粥食。适用于脾胃气虚者。

4. 胡桃粥　胡桃仁 4 个,粳米 100g。将胡桃捣烂,同粳米煮成粥食。适用于体虚肠燥者。

5. 柏子仁粥　将柏子仁 15g 洗净去杂捣烂,加粳米 100g 煮粥,服时兑入蜂蜜适量。适用于心悸失眠便秘者。

（四）耳穴压迫法

主穴:便秘点、直肠下段、交感;配穴:三焦、肺、小肠、脾、胃。方法:将胶布剪成 0.7cm×0.7cm 大小,王不留行置于胶布中间,然后用 75% 乙醇溶液消毒耳廓,用耳穴探测仪测出上述穴位相应敏感点,将王不留行对准敏感点固定贴紧,按压片刻,以耳廓酸、麻、胀为准。嘱孕妇每日轻按压耳穴 4~5 次,每次约 3~5 分钟。双耳轮换治疗,隔日换另一侧,6 日为 1 个疗程。

【临床报道参考】加味增液汤(麦冬 15g,生地黄 15g,玄参 15g,当归 12g,何首乌 20g,熟地黄 20g,火麻仁 20g)治疗妊娠便秘 47 例,1 周后显效 28 例,有效 12 例,一般 4 例,无效 3 例。[中国民族民间医药,2015(6):51]

第十八节　妊娠下肢抽筋

以妊娠后期出现小腿抽痛,常在夜间或睡眠时加剧为主要表现的疾病,称妊娠下肢抽筋。本病包括妊娠期间的坐骨神经痛。

【病因病机】

1. 血虚　妊娠之后,肝血聚而养胎,筋脉失去濡养,而致下肢抽筋疼痛。

2. 寒湿凝滞　妊娠之后,感受寒湿之邪,湿阻筋脉,寒主收引,故使下肢抽筋作痛。

【临床表现】

1. 血虚型　妊娠之后,经常下肢抽筋疼痛,步履不便,入寐尤甚,精神疲软,心悸少寐。舌淡红,苔薄白,脉细。

2. 寒湿凝滞型　妊娠之后,下肢抽筋疼痛,且有沉重寒冷之感,得热则舒。舌质稍淡,苔薄白,脉濡细或沉。

【治疗】

（一）辨证组方

1. 养血柔筋

(1)马氏方一:当归 9g,白芍 15g,牡蛎(先煎)30g,鸡血藤 15g,炙甘草 9g。

(2)马氏方二:甘松 10g,竹茹 10g,五加皮 10g,桑寄生 12g,夜交藤 15g,炒白芍 15g,牡蛎 15g。

2. 温经祛湿,和血止痛

(1)麻黄、细辛各 3g,桂枝 4.5g,白芷、当归、羌活各 9g,杜仲、五加皮各 12g。

(2)桂枝加龙骨牡蛎汤加味:桂枝 6g,炒白芍 18g,炙甘草 6g,生姜 4 片,大枣 5 个,龙骨 20g,牡蛎 20g,桑寄生 15g。

（二）单方验方

1. 芍药甘草汤　芍药 30g,炙甘草 9g。适用于血虚型妊娠下肢抽筋。

2. 小活络丹　每日 2 次,每次 1 粒。适用于寒湿凝滞型妊娠下肢抽筋。

（三）饮食疗法

1. 忍冬藤 15g，水煎去渣，加入猪蹄 1 只，煮烂后吃蹄喝汤。适用于血虚兼热的妊娠下肢抽筋。

2. 龟肉 250g，核桃仁 100g，杜仲 15g，入锅共煮熟，去杜仲食之，日服 2 次。治疗妊娠期间坐骨神经痛。

（四）灸法

取穴：环跳、三阴交、足三里等。方法：可在上述穴位处用艾条温和灸。

（五）按摩法

1. 常规按摩术

（1）血虚型：用手指对拿住内关和外关，然后暗自用力捏揉穴位，每次 30 次以上。用手掌或手指擦揉手心或足心，力度由轻到重，速度由慢到快，每次 100 次以上。用手掌贴于胸部，进行左右上下揉摩胸部，力度轻微，每次 100 次以上。用艾条温灸抽筋部位，以肤热为度，每次 20 分钟以上。用手指梳摩头部两侧，力度轻微，每次 100 次以上。用手掌拿住肩井部，然后暗自用力捏揉肩井，每次 50 次以上。

（2）寒湿凝滞型：用手掌拿捏轻揉四肢肌肉，每次 100 次以上。用手指或掌推揉小腿，重点推揉承山，每次 100 次以上。用手指点按揉捏足三里，每次 50 次以上。用热鸡蛋熨烫抽筋部位，每次 15 分钟。用艾条温灸合谷、承山、涌泉、劳宫等，每次 20 分钟以上。用手指轻微拍叩四肢关节部位或肌肉处，力度轻重兼顾，每次 20 次以上。

2. 耳穴按摩术　取心、肾、肝、脾、皮质下、神门等耳穴。发作时施以掐压法，强刺激；静止期用按、捻法，弱刺激。

（六）针刺法

1. 毫针　主穴：肾俞、大肠俞、环跳、秩边、委中、阳陵泉、昆仑。配穴：风市、殷门、承山、丘墟、外关、中渚、风池。方法：施提插捻转之平补平泻法。留针 30 分钟，每隔 10 分钟捻针 1 次。每日 1 次或隔日 1 次，10 次为 1 个疗程。适用于妊娠期间坐骨神经痛。

2. 芒针　取穴：志室透命门，秩边、环跳、三健、委中、三阳、承山、昆仑。方法：泻法。适用于妊娠期间坐骨神经痛。

3. 梅花针　部位：腰、骶、腹股沟、臀部、腰椎 4~5 及骶部、坐骨神经通路皮区阳性物及阳性反应区。方法：重刺激。适用于妊娠期间坐骨神经痛。

4. 皮内针　取穴：环跳、秩边、阴陵泉、承山、飞扬、悬钟。方法：每次取 2~4 个穴，以皮内针或细毫针，刺入穴位皮下 1cm 左右，以胶布固定，留置 1~7 日，5 次为 1 个疗程，不愈时停针 1~2 周，再行下一疗程。适用于妊娠期间坐骨神经痛。

5. 耳针　取穴：坐骨神经、神门、皮质下、肾上腺。配穴：臀、髋关节、膝、踝、趾、腰椎、骶椎。方法：每次取 5~6 穴，强刺激，每 5 分钟行针 1 次，留针 30 分钟，每日 1 次，或采用耳环针埋藏。3 日更换 1 次，左右耳交替针刺，10 次为 1 个疗程。适用于妊娠期间坐骨神经痛。

6. 头皮针　取穴：足运感区。方法：每日 1 次，每次留针 30~60 分钟，10 次为 1 个疗程。适用于妊娠期间坐骨神经痛。

7. 电针　取穴：肾俞、环跳、承扶、殷门、委中、阳陵泉、承山、昆仑、条口、髀关等。方法：患侧用直流或脉冲电流，前面或对侧配穴时，可用感应电流。疼痛剧烈时，每日电针

1~2 次,症状减轻后,可间日 1 次。每次 2~6 针,通电 30~50 分钟。适用于妊娠期间坐骨神经痛。

（七）拔罐法

取穴:下腰痛取腰俞、中膂俞、白环俞、上髎、次髎、下髎、环跳,每次取 1~2 穴。下肢痛取承扶、殷门、委中、委阳、阳交、悬钟、跗阳、丘墟、昆仑,每次 2~3 穴或 3~4 穴。方法:以 16 号三棱针点刺出血加拔火罐,可隔 7~10 日再行第 2 次,若疼痛未解,间隔 2~3 日再刺。

（八）注射法

取穴:于足太阳膀胱经下肢循行部位取穴,一般取大肠俞、承扶、殷门、委中、承山。方法:用生理盐水穴位注射。每日 1 次,7 次为 1 个疗程。每次 1~2 穴,每穴 1~2ml。适用于妊娠期间坐骨神经痛。

【预防】妊娠之后,多吃营养丰富的食物,尤其多吃甲壳类食物,以保证孕妇对钙质的需求,必要时服用适量钙片,有较好的预防及治疗作用。孕妇要有适当的户外运动,晒日光浴,促使下肢气血运行流畅。不要在湿冷的地方坐卧,以免寒湿之邪侵入,诱发该病。

【临床报道参考】用当归芍药散,每日 1 剂,水煎 2 次分服。卧床休息。腰臀部疼痛,加桑寄生、续断、杜仲;腓肠肌痉挛者,加木瓜、鸡血藤等。可以同时服维生素 B_1、维生素 B_6、地巴唑;可以配用弹拨按摩及针灸疗法。治疗 48 例,服药 5 剂,全部治愈。(《男女科病千首妙方》)

第十九节　妊娠发热

妊娠期间以发热为主要症状的疾病,称妊娠发热。

【病因病机】

1. 风热　妊娠期间感受风热之邪,热郁肌表为病。

2. 风寒　妊娠期间感受风寒之邪,寒束肌表为病。

3. 伤暑　夏季气候炎热,孕妇因吹风纳凉,或饮冷无度,中气内虚,以致暑热与风寒之邪乘虚侵袭而为病。

4. 中暑　暑天炎热,孕妇于烈日之下或闷热环境中感受暑热之邪为病。

5. 伤食　妊娠期间,饮食过度,积食不化,食物水湿蕴而化热为病。

6. 阴虚　妊娠期间,阴血养胎,阴虚而阳有余,故而发病。

【临床表现】

1. 风热型　妊娠期间发热恶风,头痛汗出,咳嗽痰黄,口干咽痛。舌尖红,苔薄白,或淡黄,脉浮滑数。

2. 风寒型　妊娠期间恶寒发热,头痛鼻塞,声重流涕,身痛无汗,咳嗽痰白。舌淡红,苔薄白,脉浮紧。

3. 伤暑型　妊娠期间发热恶寒,无汗,身重疼痛,神疲倦怠。舌质淡,苔薄黄,脉弦细。

4. 中暑型　妊娠期间发热口渴,头晕乏力,昏愦不省,自汗闷热,气粗喘促。舌稍红,少苔,脉洪大滑数。

5. 伤食型　妊娠期间发热,脘腹胀满,或呕吐泄泻,嗳腐噫臭,厌食恶心。舌淡红,苔腻,脉滑。

6. 阴虚型　妊娠期间微热,多在午后,手足心热,口烦渴,或有盗汗。舌稍红,苔薄白,

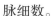

脉细数。

【治疗】辨证组方。

1. 辛凉解表　桑菊饮或银翘散;或用苎麻根 45g,蛇莓 45g,大青叶 10g,寒水石 30g,淡豆豉 10g,六一散 20g,香薷 10g,薄荷(后入)6g,金银花 15g。

2. 辛温解表　荆防败毒散或人参败毒散。

3. 芳香解暑　香薷饮加味(马氏方):香薷 10g,厚朴 9g,白扁豆 20g,藿香 10g,佩兰 10g,六一散(包)30g,薄荷(后入)5g。

4. 清退暑热　清暑益气汤:西洋参 10g,石斛 12g,麦冬 12g,黄连 5g,竹叶 15g,荷梗 15g,甘草 6g,知母 10g,粳米 15g,西瓜翠衣 60g。

5. 消食退热　保和丸加减:山楂 10g,神曲 10g,半夏 9g,茯苓 10g,陈皮 10g,连翘 10g,炒莱菔子 10g,炒麦芽 12g,淡豆豉 10g。

6. 滋阴清热　竹叶石膏汤加味(马氏方):竹叶 10g,石膏 15g,半夏 6g,麦冬 10g,太子参 12g,炙甘草 6g,粳米 20g,牡丹皮 10g,青蒿 10g,紫草 12g。

【临床报道参考】小柴胡汤加减(柴胡 12g,黄芩、党参、半夏、青蒿、竹茹各 9g,炙甘草 6g,生姜 3 片,大枣 4 枚)治疗妊娠发热不退 30 例,服用 3~8 剂后,治愈 24 例,有效 4 例。[江西中医药,2002,33(6):19]

第二十节　子　　嗽

以妊娠期间,咳嗽、久咳不已为主要表现的疾病,称子嗽,亦名妊娠咳嗽。

【病因病机】

1. 阴虚肺燥　素体阴虚,肺阴不足,孕后血聚养胎,则阴血愈亏,阴虚火旺,灼肺伤津,肺失濡润而发。

2. 痰火犯肺　素体阳旺,孕后胎气亦盛,两因相感,火乘肺金,炼液成痰,壅阻于肺,肺失宣降,遂发咳嗽。

3. 肝火犯肺　肺主肃降,肝主疏泄、喜条达。妊娠后肝气上逆,或久郁化火,犯肺而咳。

4. 脾虚湿乘　素体脾虚,孕后脾土失养,水湿不能运化,聚而生痰,上犯肺金成嗽。

5. 风痰束肺　风寒束肺,痰饮停留,肺气不降,咳嗽不已。

【临床表现】

1. 阴虚肺燥型　妊娠期间咳嗽不已,无痰,咽干口燥,时感头晕,颧红或潮热。舌红苔微黄而干,脉细滑数。

2. 痰火犯肺型　妊娠期间咳嗽不已,咳痰不畅,痰色黄,质黏稠,口干欲饮,面色红赤,内热心烦。舌红,苔黄腻,脉滑数。

3. 肝火犯肺型　妊娠期间阵发性咳嗽,少痰咽干,咳剧时不能卧睡,甚至胁肋疼痛。舌稍红,苔薄白,脉细弦。

4. 脾虚湿乘型　妊娠期间久嗽不已,痰多色白稠黏,胸脘痞闷,神疲纳呆。舌淡红,苔白腻,脉濡滑。

5. 风痰束肺型　妊娠期间咳嗽不已,遇风冷尤剧,痰多色白,如泡沫样,咽痛鼻塞。舌淡红,苔薄白,脉细滑。

【治疗】

（一）辨证组方

1. 养阴润肺止咳

（1）猪肺（煎汤代水）1 只,络石藤 15g,麦冬 10g,北沙参 15g,五味子 5g,川贝粉（吞服）5g,百部 10g,紫菀 10g,诃子 10g。

（2）百合固金汤:生熟地黄各 12g,麦冬、百合、白芍各 9g,当归、川贝母各 6g,生甘草 4.5g。

2. 清肺化痰止嗽

（1）清金降火汤加减:黄芩、杏仁、川贝母、前胡、瓜蒌仁、法半夏、桑叶各 9g,陈皮、桔梗各 4.5g。

（2）清金化痰汤:黄芩 9g,栀子 6g,桔梗 9g,麦冬 12g,桑白皮 12g,贝母 9g,知母 6g,瓜蒌仁 12g,橘红 9g,茯苓 12g,甘草 6g。

3. 疏肝清热止嗽　四逆散加味:柴胡 10g,枳壳 6g,生甘草 5g,白芍 10g,生地黄 20g,桔梗 6g,杏仁 10g。

4. 健脾燥湿止嗽　六君子汤加味:党参、白术、茯苓、陈皮、半夏、紫菀、款冬、百部各 10g,炙甘草 5g。

5. 祛风散寒,蠲饮止咳　炙麻黄 5g,干姜 3g,细辛 2g,五味子 5g,茯苓 10g,杏仁 10g,百部 10g,款冬 10g,紫菀 10g,炙甘草 6g。

（二）单方验方

1. 川贝母（去心,用面炒黄）,研为细末,炼蜜或砂糖为丸,如芡实大。每次口中含化 1 丸,每日 3 次。适用于肺燥型患者。

2. 柿饼 3 块,切开,夹进研细的川贝母末 12g,放在饭上蒸熟,吃柿饼;苎麻根 30g,另煎喝汤。适用于痰火型患者。

3. 白蔻仁、砂仁、陈皮各等分,共为细末,每次 6g,开水送下。适用于痰湿型患者。

（三）饮食疗法

1. 川贝母粉 3g,冰糖 6g,置入去心梨中,文火炖服。

2. 鲜羊肉、大红枣各 125g,水炖服。

（四）按摩法

1. 常规按摩　患者仰卧,医者单掌摩其膻中,并施以擦法,继以两掌协同大幅度摩抹胸胁,点按两侧云门。揉压肺经前臂段,点按尺泽、鱼际。推两侧膀胱经内侧线肩胛间区段,单掌轻揉肺俞、心俞;按揉神门。

2. 耳穴按摩　取肺、双屏尖、支气管、肾、肾上腺、皮质下、神门等耳穴。施以压、捻手法,强刺激,每日 3~5 次。

3. 手足穴按摩　点揉手部太渊、鱼际、少府、肺点、止咳、少商、合谷,掐掌四缝穴。点揉足底三焦区点、肺区点、肾区点、胆区点。按、推、擦、摩手部全息反应区鼻咽、肺与大鱼际部,以及足部反应区淋巴免疫区、呼吸道、肺、足跟部。

【预防】注意孕期生活调理,预防感冒。对于素体阴虚者,孕期忌食辛辣燥热之品,并常食滋润肺阴的食物,如生梨、银耳、百合等。对于脾虚者,平时可服食健脾之品,如莲子、白扁豆、薏苡仁等。

第二十一节 妊 娠 贫 血

以孕妇出现倦怠气短,面色淡白,浮肿,食欲不振,血红蛋白或红细胞计数明显下降等为主要表现的疾病,称妊娠贫血。妊娠期血红蛋白<100g/L,可诊断为妊娠贫血。严重的贫血患者可能发生心力衰竭、感染、胎儿生长迟缓、流产、早产、死胎、死产。

【病因病机】

1. 脾胃虚弱 脾主运化,胃主受纳和腐熟水谷,妊娠恶阻,脾胃虚弱,胃呆纳少,运化失司,气血化生减少,妊娠之后气血养胎,以致贫血。

2. 肝肾不足 素禀虚弱,长期经量过多,房事不节,屡次堕胎,或大病久病,妊娠之后精血养胎,以致贫血。

【临床表现】

1. 脾胃虚弱型 妊娠之后,尤其晚期,倦怠气短,面色淡白,水肿,动辄短气,食欲不振,大便溏软。舌稍淡,苔薄白,脉细软。

2. 肝肾不足型 妊娠之后,尤其晚期,腰膝酸软,头晕耳鸣,肢体麻木,筋脉拘挛。舌淡红,苔薄白,脉沉细。

【治疗】

(一) 辨证组方

1. 健脾益胃

(1)黑归脾汤加味:人参10g,炙黄芪10g,白术10g,茯神10g,龙眼肉10g,酸枣仁10g,木香6g,当归9g,远志10g,阿胶(烊冲)10g,鸡血藤15g,熟地黄10g,炙甘草6g,大枣5枚,生姜3片。

(2)十全大补汤加味:党参12g,肉桂3g,川芎5g,熟地黄10g,茯苓10g,炒白术10g,炙甘草6g,炙黄芪12g,当归6g,炒白芍10g,炒谷麦芽各10g,生姜3片,大枣5枚。

2. 补益肝肾

(1)归芍地黄汤加减:当归9g,炒白芍10g,熟地黄12g,茯苓10g,炒山药15g,山茱萸12g,阿胶(烊冲)10g,桑椹15g,何首乌12g,磁石15g,鸡血藤20g,枸杞12g。

(2)归肾丸加味:菟丝子10g,杜仲10g,枸杞15g,山茱萸10g,当归10g,熟地黄15g,山药15g,茯苓15g,鸡血藤15g,何首乌20g,麦芽10g

(二) 单方验方

1. 复方阿胶胶囊,每次4片,每天3次,连续服用4周。适用于血虚型。

2. 八珍丸,每丸重9g,每次1丸,每日2次口服。适用于血虚型。

3. 牛肝煮食,每日50~100g。适用于血虚型。

(三) 饮食疗法

1. 人参粥 人参末6g(或党参末15g),冰糖少量,粳米100g,煮粥常食。适用于气虚型。

2. 归芪蒸鸡 当归20g,炙黄芪100g,子母鸡1只。先将子母鸡宰杀后洗净,然后加水氽透捞出沥净水分,再将当归、炙黄芪装入鸡腹中,外加佐料,加盖盖好,上笼蒸2小时取出服食,每日2次。适用于血虚型。

3. 阿胶枸杞粥　阿胶、枸杞各 20g,粳米 60g。先将粳米、枸杞加水 500ml 煮粥,半熟后加入阿胶,使其溶化,再煮 2~3 沸即可。每日 1 次,连服半个月。适用于血虚型。

4. 肉苁蓉羊肉粥　肉苁蓉 15g,羊肉 100g,大米 100g,盐、葱白、生姜片适量。先将肉苁蓉切碎入锅加水 1 000ml 煎汁,去渣,再加羊肉、大米煮粥,熟后加盐、葱白、生姜片服食,每日 1 次。适用于脾肾阳虚型。

5. 何首乌肝片　何首乌液 20ml,鲜猪肝 250g,水发木耳 25g,油菜 100g。先将猪肝切片后用何首乌液浸泡半小时。用素油清炒肝片,八成熟时加木耳、油菜、调料,起锅即成,可供佐餐,宜常吃。适用于肝肾阴虚型。

（四）针刺法

1. 毫针　取穴:脾俞、肝俞、膈俞、肾俞、气海、足三里、三阴交。配穴:心脾两虚者,加心俞、神门;肝肾不足者,加太溪、膏肓俞;脾肾阳虚者,加关元、命门、大椎。方法:肾俞直刺 1~1.5 寸,其余背俞斜刺 0.8~1.2 寸,均用捻转补法,局部酸胀。气海直刺 1 寸,捻转补法,局部酸胀;足三里、三阴交均直刺 1~1.5 寸,捻转补法,局部酸胀;心俞斜刺 0.8 寸,捻转补法,局部酸胀;神门直刺 0.5 寸,捻转补法,局部麻胀;太溪直刺 0.5 寸,捻转补法,局部胀感;膏肓俞斜刺 0.8~1.2 寸,捻转补法,局部酸胀;关元直刺 1 寸,用捻转补法至小腹热胀或用烧山火手法;命门直刺 1 寸,捻转补法,至腰骶及小腹部热胀;大椎直刺或向下斜刺 1.5 寸,捻转运针,使针感向下放散。

2. 耳针　取穴:肝、脾、心、膈、肾上腺、内分泌。方法:耳穴埋针或埋豆,每周 2~3 次。

（五）按摩法

1. 心脾两虚型　取穴:心俞、脾俞、膈俞、神门、三阴交、太白。手法:取坐位,点按背部俞穴各 2 分钟。取仰卧位,揉拿手三阴经,点按神门 2 分钟。取仰卧位,提拿足三阴经,点按三阴交、太白各 2 分钟。

2. 肝肾阴虚型　取穴:肝俞、肾俞、膈俞、太冲、太溪、三阴交、绝骨。手法:取坐位,点按背部俞穴各 2 分钟。取仰卧位,提拿足三阴经,点按太冲、太溪、三阴交、绝骨各 2 分钟。

【临床报道参考】枸杞 250g 加乌鸡（1 000g 左右）,用文火煮熟,放入少量糖服用。给正常孕妇 190 例早期服用,无一例发现贫血;给轻度贫血孕妇 18 例服用 2 次,15 天后血象已恢复正常;给中度贫血者 6 例服用 2 次后,贫血症状均明显好转。[中国民间疗法,2000,8(9):47]

复血康冲剂（白参、白芍、黄芪、当归、山药、女贞子、大枣、升麻、鸡血藤、陈皮,将以上中药制成冲剂,每包 15g）治疗 37 例妊娠贫血患者,每次 15g,每日 3 次,饭前半小时开水 100~200ml 冲服,15 天为 1 个疗程。用药 1~2 个疗程,平均治疗 22.5 天。结果:显效 31 例,有效 5 例,无效 1 例。[河南医药信息,1997,5(1):40]

第二十二节　胎　萎　不　长

以妊娠子宫小于相应妊娠月份,胎儿存活而生长迟缓为主要表现的疾病,称胎萎不长。

【病因病机】

1. 气血虚弱　素体气血虚弱,或极烈的妊娠呕吐,胎漏下血,或患有慢性消耗性疾病,致气血虚弱而不能养胎,胎萎不长。

2. 肾虚 素体肾虚,孕后肾气更虚,胎元失养,而致胎萎不长。

3. 血寒 孕妇素体阳虚,或过贪生冷饮食而伐伤阳气,寒自内生,以致生化之机被遏,导致宫冷胎元萎缩、生长迟缓。

4. 血热 素体阳气偏盛,或平素情志内郁,或孕后情志过激令气郁化火,或饮食过用辛辣之物或过服暖宫药物而酿生内热,灼伤阴血,致胎元萎燥不长。

【临床表现】

1. 气血虚弱型 妊娠子宫明显小于相应妊娠月份,胎儿存活,孕妇面色少华,倦怠乏力,头晕目眩。舌质稍淡,苔薄白,脉细弱无力。

2. 肾虚型 妊娠子宫明显小于相应妊娠月份,胎儿存活,孕妇腰膝酸软,畏寒肢冷,小便频数,头晕耳鸣。舌淡,苔薄白,脉细。

3. 血寒型 妊娠子宫明显小于相应妊娠月份,胎儿存活,伴见腰腹冷痛,纳少便溏,或形寒畏冷,四肢不温。舌淡苔白,脉沉迟。

4. 血热型 妊娠子宫明显小于相应妊娠月份,胎儿存活,烦躁不安,口干喜饮,面唇红赤,溲黄便结,或五心烦热,潮热盗汗。舌红苔黄而干,脉细数。

【治疗】

（一）辨证组方

1. 补益气血 八珍汤加减:党参、黄芪、白术、茯苓、当归、白芍各 10g,熟地黄、桑椹各 12g,川芎 4.5g,炙甘草 6g,陈皮 5g,大枣 6 枚。

2. 益肾养胎 寿胎丸合白术散:桑寄生、续断、菟丝子、杜仲各 12g,白术、牡蛎各 10g,川芎 5g,川椒 3g。

3. 温经散寒 长胎白术散:白术、茯苓、阿胶、干地黄、川芎、川椒、牡蛎。

4. 滋阴清热 两地汤:生地黄、地骨皮、玄参、白芍、麦冬、阿胶。

（二）单方验方

滋肾育胎丸,每日 2 次,每次 8 粒。用于各型胎萎不长。

（三）饮食疗法

1. 红枣 10 枚,糯米适量,煮粥常服。

2. 鲤鱼约 33cm 长,煮 1 条,洗净,放盐及红枣,煮汤饮服。

（四）敷法

1. 补胎散 党参、白术、当归、枸杞、白芍、黄芪各 30g,甘草 10g,共研细末,水调敷于脐上,每日 1 换,直至病愈。适用于气血不足者。

2. 益肾补胎散 补骨脂、杜仲各 30g,菟丝子 15g,枸杞 20g,共研细末,水调涂敷于脐上,每日 1 换,直至病愈。适用于肾虚者。

（五）注射法

静脉注射:丹参注射液 15ml 加入低分子右旋糖酐 500ml 内静脉滴注,每日 1 次,每 7~10 日为 1 个疗程。通过改善血液黏稠度,疏通微循环,促使胎儿发育。有出血倾向者慎用。

【预防】孕前注意积极治疗疾病,改善体质,增进健康。妊娠期间要预防先兆流产,治疗纠正妊娠恶阻,预防感冒,勿服对胎儿不利的药物,促进食欲,多食富含营养的食物。

【临床报道参考】辨证治疗胎萎不长 40 例,其中合并贫血 34 人,子宫肌瘤 1 人,甲状腺功能亢进 1 人,妊娠肝损伤 2 人。药用当归、白术、乌药、川芎、黄芩,随症加减,每日 1 剂,连服 7 天为 1 个疗程。结果:痊愈(治疗 6 个疗程,新生儿出生体重大于或等于 2 500g)39 例,无效 1 例。(《男女科病千首妙方》)

第二十三节　胎位不正

胎位不正指妊娠后期、胎位异常者。中医学有"横产""倒产""偏产"等记载,在分娩之前采取的治疗,就是该节讨论的内容。

【病因病机】体质虚弱:气血不足,转胎无力,而致胎位不正。

此外,子宫发育不良、骨盆狭小、盆腔有肿瘤、胎儿发育异常等因素,也可影响胎位不正的转位。

【治疗】

(一)辨证组方

益气养血转胎

(1)保产无忧方:当归 4.5g,川贝母 3g,黄芪 2.4g,白芍 4.5g,菟丝子 4.2g,厚朴 2.1g,艾叶 2.1g,荆芥穗 2.4g,枳壳 1.8g,川芎 3.9g,羌活 1.5g,甘草 1.5g。

(2)当归、白芍、党参、白术、黄芪各 9g,川芎、炙甘草各 4.5g,熟地黄、续断各 12g。

肝气郁滞型胎位不正,予柴芍正胎汤:白术、当归、黄芩、石斛各 12g,白芍 15g,柴胡、茯苓、炒枳壳、佛手各 9g。

脾气虚弱型胎位不正,予四君正胎汤:党参 18g,炙黄芪、莲子肉各 15g,白术、当归各 12g,茯苓、炒枳壳、大腹皮各 15g。

肾亏阴虚型胎位不正,予归芍地黄汤:怀山、菟丝子各 18g,当归、白芍、熟地黄、山茱萸、白术各 12g,泽泻、茯苓、杜仲、炒枳壳各 9g。[新中医,1983(3):30]

(二)单方验方

1. 车前子 9g,烘干研末和水 1 次送服。1 周后复查,如未成功隔 1 周后可再服 1 次,最多服 3 次。对妊娠 28~32 周胎位异常者可转正。

2. 桑寄生、菟丝子、续断各 30g,阿胶(烊冲)12g,厚朴 6g。适用于孕 7 个月至产前胎位不正者。

3. 生黄芪、荆芥、川贝母各 3g,当归 4.5g,羌活、甘草各 1.5g,生姜 3 片。

4. 矫胎丸　全当归 8g,紫苏叶 8g,枳实 8g,陈皮 8g,川芎 6g,生甘草 6g。共研细末,和匀。每次服 9g,每日服 2 次,温开水送服。10 天为 1 个疗程。

(三)敷法

1. 用适量鲜姜或大蒜捣烂成糊状,敷贴在命门、肾俞、三阴交、至阴,外用油纸盖好,胶布固定,于 2~3 日取下换敷,7 次为 1 个疗程。

2. 生姜适量,捣成泥状,分别贴敷双侧至阴,然后用塑料薄膜包裹,使姜泥始终保持潮湿状态,如干燥可重新更换,直到胎位转正为止。

(四)濡浴法

1. 白术、黄芩、茯苓各 20g,加水 2 000ml 煎上药,浸洗双足,每次 20 分钟。

2. 每晚用热水洗脚 1 次,洗时按压至阴。

（五）针刺法

1. 毫针　取穴：①少商、鱼际、尺泽；②少泽、后溪、腕骨；③隐白、太白、三阴交；④至阴、京骨、飞扬。方法：每次治疗，每组各选穴 1 个，毫针刺，用平补平泻法，中等刺激，留针 20~30 分钟，间歇运针，每日 1 次，10 次为 1 个疗程。习惯性早产及先兆子痫不宜采用此法。

2. 电针　取穴：至阴。方法：先用毫针刺入穴位，中度刺激，得气后接通电针仪，用连续波、密波形电流强刺激 10 分钟左右，隔日 1 次，3~5 次为 1 个疗程，并密切观察胎位是否转正。

3. 耳针　取穴：子宫、交感、脑点、肝、脾、肾。方法：用 28 号针捻转刺入穴位，留针 15~20 分钟，留针期间可做 2~3 次手法，每次只取 1 侧耳穴，双耳轮用，每日或隔日 1 次，10 次为 1 个疗程。

4. 激光针　取穴：双侧至阴。方法：用 G2-1 氦 - 氖纤维光针仪，波长 632.8nm，输出功率 2mW。每穴每次照射 10 分钟。

（六）灸法

1. 艾卷灸①　取穴：至阴、太白、隐白、三阴交。方法：每次选 2 个穴（双侧），取艾卷 2 支，点燃，双侧穴位同时施灸，每穴每次施灸 10~15 分钟，每日 1 次，5~7 次为 1 个疗程。

2. 艾卷灸②　取穴：隐白。方法：患者仰卧床上，松开裤带，艾卷点燃灸双侧隐白各 15 分钟。妊娠 7 个月使用时效果最佳。

3. 艾炷灸　取穴：至阴、三阴交、尺泽。方法：每次选用 1~2 个穴，选中艾炷放置穴位上点燃施灸，每穴每次施灸 3~5 壮，若患者稍感灼痛时立即去掉，另换 1 壮，以灸至局部皮肤红晕无灼伤、患者感到舒适为度。隔日 1 次，5~7 次为 1 个疗程。

4. 灯火灸法　取穴：至阴。方法：妊娠 8 个月后，用阴灯火灼灸至阴。左右双侧同时灸，每日施灸 1 次，每次灸 1~3 壮，灸 2~3 次后做胎位检查 1 次，灸至胎位转正后为止。注意事项：胎位转正后，切勿再灸，施灸后穴位局部涂上甲紫溶液药水，或普通消炎膏以防感染。

（七）耳穴压迫法

1. 取穴：子宫、交感、皮质下、肝、脾、腹等。方法：用王不留行胶布贴压，3~4 日 1 次，双耳交替。于饭后 30 分钟压，日行 3 次，每次按压 15 分钟，至胎位转正为止。适用于妊娠 7~8 个月胎位不正者。

2. 取穴：子宫、转胞（在子宫穴下面）。方法：用王不留行胶布贴压左耳子宫穴，再在右耳上贴压转胞穴。嘱孕妇自行按摩 100 次，按摩时，胎位为横位者取坐位，胎位为臀位者取臀高头低仰卧位，下肢屈曲，臀部抬高 20~30cm，或平卧。

（八）按摩法

1. 常规按摩　孕妇仰卧，膝关节屈曲，医者立于旁侧，先于患者腹部施掌揉法，待腹肌放松后，一手托腰，一手按于腹部施震荡法至腰腹部透热为度，再轻柔地点揉关元、气海、阴交、膻中；孕妇侧卧，医者以掌反复揉腰阳关、命门及双肾俞约 3 分钟，再点压至阴、三阴交、足三里。孕妇仰卧，医者一手按准胎头，一手按胎儿臀部并施以震荡法，再用按压法徐徐逆转直至胎位正常。术中注意胎儿心音变化，异常时停止治疗。

2. 足区按摩　取肾、生殖腺、子宫、肾上腺、脑垂体，以一手持脚，另一手半握拳，示指弯曲，以示指第 1 指间关节顶点施力，定点向深部按压 3~4 次。

（九）磁疗法

耳穴：交感、盆腔、子宫、脑点、肾。方法：用磁珠贴于耳穴处，每次取一侧耳穴施治，双耳轮用。4~5 次施治 1 次，每次贴 3~4 日后取下，换另一侧耳穴，5 次为 1 个疗程。

（十）熏法

孕妇取半仰卧位（仰坐在靠背椅上亦可），缓带自持，一下肢屈膝自然，下垂着地（膝略低于髋关节），另一下肢伸膝并低于髋关节 30° 左右，自然斜放（舒适为宜）。取艾条熏疗伸直膝之足 15~30 分钟，每日 1 次，左右足调换体位熏疗。熏疗时，孕妇感觉熏疗之足温烫舒适，宫内胎儿翻动增强、翻动次数增多者佳。

【临床报道参考】辨证组方治疗胎位不正 248 例，肝气郁滞型用白术、当归、黄芩、石斛各 12g，白芍 15g，柴胡、茯苓、炒枳壳、佛手各 9g，甘草 4.5g；脾气虚弱型用党参 18g，炙黄芪、莲子肉各 15g，白术、当归各 12g，茯苓、炒枳壳、大腹皮、建神曲各 9g，炒香附 6g，炙甘草 4.5g；肾阴亏虚型用山药、菟丝子各 18g，当归、白芍、熟地黄、山茱萸、白术各 12g，泽泻、茯苓、杜仲、炒枳壳各 9g。结果：服药 1~4 剂，矫正者 236 例。[新中医，1983（3）：30]

单方验方治疗胎位不正 68 例（见治疗·单方验方 1），转正率达 80%~90%。（《中医妇科临床药物手册》）

针刺治疗胎位不正，用氦 - 氖激光照射至阴，治疗 484 例，转胎成功率为 61.3%~92.5%。[中华理疗杂志，1983，6（3）：138]

灸法治疗胎位不正 510 例，每次灸至阴 10~15 分钟，每日 1 次，4 次为 1 个疗程（习惯性早产、先兆子痫禁用），总有效率初产达 88.5%，经产达 88.3%。孕 7~8 个月成功率较高，孕 9~10 个月成功率下降。[辽宁医药，1960（8）：39]

耳穴压迫法治疗胎位不正 413 例（见治疗·耳穴压迫法 1），矫正成功 344 例，其中 90% 以上为 8 天内矫正。（《疑难杂症秘验方》）

熏法治疗胎位不正 512 例（见治疗·熏法），结果治愈 510 例（经 1~7 次治疗），无效 2 例。[浙江中医学院学报，1985，9（2）：19]

第二十四节　妊　娠　瘙　痒

以妊娠期间出现皮肤发痒，甚则遍及全身为主要表现的疾病，称妊娠瘙痒。妊娠后期出现皮肤瘙痒，程度可轻可重，范围可以是局限性的，也可以是全身性的，部分患者还可伴有黄疸，此时该病又称妊娠合并肝内胆汁淤积症。

【病因病机】

1. 肝胆湿热　妊娠之后，肝失疏泄，脾失健运，水湿饮食内郁化热，熏蒸于肌肤，而致瘙痒。

2. 血虚生风　妊娠之后，血聚胞养胎，血虚生风，肌肤失养，则瘙痒不止。

3. 风热血热　素体阳盛，或过食辛热，风热血热郁于肌肤，发为瘙痒。

【临床表现】

1. 肝胆湿热型　妊娠期间全身瘙痒，口苦，溲黄，便结，食欲不振，或见黄疸。舌稍红，苔薄腻而黄，脉濡数。

2. 血虚生风型　妊娠期间全身瘙痒，入夜尤甚，皮肤枯燥，面色萎黄，爪甲少华。舌稍淡,苔薄白,脉细数。

3. 风热血热型　妊娠期间全身瘙痒难忍,搔抓后出血,继则痛痒,感风遇热后瘙痒加剧。便结口干,小便色黄。舌红,苔薄黄,脉浮数。

【治疗】

（一）辨证组方

1. 清肝胆湿热

（1）茵陈蒿汤加味（马氏方）：茵陈12g,茯苓12g,猪苓12g,白术12g,泽泻10g,白鲜皮10g,地肤子10g,苦参10g,僵蚕10g,蕲蛇10g,炒栀子10g,刺蒺藜10g。

（2）枳壳10g,炒白芍10g,柴胡10g,木香10g,制大黄6g,金钱草12g,茵陈蒿10g,炒黄芩6g,神曲10g,茯苓皮30g,郁金6g。

2. 养血息风　当归饮子加减：当归、生地黄、荆芥、防风、刺蒺藜各9g,川芎4.5g,白芍、熟地黄、何首乌各12g,黑芝麻20g。

3. 疏风凉血清热

（1）消风散加减：荆芥、防风、当归、知母、牛蒡子、石膏、火麻仁各9g,生地黄12g,牡丹皮8g,紫草10g。

（2）麻黄连翘赤小豆汤加减（马氏方）：连翘12g,炙麻黄5g,赤小豆15g,蝉蜕6g,牡丹皮10g,生地黄15g,生白芍10g,地肤子12g,白鲜皮15g,苍耳子10g,刺蒺藜10g,地骨皮12g,乌梢蛇12g。

（二）单方验方

1. 地肤子15g,煎水服,可止痒。

2. 白鲜皮30g,滑石20g,共研细末,每次2g,日服2次。

3. 精黄片（大黄醇提片,每片25g）3~8片,日3次,饭后口服,保持每日糊状大便2~3次。

（三）熏洗法

苦参30g,地肤子、蛇床子各16g,黄柏、蝉蜕各10g,水煎,先熏后洗,早晚各1次,每次15~20分钟,用于止痒。

（四）涂抹法

1. 三黄搽剂外搽,每日3次,止瘙痒。

2. 炉甘石洗剂涂抹局部,用于止痒。

【临床报道参考】　辨证组方治疗妊娠合并肝内胆汁淤积症34例,用复方犀角茵陈蒿汤〔水牛角（先煎）、绿豆、黑芝麻各30g,茵陈蒿、生薏苡仁各15g,鲜生地黄12g,牡丹皮、赤芍、鲜芦根、土茯苓、栀子、车前草各9g,防风3g〕,有效率为86%。（《中医妇科临床药物手册》）

用精黄片治疗妊娠合并肝内胆汁淤积症27例。7~10日为1个疗程。结果：痊愈6例,好转13例,无效8例。本品可降低转氨酶、血清碱性磷酸酶、血清结合胆酸、血清胆红素,改善瘙痒症状,减少羊水粪染。〔山东中医杂志,1993,12（1）:42〕

第二十五节　孕　痈

以妊娠期间合并肠痈为主要表现的疾病,称孕痈。本病与西医学的妊娠合并阑尾炎相同。

【病因病机】孕后寒温不适,饮食不节,劳力过度,或喜怒无常,以致脾虚气滞,运化失职,糟粕留滞,血气蕴结,化热为毒,蓄积成痈。

【临床表现】

1. 未成脓期　孕痈初起,上腹疼痛或绕脐疼痛,随而转至右下腹疼痛为甚,按之痛剧,身热恶寒,口渴引饮,大便秘结。舌红,苔黄,脉洪滑或滑数。

2. 成脓期　小腹疼痛益甚,身热渐减,腹皮拘急隆起,按之濡软,尿黄便结。舌苔黄腻,脉滑数。

【治疗】

(一) 分期论治

1. 清热化瘀　适用于未成脓期。

复元通气散加减:青皮、陈皮各 9g,瓜蒌仁、蒲公英各 20g,连翘、牡丹皮、赤芍各 10g,甘草 8g,金银花、紫花地丁各 15g。

2. 解毒排脓　适用于排脓期。

(1)排脓散加减:生黄芪、天花粉各 12g,当归 8g,金银花 15g,白芷、防风各 10g,川芎 6g,瓜蒌仁 20g,薏苡仁、蒲公英各 30g。

(2)薏苡仁汤加减:薏苡仁、瓜蒌仁、桃仁、牡丹皮、白芍、白芷、蒲公英、败酱草。

若痈脓溃破,必须中西医结合及时抢救。

(二) 单方验方

1. 白花地丁 15g,水煎服。

2. 马齿苋 60g,柳叶 15g,甘草 10g,水煎服。

3. 败酱草 15~120g,水煎服。

(三) 饮食疗法

1. 佛手玫瑰花饮　佛手 12g,玫瑰花 10g,败酱草 30g。加水 500ml 煎服,日 2 次。适用于气滞型阑尾炎。

2. 鹅肠菜鲜汁　新鲜鹅肠菜适量,甜酒少许。将鹅肠菜捣烂绞汁(干品水煎),去渣取汁,加入适量甜酒共服。每日 3 次,每次 50ml。适用于各型阑尾炎。

3. 冬瓜薏米煎　冬瓜 200g,薏苡仁 30g,白糖适量。共加水 500ml,煎汤代茶饮,每日 1 剂,连服 4~5 天。适用于湿热蕴结型。

(四) 敷法

1. 大田螺去壳,将其肉捣成烂泥,用荞麦面拌成糊,再捣和,摊于布上,贴在阑尾部,每日更换 2 次。

2. 侧柏叶、大黄各 6g,黄柏、薄荷、泽兰各 3g,共为细末,用蜜糖适量调成糊状,敷患部,药干即换。

3. 虎杖 25g,煅石膏 30g,冰片 1.5g。虎杖烘干,研为细末,与石膏粉、冰片共调均匀,再研 1 遍,用醋或水调成糊膏,垫 1 层纱布,敷右下腹阿是穴。每日至少敷 8 小时以上。药膏干后,再洒些醋或水,保持药膏湿润。适用于阑尾周围脓肿,伴局限性腹膜炎者。

4. 土大黄叶或全草(鲜品)切碎,捣烂成糊状,纱布包裹,敷右下腹阿是穴。适用于阑尾周围脓肿,伴局限性腹膜炎者。

5. 大蒜糊剂外敷 大蒜 60g,芒硝、大黄各 30g。先将大蒜、芒硝捣如泥状,敷腹部最痛处,2 小时后去药。再将已研为细粉的大黄用醋调成糊状,敷 6~8 小时,此为 1 个疗程。在敷药前,腹部皮肤应涂 1 层薄凡士林,以防烧伤。

（五）熨法

1. 芒硝 500g,研为细末,装入纱布袋内,压成饼状,敷右下腹阿是穴。药袋不时洒些温开水,使之经常保持湿润。连续敷 8 小时。每日 1~2 次。连敷数天。

2. 生大黄、生薏苡仁、败酱草、蒲公英各 30g,玄明粉、牡丹皮、冬瓜仁各 18g,紫花地丁、桃仁各 24g,乳香、没药各 10g,附子 1.5g,共入一纱布袋内,封袋口,置锅内加水 4 碗,文火煎 30 分钟,入白酒 25g,离火,乘温取出,略挤去水,敷痛处,每日数次,病愈止。适用于阑尾炎成脓期。

（六）薄贴法

1. 大青叶 90g,木芙蓉叶、生大黄、黄柏、黄连、五倍子、白矾、胆矾、铜绿、广丹、乳香、没药各 30g,研末;以香油 500g 加热,入少许花椒,煎焦去渣,加黄蜡（冬季 100g,夏季 150g）,稍冷却入药粉 300g,制成铁箍散软膏。浙贝母 125g,白芷、生大黄各 75g,木香 12g,研末后加入樟脑、冰片各 25g,麝香 3g,薄荷冰 12g;每 27g 药粉加入白凡士林 90g,制成止痛消炎膏。在 4 层纱布上先涂 1 层铁箍散软膏,其上再涂 1 层止痛消炎膏,厚约 0.3cm,敷于患处,日换 1 次。

2. 消炎散 木芙蓉叶、大黄、黄连、黄芩、黄柏、泽兰、冰片,共研细面,加黄酒调成糊状,摊于油纸上约 3~4mm 厚,清洁皮肤后,敷于麦氏点或包块突出部位,隔日 1 次或干后再敷。

（七）针刺法

1. 毫针 主穴:阑尾穴、足三里。配穴:恶心呕吐,加上脘、内关;发热,加曲池、尺泽。方法:每次选主穴 2~3 个,酌情选用配穴 1~2 个。

2. 耳针 取穴:阑尾、耳舟中段、新阑尾点（对耳轮耳腔缘,在臀与腰椎之间）。配穴:大肠、小肠、肩,发热加皮质下、耳轮,呕吐加耳迷根。方法:毫针刺,每次只取阑尾和耳舟中段压痛点,酌情选用配穴 1~2 个。刺激宜强,留针 30 分钟,其间间隔行针。每日 1~4 次。新阑尾点每日注入注射用水 0.2ml 左右,每日 2 次,耳轮穴用刺血法,每日 1 次。

3. 三棱针 取穴:①风市、足三里;②委阳、曲泽。方法:每次选一组穴,均用双侧,用三棱针点刺放血,每穴约 5~10ml,1~2 日 1 次。

（八）灸法

艾炷灸:穴取大敦、阿是穴（麦氏点）。方法:先用麦粒大艾炷灸双大敦各 5 壮,再用艾卷温和灸阿是穴 20~30 分钟,以皮肤红润,有高度热感并向内深入为度。每日 1~2 次,治疗期间用菊花或金银花代茶喝。

（九）拔罐法

取穴:阑尾穴、大横、阿是穴、关元。方法:患者仰卧,取口径 3cm 玻璃罐,用闪火法在右侧大横、关元、阿是穴和双侧阑尾穴拔 5~10 分钟,每日 2 次。发热明显时可加拔曲池。

（十）灌肠法

大黄（后下）、牡丹皮、桃仁各 12g,冬瓜仁 30g,芒硝 10g,煎取 200ml 做保留灌肠,使药液到达下段肠腔,每日 2 次,病愈为止。

（十一）注射法

1. 肌内注射 白花蛇舌草注射液每次 2~4ml,每日 4~8ml,病愈为止。

2. 穴位注射　用注射用水做双侧耳穴新阑尾点注射,每侧注入 0.2ml 左右。每日 2 次,体温降至正常,腹痛缓解后,改为每日 1 次。体温高者,可加曲池注射。病愈为止。

【预防】避免食入不洁和不易消化食物,避免暴饮暴食和进食后剧烈运动,预防肠道感染,驱除肠道寄生虫,清除机体感染病灶,养成规律的排便习惯。对有慢性阑尾炎病史者,注意饮食调护,饮食有节,防止复发。

【临床报道参考】蒲公英 90g,生大黄(后下)、厚朴各 15g。入院后 24 小时内服上方 2 剂,以后每日 1 剂,出院后继续服药 1 周。治疗妊娠期急性阑尾炎 17 例。结果:治愈 15 例,好转 1 例,死亡 1 例。平均住院 12 天。[中医杂志,1984,25(7):33]

金银花、连翘、紫花地丁、黄芩、蒲公英、白芷、牡丹皮、当归、枳壳、五灵脂各 30g,装纱布袋,用锅蒸 6~7 分钟,用毛巾包好,热敷右小腹,每日 3 次。本组 15 例妊娠合并急性阑尾炎,用 7~14 天,全部治愈。[中西医结合实用临床急救,1997(4):75]

阑尾通用方:取大血藤、虎杖、芒硝、大蒜,加水煮沸,稍冷却后,嘱患者仰卧,再以干净毛巾浸入药液中,浸透取出,轻拧至不滴药液为度,湿敷于右下腹,每隔 30 分钟换 1 次,可持续用 1~2 天。本方适用于各型阑尾炎。治疗 32 例,治愈 11 例,有效 18 例。(《实用中医药浴疗法》)

第二十六节　妊娠合并肝炎

妊娠期间伴发病毒性肝炎,是妊娠伴发肝疾患中最常见的一种,也是孕妇黄疸最常见的病因。中医学称本病为妊娠黄疸。

【病因病机】

1. 湿热蕴结　感受湿热之邪,郁而不达,蕴结熏蒸,而致本病。

2. 热毒炽盛　感受湿热之邪,郁久不化,热毒鸱张,或热入血府,神明失主。

【临床表现】

1. 湿热蕴结型　面目发黄,恶心呕吐,胸胁胃脘胀满作痛,大便秘结,小便黄赤。舌稍红,苔黄腻,脉弦数。

2. 热毒炽盛型　起病迅速,全身黄染,高热烦渴,胸腹胀满,恶心呕吐,大便闭结,甚或神昏谵语。舌红绛,苔黄燥,脉弦数。

【治疗】

(一) 辨证组方

1. 清热利湿　马氏方:茵陈蒿 12g,金钱草 12g,垂盆草 20g,鸡骨柴 15g,矮地茶 15g,神曲 10g,炒栀子 10g。

2. 清热解毒,凉血清心　犀角粉(冲服)、茵陈蒿各 15g,黄连 6g,升麻、栀子、大青叶、牡丹皮、郁金各 9g,连翘 10g,金钱草 20g,石菖蒲 5g,安宫牛黄丸 1 粒(研服)。(神昏谵语者服;犀角现用水牛角代,剂量适当调整)

(二) 单方验方

1. 鸭跖草全草 30~60g,水煎服。

2. 玉米须 100g,茵陈蒿 50g,栀子、广郁金各 25g,水煎服。

3. 茵陈蒿 30g,鲜白茅根 60g,浓煎去渣,加冰糖少许,服 3~5 次。

（三）饮食疗法

1. 大田螺 10~20 个,漂洗干净,取螺肉加入黄酒拌和,再加入清水炖熟,喝其汤,每日 1 次。

2. 黄花菜 30g,泥鳅 100g,共煮汤调味服食,每日 1 次,连服数日。

3. 紫茄子 1 000g,大米 150g。将茄子洗净,切碎,同大米共煮粥。

（四）敷法

1. 砂仁 30g,研为细末,过筛,然后与白矾 10g、白糖 50g、青背鲫鱼 1 条(连肠杂用)共捣一起,纱布包裹,贴神阙、至阳。盖以纱布,胶布固定。每日换 1 次。

2. 甜瓜蒂、秦艽各 100g,紫草、黄芩、丹参各 30g,铜绿 15g,冰片 6g。除甜瓜蒂、冰片另研外,余药混合研粉,再与甜瓜蒂、冰片合并过 60 目筛,装入 3cm×5cm 的薄膜塑料袋,每袋约 15g,密封备用。取温开水将脐内污垢洗净拭干,倒入药粉 0.15g 左右,用菱形胶布贴封,周围不可有空隙,每 48 小时换药 1 次。

（五）针刺法

1. 毫针　主穴:合谷、外关、阳陵泉、足三里、中封、阴陵泉。配穴:湿热熏蒸,加大椎、阳纲、太冲;热毒蕴郁,加劳宫、涌泉、十二井。方法:每次选主穴 1~2 个,配穴 2~3 个,用提插补泻法,先泻后补,每次留针 30 分钟,隔 10 分钟捻转 1 次,每日针治 1 次,2 周为 1 个疗程。

2. 三棱针　取穴:行间、胆俞。配穴:阳陵泉、足窍阴。方法:点刺出血 3~5 滴。

3. 耳针　取穴:肝、胆、脾、胃;食欲不振,加胰;肝区疼痛,加神门、皮质下;降转氨酶,加肝阳、耳尖。方法:针刺双耳穴,每次选用 4~6 穴,中等刺激,每日 1 次或隔日 1 次,留针 1 小时,10 日为 1 个疗程。

4. 电针　取穴:颈上穴为主穴。配穴:肝俞、期门、阳陵泉。方法:用电量因人而异,一般 1~3V,刺激 1~3 分钟。

5. 激光针　取穴:肝俞、胆俞、至阳、足三里、期门。方法:用氦 - 氖激光照射,波长 632.8nm,管长 50mm,功率 80mW,工作电流 4.5~6.5mA,光斑直径 0.4cm,治疗距离 1m。每次选用 2~3 穴,每穴照射 3~5 分钟,每日 1 次,左右侧穴位交替使用。20 次为 1 个疗程,疗程间隔 5 日。

（六）灸法

取穴:胆俞、肝俞、阴陵泉、太冲、内庭。方法:每日用艾炷灸 1~2 次,每穴灸 3~5 壮,每次 20~30 分钟。

（七）拔罐法

取穴:①大椎、肝俞、脾俞;②至阳、期门、胆俞。方法:刺络拔罐法。两组穴交替使用,每日 1 组,每日 1 次。

（八）吸入法

苦素丹(甜瓜蒌)烘干,研为细末,过筛,取 0.1g 分 6 包。先以 2 包深深吸入两鼻孔,隔40 分钟,清洁鼻腔;再吸入 2 包,每隔 40 分钟,清洁鼻腔;又吸入 2 包,共分 3 次吸完。间隔7~10 日,依上法,再吸 0.1g,以此类推,吸完 0.4g 为 1 个疗程。即先后共吸 4 次,大约间隔10 日。

（九）发疱法

紫皮大蒜 3~5 枚捣如泥,放玻璃皿内,倒扣于上臂三角肌上端皮肤上(相当于臂臑),再用绷带固定,24 小时取下。皮肤上出现水疱,常规消毒后用注射器吸出,涂 1% 甲紫溶液,加盖消毒纱布保护,胶布固定。一般 3~5 日愈合。每 2~3 周治疗 1 次。每 3 次为 1 个疗程。左右臂交替敷贴,一般不超过 2 个疗程。每次应稍偏离上次原瘢痕,一般应治疗 3 次。未满 3 次而肝功能恢复正常者,应停止治疗。

(十) 注射法

穴位注射:穴取足三里(双)、阳陵泉(双)。方法:每穴注入 0.5~1ml 蒸馏水。两穴交替使用,第 1 周每日 1 次,第 2 周隔日 1 次。患者仰卧,注射前沿足阳明胃经或足少阳胆经叩打 2~3 下,快速进出针;足三里出针时要按压针孔,而阳陵泉出针时不按压针孔,以少量出血为佳。

(十一) 耳穴压迫法

取穴:神门、肝、脾、胆,随症加减。方法:均用王不留行贴压,两耳交替,每周 2 次,5 次为 1 个疗程。

【预防】注意传染病的隔离、消毒及预防工作,注意个人的饮食卫生及防止输血等途径的交叉传染。疫苗预防也是很有效的措施。

【临床报道参考】用茵柏芩术汤(茵陈蒿、白茅根各 30g,岩柏、鸭跖草、半枝莲各 15g,黄芩 10g,焦白术、桑寄生各 12g)治疗妊娠期急性黄疸性肝炎 48 例,全部治愈,平均住院 20.6 日。用茵龙解毒汤(茵陈蒿、大青叶各 30g,龙胆、石菖蒲、犀角各 6g,焦栀子、黄柏、重楼、广郁金各 12g,酒大黄 8g)治疗妊娠急性重症黄疸性肝炎 4 例,治愈 3 例,死亡 1 例;亚急性重型 1 例,死亡。死亡原因系分娩时大出血,合并弥散性血管内凝血。(犀角现用水牛角代,剂量适当调整)[浙江中医杂志,1985(9):389]

第二十七节　围生期痔疾

围生期痔疾指妇女在围生期发生的痔疮疾患。围生期是妇女痔疮疾患的好发期与加重期。

【病因病机】

1. 气血阻滞　妊娠后期胎儿增大,气血受阻,阻滞下焦,大便努责,而致痔疾。

2. 湿热下注　妊娠之后,喜食酸辣,湿热下注,大便溏频,发为痔疾。

3. 血虚肠燥　妊娠或产后,阴血亏损,肠道失于濡养,大便努责,发为痔疾或促使加重。

4. 气血虚弱　妊娠或产后,气血虚弱,提摄乏力,常使痔疾加重。

【临床表现】大便时出血,或伴有块物脱出,血色鲜红,或觉肛门坠胀、瘙痒,或大便秘结,或小便困难,严重时局部肿痛,甚至面色㿠白,倦怠乏力。

【治疗】

(一) 辨证组方

1. 清热利湿,活血祛风,润燥　槐角、赤芍、泽泻、地榆、制大黄各 10g,瓜蒌仁、生地黄各 12g,黄柏、苍术各 6g,牡丹皮、防风各 4.5g。

2. 调补气血　党参、炙黄芪、焦白术、茯苓、当归、槐花炭各 10g,白芍、阿胶(烊冲)各 6g,熟地黄 12g,陈皮 4.5g,炙甘草 3g。

(二) 单方验方

1. 脏连丸,每次 6g,每日 2 次,吞服。

2. 槐角 15g,黄芩 12g,黄柏 10g,水煎服。

3. 鸡冠花、地榆各 15g,仙鹤草 6g,水煎服。

（三）饮食疗法

1. 何首乌鸡汤　何首乌 20g，老母鸡 1 只，盐少许。老母鸡(宰杀，去毛及内脏)洗净后，将何首乌装鸡腹内，加水适量，煮至肉烂，饮汤吃肉。

2. 瘦猪肉 100g，槐花 50g，加水共煎汤服食，每日 1 次。

3. 马齿苋 100g，猪大肠 1 段(均长 16cm)。将马齿苋切碎装入大肠内，两头扎好，蒸熟，每日晚饭煎 1 次吃完，连续服用。适宜产后 1 周内使用。

4. 桑椹 20~30g(鲜品 30~60g)，糯米 100g，冰糖 25g。将桑椹浸泡洗净，与糯米同煮成粥，入冰糖稍煮，每日分 2 次空腹食用，5~7 日为 1 个疗程。

（四）濯浴法(马氏方)

1. 苏叶 50g，水煎 2 次，合药液约 1 000ml，坐浴，不拘次数，每次 15 分钟。

2. 痔疮便血　白头翁 80g，水煎 3 次，合药液约 1 500ml，凉后坐浴，不拘次数，每次 15 分钟。

3. 石榴皮 50g，水煎 3 次，合药液约 1 500ml，凉后坐浴，不拘次数，每次 15 分钟。

4. 墨旱莲 50g，水煎 3 次，合药液约 1 500ml，凉后坐浴，不拘次数，每次 15 分钟。

5. 天葵子 100g，每次加水 1 000ml，煎取 500ml，连煎 3 次，合药液，凉后坐浴，不拘次数，每次 15 分钟。

（五）熏洗法

1. 鲜无花果 10 枚，加水适量，煎汤熏洗患处，每日 1~2 次，每日 1 剂。适用于外痔。

2. 韭菜根适量，煎汤趁热坐熏，每日 2 次。适用于外痔。

3. 当归、生地榆、大黄、黄柏各 30g，芒硝 60g。前 4 味煎沸，去渣取液，加入芒硝。坐浴熏洗，每晚 1 次。适用于外痔。

（六）涂抹法

1. 活河蚌 1 只，黄连粉 0.5g，冰片少许。将河蚌撬开，掺入黄连粉、冰片，放入碗内待其流出蚌水，用鸡毛扫涂患处，每日数次。

2. 海螵蛸研成细末，用生麻油调成膏状，涂于患处，每日早晚各 1 次。适用于外痔。

3. 先以皂角刺烟熏之，后以鹅胆汁，调白芷末适量涂于患处。适用于外痔。

（七）敷法

1. 田螺 3 个，地龙 20g，木芙蓉叶 12g，石菖蒲 3g。将药物研细末，调拌蜂蜜或鸡蛋清，外敷贴患处。每日 1 次，3 日 1 个疗程。适用于外痔。

2. 黄柏 15g，冰片、雄黄各 3g，白矾 30g，研细末，调开水敷患处。适用于外痔。

3. 调胃承气汤(大黄 10g，玄明粉 10g，生甘草 10g)加槐花 20g，每剂水煎后用纱布浸，局部湿敷，不拘时。

（八）罨法

芒硝 30g，开水冲入溶化，用毛巾蘸药汁，乘热罨患处，每日 1~2 次。

（九）扑粉法

1. 大鳖头 1 个，火煅为末，扑撒于痔上。适用于外痔。

2. 枯矾粉外扑，适用于外痔。

（十）热烘法

天花粉、儿茶、冰片各 10g。将天花粉、儿茶研细，再加入冰片共研混匀，然后将药末均匀地撒在一张纸上,上面盖 1 层纱布并置于热炕上;患者裸露臀部,坐在上面,使肛门会阴部紧贴纱布热烘。可用于产后痔疮。

(十一) 插入法

地龙 20g,蜣螂 6 个,荆芥穗 30g。上药捣烂,或研细末,溶入黄蜡 30g 成形,插入肛门中上下滑动。每日数次,病愈为止。用于产后内痔。

(十二) 针刺法

1. 毫针　取穴:承山、长强、百会、肾俞、大肠俞、气海、膀胱俞、三阴交、命门、委中、会阴,配合应用。方法:用捻转提插手法。适用于产后痔疮。

2. 三棱针　在大肠俞用三棱针向内深刺挑出白色纤维样物,挑后消毒贴上布,每次 1 穴,3~5 日再挑另一侧。一般挑 2 次即可见效。适用于产后患者。

3. 耳针　取穴:直肠下段、大肠、皮质下、脾、肾上腺。方法:每次选 2~3 穴,留针 20~30 分钟,每日 1 次。

(十三) 灸法

取穴:长强、腰阳关、次髎、外痔疮面。方法:先在外痔疮面用艾炷隔姜灸 5~10 壮,以痔疮焮红、流水为宜,余穴针刺后不留针,用艾条灸 5~10 分钟。

(十四) 割治法

暴露上唇系带,局部消毒。在系带中部有米粒状突起处或系带颜色变红者,用手术刀迅速做 0.3~0.5cm 半月形切除,随即以消毒棉球压迫止血。

(十五) 埋法

取穴:关元俞透大肠俞、承山。方法:两侧同时埋入羊肠线,20~30 日埋 1 次。

(十六) 烙法

在外痔局部先用火铍针迅速烙割,然后以火锓针烙熨修补,可强化痔疮的止血。

(十七) 注射法

体穴:长强、白环俞、承山;耳穴:直肠下段、脾、肾上腺。方法:用维生素 B_1 100mg/2ml,耳穴每穴注入 0.1ml,余药注入体穴。隔日 1 次。

【预防】平时注意饮食,多食水果蔬菜,不吃刺激性食物,保持大便通畅。

【临床报道参考】凡单纯内痔出血及痔核脱出但能自行回复者,均采用复方脏连丸(地榆炭、黄连、黄芩、防风、生大黄、荆芥炭各 150g,生槐米、火麻仁、生地黄各 250g,猪大肠 5 付。蜜丸如梧桐子大),每日 2 次,每次 5g,口服。如痔核脱出不能恢复,或合并血栓性外痔及肛裂者,则加熏洗方(金银花、炒黄柏、苦参、漏芦、瓦花各 30g,芒硝 15g 分溶,上药煎汤熏洗,每日 2 次,每次 15 分钟)。共治疗围生期痔疮患者 47 例,其中妊娠期患者 34 例,产后患病者 13 例。结果:经治疗 1 个疗程痊愈(疼痛、出血及脱垂等症状消失)者 12 例,2~3 个疗程痊愈者 18 例,好转(疼痛消失,偶有脱垂及出血)14 例,无效(无明显改善)3 例。［江苏中医杂志,1986(2):35］

第二十八节　异 位 妊 娠

以受精卵在子宫体腔以外着床发育为主要表现的疾病,称异位妊娠。按临床表现,本病属中医学"妊娠腹痛""厥脱""癥瘕""崩漏"等范畴。

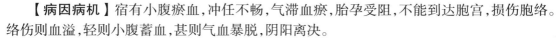

【病因病机】宿有小腹瘀血,冲任不畅,气滞血瘀,胎孕受阻,不能到达胞宫,损伤胞络。络伤则血溢,轻则小腹蓄血,甚则气血暴脱,阴阳离决。

【临床表现】

1. 休克型 突然下腹剧痛,拒按,面色苍白,四肢厥逆,冷汗淋漓,眼花眩晕,恶心呕吐,或烦躁不安,或神情淡漠。脉微欲绝,或细数无力。

2. 不稳定型 腹痛拒按,但逐渐减轻,或有少量阴道出血,色暗褐,脉细缓。

3. 包块型 腹痛减轻或逐渐消失,盆腔内有明显包块,下腹部轻微胀痛或压痛。舌质暗,苔薄,脉弦细。

【治疗】

(一) 辨证组方

1. 回阳固脱,活血化瘀 适用于休克型患者。

(1) 宫外孕Ⅰ号方加味:丹参、赤芍各15g,桃仁、人参、附子(先煎)各9g,五味子4.5g。

(2) 参附汤(人参、附子各6~9g),待休克纠正后,即服宫外孕Ⅰ号方(丹参、赤芍各15g,桃仁9g)。

2. 化瘀消癥,理气止痛 适用于不稳定型患者。

(1) 宫外孕Ⅰ号方(见上)。

(2) 丹参、乳香、没药、失笑散(包)各9g,赤芍15g,川楝子12g,参三七粉(吞)3g。

3. 活血化瘀,破坚散结 适用于包块型患者。

(1) 宫外孕Ⅱ号方加味:丹参、赤芍各15g,桃仁、三棱、莪术各9g,制乳香、制没药各4.5g。

(2) 丹石四物汤加失笑散:当归、熟地黄、牡丹皮、失笑散(包)各12g,赤芍15g,花蕊石(先煎)30g。

(3) 异位降血汤(马氏方):紫草20g,天花粉30g,蛇莓30g,三棱15g,莪术15g,半枝莲20g,白花蛇舌草20g,牡蛎30g,海藻20g,蜈蚣(研吞)4条,凤尾草20g,赤芍10g,露蜂房20g。(可以促使人绒毛膜促性腺激素水平下降)

(二) 单方验方

1. 红参粉或红参片3~6g吞服,治疗休克型宫外孕患者。

2. 丹参15g,赤芍、桃仁各10g,乳香、没药各6g。适用于包块型患者。

(三) 敷法

1. 樟脑6g,血竭、松香、银珠各9g,共研细末,加热成糊状,入麝香0.06g。趁热摊于布上,外敷患处。治疗宫外孕血肿包块,可促使其软化和吸收。

2. 虎杖50g,熟石膏30g,冰片5g,研末做成药饼,外敷患侧下腹部。适用于包块型宫外孕。

(四) 薄贴法

阿魏消痞膏外敷,帮助包块吸收。

(五) 熨法

1. 双柏散 侧柏叶、大黄各60g,黄柏、薄荷、泽兰各30g,共为细末,纱布包裹,蒸15分钟,趁热外敷,每日1~2次,10日为1个疗程。治疗包块型宫外孕。

2. 消癥散 千年健、追地风、川椒、羌活、独活、血竭、乳香、没药各60g,续断、五加皮、白芷、桑寄生、赤芍、当归尾各 120g，艾叶 500g，透骨草 250g，共研细末，每 250g 为 1 份，装入纱布袋中，蒸 15 分钟，趁热外敷患处。每日 1~2 次，10 日为 1 个疗程。适用于宫外孕包块表浅而界线清楚者。

3. 大枫子、木鳖子、铜绿各 15g，大枣（去核）10 个，混合均匀，一起研成细末，用纱布包好，置于下腹，外加热敷。适用于宫外孕包块期。

（六）灌肠法

1. 山羊血、桃仁、丹参、赤芍、延胡索各 15g，三棱、莪术、䗪虫各 9g。上药煎成150~200ml，保留灌肠。用于包块型宫外孕。

2. 紫草、天南星、天花粉各 30g，蜈蚣 2g，怀牛膝、桃仁、当归、三棱各 10g，丹参 15g，赤芍 12g。水煎上药，浓缩成 150ml，药温宜 30~40℃，每次药量 100~150ml，每日灌肠 1 次。在病情许可的条件下，如阴道流血不多，腹痛不甚明显时，可早晚各灌肠 1 次。经查尿妊娠试验阴性后，上方去天花粉、蜈蚣、紫草，酌加化瘀理气散结之品，如乳香、没药、王不留行、昆布、海藻、延胡索，使包块吸收消散。治疗包块型宫外孕。

（七）离子透入法

桃仁、丹参、蒲公英各 15g，鱼腥草、鸭跖草各 30g。上药浓煎 150~200ml，再加 1% 普鲁卡因溶液 10ml。用离子透入法或保留灌肠。

（八）注射法

1. 肌内注射　天花粉针先做皮试，观察 20 分钟无反应者，肌内注射试探剂量（注射用天花粉 0.2mg 或结晶天花粉 0.05mg）再观察 2 小时，如无反应可肌内注射天花粉 10mg 或结晶天花粉 2.4mg。如 1 周后尿人绒毛膜促性腺激素（HCG）无明显降低，可重复上述治疗1 次。

2. 宫腔或后穹窿注射　天花粉针剂 10mg，溶于生理盐水 30ml 内，做宫腔或后穹窿注射，每日或隔日 1 次，7 日为 1 个疗程。

【预防】输卵管妊娠的预防在于预防输卵管的损伤及感染，做好妇女保健工作，尽量减少盆腔感染。如有盆腔炎性疾病，应及早彻底治疗。对输卵管妊娠采用非手术疗法或保守性手术后，应继用中药活血化瘀，有利于血液吸收，预防粘连，促使炎症消退。

【临床报道参考】宫外孕方组成：①丹参 15g，赤芍 15g，桃仁 9g，水煎服；②丹参 15g，赤芍 15g，桃仁 9g，三棱 3~9g，莪术 3~6g，水煎服。辨证加减：便秘腹胀，必须疏通肠胃，属实热者，加大黄、芒硝各 9g，厚朴、枳实各 3~9g；属寒实者，加九种心痛丸（附子 9g，高丽参 3g，干姜 3g，吴茱萸 3g，狼毒 2g，巴豆霜 3g），厚朴、枳实各 3~9g；寒热夹实者，加大黄、芒硝、肉桂各 3~9g，或肉桂、厚朴、枳实各 3~9g。临床疗效：本方治疗 600 例，近期治愈 15 天内 75 例，30 天内 279 例，60 天内 531 例。（《中国中医秘方大全》）

活络效灵汤（丹参 15g，赤芍 12g，桃仁 12g，乳香 10g，没药 15g，金银花 15g，蒲公英15g。腹痛甚，加延胡索 12g、蒲黄 10g、五灵脂 10g；消包块，加三棱 10g、莪术 10g、夏枯草20g；肛门坠胀，加黄芪 20g；防止肠粘连，加厚朴 12g、广木香 10g；大便干结，加大黄 10g；补气血，加当归 15g、山药 10g）治疗 43 例（34 例属于包块型，9 例属于不稳定型），治愈 26 例，好转 16 例，1 例无效改手术。（《中国中医秘方大全》）

胶艾参附理冲汤〔①红参 5g，制附片 5g（先煎 20 分钟），艾叶 9g，延胡索 9g，贯众炭 9g，阿胶 12g，当归 12g，白芍 12g，生地黄 12g，川芎 3g，炙甘草 6g，三七粉 6g，荆芥炭 8g，制乳香

8g,制没药 8g,水煎服。②黄芪 15g,山药 15g,党参 10g,白术 10g,三棱 10g,莪术 10g,天花粉 9g,鸡内金 9g,知母 6g,水蛭 6g,水煎服]治疗 30 例,其中 5 例急性期、10 例亚急性期、15 例稳定期,治愈 29 例。服药后 2~4 天腹痛逐渐减轻,10~15 天腹痛完全消失,而包块在 1~2 个月内均消失。(《中国中医秘方大全》)

单方治疗宫外孕 28 例,其中休克型 18 例予以补液,必要时输血,同时服用断血流制剂,每日 3 次,日用量为生药 15~16g,绝对卧床休息;包块型每日服药 3 次,日用量为生药 10~12g,一般服药 10 日左右,且包块形成后,每晚服液体石蜡 30ml 或 10ml,日 2 次。28 例均未经手术而痊愈,随访未见并发症发生。(《中医妇科学》)

注射法治疗宫外孕 71 例(见治疗·注射法 1),为非急性大出血患者,有效 61 例,无效 10 例行手术治疗。[上海医学,1988,11(6):237]

第二十九节　胎 死 不 下

以胎死胞中,超过孕 20 周,不能自行产出为主要表现的疾病,称胎死不下。本病与西医学的稽留流产(又称过期流产)相似。

【病因病机】

1. 气血虚弱　孕妇素体气血不足,胎儿失养,遂致胎死母腹。其胎虽死,因于气虚失运,血虚不润之故,而致胎死不下。

2. 湿阻气滞　孕后脾湿内困,气机阻滞,胎儿失养,亡于胞中。因运行不畅,故胎死不下。

3. 血瘀气滞　孕后跌仆闪挫,或举重提挈所伤,致胎死腹中。因血瘀气滞,致胎死不下。

【临床表现】

1. 气血虚弱型　胎死腹中不下,小腹冷感,或见阴中流出赤豆汁样分泌物,精神疲倦,面色黄白,纳呆,口出臭气。舌淡青,脉弦涩无力。

2. 湿阻气滞型　胎死腹中,小腹胀满,大便难下,小便不利,纳欠口臭。舌质青,苔白腻滑,脉涩。

3. 血瘀气滞型　偏于气滞者,见胎死不下,小腹冷或下流黏腻黄汁,腹满胀痛,胸闷呕恶;舌暗淡,苔白厚腻,脉弦缓。偏于血瘀者,见胎死不下,阴道流紫黑色血液,口气恶臭或临产胎死腹中,腰腹胀急,胸满喘闷,面色青暗;唇舌暗,脉沉涩。

【治疗】

(一)辨证组方

1. 益气养血下胎

(1)救母丹:人参、益母草、川芎各 15g,当归 30g,荆芥穗(炒黑)5g,赤石脂 2g。

(2)疗儿散:人参一两(30g),当归(酒洗)二两(60g),川牛膝五钱(15g),乳香(去油)二钱(6g),鬼臼(研,水飞)三钱(9g)。

2. 行气化湿下胎　平胃散加味:厚朴、芒硝各 30g,陈皮、苍术各 15g,甘草 3g。

3. 活血化瘀下胎　脱花煎加减:当归 25g,川芎、芒硝(冲服)各 12g,肉桂、红花各 6g,川牛膝、车前子各 10g,黄酒为引。

（二）辨病论治

1. 佛手散缓下。

2. 平胃散加芒硝峻下。

（三）单方验方

1. 乌金散,用于寒者。

2. 芒硝半两(15g),研细,以温童便调服,用于有热者。

3. 猪脂、白蜜、醇酒合煎温服,用于干涩胎死不下。

4. 黄葵花,焙,研末,红花酒下 6g。

（四）饮食疗法

黑豆 90g,米醋煮浓汁服。

（五）敷法

1. 取阿魏研末 0.5g,纳入脐孔中。另将人参、当归、川芎各 15g,牛膝、车前子、龟甲、益母草各 12g,共为细末,取 15g 再填入脐中,纱布覆盖固定。嘱产妇闭目静卧,约 1~2 小时死胎即可娩下。适用于气虚血瘀型胎死不下。

2. 研麝香取 0.15g 填入脐孔中,另将苍术、厚朴、陈皮、甘草各 15g,芒硝 14g,肉桂 10g 共研细末,取 15g 再填入脐中,纱布覆盖固定。并嘱产妇闭目静卧,约 1 小时死胎即可娩下。适用于痰湿阻滞型胎死不下。

3. 生寒水石、煅寒水石各 60g,混合研为细末;次将硼砂研末,与寒水石末拌匀,取药 5g,水调成糊状,贴于脐孔,纱布覆盖固定。嘱产妇闭目静卧,历半天死胎即下。如未下,再如法贴药至死胎娩下为止。适用于痰热型胎死不下。贴药后令患者吃热粥 1 碗,以助药力。

4. 蓖麻子 3 粒,巴豆 4 粒,研细,入麝香少许,贴脐心上。

（六）熨法

1. 取蚁封土适量,炒后囊盛熨心下。

2. 用醋炒黄牛粪,炒大热后用布包好,熨于脐部。

（七）涂抹法

1. 附子 1 个,研细末,用醋调涂母体右足。

2. 乌鸡(去毛)1 只,以水 3 000ml,煮至 1 500ml,去鸡,用帛蘸汁摩脐下。

（八）吸入法

皂荚子 150g,米醋 1 330ml(多年为佳),用瓶盛,文火煨令通热,用纸盖瓶口,置于妇人面前,打破纸取气,熏少时死胎即下。

（九）针刺法

1. 毫针① 取穴:胞门、子户。方法:强刺激。一般 1 次就有宫缩,2 次可引下死胎。

2. 毫针② 取穴:合谷、三阴交、水道。方法:轻刺合谷,重刺三阴交,使针感放散到下腹部,或强刺激双侧水道,每日针 2 次,连续 1~3 日。

3. 电针 主穴:合谷、三阴交。配穴:关元、阴陵泉。方法:轻刺合谷,重刺三阴交,使针感放射到下腹部,每日可针 2 次,连续针 1~3 日,接上电针通电。

（十）灸法

1. 艾炷灸 取穴:神阙。方法:在穴上平铺 1 层食盐,将艾炷置于其上,灸 3~7 壮。一般用 3 壮,产道不断出血者用 7 壮。

2. 药线灸　取穴：归来、中极、阴谷、里内庭。用药线点灸，于 40 分钟内施灸 3 次。

（十一）塞法

天花粉 1g，猪牙皂粉 0.5g，加水调成糊状，纱布包扎，放入阴道后穹窿处，24 小时后能使死胎等自然排出。

（十二）插宫法

1. 取新鲜土牛膝根（须选白色的，红色的无效），长 7cm 左右，洗净，刮去粗皮，一端削成圆锥状，尾部扎丝线 1 根，用高压或 75% 乙醇溶液浸泡消毒。外阴及子宫颈口常规消毒后，将土牛膝根轻轻插入子宫颈，再以消毒纱布塞入阴道，以防牛膝脱出。亦可用鲜土牛膝 5g 捣烂取汁，以消毒纱布浸湿，卷成条状，用无菌塑料纸包好，针刺若干小孔（便于药汁渗出），然后按上法插入子宫颈内。一般 12~24 小时内即可发生效果。土牛膝根待流产时自行排出。如 24 小时仍未生效，应取出，另取新鲜者插入。药物反应有轻度体温升高，流产后即可降至正常。但使用时必须严格消毒，注意操作，防止感染及子宫颈外伤。

2. 用鲜了哥王根，长 8cm，直径 0.5~0.8cm，去粗皮留 2 层皮，高压消毒后，慢慢插进子宫颈内口上，24~36 小时未见胎儿排出应取出了哥王，观察 1~2 日无特殊情况可第 2 次插入。

（十三）注射法

肌内注射：取注射用天花粉，先用无菌生理盐水将其稀释至每毫升含 2μg 的浓度，取 0.05ml 注射于前臂屈侧皮内，20 分钟后观察皮试结果，如果为阴性可深部肌内注射 0.2mg 天花粉做试探试验，观察 2 小时如无反应，即可深部肌内注射 5~8mg。

【临床报道参考】辨证组方治疗胎死不下 80 例，妊娠时间为 11 天至 10 个月不等，药用脱花煎加减（见治疗·辨证组方 3）。结果：堕胎成功者 65 例，配合钳刮者 15 例。排出死胎时间 1~3 天者 29 例，4~12 天者 46 例，14 天以上者 5 例。（《男女科病千首妙方》）

塞法治疗胎死不下（见治疗·塞法），治疗 147 例中期妊娠、死胎、过期流产、葡萄状胎块患者，成功率达 93.2%。有人认为会出现畏寒、发热、关节疼痛等副作用，需要注意。（《中药大辞典》）

插宫法治疗胎死不下，药用了哥王（见治疗·插宫法 2），观察 121 例，有效 106 例，失败 15 例，其中妊娠死胎引产成功率达 95%。胚胎排出时间最短 8 小时，最长 96 小时，平均 1.8 天。［新医学，1972（11）：15］

第四章
产后病

第一节　产后出血

胎儿娩出后 24 小时内出血量超过 400ml 者,称早期产后出血;产后 24 小时以后阴道大量出血者,称晚期产后出血,或产褥期出血。中医学称其为产后血崩。

【病因病机】

1. 气虚　素体虚弱,或分娩困难,元气受损,气虚不能摄血,致产后血崩。

2. 血热　素体阴虚,复因产后失血伤津,营阴愈亏,虚热内生;或产后过食辛燥助阳之品;或情怀不畅,肝郁化热,以致热伏冲任,迫血妄行,而致血海不固。

3. 感染邪毒　分娩时产伤出血,血室正开,若产时接生消毒不严,护理不慎,或产褥不洁,易导致邪毒乘虚直中胞宫,与余血浊液相结,热迫伤络,而致恶露量多不止。

4. 血瘀　分娩时胞衣滞留或残留,或寒邪入侵,血道瘀涩,瘀血阻滞,新血不得归经,致产后血崩。

5. 外伤　分娩过程中损伤产道,而致产后出血。

【临床表现】

1. 气虚型　产后出血如崩,色鲜红或淡红,质稀。神疲气短,头晕目花,面色苍白,心悸烦闷,四肢不温,自汗。舌质淡,苔薄白,脉细数无力。

2. 血热型　产后恶露量多,过期不止,色红,质黏稠,或有臭气。面色潮红,口燥咽干。舌红少苔,脉虚细而数。

3. 感染邪毒型　恶露量多,色紫暗或混浊如败酱,臭秽,多伴发热,恶寒,下腹疼痛拒按,烦躁,口渴引饮,尿少色黄,便干,舌红苔黄,脉数有力。

4. 血瘀型　产后出血,量少或量多如崩,色紫有块。下腹疼痛拒按,常伴胎盘残留,腹痛拒按,血块排出后腹痛暂缓,胸闷气喘,神昏口噤。舌淡红,苔薄白,脉涩。

5. 外伤型　产后出血量多不止,检查排出胎盘完整,子宫收缩良好,但阴道检查发现有软产道损伤流血。

【治疗】

(一) 辨证组方

1. 益气摄血

(1)党参 30g,炙黄芪 15g,熟地黄 12g,阿胶(烊冲)、白芍、炮姜各 10g,淡附片 8g,当归

5g,川芎 4g。

(2) 补气解晕汤:人参、生黄芪、当归、黑荆芥、炮姜。

2. **清热止血** 两地汤合二至丸加味:生地黄 10g,玄参 10g,白芍 10g,阿胶 10g(烊冲)10g,地骨皮 10g,女贞子 15g,墨旱莲 15g。

3. **清热解毒,凉血止血** 五味消毒饮合失笑散加味:金银花 20g,野菊花 20g,紫花地丁 10g,天葵子 10g,蒲公英 20g,赤芍 10g,牡丹皮 10g,蒲黄 10g,五灵脂 10g。

4. **活血化瘀止血**

(1) 当归、桃仁各 8g,川芎 6g,炮姜 5g,益母草 15g,蒲黄炭、阿胶(烊冲)各 10g。

(2) 夺命散:没药、血竭末。二药等分为末,童便与料酒各半盏,煎一二沸,调下二钱(6g)。可加川芎、当归,活血行瘀。

5. **清热活血,化瘀止血** 适用于外伤型中见有感染发热者。有其他见症者,根据辨证用药。用药前先将产道损伤部位缝合好。

党参、黄芪各 10g,当归、牡丹皮、川芎、乌药各 9g,败酱草、蒲公英、仙鹤草各 30g,延胡索 12g,炮姜 5g。

(二) 单方验方

1. 人参 30g,水煎服。适用于血虚气脱者。

2. 人参 30g,附子 15g。适用于血虚气脱亡阳者。

3. 独行散 五灵脂(半生半炒)60g,为末,每服 6g,温酒调下。适用于血瘀者。

4. 三七粉,每次 2g,2~4 小时 1 次,血止停服。适用于血瘀者。

5. 云南白药,每次 0.2g,4 小时 1 次。适用于血瘀者。

(三) 饮食疗法

1. 阿胶五味子糊 阿胶 10g,五味子 10g,大米粉 30g。先将五味子水磨,加入阿胶、大米粉,煮成糊状服食。每天 1 次,连服数天。适用于阴血虚脱型。

2. 乌鸡蛋 3 个(去壳),醋、酒各 1 杯,三者搅匀煮成 1 杯,分 2 次服食。每日 1 剂,连服 5~7 剂。适用于血瘀者。

3. 母鸡 1 只(洗净),黄芪、党参各 30g,山药 50g,红枣 20 枚,一起放入盘中,加黄酒至药面,隔水蒸熟后去药渣,分数次服,连服 3~5 次。适用于气虚者。

4. 芹菜根 30g,水煎后,用其煎液冲鸡蛋 2 个服用。

(四) 敷法

百草霜,以热烧酒调匀,涂脐上。

(五) 针刺法

1. 毫针 主穴:三阴交、合谷。配穴:太冲、太溪。任选一侧。方法:捻针,弱刺激 30~40 分钟。

2. 电针 取穴:同上。方法:采用Ⅲ型间断波,强度以患者能耐受为度。

(六) 灸法

隔盐灸:在脐中穴填上少许食盐,取艾炷在其上施灸,每次灸 10 壮。

(七) 按摩法

1. 经腹按摩 用一手轻轻按摩子宫底,促使子宫收缩,或者一手在产妇耻骨联合上缘按压下腹中部,将子宫向上托起,不使其下降,另一手在子宫底部均匀、连续不断地按摩子宫,在按摩过程中,应间断用力挤压子宫,使积存在子宫腔内的血块能及时排出,以免影响宫缩。

2. 双合按摩　一手在腹部按摩子宫体后壁,另一手握拳置于阴道前穹窿压挤子宫前壁。

(八) 涂抹法

对产道损伤出血的患者,可用云南白药涂抹于创口。

【预防】加强产前检查,做好孕期保健。妊娠期如合并肝病、贫血、血液病,应及时调治,或住院待产,做好防治产后出血的准备。正确处理好分娩的 3 个产程,防止滞产,勿过早揉捏子宫或牵拉脐带。有产后出血倾向者,在胎盘娩出后,应常规给予宫缩剂,且胎盘娩出后要仔细检查胎盘与胎膜是否完整,对排出不完整者做及时处理。及时排空膀胱,以免影响子宫收缩。手术切口和软产道裂伤,应立即按解剖层次缝合和修补。整个产程中,产妇出血量多、伴神志异常者,应立即进行有关检查和监测,并采取相应抢救措施。产褥期禁止性生活。

第二节　恶露不绝

产后血性恶露持续 10 日以上仍淋沥不断者,称恶露不绝。

【病因病机】

1. 气虚　素体气虚,或产时失血耗气,正气益虚,冲任失固,不能摄血所致。

2. 血瘀　产时或产后气滞或受寒,气滞血瘀或寒凝血瘀阻塞胞脉,血溢脉外;或分娩时受到创伤,恶血内留,致新血不能循经。

3. 阴虚　素体阴血不足,复因产时失血,营阴亏耗,虚热内炽,胞脉受损。

4. 湿热　产后胞宫空虚,湿热邪毒乘虚而入,胞脉受损。

【临床表现】

1. 气虚型　恶露淋沥,过期不断,量多色淡,质稀无臭,面色㿠白,精神倦怠,小腹空坠。舌淡苔薄,脉缓弱。

2. 血瘀型　恶露淋沥,过期不止,色紫黑,有块,小腹疼痛拒按。舌质正常,或舌边紫暗、边尖有瘀点,脉涩。

3. 阴虚型　恶露淋沥,日久不止,量少色红,质黏稠,两颧潮红,五心烦热,口干咽燥。舌红少苔,脉细数。

4. 湿热型　恶露过期不止,量或多或少,紫红,质稠黏,或有血块,有臭气,小腹与腰骶部胀痛拒按。舌质红,苔白腻或黄腻,脉濡数。

【治疗】

(一) 辨证组方

1. 补气固冲止血

(1) 补中益气汤加减:党参、炙黄芪各 15g,白术、阿胶(烊冲)各 10g,枳壳 8g,升麻、当归、炙甘草各 5g,柴胡 4g,荆芥炭 8g。

(2) 圣愈汤加味:党参 15g,炙黄芪 12g,熟地黄、炒白芍、阿胶(烊冲)各 10g,当归 4g,川芎 3g,仙鹤草 20g。

2. 活血化瘀

(1)佛手散合失笑散：当归、蒲黄(包)各9g,川芎6g,五灵脂(包)12g。

(2)马氏方：川木通10g,荷叶15g,莲房12g,花蕊石15g,郁金10g,枳壳10g,蒲黄10g。

3. 养阴清热

(1)保阴煎加减：生地黄15g,白芍、续断、黄芩、黄柏、阿胶(烊冲)、牡丹皮各9g,山药、墨旱莲、海螵蛸、女贞子各12g,生甘草3g。

(2)清化饮合二至丸：白芍、麦冬、茯苓、黄芩、女贞子、石斛各9g,生地黄、墨旱莲各12g。

4. 清热化湿,理气祛瘀

(1)马氏方：马齿苋30g,贯众炭30g,地榆30g,槐花20g,冬瓜仁30g,土茯苓20g,萆薢10g,海螵蛸30g。

(2)银翘红酱解毒汤：金银花、大血藤各15g,连翘、炒栀子、赤芍、延胡索、川楝子各10g,败酱草12g,薏苡仁20g,牡丹皮、桃仁各8g,制乳没各3g。

(二) 单方验方

1. 益母草60g,红糖适量,用水煎服。

2. 荆芥炭9g,温酒送服。

3. 马齿苋30g,用水煎服。

4. 卷柏全草洗净、晒干,每次15g,开水浸泡后1次服。

(三) 饮食疗法

1. 参术黄芪粥　党参9g,黄芪15g,白术18g,粳米60g。先将前3味药煎汤30分钟后,再入粳米煮粥食用。每日1剂,服6~7天。适用于气虚型患者。

2. 胎盘炖鳖肉　胎盘1个,鳖肉120g,生油12g,精盐适量。将胎盘洗净,切成长宽各2cm;鳖肉切成长宽各2.5cm。将砂锅放在旺火上,倒入生油烧成八成熟,再倒入胎盘、鳖肉,速炒半分钟后,加入清水2碗稍烧片刻,一起装入钵内,然后上蒸笼用旺火蒸半小时,即可服食。一般服5~7次有效。适用于气虚型患者。

3. 山楂30g,红糖30g。山楂切片、晒干,加水750g,煎至山楂熟烂,加入红糖即可服用。一般服3~5次有效。适用于血瘀型患者。

4. 益母草鸡蛋糖水　益母草50g,鸡蛋9个,红糖适量。益母草与鸡蛋同煮,鸡蛋熟后去壳再煮片刻,加入红糖调味,吃蛋饮汤。每日1剂,连服5~7剂。适用于血瘀型患者。

5. 生地黄粥　生地黄50g,大米60g,共煮成粥,调味,食用。适用于阴虚血热型患者。

6. 二鲜汤　鲜荠菜30g,鲜藕片60g,生油15g。先将生油烧热,再将洗净的鲜荠菜、藕片放入炒熟,即可食用。适用于血热内扰型患者。

(四) 敷法

1. 当归、川芎、肉桂、炙甘草各15g,蒲黄、乳香、没药、五灵脂各7.5g,赤芍3g,共碾为细末,取药末约15~30g,与血竭末0.5g混合拌匀,加入热酒调和成厚膏,敷贴于脐孔上,覆盖固定。隔3日换药1次,至恶露干净停药。治疗产后恶露不绝,或有发热,腹中有包块,少腹疼痛拒按,属于血瘀型者。

2. 黄芪、党参、白术各15g,升麻、飞龙骨各10g,甘草6g,共研为细末,取15~30g,米醋调成糊状,敷贴于脐孔,覆盖固定,每日换药1次。适用于气虚型患者。

3. 附子、肉桂、母丁香各10g,五灵脂、蒲黄炭、茜草根炭各15g,共研细末,过筛,取

15~30g；以黄酒适量煮热，加入药末调和成厚膏。敷脐孔和子宫穴上，覆盖固定。每 3 日换药 1 次。适用于寒瘀型患者。

（五）薄贴法

1. 当归、川芎、黄芪、党参、白术、熟地黄、茯神、酸枣仁、柏子仁各 30g，半夏、陈皮、麦冬、甘草各 15g，桃仁、红花、炮姜各 6g，麻油 500g，黄丹 240g。上药除麻油、黄丹外，共装于一布袋中，封口，放于麻油中煎熬，待油煎至滴水成珠时，捞出药袋，下黄丹收膏，摊成膏药。用时取膏药 1 张，掺少许朱砂末，贴于心口。

2. 当归 64g，黑荆芥穗、党参、白术、熟地黄、黄芪、川芎、白芷、炒蒲黄、炒五灵脂各 32g，柴胡、升麻、陈皮各 15g，乌梅、炮姜各 10g，麻油熬，黄丹收膏，贴心口脐下。

（六）熨法

取吴茱萸适量，将其炒热，熨小腹部，每日 2 次。适用于产后恶露不净，发热，烦躁，或下腹有块疼痛者。

（七）针刺法

1. 毫针①　取穴：关元、足三里、三阴交。方法：补法，并灸。适用于气虚型患者。

2. 毫针②　取穴：气海、中极、血海、中都、阴谷。方法：补泻兼施。适用于血热型患者。

3. 毫针③　取穴：中极、石门、地机。方法：泻法，并可施灸。适用于瘀阻型患者。

4. 耳针　取穴：子宫、神门、交感、内分泌、脾、肝、肾、皮质下。方法：中等刺激，每日 1 次，每次选用 2~3 穴，留针 15~20 分钟。

5. 刺络法　合谷、大椎、十二井，用三棱针点刺出血，以使邪热外泄。

（八）灸法

1. 灯火灸①　取穴：三阴交、关元、隐白。方法：用明灯爆灸法，每日灸 1 次，每穴 1~2 壮，7 日 1 个疗程。适用于气虚宫缩不良引起的产后恶露不绝。

2. 灯火灸②　取穴：三阴交、曲池、隐白。方法：用明火爆灸法，每日灸 1 次，每穴 1~2 壮，7 日 1 个疗程。适用于血热宫缩不良引起的产后恶露不绝。

3. 灯火灸③　取穴：神阙、中极、血海、归来。方法：用明灯隔艾叶灸法，每日灸 1~2 次，每穴 1~3 壮，以恶露停止为度。适用于血瘀型产后恶露不绝。可促使子宫收缩，止血，效果颇佳。

4. 马氏经验　隔盐艾炷灸脐中穴，每次 7 壮。

（九）按摩法

1. 排空膀胱并按摩子宫底，治疗产后子宫收缩乏力出血。

2. 点穴　补隐白、三阴交、足三里、天枢、气海、肾俞、膈俞、脾俞、肝俞，泻合谷。有瘀血者，去天枢、气海。合谷用补法，三阴交用泻法。每穴平揉、压放各 100 次，隐白另加点打 100 次。手法须轻而缓。

（十）拔罐法

部位：第 1 腰椎至骶尾部脊柱中线及两侧膀胱经内侧循行线。方法：采用走罐法，至皮肤潮红，或用火罐密排罐，留罐 10~15 分钟，走罐；排罐后，在十七椎、肾俞、大肠俞、小肠俞等穴位各闪罐 5~6 次，每 1~2 日施术 1 次。若有恶寒发热，加配大椎施行刺罐法，一般 2 日见效，4~5 日而愈。适用于血瘀型产后恶露不绝。

（十一）注射法

肌内注射：马齿苋注射液每次 2ml 肌内注射。对剖宫产、刮宫取胎，可直接注射于子宫两侧或注入宫颈。

【预防】分娩过程中要严格遵守无菌操作,杜绝感染,注意检查胎盘胎膜是否完整,如发现不全时,应立即清理宫腔。加强产后护理,让产妇及时排空小便,注意患者卧位,应采取侧卧位,避免长期仰卧。如子宫已后屈,应侧膝胸卧式纠正。产褥期要保持外阴清洁,经常更换月经垫,勤换内裤,禁止盆浴,禁止性生活,以避免或减少感染的机会。注意产妇的营养与休息,增进产妇体质。

【临床报道参考】辨证组方治疗恶露不绝,用缩宫逐瘀汤(益母草、枳壳、焦山楂各20~40g,当归、川芎、桃仁、刘寄奴、重楼各9g,炮姜、甘草各4.5g)治疗50例,痊愈48例,有效1例,无效1例,平均服药3~4剂。(《中国中医秘方大全》)

用银黄汤(金银花炭15g,益母草15g,炒黄芩10g,炒牡丹皮10g,炒蒲黄10g,茜草10g,焦山楂10g,焦六曲10g,党参12g,贯众炭30g,大黄炭6g,水煎服)。5剂为1个疗程,最多2个疗程)治疗恶露不绝62例,其中治愈(药后血止)56例,好转(药后出血减少,或用药期间出血停止、停药后又出血)3例,无效(用药2个疗程后,出血无变化,甚至增多)3例。56例痊愈患者,服药最少2剂,最多10剂,平均5.5剂。(《中国中医秘方大全》)

隔盐艾炷灸脐中穴治疗恶露不绝108例,每次灸3~7壮,均获痊。(《疑难杂症秘验方》)

第三节 恶露不下

以分娩后恶露蓄积胞中,停留不下,或下亦甚少,小腹疼痛为主要表现的疾病,称恶露不下。本病又名血滞、产后血闭、产后血不下、产后血不去、恶露不行、恶露内停、血瘀恶露不来。

【病因病机】

1. 气血虚弱　素体脾虚,化源不足,产时亡血耗气,气血俱虚,无血可下。

2. 寒凝血瘀　产后脏腑伤动,风冷乘虚侵入,或伤于生冷,血为寒凝,恶露内停不下。

3. 气滞血瘀　多因产后情志不畅,血为气滞,以致恶露不下。

【临床表现】

1. 气血虚弱型　恶露量少或不下、色淡红,面色苍白或淡黄,头晕耳鸣,失寐心悸。舌淡白,脉虚细。治宜养血益气。

2. 寒凝血瘀型　恶露不下,或所下甚少,色紫暗,小腹冷痛拒按。舌紫暗,脉细涩。治宜温胞散寒。

3. 气滞血瘀型　恶露方行,忽然断绝,小腹胀痛,胸胁胀满,嗳气叹息。苔薄白,脉弦。治宜理气解郁,佐以和血。

【治疗】

(一) 辨证组方

1. 补气养血

(1)加减八珍汤:人参、白术、茯苓、炙甘草、当归、川芎、赤芍、熟地黄、延胡索、香附、姜、枣为引。

(2)加味圣愈汤:黄芪、党参、当归、赤芍、川芎、熟地黄、益母草、牛膝、丹参。

2. 温经散寒,活血化瘀

(1)黑神散:黑豆、熟地黄、当归、肉桂、干姜、炙甘草、芍药、蒲黄。

（2）起枕散：当归、赤芍、川芎、牡丹皮、肉桂、延胡索、蒲黄、五灵脂、没药、白芷。

3. 理气行滞，活血化瘀

（1）香艾芎归饮加味：香附、艾叶、延胡索、当归、川芎、桃仁、炮姜。

（2）通瘀煎加味：红花、当归尾、香附、木香、乌药、青皮、山楂、泽泻、益母草、丹参。

（二）单方验方

1. 胡椒 20g，黑砂糖 30g，加水 150ml，煎取 120ml，口服。适用于寒凝型患者。

2. 水蛭烧作灰，每服以牛膝酒调下一钱（3g）。适用于血瘀型患者。

3. 丹参散　丹参一味，晒干为末，酒服二钱（6g）。适用于血瘀型患者。

4. 用好墨醋淬末，以童便酒下。适用于血瘀型患者。

5. 藕汁饮　藕汁半盏，生地黄汁一盏，生姜三分，酒一盏。先煎地黄汁令沸，次下藕汁、生姜与酒，更煎三五沸，放温，时时饮之。

（三）饮食疗法

1. 红糖一钱（3g），茶叶少许。热黄酒冲服。

2. 赤小豆 1.5~2kg（微炒）。水煎，随意代茶饮。

3. 生藕捣汁，炖温服。

4. 山楂煎汤，砂糖调服。

（四）薄贴法

红花 6g，熟地黄、赤芍、煨莪术、全当归、炒蒲黄、陈黑豆、干姜、肉桂各 30g。麻油适量熬，黄丹收膏。取 30g 摊成膏药 1 张，贴丹田处。3 日一换，连用 3~5 日。适用于产后瘀血浊液聚于胞宫所致恶露不行。

（五）针刺法

1. 毫针

（1）取穴：中极、关元、气冲、地机。方法：以上诸穴，针灸并施，且腹部经穴要求向下传导。

（2）取穴：太冲、中极、气海、关元。方法：以上各穴，针刺用泻法。

（3）取穴：关元、血海、足三里、三阴交。方法：针灸并施，行补法，采用温针灸或配合艾条温和灸。

2. 耳针　取穴：子宫、肝、肾上腺、内分泌、卵巢、神门。方法：用中强刺激方法，每日 1 次，每次留针 20~30 分钟。亦可用王不留行粘压耳穴或用埋针的方法。

3. 皮肤针　取穴：上髎、中髎、次髎、下髎、关元、中极、三阴交。方法：重点叩打腰骶部、下腹部，每日 1~2 次，每次 30~40 分钟。

【预防】注意产后保暖，避免受寒，下腹部可做热敷以温通气血。保持心情舒畅，防止情志刺激。饮食宜清淡而有营养，忌生冷或辛辣、酸涩、油腻不易消化食物。鼓励产妇适当起床活动，卧亦宜取半卧位，有助于气血运行和胞宫余浊的排出。若因子宫位置过度后屈，可令患者取膝胸卧位，以改变子宫位置；若排尿困难，膀胱过度充盈，则应对症治疗。

【临床报道参考】复方益母草膏治疗产后恶露不下 216 例。临床资料：216 例均为住院病例，年龄在 23~39 岁，其中 23~25 岁 20 例，25~30 岁 151 例，30~39 岁 45 例；经阴道分娩 98 例，剖宫产 118 例。所有患者均有恶露不下或下量极少，小腹胀痛。治疗方法：①处方：益母草 3kg，当归 1.5kg，红花、木香各 1kg，醋延胡索 0.5kg，红糖适量。②制法：将上述药物一并加水煎煮 2 次,每次 2 小时,合并 2 次煎液,滤过,滤液浓缩成 1.25~1.21 密度的清膏,然后将红糖加热炒至全熔,按每 100g 清膏加入红糖 200g 混匀,浓缩至规定的相对密度,加入防腐剂,灌装,每瓶 120g,每次 20g,每日 2 次,口服,3 天为 1 个疗程。疗效标准:痊愈——用药 1 个疗程后,恶露排出较为顺畅,腹痛消失;好转——用药 1 个疗程后,恶露排出较为顺畅,腹痛减轻;无效——用药 1 个疗程后,症状无改善。治疗结果:痊愈 159 例,好转 55 例,无效 2 例。[陕西中医,2004,25(6):527]

第四节 胎 盘 滞 留

胎儿娩出后,胎盘经半小时仍不能自行排出,或已娩出的胎盘残缺不全,部分遗留在宫腔内,称胎盘滞留。本病与中医学的胞衣不下相同。

【病因病机】

1. 气虚 素体虚弱,元气不足,或因产程过长,用力过度,儿体既出,母已乏力,气虚不能送胞。

2. 血瘀 产时伤胞,败血不出,阻滞胞衣而不下。

【临床表现】

1. 气虚型 产后胞衣不下,下腹不痛不胀,阴道流血量多,头晕心悸,气短神疲,面色㿠白。舌淡苔薄,脉虚弱。

2. 血瘀型 产后胞衣不下,下腹胀急,疼痛拒按,甚或胸胁胀闷,面色紫暗。舌暗红,脉弦涩。

【治疗】

(一)辨证组方

1. 补气益血,佐以行瘀 加参生化汤:川芎 8g,当归 9g,炙甘草 6g,炮姜 5g,桃仁 10g,红参 8g。

2. 活血化瘀

(1)夺命丸合失笑散:牡丹皮 10g,桃仁 10g,茯苓 10g,赤芍 10g,肉桂 5g,蒲黄 10g,五灵脂 10g。

(2)王不留行散加味(马氏方):王不留行 10g,桑白皮 10g,甘草 6g,川椒 3g,黄芩 10g,干姜 5g,厚朴 10g,蒴藋 20g,益母草 30g,贯众 20g。

(二)单方验方

1. 鲜慈菇或茎叶洗净,切碎、捣烂、绞汁一小杯,用温黄酒半杯和服。

2. 鲜柞木根皮 60g,水煎 300ml,分 2 次服,间隔 1 小时。

(三)饮食疗法

1. 米醋 10g,鹌鹑蛋 1 个,先将蛋打破搅匀,米醋煮沸冲沏成蛋花服下。

2. 用小米粥送下海马粉 3g,小米粥内加红糖 1 匙。治疗体虚胞衣不下。

3. 山慈菇汁 30ml,对入粳米粥内,加红糖 1 匙。治疗产后气血虚,胞衣不下。

(四)敷法

1. 沉蕊散 花蕊石 2g,沉香 1g,共研末,酒调,敷贴人中 2 小时。

2. 大葱 3 根,用 2 碗水煎,然后捞出捣糊,敷于膝盖上用布包缠,再服葱水半碗。

3. 蓖麻子(去壳)14 粒,捣烂如膏,分别敷贴于脐中、涌泉(双)之上,覆盖固定,少倾胞衣即下。

4. 催衣膏　附子 15g,牡丹皮、干漆、大黄各 30g,碾成极细粉末,加米醋同煎成稠膏,取膏 30g 分作 2 份,分别敷于脐孔和关元上,覆盖固定,每日换药 1 次。

(五) 熨法

1. 因寒凝血滞胞衣不下者,用艾叶炒热熨少腹。

2. 黑豆 300g 放锅中炒爆,加入陈米醋 300~500ml 同煎煮数滚,待半干时将黑豆取出,装入袋中熨脐孔和脐下。

3. 红蓖麻叶 60~90g,捣烂酒炒封脐,药转冷后可再换药。

(六) 熏蒸法

1. 小白菜 500g(取间苗拔下之嫩小者,以阴干者为佳),加清水 3 000ml,煎数沸,先服用 500ml,剩余煎液倒入盆中,令产妇坐其上熏蒸。

2. 石灰 1 块,置于净盆中,以沸汤泼之,扶产妇蹲其中熏之。或以葱白适量,浓煎熏洗。

(七) 熏洗法

1. 川芎、当归各 60g,水煎熏洗外阴。

2. 黑豆 60g,熟地黄、赤芍、当归、甘草、炮姜、肉桂、附子各 30g,水煎熏洗外阴。

3. 以葱白浓煎汤熏洗下部。

(八) 噀面法

胞衣不下,及产后卒有别病欲狼狈,以水入醋少许,噀面,神效。

(九) 吹鼻法

皂角刺、细辛适量,研细末,取少许,吹鼻中取嚏,使产妇反复多次打喷嚏。适用于各型胞衣不下。

(十) 罨法

1. 生姜 200g,大葱 1 把,共捣烂煎水,贮于桶内,令产妇坐于上面,待热气熏蒸,外用热毛巾罨于小腹上。

2. 黑豆 1 500g,醋 2 000g。将上药放锅中煎数沸,布蘸煎汁罨脐腹,向下。

(十一) 针刺法

1. 双侧至阴,针 0.1~0.2 寸,刺激量逐渐增强,留针 5~10 分钟。

2. 气血虚弱,百会、关元、血海,先针后温针;气滞血瘀,合谷、三阴交、足三里、子宫穴,强刺激或用电针;膀胱充盈,百会、归来、关元、膀胱俞,先针后加艾温针。

3. 取穴:中极、三阴交。方法:先针后灸。

(十二) 灸法

1. 艾条灸　取穴:气海、关元、三阴交。方法:每穴用艾卷雀啄灸 10~15 分钟,多数患者可在灸治过程中出现宫缩,继而娩出胎盘。若第 1 次未成功,亦可隔 30 分钟后再施灸;若经 3 次施灸未成功,应采取综合措施。

2. 隔盐灸　取研细食盐适量,均匀地平铺于脐中,将绿豆大艾炷置于盐层中央点燃施灸。每次灸 3~7 壮。

3. 灯火灸　取穴:三阴交、关元,气虚加膻中、气海,气滞血瘀加血海、八髎、足三里,用明灯爆灸法,诸穴轮番使用,每穴 1 壮,直灸至胞衣娩出为止。

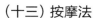

（十三）按摩法

寒凝血瘀者,取仰卧位,医者施用运运颤颤法,点按关元、气海、中极;施用提拿足三阴法,点按血海、三阴交。元气虚弱者,侧卧位,医者以拇指点按脾俞、肾俞。嘱患者仰卧,施用运运颤颤法,点按气海;施用提拿足三阳法,点按足三里。

（十四）吐法

令产妇衔自己发尾于口中,令呕哕,衣即下。

【预防】做好计划生育宣传教育,不应多次流产刮宫或流产后短期内即妊娠,以减少因子宫内膜缺损而发生植入胎盘的可能性。正确处理产程,尤其第三产程,防止宫缩欠佳或刺激子宫肌层。

【临床报道参考】辨证组方治疗产后胎膜残留及人工流产术后胎膜残留27例,药用当归15g,川芎、桃仁、益母草、怀牛膝、香附、穿山甲各10g,甘草3g。血瘀,腹痛甚,加蒲黄、五灵脂、延胡索、白芍;苔黄腻兼发热,加栀子、蒲公英、柴胡。结果:均获满意疗效。一般用药3~5剂,即有腹痛,出血量增多,继之出血量逐渐减少,腹痛减轻或消失。B超提示子宫正常。[甘肃中医,1994,7(3):39]

单方验方治疗胎盘残留10例,取蝉蜕20只,米酒30ml,将蝉蜕加水1碗半,煎至半碗,冲米酒内服,不会喝酒者,酒量可酌减,结果均愈。(《中医妇科临床药物手册》)

针刺治疗胎盘残留30例(见治疗·针刺法1),全部治愈,最快者3分钟内胎盘即娩出,慢者亦于10分钟内娩出。[山西中医,1988(4):14]

第五节 产 后 腹 痛

以产妇分娩后,小腹疼痛为主要表现的疾病,称产后腹痛。产后腹痛轻微,3~5日即可自然消失者,可不做处理。

【病因病机】

1. 血虚 产时失血较多,冲任胞脉空虚,血少气虚,运行无力,以致血行不畅,迟滞而痛。

2. 寒凝 产时或产后起居不慎,感寒饮冷,寒邪乘虚侵入,气血寒滞,运行不畅,凝涩而痛。

3. 血瘀 产后恶露不行,或行而不畅,瘀血阻滞胞脉作痛。

4. 湿热 产时或产后感受湿热之邪,湿热蕴结胞宫作痛。

5. 食滞 产后饮食不节,过进肥甘厚味,食滞中州,致令脘腹疼痛。

【临床表现】

1. 血虚型 产后小腹隐痛,喜按,头昏心悸,恶露量少、色淡。舌质淡红,苔薄,脉虚细。

2. 寒凝型 产后小腹冷痛,得热痛减,恶露量少、色紫暗、有块,面色青白,四肢不温,痛而欲呕。舌质暗淡,苔白,脉沉紧。

3. 血瘀型 恶露不绝、量少、色紫黑、有块,小腹疼痛拒按。舌质正常,或舌边紫,或舌紫暗、边尖有瘀点,脉涩。

4. 湿热型 恶露多或不多,血色鲜红或暗,或有臭气,或夹带下,下腹疼痛拒按。舌淡红,苔薄黄腻,脉细数。

5. 食滞型　脘腹胀痛,嗳腐吞酸。苔垢腻,脉滑数。

【治疗】

(一) 辨证组方

1. 养血和营止痛

(1) 当归生姜羊肉汤加味(马氏方):当归 15g,生姜 5 片,羊肉(水煎,代汤)100g,炙黄芪 20g,党参 20g,红糖 2 匙。

(2) 内补当归建中汤:当归 8g,肉桂 6g,芍药 6g,炙甘草 6g,生姜 5 片,大枣 6 枚,饴糖 (冲)30g。

2. 养血散寒,行瘀止痛

(1) 加减生化汤:川芎、当归、桂枝各 6g,炮姜 5g,炙甘草 5g,吴茱萸 3g,豆蔻 4g。

(2) 金铃子散:川楝子(去核)、小茴香、补骨脂、肉桂各一钱(3g),木香 6g 另研汁。姜引,水煎,入木香汁,食前热服。

3. 活血祛瘀

(1) 当归延胡索汤:当归尾、红花各 6g,延胡索、蒲黄、五灵脂、赤芍各 10g,肉桂 5g。

(2) 香桂丸加味:当归、焦山楂各 12g,川芎、木香、红花、炙甘草各 6g,肉桂、炮姜炭、吴茱萸各 3g。

4. 清利湿热

(1) 大血藤败酱散:大血藤、败酱草、乳香、没药、木香、延胡索、当归、赤芍药、薏苡仁、山楂。

(2) 大承气汤加味(马氏方):枳壳 10g,玄明粉(冲)6g,厚朴 10g,制大黄 6g,益母草 15g,川芎 10g,当归 10g,炙甘草 6g。

5. 和中消食　异功散加味:党参、白术、茯苓、陈皮、甘草、神曲、焦山楂、枳实。

(二) 单方验方

1. 童子益母草 60g,红糖 30g,煎汤代茶。

2. 焦山楂 12g,红糖 30g,生姜 3 片,泡水饮服。

3. 五灵脂(醋炒)60g,研细末,每服 10g,酒送服。

4. 老丝瓜(烧灰存性)1 个,煎酒冲服,亦可用红糖水冲服。

5. 血见愁五钱(15g)[鲜者用一两(30g)],水、酒各半煎服。

6. 黑金散　川芎、附子。水煎服。

7. 天仙藤散　天仙藤 15g,炒焦,为细末,每服 6g,用炒生姜、小便和细酒调下。

8. 败酱草五两(150g),水四升,煮二升。每服二合,日三服。治产后腹痛如锥刺。(古方,保持原貌)

9. 络石藤 60g,加水、黄酒各半煎服。

10. 续断 30g,防风 9g,煎服。适用于产后腹痛欲绝,脉浮弦,风入胞门者。

(三) 饮食疗法

1. 参芪炖鸡　红参 6g,黄芪 30g,小母鸡(约 500g)1 只。先将鸡宰好,去肠杂,洗净,与参芪同放炖盅内,放水适量,隔水炖熟,加入少许姜、葱、盐调味,分次服食。适用于血虚型。

2. 八宝鸡汤　党参、茯苓、炒白术各 10g,炙甘草 6g,熟地黄 15g,白芍 10g,当归 15g,川芎 7.5g,肥母鸡肉 500g,猪肉 1 500g,杂骨 1 500g,葱 100g,生姜 50g。适用于血虚型。

3. 三七炖鸡　三七 10g,子鸡(约 500g)1 只,姜、葱、盐少许。先宰好鸡,去内脏,洗净,与三七同放炖盅内,隔水炖至烂熟,加入姜、葱、盐调味。分次服食。适用于血瘀型。

4. 苏木 9g,青壳鸭蛋 2 个。先将鸭蛋连壳煮熟,去壳,与苏木同煮约 30 分钟,喝汤吃蛋,一般服 2~3 次有效。适用于血瘀型。

5. 红糖 30g,老姜 6g,水煎服。适用于寒凝型。

6. 玉米须 60g,加红糖 30g 煎服。

(四) 敷法

1. 党参、当归、川芎各 10g,甘草 6g,共研细末,每次取 10g,黄酒调成糊状,敷贴于脐部,覆盖固定,每日换药 1 次,直至病愈为止。适用于血虚型。

2. 猪牙皂 2.5g,细辛 1.5g,葱白 3 根,生姜 3 片。猪牙皂、细辛研为细末,葱白、生姜捣烂,四者调匀,用酒精调成糊状,敷于印堂或患处。可加温灸。适用于寒凝型产后小腹疼痛,恶露不下。

3. 当归、桂枝各 20g,生姜、川芎、乳香各 12g,桃仁 8g。将上药研末,或煎后取汁,调拌凡士林,或熬炼成膏剂,外敷小腹部。若气血虚弱,加敷腰眼、命门;瘀血内阻,加敷中脘、八髎。适用于血瘀型。

4. 蒲黄、炒五灵脂各等量,醋熬膏,敷下腹部,功效胜于内服。

(五) 熨法

1. 陈艾叶 1 000g,焙干,捣。铺脐上,以绢覆住,熨斗熨之。待口中艾气出,则痛自止。适用于寒凝型。

2. 苎麻根 120g,洗净,切极碎,用酒炒后,趁热敷于小腹。适用于血瘀型产后腹痛,小腹有硬块者。

3. 吴茱萸 15g,栀子、桃仁、沉香各 10g,共为细末,用酒调匀,加热后敷于小腹。适用于血瘀型。

(六) 热烘法

延胡索、附子、炮姜、肉桂各 10g,共为末,铺于小腹,盖上数层白布,再洒上 75% 乙醇溶液和醋,点燃,药布周围垫以空气橡皮圈。点燃后,如患者感到热痛时,即用棉垫轻压将火熄灭,约经 1 分钟后,把热水袋放在棉垫上保温,约隔 4~5 分钟,再加醋和 75% 乙醇溶液少许,重新点火,如此反复 5~6 次。每日治疗 1 次,10 日为 1 个疗程。适用于寒凝型。

(七) 涂抹法

1. 生化汤加减(川芎、当归、炙甘草、红花、炮姜)煎抹或炒熨。治疗产后血虚空腹痛。

2. 细辛 6g,高良姜、吴茱萸、肉桂、白芷、公丁香各 10g,荜茇 20g,乳没各 30g,共研末,放入瓶内,加白酒适量,密封浸泡 7 日后备用。治疗痛经、儿枕痛。用一小棉球蘸上药液少许放入脐中,再用一块约 8cm × 8cm 大小纱布(或止痛膏更好)密封固定,每日 2 次。

(八) 佩戴法

延胡索 30g,炮姜、附子各 15g,肉桂 12g,艾叶 10g,共研细末,白酒炒热,制成药带,缚于小腹部。适用于寒凝型。

(九) 针刺法

1. 毫针①　主穴:中极、三阴交。配穴:关元、足三里。方法:针刺用强刺激抑制手法,痛剧者留针 1~2 小时,也可留针 24 小时。每日 1 次,5~7 次为 1 个疗程。治疗产后腹痛。

2. 毫针②　　取穴：关元、气海、膈俞、三阴交、足三里。方法：针灸同施，针刺行补法。

3. 耳针①　　取穴：子宫、肾、皮质下、交感、神门。方法：用较强刺激间歇运针，至痛缓解。每日 1 次，5 次为 1 个疗程。

4. 耳针②　　取穴：子宫、交感、皮质下、脾、神门。方法：每次选 2~3 个穴，毫针中强度刺激，每 5 分钟捻转 1 次，留针 20~30 分钟。也可耳穴压丸或埋针。

5. 皮内针　　取穴：三阴交、腰阳关、上仙（在第 5 腰椎与骶椎之间）、阿是穴、肾俞。方法：以皮内针或 1 寸毫针，平刺入穴位皮内 2~5mm。可根据病情与效果留针 30 分钟至数小时，也可埋针 1~2 日。5 次为 1 个疗程。

6. 电针　　取穴：公孙、内关。气滞者加阳陵泉，寒湿较甚者加肾俞、腰阳关。方法：同时取双侧穴位，均接上电针仪，用断续波，中等频率，每日或隔日 1 次，每次 15~20 分钟。

7. 梅花针　　部位：小腹部任脉及双侧肾经循行线。方法：局部常规消毒，用梅花针从耻骨联合沿任脉及双侧肾经自下而上叩刺至脐下，先任脉，后两侧，以局部皮肤充血或轻度出血为度。隔日 1 次。

8. 皮内针　　取穴：三阴交、阳关、阿是穴、肾俞。方法：以皮内针或 1 寸毫针，平刺入穴位皮内 2~5cm。可根据病情与效果留针 30 分钟至数小时，也可埋针 1~2 日。

9. 激光针　　取穴：八髎。方法：用 4mW 氦 - 氖激光针，距离皮肤 1mm 左右，使其照射在一侧八髎上，每侧照射 10~20 分钟，每日 1 次，5 次 1 个疗程，疗程间隔 2~3 日。

10. 温针　　取穴：关元、足三里。方法：先用毫针针刺关元、足三里找到感传，用中等度刺激，疼痛缓解后留针。后在针柄上套一长 2cm 的艾卷（距皮肤约 1.5~2cm），从下方将艾卷点燃。

（十）灸法

1. 艾条灸　　取穴：关元。方法：用艾条温和灸，每次 5~10 分钟，每日灸 1~2 次。

2. 隔盐灸　　取穴：神阙。方法：取研细食盐适量，均匀地平铺于脐中，将绿豆大艾炷置于盐层中央点燃施灸。每次灸 3~7 壮，一般用 3 壮，如阴道不断出血可灸 7 壮。

3. 隔药灸　　葱 60g，姜汁 10g，细辛 4g，猪牙皂 3g，共捣烂，调鸡蛋清，敷患处，温灸。

（十一）按摩法

1. 常规按摩　　①推揉胸、背、腰、骶部各数分钟，继从长强捏脊至大椎处 5~7 次，捏脊过程中在大肠俞、肾俞、脾俞、肝俞、膈俞、肺俞处重提数次。②顺任脉路线摩揉胸部 3 分钟，按揉膻中、中脘、关元、肓俞、大横各 1 分钟。③揉捏下肢部 1 分钟，继以拇指按揉足三里、阴陵泉 3 分钟，随其呼吸按揉中脘、建里、神阙、中极、章门、天枢、腹结、子宫各半分钟。④揉腰背部 1 分钟，揉搓腰骶部以温热感透入腹部为度，揉按肝俞、三焦俞、次髎各 1 分钟。⑤掌推揉、捏拿下肢，按揉委中、阴陵泉、三阴交、太溪各 1 分钟。以上①～③法适用于血虚型；④⑤法适用于血瘀型。

2. 耳穴按摩　　取内生殖器、腹、肺、交感、皮质下、神门、脾等穴，施以掐、压手法强刺激 3 分钟，每日 3~5 次。

3. 点穴　　血虚型：患者仰卧，点揉并振颤中脘 2 分钟，用泻法；点揉气海、关元各 3 分钟，用补法；点揉足三里、三阴交各 2 分钟，用补法；然后使患者俯卧，依次点揉脾俞、膈俞、肓俞各 3 分钟，均用补法。血瘀型：患者俯卧，点揉肝俞、膈俞各 2 分钟，用泻法；点揉长强 1 分钟，用补法；掌揉八髎 3~5 分钟，以热透腹中为度。患者仰卧，点按章门 2 分钟，用泻法；

以振颤法点揉中脘、中极各 3 分钟,用泻法;点揉血海 2 分钟,用泻法;点揉太溪 2 分钟,用补法。寒凝型:患者仰卧,以振颤法点揉神阙、关元、气海各 2 分钟,用补法;点揉足三里 2 分钟,用补法;患者俯卧,点揉肾俞、命门、次髎各 3 分钟,用补法,以热透腹中为度。

(十二)拔罐法

取穴:关元、腰骶部两侧压痛点、足三里、归来。方法:采用单纯罐法或留针罐法。若小腹冷痛拒按,宜采用艾灸或姜艾灸罐法。留罐 10~15 分钟,每日 1 次。

(十三)灌肠法

莱菔子、大黄、厚朴、枳壳、大枣、黄芪、延胡索、五灵脂、干姜各 10g,番泻叶、杏仁、桔梗各 6g,夜交藤、马齿苋各 30g。上药煎 3 次,将煎液 500ml 装入盐水瓶,存放冰箱备用。术后 6 小时,用导尿管插入肛门约 16~20cm,取上述煎液 500ml,加入 5% 葡萄糖盐水 500ml、10% 葡萄糖注射液 500ml、50% 葡萄糖注射液 100ml、维生素 C 1g,加温至 38℃左右,取 120~160ml 缓慢灌入肠中,保留其尿管,每隔 2 小时灌肠 1 次,直至排气或排便为止。多数患者排气排便同时出现。适用于气滞证。

(十四)注射法

穴位注射 取穴:三阴交。方法:先用毫针针刺三阴交,得气后将针拔出,然后再将吸有 0.25% 普鲁卡因药液的注射针,按照毫针刺入的位置、方向和深度刺入,注入药液 2~3ml。一般每日 1 次,5 次为 1 个疗程。

(十五)刮痧法

刮腰阳关;点揉关元、中极;刮血海、足三里、三阴交。

【预防】产妇在分娩过程中或产后要注意保暖,防止受寒。不吃生冷食物和服用寒凉药物,不要过早服用滋补腻滞药物;对于产时失血过多、的确需要补养者,在辨清没有留瘀的前提下使用滋补药物。保持产妇心情舒畅。避免食量过多。要提高助产人员技术水平,防止分娩过程中的损伤及感染。

【临床报道参考】单方验方治疗产后腹痛 132 例,取青凡木 15g,加水 500ml,煎至 100~150ml,一次服完。结果:无效 2 例,好转 3 例,其余 127 例均于服药 30 分钟后痛止。(《男女科病千首妙方》)

针刺法治疗产后腹痛 404 例,配穴分"合谷、三阴交、支沟""中极、足三里""中极、关元""合谷、三阴交、关元、中极、足三里"等组,有效者 366 例。[中华妇产科杂志,1959(4):324]

艾卷温和灸法治疗产后腹痛 66 例,穴取关元,每次灸 5~10 分钟。结果:疼痛消失者 25 例,显著减轻者 32 例,无效 9 例。全组病例灸治次数最多 4 次。(《针灸医学验集》)

拔罐法治疗产后腹痛 44 例。有时兼针关元、足三里,一般一次即收效。有效 41 例。[福建中医药,1960(10):40]

穴位注射治疗产后腹痛 33 例,在三阴交穴位注射 0.25% 普鲁卡因溶液 2~3ml,一次治愈者 26 例。(《古今妇科针灸妙法大成》)

第六节 产后腰痛

产后出现以腰痛为主要表现的疾病,称产后腰痛。

【病因病机】

1. 肾虚　素体肾虚,多孕多堕,产时劳伤肾气,以致腰痛。

2. 败血阻络　产时损伤,瘀血停留胞宫,或恶露尚未排尽,过早食用滋补,瘀血阻滞胞脉,以致腰痛。

3. 风寒入侵　分娩之时,正值天寒,疏于保暖,或天气炎热,空调纳凉,风寒乘虚袭于经络,以致腰痛。

4. 湿热阻滞　分娩之时,感染湿热之邪,或食用湿热炙煿之品,湿热留滞胞脉,以致腰痛。

【临床表现】

1. 肾虚型　产后腰酸软空痛,甚或足跟亦痛,恶露量少,头晕耳鸣,两眼干涩。舌淡红,苔薄,脉沉细。

2. 败血阻络型　产后腰腿疼痛如锥刺,痛有定处,乍痛乍止,局部敲打之后疼痛稍缓。舌暗,脉弦涩。

3. 风寒入侵型　产后腰部冷痛,得热则减,痛无定处,遇阴冷则疼痛加剧。舌淡红,苔薄白,脉沉紧。

4. 湿热阻滞型　产后腰部胀痛,沉重下坠,带多色黄,下腹压痛,交接之后加重。舌稍红,苔薄黄,脉细数。

【治疗】

(一) 辨证组方

1. 滋肾养血　补肾地黄汤:熟地黄 12g,当归身 9g,炒杜仲 10g,独活 10g,肉桂 5g,续断 10g,生姜 3 片,大枣 5 枚。

2. 活血祛瘀

(1)身痛逐瘀汤:秦艽 6g,川芎 6g,桃仁 10g,红花 10g,甘草 6g,羌活 6g,没药 5g,当归 10g,炒五灵脂 6g,香附 6g,牛膝 10g,地龙 6g。

(2)五香连翘汤:木香、沉香、丁香、乳香、麝香、升麻、独活、桑寄生、连翘、木通各等分。上药为粗散,每服 15g,水二盏,入竹沥少许,搅停,去滓温服。适用于败血瘀久成痛者。

3. 养血祛风,温经止痛

(1)养荣壮肾汤:当归 6g,防风 10g,独活、肉桂、杜仲、续断、桑寄生各 12g,生姜 3 片。适用于肝肾虚,寒湿入侵者。

(2)甘姜苓术汤加味:甘草 6g,白术 10g,干姜 12g,茯苓 10g,独活 10g,桑寄生 15g,牛膝 15g。适用于寒湿入侵者。

4. 和血清湿热　当归芍药散加味(马氏方):当归 9g,川芎 6g,炒白芍 10g,炒白术 10g,茯苓 10g,泽泻 10g,败酱草 15g,蒲公英 15g,大血藤 20g,延胡索 10g,野荞麦根 15g,续断 12g。

(二) 单方验方

1. 二十五味珍珠丸,2 天 1 粒,于早晨空腹泡服;二十五味鬼臼丸,每天 1 次,一次 4 粒,于早饭后口服;十一味能消散,一次 1g;五味麝香丸,每天 1 次,一次 5 粒,于午饭后口服;如意珍宝丸,每天 1 次,一次 3 粒,于下午 4 点口服;四味藏木香汤散,一次 2g,每天 1 次,于晚饭后口服;三十五味沉香丸,每次 3 粒。30 天为 1 个疗程。

2. 二十五味槟榔丸,每天 1 次,每次 3 粒,于早饭后口服;八味主药散,每天 1 次,每次

1g,于午饭后口服;五味金色散与六味能消散,每天 1 次,每次 0.5g,均于下午 4 点口服;八味沉香散,每天 1 次,一次 1g,于晚饭后口服。30 天为 1 个疗程。

（三）饮食疗法

1. 杜仲羊肉汤　杜仲 15g,肉苁蓉 30g,枸杞 15g,党参 20g,当归 20g,生姜(切片)15g,羊肉(切成小块)250g,一起放入砂锅,加水炖至羊肉熟透后,吃肉喝汤。适用于肾虚者。

2. 当归山楂粥　先将当归 20g、川芎 10g、红花 6g、干姜 6g、生山楂 30g 放入砂锅中,加适量水,浓煎 40 分钟,去渣取汁,加入红糖适量备用;再将粳米 100g、大枣 4 枚、桃仁 15g 一起放入砂锅,加水用小火煨煮成稠粥,然后兑入前面的浓煎药汁,拌匀,稍煮开即成。分早晚 2 次服用。适用于败血阻络者。

3. 肉桂山药栗子粥　肉桂 10g,干姜 10g,白术 20g,甘草 6g,放入砂锅加水泡透,先煎 30 分钟滤出药汁,加水再煎 20 分钟后将药汁滤出。合并 2 次煎液,放在砂锅内,再放入山药 30g、茯苓 15g、去壳栗子 50g、糯米 50g,用文火炖烂成粥。不拘时喝,晚上睡觉前趁热喝一碗效果更好。适用于寒湿入侵者。

（四）濯浴法

中药浴足粉(当归 15g,川芎 15g,红花 10g,炮姜 10g,赤芍 15g,防风 10g,肉桂 10g)加热水或开水 2 500~3 000ml 倒入专制木质浴足盆内搅匀,产妇坐起,温度较高时将双足置于木架上熏蒸,待水温降至 39~42℃时屈膝使双足放于药水中,水须过足背,同时护士给予足部按摩,时间为 20~30 分钟,注意保持水温。2 周为 1 个疗程。

（五）温针灸法

方法:患者俯卧,取主穴腰眼(双)、肾俞(双)、阿是穴、委中(双)。配穴:寒湿明显者加腰阳关;肾虚者加命门,兼有瘀血者加三阴交(双)。用 30 号毫针快速进针捻转得气后,在针柄上插入 2cm 长艾条,针下垫布料 1 块,防艾灰落下烫伤皮肤。点燃艾条,待艾条燃尽,针柄不热时出针。每日 1 次,7 天为 1 个疗程。

（六）电针法

取穴:双侧肾俞、志室、大肠俞。操作:患者取俯卧位。选取直径为 0.35mm、长度为 50mm 的毫针,常规消毒后,刺入上述穴位,运针后使之得气。将 G6805-Ⅱ 型治疗仪的每孔导线的双极接在对称排列的毫针上,选用连续波,频率设置在 3 档,强度从 0 开始,由小到大,至患者自觉适可为度。持续时间为 25 分钟,每日 1 次,10 次为 1 个疗程。

（七）红外线照射法

将 1 对已经预热的红外线灯放在腰部上方,调节灯与皮肤间的距离,使患者觉得热而不烫。持续时间为 25 分钟,每日 1 次,10 次为 1 个疗程。

（八）按摩法

1. 指压长强　患者取膝胸卧位。术者右手示指带上消毒橡皮手套,涂少许液体石蜡,慢慢插入患者肛门内,在长强处,拇指和示指指面相对,先用拇指顺时针方向揉 50 次,然后用示指顺筋 10 次,交替 4 次,最后示指慢慢退出肛门,即让患者活动腰部 2 分钟。3 日指压长强 1 次,3 次为 1 个疗程。

2. 内收肌按摩手法　①患者仰卧,将患肢屈曲、外展各约 20°,使内收肌轻轻显露,易于触摸。②术者站于患者右侧,按摩左侧内收肌时采用双手拇指并列,从后向前,由轻到重推剥 1~2 分钟;按摩右侧内收肌用右手并拢的四指,从后向前,由轻到重扒剥,左手助力,反复进行 1~2 分钟。③用上述手势,在内收肌近耻骨的肌腱处用力猛然弹拨内收肌 1~2 次。④沿内收肌肌腱纤维方向自上而下顺推 2~3 次,逐次加重手法。⑤拿捏包括内收肌在内的股部肌肉,注意按摩股外侧阔筋膜张肌各 1~2 分钟。⑥做双髋关节屈曲、外展、内收和伸直位的整理活动,并做牵引动作 2~3 次。⑦最后以下肢抖法结束治疗。

(九)注射法

用正清风痛宁注射液 1ml,取下腰部主要压痛点 1~2 处局部注射,隔日 1 次,症状重者每日 1 次。定期检查血常规、肝肾功能。正清风痛宁的副作用较轻,主要是局部皮疹、白细胞减少;局部小剂量用药(每天不超过 1ml),对哺乳期妇女较安全。

(十)灌肠法

马氏方　鱼腥草 30g,大血藤 30g,败酱草、蒲公英各 20g,桃仁 15g,丹参 15g,延胡索 12g。水煎 100ml,待药液温度降至 50℃左右时做保留灌肠。每日 1 次,1 个月为 1 个疗程。

【预防】保证产后充分休息,调整姿势,因产后腰痛大多是由不合理姿势导致的,故应避免经常弯腰或久站、久蹲;喂奶时采取正确姿势。夜间不要习惯性单侧睡觉和哺乳。产后 3 个月内,避免长时间劳作,避免提重物或举过高的物体。避免剧烈运动,防止子宫脱垂。饮食上增加富含蛋白质、脂肪、矿物质和维生素的食物。

【临床报道参考】柴胡疏肝散加味(柴胡 10g,香附 15g,陈皮 15g,枳壳 10g,白芍 25g,川芎 15g,甘草 5g。兼瘀血者,加桃仁 15g、红花 15g、延胡索 15g;兼寒湿者,加苍术 10g、桂枝 10g;兼风湿者,加防风 10g、秦艽 15g;兼湿热者,加黄柏 10g、栀子 15g、薏苡仁 15g;兼肾虚者,加杜仲 15g、续断 15g、熟地黄 20g。每日 1 剂,以水 500ml,煎取 300ml,早晨饭后温服 100ml,晚上饭后温服 200ml)治疗产后气滞型腰痛 32 例,结果:治愈 28 例,腰痛症状消失,随访 1 年不复发;好转 4 例,腰痛症状消失,但 1 年内偶有复发,或腰痛症状明显减轻。[安徽中医临床杂志,1999,11(6):384]

藏医药治疗产后腰痛 20 例(见治疗·单方验方 1、2),15 例患者腰痛消失,5 例患者腰痛等临床症状得到明显改善,在特别注意的情况下,患者腰痛较为轻微。[世界最新医学信息文摘,2015,15(18):101]

蒙医药[蒙药:早上苏格木勒 -10 味 3g,中午额尔敦乌日勒 15 粒,晚上额勒吉根楚斯 -25 味 15 粒,森登 -4 味汤 5g 煎服等为主方。10 天为 1 个疗程。五疗术法:在患者疼痛部位先行手法推拿、按摩 20 分钟,舒筋活血后再进行对症针灸、刺络拔罐和红外线理疗等灵活治疗 30 分钟。腰部以肾俞(双)、命门(双)、委中(双)为主穴,兼用阿是穴,结合手法行平补平泻。10 天为 1 个疗程,最短 10 天,最长 30 天]治疗产后腰痛 38 例。结果:痊愈 21 例,显效 8 例,有效 9 例。[中国民族医药杂志,2003,9(2):35]

采用银质针针刺治疗产后腰痛 124 例,根据局部解剖及压痛点范围,银质针呈 1~3 列线型排列,即密集阵排列。治疗后,产妇腰痛症状完全缓解 105 例,部分缓解 19 例。[中国中医急症,2010,19(3):540]

温针灸治疗产后腰痛 60 例(见治疗·温针灸法),结果:治愈 56 例,临床症状消失,腰部活动自如,停止治疗后 3 个月内无复发;显效 4 例,腰痛明显减轻或消失,活动时腰部尚有轻度受限。[福建医药杂志,1999,21(2):130]

电针加红外线照射治疗产后腰痛 47 例(方法见上),结果:经 1~3 个疗程治疗,治愈 24 例,好转 19 例,无效 4 例。[江苏中医,2000,21(8):39]

第七节 产 后 身 痛

以产褥期内,出现肢体与关节酸痛、麻木、重着为主要表现的疾病,称产后身痛。

【病因病机】

1. 血虚 产时或产后失血,导致气血虚弱,脉络失养,而致身痛。
2. 血瘀 产后瘀血阻滞经络,而致身痛。
3. 风寒 产时或产后起居不慎,风寒入络,而致身痛。
4. 肾虚 产时过分用力,肾气受损,故腰痛、跟楚。

【临床表现】

1. 血虚型 产后肢体关节隐痛,麻木,喜暖,肌肤干枯无泽,面色萎黄,头晕目花,心悸胸闷。舌淡,脉细弱。
2. 血瘀型 产后遍身疼痛较剧,关节屈伸不利,恶露下行不畅,下腹疼痛拒按。舌紫暗,脉弦。
3. 风寒型 遍身关节酸痛或走窜无定,畏寒喜暖,得热则舒,形寒头痛。舌淡红,苔白腻,脉浮或沉紧。
4. 肾虚型 产后腰酸空痛,甚或足跟亦痛,恶露量少,头晕耳鸣,两眼干涩。舌淡红,苔薄,脉弦细。

【治疗】

(一)辨证组方

1. 补气血,通经络 黄芪桂枝五物汤加味(马氏方):生黄芪 12g,桂枝 6g,炒白芍 12g,生姜 4 片,大枣 5 个,当归 6g,川芎 5g,丝瓜络 12g。
2. 活血理气通络 生化汤加味:当归、川芎、桃仁、泽兰、威灵仙、延胡索、桂枝各 9g,炮姜 4.5g,红花、炙甘草各 6g。
3. 祛风散寒通络 蠲痹汤加减:羌活、独活、桂枝、秦艽、当归、荆芥各 9g,川芎、木香、防风各 6g,海风藤、桑枝各 30g,炙甘草 4.5g。
4. 益肾强筋 养荣壮肾汤:当归、防风、独活、杜仲、续断、桑寄生各 9g,肉桂(后下)3g。

(二)单方验方

1. 山地龙 20g,薤白 25g,桂枝 10g。治疗产后因感受风冷而诱发的身体疼痛。
2. 荆芥、荆芥穗各 45g,黄酒 2 碗,煎至半碗,温服。
3. 当归 9g,水煎服。
4. 泽兰、当归各 9g,牛膝(盐水炒)6g,桃仁(炒研)10 粒,苏木 3g。适用于产后腰痛证属血瘀者。

(三)饮食疗法

1. 炒豆紫酒 黑豆 500g,白酒 1kg。将黑豆炒至烟色,投酒中,待酒呈紫赤色,去豆,量性服之。
2. 黑醋生姜煲牛膝 黑醋 15ml,生姜 15 片,牛膝 30g,煲后服用。隔 2~3 个月吃 1 次。
3. 怀牛膝、党参、当归各 30g,防风 15g,水、酒各半,另加猪脚爪 1 对共炖服,分 2 日食完。

4. 桑寄生适量,炖猪蹄或母鸡服。

5. 猪肾 1 对(切片),葱头(去管,拍破)及须各 6 枚(约 15g),当归(切)25g,白芍 25g,生姜(拍)50g,肉桂 5g。加水 5 碗,除肉桂外一齐煎,煎至约 1 碗水时,才放肉桂,稍煮片刻即可。

（四）敷法

1. 三棱、莪术、威灵仙、防风各 12g,木瓜 20g,杜仲 10g,独活 8g,冰片 3g。研细末,调拌凡士林或熬炼成膏剂,外敷贴腰眼。治疗产后腰痛。

2. 牛膝、当归各 20g,黄芪、红花、木通各 12g,桃仁、桂枝各 8g,鸡血藤 30g,研细末,调拌麻油或凡士林,外敷腰眼。外感风寒者,上药加艾叶 60g、冰片 3g,加敷命门、委中、承山;瘀血内阻者,上药加乳香 12g、樟脑 3g,加敷八髎、关元、涌泉。治疗产后腰痛。

（五）薄贴法

香桂活血膏外贴。

（六）罨法

透骨草汤:透骨草 30g,虎杖、威灵仙、千年健、豨莶草各 15g,桑寄生 12g。上药煎沸,用热毛巾浸透药汁,趁热敷于关节疼痛处。每日 2 次,每次敷 20~30 分钟。

（七）溻浴法

1. 老茅草叶、石菖蒲、陈艾叶各适量,水煎外洗。

2. 还阳参适量,煎水洗浴。

（八）针刺法

1. 毫针　血虚型取穴:脾俞、膈俞、阴陵泉、足三里;方法:针刺补法,加灸。血瘀型取穴:膈俞、血海、气海、阿是穴;方法:针刺泻法,或点刺出血。风寒型取穴:曲池、风池、膈俞、阳陵泉;方法:针刺以泻法为主。肾虚型取穴:大杼、肾俞、命门、关元、三阴交;方法:针用补法,加灸。

2. 耳针　取穴:枕、激素、肾上腺、神门、神经点、皮质下,并配以相应部位的主治耳穴。每次选 3~4 个,强刺激,每日 1 次,留针约 30 分钟。

3. 头针　取穴:主穴取伏象相应部位(取穴与患部同侧),配穴取倒象相应部位(左病右取,右病左取)。方法:用 26 号 1 寸毫针,达骨膜为准,缓慢捻转进针,斜刺,留针 1~2 小时,每日或隔日 1 次。

（九）灸法

1. 艾叶 60g,捣烂,外敷贴腰眼,温灸。治疗产后腰痛。

2. 取三阴交、环跳、足三里、血海、膝眼、肩俞、曲池、合谷等。先针,得气后用艾叶烧针,以温通经络。风寒者,可用生姜或附子饼灸。

（十）熨法

1. 老鹳草 20g,伸筋草、透骨草各 30g,捣烂,加食盐炒热,外敷贴八髎、涌泉。治疗产后腰痛。

2. 葱白 60g,桑枝 30g,食盐 80g,共炒热,外敷贴关元、命门。治疗产后腰痛。

3. 连根大葱 2.5kg,用锅煮沸,压出水,将葱用布包,乘热(不能太热)放在患者臀部或大腿上,盖被取汗。

4. 麸子焙黄,喷醋,装入袋内,趁热敷痛处,盖被取汗。治疗产后风,周身疼痛。

（十一）按摩法

1. 点揉疼痛阿是穴3分钟，用补法。待疼痛症状缓解后，点揉大椎3分钟，合谷、外关各1分钟，阳陵泉、阴陵泉各1分钟，足三里3分钟，三阴交、太溪各2分钟，均用补法。血虚者，点揉脾俞、肺俞、肾俞各3分钟，点按肩井2分钟，点揉天宗、缺盆、膻中各1分钟，点按委中、昆仑各2分钟，均用补法。外感重者，点揉风门3分钟，用泻法；点按天宗1分钟，用补法；拿捏肩井1分钟，点按昆仑、承山各1分钟，点按解溪2分钟，以肘尖点按环跳1分钟，均用泻法。治疗产后身痛。

2. 肾虚者，膊运肾俞、志室（均双），指揉命门，行宽胸按揉法，推背捏拿法，拨络叩挠法，壮腰滚擦法，太极摩腹法，滚腹叩振法；捏太溪（双）。外感者，膊运腰阳关、肾俞、志室（均双），行推背捏拿法，拨络叩挠法，压脊揉运法；扳拿委中，捏昆仑（均双）。

（十二）注射法

穴位注射　取穴：足三里、风市、环跳等。方法：取复方当归注射液或维生素 B_1 注射液等，每穴各注射0.5ml。治疗产后身痛。

（十三）熏洗法

青风藤、海风藤、络石藤各30g，威灵仙15g，秦艽20g，人参、制川乌、制草乌各10g，当归60g。水煎，熏浴双手，每次30分钟，每日2次。

【预防】注意产妇的起居调摄和保健锻炼，防止感受风寒与四肢躯体肌肉关节的过度疲劳、劳损，同时还要针对产妇的体质，做必要的营养调补。

【临床报道参考】辨证组方治疗产后身痛25例，药用黄芪、当归、川牛膝各30g，防风、续断各15g，桑寄生18g，制川乌（先煎）、甘草各6g，乌梢蛇20g，随症加药。结果全部治愈。［河北中医，1993，15（1）：18］

滋荣活络汤治疗产后关节痛、身痛30例，方用川芎、天麻、炙甘草各6g，当归、熟地黄、党参、黄芪、茯苓、防风、荆芥穗、羌活各10g，黄连3g。无或不明显热象，去黄连；背痛连项，加葛根；腰痛，加续断、杜仲、桑寄生、狗脊；上肢痛甚，加姜黄、桑枝；下肢痛甚，加川牛膝、独活；手脚麻木，加黑木耳、木瓜、薏苡仁；病久痛无定处，加全蝎；瘀血，加红花、桃仁、丹参。每日1剂，水煎服。结果：全部治愈。［甘肃中医，1994，7（1）：12］

产后，损伤性腰痛89例，血虚型用党参、熟地黄、当归、杜仲各15g，白术、茯苓、白芍、枸杞、牛膝、延胡索各10g，鹿茸、炙甘草各6g；血瘀型用生地黄、当归、赤芍各15g，火麻仁30g，桃仁、枳壳、蒲黄、五灵脂、延胡索各10g，红花、炮穿山甲、炮姜、炙甘草各6g；寒凝型用附子、乌药、甘草各6g，桂枝、茯苓、白术、枸杞、牛膝、独活、桑寄生、细辛、当归各10g，杜仲15g。肾虚型中，阳虚者用熟地黄、山茱萸、杜仲、益智仁各15g，山药12g，茯苓、菟丝子、牡丹皮、五味子各10g，肉桂、附子各6g；阴虚者用知母、黄柏、枸杞、牛膝、鹿角胶各10g，熟地黄、山茱萸、龟甲各15g，山药12g。均日1剂，水煎服。同时根据疼痛部位不同，选用颤腰侧扳手法、点穴挤髋手法、旋转复位手法、屈伸复位手法、侧扳牵腰手法，3日1次。结果：痊愈65例，好转21例，无效3例。［广西中医药，1993，16（6）：17］

第八节　产 后 头 痛

产后以头痛为主要发病症状者，称产后头痛。

【病因病机】

1. 风寒外感　分娩前后,起居不慎,风寒之邪,客于脑络,故产后头痛。

2. 阴虚阳亢　素体阴虚,产后睡眠不足,致阴虚阳亢,或产后失血过多,阴血不敛浮阳,致产后头痛。

3. 瘀血阻络　分娩损伤,瘀血阻络,脑络受阻,发为头痛。

4. 气血虚弱　分娩时伤气耗血,致使气血不能上荣头脑,而发产后头痛。

【临床表现】

1. 风寒外感型　产后头额紧束且冷痛,伴畏风寒,喷嚏,鼻塞。舌淡红,苔薄白,脉浮而紧。

2. 阴虚阳亢型　产后头胀且痛,头颞部尤甚,自觉头面部阵热,面色红,口干不多饮。舌质红,苔黄少津,脉弦或弦细。

3. 瘀血阻络型　产后头痛如刺,部位固定不移,恶露量少不畅,下腹疼痛拒按。舌质紫暗,苔薄白,脉弦或涩。

4. 气血虚弱型　产后头痛绵绵,喜按,头晕目花,面色少华,倦怠乏力。舌质淡,苔薄,脉细软。

【治疗】

(一) 辨证组方

1. 疏风散寒　川芎茶调散加味(马氏方):川芎 9g,白芷 10g,羌活 10g,细辛 3g,防风 10g,薄荷 6g,荆芥 10g,甘草 6g,藁本 10g,刺蒺藜 10g,僵蚕 10g,乌药 10g。

2. 滋阴潜阳　生地黄、生白芍、钩藤(后入)、墨旱莲、稆豆衣各 15g,牡丹皮、菊花、女贞子各 10g,珍珠母(先入)、生牡蛎(先入)各 20g,何首乌 12g。

3. 活血祛瘀通窍　当归、地龙干、山羊角各 12g,川芎 6g,香附、桃仁各 9g,炮姜、炙甘草各 5g,益母草 30g,白芷、蔓荆子各 10g。

4. 补气血,益脑髓　党参、熟地黄、炒白芍各 12g,白术、茯苓、蔓荆子、刺蒺藜、桑椹各 10g,当归、炙甘草各 6g,川芎 5g。

(二) 单方验方

1. 白芷 9g,研末,每服 3g,每日 3 次。适用于风寒头痛。

2. 制何首乌 20g,菊花 10g,水煎服。适用于阴虚肝旺头痛。

3. 全蝎、蜈蚣各等分,共研末,每服 1.5~2.4g,每日 2 次。适用于血瘀头痛。

4. 炙黄芪 20g,党参、白芍各 15g,蔓荆子 10g,升麻 2g,水煎服。适用于气血虚弱头痛。

(三) 饮食疗法

1. 川芎 6~9g,鸡蛋 2 个,大葱 5 根,水煮,鸡蛋熟后去壳再煮片刻,吃蛋喝汤。每日 1 次,连服数日。适用于风寒型。

2. 煅石决明 30g,粳米 100g。将煅石决明打碎,猛火先煎 1 小时,去渣取汁,入粳米煮粥,每早晚温热服食,5~7 日为 1 个疗程。适用于阴虚阳亢型。

3. 穿山甲 50~100g,川芎 6~9g,当归 9~15g,瘦羊肉 100g。中药用纱布包好,与瘦羊肉同放锅内,炖 2~3 小时,喝汁吃肉,连服 5~6 日。适用于血瘀型。

4. 黄芪 100g,当归 50g,母鸡 1 只。母鸡宰后去内脏,洗净,切块。黄芪、当归放入鸡腹后,一齐放炖盅内,加入配料及清水适量,放锅内隔水用武火烧沸,转用文火炖熟透,分次吃肉喝汤。适用于气血虚弱型。

（四）敷法

1. 羌活、独活（炒）各 45g,赤芍、白芷各 30g,石菖蒲 18g,大葱适量。将前 5 种药烘干,研为细末,过筛;以大葱加水煎浓汁,入药末,调成膏,敷太阳、风池、风府。适用于风寒型。

2. 荞麦面同陈醋调成膏,烘热,贴太阳。适用于风寒头痛。

（五）熨法

1. 荞麦粉炒烫,装入布袋,扎紧袋口,推熨太阳穴及痛处,冷即更换,以疼痛缓解为度。适用于风寒头痛。

2. 生姜 1 块,火内煨热,切成 4 片,分贴前额及太阳穴,以手帕束之,凉则更换。每次 15~20 分钟,每日 2 次,3~5 日为 1 个疗程。适用于风寒头痛。

（六）熏蒸法

川芎 10g,防风、白芷、僵蚕、菊花、藁本、羌活各 15g,蚕沙 20g,蔓荆子 12g,冰片（另包）10g。将上药（冰片除外）杵为粗末,武火熬沸 10 分钟即可。熬药用小口容器,并用牛皮纸密封,熏时将纸开一小孔投入冰片 3g,熏蒸患处。如为前额部,先将毛巾打湿包在眼部,防止刺激,温度降低可加温熏,熏后将纸孔密封待用。1 次熏 10~15 分钟,每日 3 次,每日 1 剂。适用于风寒头痛。

（七）吸入法

1. 苍耳子 10g,防风、羌活、荆芥、白芷各 6g,川芎 3g。上药煎汤,将药液倒入壶内,盖好壶盖,加热煮沸。口鼻周围涂以凡士林（防止烫伤）,将壶嘴冒出的气雾吸入,每日 2~4 次,每次 15~20 分钟,10 日为 1 个疗程。适用于风寒头痛。

2. 当归、川芎、连翘各 9g,熟地黄 15g,方法同上。适用于血虚头痛。

3. 冰片、白芷各 3g,研碎后卷成药捻,点燃后放鼻下熏吸,每日 2~3 次,每次吸 1 支,3~5 日为 1 个疗程。适用于风寒头痛。

（八）濯浴法

千年健、透骨草、追地风、一枝蒿各 6g,用纱布包好,水熬数沸洗头。适用于风寒头痛。

（九）塞法

藁本、细辛、白芷、辛夷各等分,烘干,共研细末,过筛,取少许棉花包裹,塞鼻中。适用于风寒头痛。

（十）针刺法

1. 毫针　取穴:太阳、攒竹、迎香、风池、合谷。方法:用泻法。适用于风寒、瘀血头痛。

2. 耳针　取穴:头区、神门、子宫。方法:毫针中强度刺激,留针 30 分钟,间歇行捻针刺激。每日 1~2 次,左右两耳交替使用。

（十一）灸法

取穴:百会、气海、肝俞、脾俞、肾俞、合谷、足三里。方法:用艾条在上述穴位上灸 3~15 分钟,灸至皮肤红晕为止。每日或隔日 1 次,5 次为 1 个疗程。适用于气血虚弱型。

（十二）拔罐法

取穴:太阳。方法:将穴位周围显露静脉的部位常规消毒,用小号三棱针刺入血管放血,血止后拔火罐约 5~10 分钟,局部碘酒消毒。每次出血总量 3~50ml,7~10 日治疗 1 次,3 次为 1 个疗程。适用于风寒型、血瘀型。

(十三) 耳穴压迫法

取穴:耳尖、神门、皮质下。方法:用胶布将王不留行粘贴于上述穴位上,每日按压 2~3 次,每次 15 分钟,7 日为 1 个疗程。

(十四) 滴药法

1. 鲜香附捣烂,拧取自然汁,滴健侧耳中。每次 2~3 滴,每日 3~4 次。适用于风寒头痛。

2. 郁金 1 枚,苦葫芦(苦匏)45g,烘干混合,研为细末。纱布包裹,放入热水中浸过,即用浸出液滴鼻中。1 日数次。如鼻内流出黄水,头痛即减轻。适用于风寒头痛。

(十五) 吹鼻法

皂角刺研末,吹鼻,取嚏。

(十六) 佩戴法

1. 吴茱萸叶 2 000g,细锉,酒拌,蒸热,装入枕芯。适用于风寒型。

2. 决明子 1 200g,烘干,研成粗末,装入枕芯。适用于肝阳亢盛型。

3. 晚蚕沙 1 200g,烘干,研成粗末,装入枕芯。适用于血瘀型。

(十七) 嗅鼻法

川芎 6g,细辛 3g,羌活 5g,薄荷脑 1g,茶叶 10g,荆芥 6g,桔梗 5g,防风 6g。上药研细末,过 80 目药筛,取一小撮约 0.1g,置头痛侧鼻孔前吸入。适用于风寒型。

(十八) 离子透入法

5% 白芷溶液,用常规直流电离子导入,前额衬垫阳极,枕部衬垫阴极,电流 3~5mA,每次 25 分钟,每 10~15 次为 1 个疗程,每日 1 次,或隔日 1 次。

(十九) 磁疗

主穴:额厌、太阳。配穴:风池、合谷、三阴交、足临泣。方法:将 700~1 200Gs 钐钴合金磁块置于穴位上,马达转动频率为 1 500~3 000r/min。主穴每穴每次 10 分钟,配穴每穴每次 15~30 分钟,每次选 2~4 穴,每日 1 次,10~15 次为 1 个疗程。

(二十) 注射法

1. 肌内注射　川芎注射液(每 2ml 中含生药 2g)每次 2ml,每日 1 次,肌内注射,10 次为 1 个疗程。适用于血瘀型。

2. 穴位注射　取穴:前头部取八俞、胃俞;颞部取八俞、胆俞;后头部取八俞、肝俞、膀胱俞;头顶部取大椎、八俞、肝俞。方法:用 20% 当归注射液,每穴 1.5ml,每次取 4 穴,以 22 号皮下注射针直刺穴位,当出现针感时注入药液,每日 1 次,12 次为 1 个疗程。

【预防】产后注意起居调摄,防止感冒。注意睡眠休息,适当进食富含营养的食物,促使身体康复。保持心情愉快,消除烦恼忧伤。

【临床报道参考】观察补中益气汤加味治疗产后头痛气血亏虚证的临床疗效。方法:将 80 例产后头痛气血亏虚证患者随机分为治疗组和对照组各 40 例,对照组予氟桂利嗪、谷维素治疗,治疗组服用补中益气汤加味治疗。结果:治疗组总有效率为 90.0%,对照组总有效率为 72.5%,治疗组优于对照组,差异有统计学意义($P<0.05$)。结论:补中益气汤加味治疗产后头痛气血亏虚证有较好疗效。[中医药导报,2013,19(8):102]

养血祛风法治疗产后头痛 100 例。药物组成:熟地黄 15g,当归 15g,白芍(酒炒)10g,川芎 10g,黄芪 15g,荆芥 10g,干姜 6g,炙甘草 6g。治疗 7 天内头痛消失或基本消失为显效；治疗 7 天头痛明显减轻或可忍者为有效；治疗 10 天以上头痛不减或减轻不明显为无效。结果：显效 58 例,有效 36 例,无效 6 例。[山东中医杂志,2001,29(10):715]

第九节 产 后 痉 证

产褥期间,突然出现项背强直,四肢抽搐,甚至牙关紧闭,角弓反张者,称产后痉证。本病与西医学的产后手足搐搦或破伤风相同。

【病因病机】

1. 血虚 产后失血亡汗,营阴耗损,津液虚竭,筋脉失养,因而拘急发痉。

2. 外感风寒 产后体虚多汗,腠理不固,风寒之邪乘虚侵入,邪阻经络,筋脉拘急发痉。

3. 感染邪毒 产时接生不慎,局部创伤,感染邪毒,邪化热生风,直窜筋脉所致。

【临床表现】

1. 血虚型 产后出血过多,骤然发痉,面色苍白,牙关紧闭,手足抽搐。舌质淡,脉虚细。

2. 外感风寒型 产后失血较多,发热汗出恶风,项背强急。舌淡红,苔薄白,脉浮弦。

3. 感染邪毒型 产后肌肉痉挛,身热恶寒,牙关紧闭,颈项强直,甚则角弓反张,面呈苦笑。舌暗红,苔薄黄,脉弦劲。

【治疗】

(一) 辨证组方

1. 滋阴养血,柔肝息风

(1) 三甲复脉汤加味：白芍、生地黄、钩藤(后入)各 15g,阿胶(烊冲)、麦冬、天麻各 10g,龟甲(先入)、鳖甲(先入)各 12g,牡蛎(先入)20g,石菖蒲 6g,甘草 5g。

(2) 大定风珠：阿胶(烊冲)、白芍、龟甲(先入)、生地黄、火麻仁、五味子、牡蛎(先入)、麦冬、炙甘草、鳖甲(先入)、鸡子黄。

2. 养血祛风

(1) 鸡血藤、何首乌各 24g,黄芪 15g,白芍、木瓜、当归、桂枝各 10g,木通、炙甘草各 6g,细辛 5g,生姜 3 片,大枣 3 枚。

(2) 荆芥穗 10g,当归 8g,桑寄生 15g,钩藤(后入)12g。

3. 解毒祛风止痉 荆芥穗 12g,全蝎、蜈蚣(分吞)各 4g。

(二) 单方验方

1. 鳔胶 30g,以螺粉炒焦,去粉,为末,分 3 服,煎蝉蜕汤下。

2. 鸡子 3 个,取清,调荆芥末 6g,每日 2 服。

(三) 饮食疗法

鲜鸡蛋 1 枚,以湿纸包裹,置火上煨成干黄,去纸,将皮壳及蛋共研细末,顿服。每日 1 次,空腹以黄酒送服,以愈为度。

(四) 敷法

1. 当归、肉桂各等分,为末。将适量药末加入醋,调成泥状,摊于纱布上,直径约 20mm,厚约 2mm,敷贴于关元、气海,胶布固定。每日 1 换。适用于阴血亏虚型产后发痉。

2. 天麻、川芎、当归、姜黄、熟地黄各等量,碾为细末,取 15~30g,用陈醋适量调和成厚膏,敷贴于脐孔上,覆盖固定,每日换药1次。适用于血虚感寒型产后痉证。

3. 全蝎、僵蚕、蜈蚣各12g,胆南星10g,共研细末,取药末10g,加入适量鲜竹沥调成糊状,敷贴在脐孔上,每日2次,直到病愈停药。适用于感染邪毒型产后痉证。

(五)薄贴法

当归、川芎、黄芪、党参、白术、熟地黄、茯苓、柏子仁各32g,半夏、陈皮、麦冬、甘草各15g。上药用麻油熬,黄丹收,糁朱砂贴心口。恶露未净,加桃仁、红花、炮姜各6g。

(六)熨法

食盐15~30g,炒热放置待温,填放产妇脐中、气海,纱布扎牢,再将麦麸加米醋适量,炒热,装入布袋中,放在穴位上熨。治疗产后发痉、昏厥,气通即苏醒。

(七)涂抹法

黄丹21g,火硝15g,胡椒10g,共研细末,每次取6g,用醋调匀,涂抹于患者手心,汗出生效。适用于产后发痉,牙关紧闭者。

(八)吹鼻法

荆芥略焙为末,每服9g,豆淋酒调下,用童子小便亦可,其效如神,口噤者灌,齿噤者吹鼻中皆效。

(九)吸入法

白胡椒7粒,生桃仁7粒,连须大葱3根,鲜生姜30g,血余炭3g,共研细末,和匀,分作三布包,左右腋窝各挟1包,双手捧1包并解开布包,用鼻嗅药,微汗即可去药。适用于产后牙关紧闭,角弓反张,心烦意乱,身热。

(十)针刺法

1. 毫针①　取穴:关元、气海、足三里、三阴交、太冲。血虚甚,加大杼、脾俞、血海;阴虚甚,加肾俞、太溪;抽搐甚,加人中、合谷、阴陵泉。方法:用补法,留针30~60分钟,间歇行针3~6次,每日1~2次,强刺激。适用于阴血亏虚型。

2. 毫针②　取穴:百会、印堂、人中、合谷、太冲。角弓反张,加大椎、身柱、筋缩;牙关紧闭,加颊车;发热,加刺十宣、委中出血;抽搐,加阳陵泉。方法:用泻法,留针数小时,间歇行针,直至症状控制。适用于感染邪毒型。

3. 电针①　取穴:脾俞、血海、足三里、三阴交、手三里。方法:用疏密波或连续波强刺激,每日1~2次,每次后侧和前侧各通电30分钟。适用于阴血亏虚型。

4. 电针②　取穴:十宣、人中、太冲、劳宫。高热不退,加曲池、委中。方法:用高频连续波强刺激,每日1~2次,每次通电30~60分钟。十宣点刺放血。适用于感染邪毒型。

5. 耳针　取穴:皮质下、枕、心、脑点、神门。方法:毫针中强度刺激,留针30分钟,间歇行捻针刺激。每日1~2次,左右两耳交替使用,或用电针高频连续刺激,或耳穴埋针。

6. 皮肤针①　取穴:百会、风池、大杼、曲池、足三里、太溪。方法:用梅花针强刺激叩击穴位,使穴位皮肤微出血为宜。每日1~2次。适用于阴血亏虚型。

7. 皮肤针②　取穴:百会至长强的督脉,心俞、曲池、足三里、太溪。方法:患者先取俯卧位,用梅花针中强度叩击百会至长强的督脉,心俞、委中,以皮肤微出血为宜,然后取仰卧位,用梅花针中强度叩击曲池、内关,使皮肤微出血。每日1~2次。

8. 激光针①　取穴:脾俞、胃俞、膀胱俞、气海、血海、足三里、三阴交。方法:用3~25mW氦-氖激光针,每次每穴照射5~10分钟,每日1~2次。适用于阴血亏虚型。

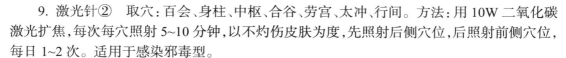

9. 激光针② 取穴：百会、身柱、中枢、合谷、劳宫、太冲、行间。方法：用 10W 二氧化碳激光扩焦，每次每穴照射 5~10 分钟，以不灼伤皮肤为度，先照射后侧穴位，后照射前侧穴位，每日 1~2 次。适用于感染邪毒型。

10. 三棱针 取穴：十宣、人中、合谷、太冲。方法：用三棱针点刺穴位，用手挤出少许血。每日 1~2 次。适用于感染邪毒型。

（十一）灸法

1. 艾条灸① 取穴：关元、足三里、三阴交。方法：用艾卷温和灸，以皮肤潮红为宜，每次每穴灸 10~15 分钟，每日 1~2 次。适用于阴血亏虚型。

2. 艾条灸② 取穴：素髎、内关、神门、足三里、太冲。方法：用艾卷悬灸，以皮肤潮红为宜，每次每穴灸 30~40 分钟，每日灸 1~2 次。适用于感染邪毒型。

3. 灯火灸 取穴：神阙、脐轮六焦、人中、百会、合谷、太冲。血少中风者，加足三里、血海、膈俞；感受邪毒者，加曲池、行间、风池。方法：用麝香油采用明灯爆灸法，施灸壮数不限，诸穴轮番使用，灸至患者苏醒、神志清楚为止。（神阙应先填入食盐，与肚皮平，然后再施灸。麝香油即植物油加入少量麝香末调匀而成）

（十二）耳穴压迫法

取穴：皮质下、枕、心、脑点、神门。方法：用王不留行贴压上述穴位。

（十三）磁疗法

1. 用胶布将直径 5~22mm、厚 3~4mm，每块磁铁表面磁场强度为 2 000Gs 的一块磁铁片贴于合谷、太冲上，每穴贴 1 块，每日 1 换。

2. 取耳穴皮质下、枕、心、脑点、神门，用磁珠贴在上述穴位上。

（十四）按摩法

1. 患者先取俯卧位，再取仰卧位；医者用切法、点法、一指禅法施术于百会、大椎、长强、风府、人中、委中、丰隆、合谷、太冲。牙关紧闭，加地仓、颊车；角弓反张，加承山、阳陵泉、支沟。

2. 患者先取俯卧位，再取仰卧位；医者用掐、按及一指禅法，在印堂、人中、涌泉、合谷、太冲施术，每次每穴施术 2 分钟，每日 1~2 次，必要时可增加次数。手法以强刺激为宜。

（十五）注射法

穴位注射 取穴：风池、脾俞、肾俞。方法：用当归注射液 2ml、人参注射液 2ml 加 5% 葡萄糖注射液 2ml，每次每穴注射 1ml，每日 1~2 次。适用于阴血亏虚型。

（十六）熏洗法

当归 100g，天麻、全蝎、天南星各 10g，僵蚕 15g，蜈蚣 2 条，水煎熏洗双手，每次 20~30 分钟，每日 2 次。

【预防】提高产科手术质量，减少分娩过程中的出血量，必要时可补液输血，以预防产后手足搐搦的发生。免疫接种破伤风类毒素是预防产后破伤风的最佳方法。在接生过程中，严格执行无菌操作。对于破伤风可疑感染者，及时使用足量抗生素与破伤风抗毒血清，进行预防性治疗。

【临床报道参考】综合疗法治疗产后痉证 26 例，①针灸：取百会、大椎、身柱、至阳、筋缩、命门、腰阳关、委中、足三里、颊车、三阴交、合谷、内关为主穴，以后顶、风府、陶道、悬枢、脊中、肾俞、大肠俞、承山、昆仑、下关、环跳、阳陵泉、手三里为辅穴。采用重刺激，每次留针分别为 48 小时、24 小时、12 小时、1~2 小时不等。初次留针 24 小时,用"正位卧针法"。②必要时补液,予抗生素及镇静剂。③清创伤口。结果:痊愈 23 例,死亡 3 例。[中医杂志,1959(10):59]

第十节　产 后 血 晕

以产妇分娩后突然头晕眼花,不能起坐,心胸满闷,恶心呕吐,痰涌气急,甚则神昏口噤,不省人事为主要表现的疾病,称产后血晕。本病与西医学的产后休克近似。

【病因病机】

1. 血虚气脱　产后失血过多,营阴下脱,心神失养,而致眩晕,不省人事。

2. 血瘀气逆　因产时恶露过少,内有停瘀,上攻而致晕闷。

【临床表现】

1. 血虚气脱型　产后阴道出血量多,突然出现头晕目眩,面色苍白,心悸愦闷,渐至昏不知人,甚而四肢厥冷,冷汗淋漓,手撒眼闭口开。舌淡无苔,脉细微欲绝。

2. 血瘀气逆型　产后恶露不下或下亦量少,下腹阵痛拒按,甚至心下急闷,气粗喘促,神昏口噤,不省人事,面色紫暗。舌暗苔少,脉细涩。

【治疗】

(一) 辨证组方

1. 先宜补气固脱,神定志清后宜气血双补　适用于血虚气脱型。

(1)先用独参汤或参附汤。继用当归补血汤加味:黄芪 30g,当归 6g,鹿茸 2g,生姜 5 片,甘草 6g。

(2)补气解晕汤:人参 30g,生黄芪 30g,当归 30g,黑荆芥穗、姜炭各 3g。

2. 活血化瘀　适用于血瘀气逆型。

(1)夺命散合佛手散:没药 5g,血竭 4.5g,当归 9g,川芎 9g。

(2)清魂散:泽兰叶、人参各一分(0.3g),荆芥一两(30g),川芎半两(15g)。上为末,用温酒、热汤各半盏,调一钱(3g)急灌之。

(二) 单方验方

1. 黄芪 90g,酒醋 250g,水煎服。

2. 苏木 15~30g,水煎服,或酒水各半煎服。

3. 鱼鳔胶烧存性,酒和童子小便调服 9~15g。

4. 红兰花三两(90g,新者佳),无灰清酒半升,童子小便半大升。煮取一大盏,去滓,候稍冷服之。

5. 血见愁八钱(24g)。水煎,冲童便一杯,温服。

6. 干马齿苋三两(90g)为散,每服三钱(9g),以酒一中盏,入盐半盏,煎至六分(1.8g),去滓,不计时候稍温服。

7. 以童子小便,磨安息香服。

(三) 饮食疗法

1. 红高粱 1 碗,水煎,1 次服。

2. 黑豆 210g,加入好酒 1 杯,水煎温服。

3. 山楂干肉 30g, 微火炒至半生半熟, 清水 2 碗, 煎 1 碗, 渣再煎服。

(四) 敷法

1. 血竭 0.5g, 研为极细末, 填入脐孔中, 另将人参、当归各 9g 共研细末, 黄酒适量调成糊状, 覆盖固定, 2~4 小时换药 1 次。适用于血瘀型。

2. 鹿茸 0.5g, 研末, 纳脐中, 再将人参 9g 研末, 和百草霜 9g 掺匀, 用童便调成糊状, 敷贴于鹿茸上, 覆盖固定。适用于血虚气脱型。

3. 葱白, 蜂蜜适量, 共捣烂敷脐。

(五) 熏蒸法

用红花数千克, 以大锅煮之, 候汤沸, 以木桶盛之, 将病者寝其上熏之, 汤气微, 复加之。

(六) 熏洗法

当归 60g, 党参、茯苓各 20g, 菊花、赤芍各 10g, 煎汤熏洗双手, 每次 30 分钟, 每日 2~3 次。

(七) 噀面法

1. 冷水少量, 醋半杯, 和匀, 喷患者面部 2~3 次。

2. 含酽醋噀面即愈, 凡闷即噀之。

(八) 吹鼻法

1. 仓公散　瓜蒂、藜芦、雄黄、矾石各等分, 为细末, 取少许吹鼻中, 令嚏。

2. 生半夏适量, 烘干, 研极细末, 取少许吹鼻中 (交替吹之), 每日吹 1~3 次。

3. 半夏、皂角刺各 6g, 丁香 4.5g, 共研细末, 吹少许入鼻令嚏。

4. 先用通关散 (皂角刺、细辛各等分, 为极细面) 吹入鼻中少许取嚏, 待醒后再按虚实辨证施治。

(九) 吸入法

1. 凡产妇胞衣不下, 败血冲心, 皆昏闷……多烧真降香熏之。

2. 用铁器烧红, 焠醋中, 以熏其鼻孔, 促其苏醒。这是急则治标之法, 必须辨证求因, 审因论治。

3. 烧醋炭, 闻。又韭菜切碎, 置有嘴瓶内, 滚醋冲入, 以壶嘴对鼻, 熏之。或醋和童便煎红花, 嗅。

4. 以旧漆器烧烟, 熏之即醒。虚者慎用。

(十) 塞法

半夏末, 冷水和丸, 大豆大, 纳鼻中。

(十一) 滴药法

薤白适量, 捣汁, 滴入鼻孔。

(十二) 针刺法

1. 毫针①　急救晕厥, 针印堂、百会、人中。气虚者, 针足三里, 用补法, 而关元、气海、神阙均灸; 血虚者, 针三阴交、太溪、肝俞、膈俞、关元、足三里, 用补法, 或灸; 血瘀者, 针归来、中极、三阴交、气冲, 用泻法, 针合谷, 用补法。

2. 毫针②　取穴: 针刺支沟、足三里、三阴交。

3. 毫针③　取穴: 人中、内关、三阴交、中极。方法: 用兴奋手法, 留针 5~10 分钟。

4. 耳针　取穴: 神门、交感、肝、子宫。方法: 强刺激, 间歇运针, 留针 1~2 小时。

5. 三棱针　十宣放血。

6. 二针一罐刺血法　人中、百会用三棱针点刺出血,或中冲、足三里用三棱针点刺出血;脾俞用火罐拔吸 10 分钟,或章门用火罐拔吸 10 分钟;脊柱两侧用梅花针弹刺出血,或大椎、丰隆用梅花针弹刺出血。

（十三）灸法

1. 艾灸百会、关元。

2. 灯火灸　取穴:关元、神阙、百会、足三里、隐白。方法:心悸,加神门;牙关紧闭,加颊车;抽搐,加太冲。用明灯火爆灸法。以上诸穴,轮番爆灸,直至神清为度。

（十四）按摩法

1. 手部按摩　取心区、胃区、肾区、生殖区、生殖腺区、脑点、头点、胃点。双手搓热,擦手掌根部,点揉心区、胃区、肾区、生殖区、生殖腺区。持续点揉脑点、胃点。

2. 足区按摩　取肾、心、脾、输尿管、肾上腺,以一手持脚,另一手半握拳,示指弯曲,以示指第 1 指间关节顶点施力,定点按摩 3~4 次。

（十五）佩戴法

将苎麻与产妇枕之,止血晕。

在运用熏蒸法、嚏面法、吹鼻法、吸入法、塞法、滴药法、佩戴法、针灸法使患者神志清醒后,还要运用中药或中西医结合的方法治疗。

【预防】应严格把好产前检查这一关,防止任何引起分娩过程中大量失血的现象发生,提高助产技术,及时纠正失血引起的低血容量现象和消除其他导致产科休克的因素。

【临床报道参考】辨证组方结合吸入、针灸治疗产后血晕 61 例,用回魂汤(人参 60g,丹参、黄芪、煅龙骨各 30g,当归 15g,川芎 3~6g,荆芥炭 10g。小腹胀痛拒按,舌紫暗者,加红花、赤芍、桃仁;血热妄行者,加蒲黄炭等),病重者,多用铁器烧红淬醋熏毕,并针灸百会、关元。结果:治愈 38 例,显效 19 例,无效 4 例。[陕西中医,1990,11(4):153]

针刺法治疗产后休克 6 例,其中 3 例已不能测及血压和脉搏。取穴:人中、合谷。用兴奋手法,留针 5~10 分钟。针刺 2~3 分钟,即可生效。[中华妇产科杂志,1960(1):23]

第十一节　产　后　发　热

以产褥期内,高热寒战或发热持续不退,或伴有其他症状为主要表现的疾病,称产后发热。其中,因感染邪毒所致者,与西医学的产褥感染相同。

【病因病机】

1. 感染邪毒　由于分娩时产伤或护理不慎,邪毒侵入胞中,致令发热。

2. 血瘀　产后恶露不畅,瘀血停滞,阻碍气机,营卫不调,郁而化热。

3. 外感　新产之后,气血不足,百脉空虚,护外之阳不固,以致风、寒、暑、热之邪乘虚而入,而致发热。

4. 血虚　产时或产后失血过多,阴血暴虚,阳浮于外而发热。

5. 蒸乳　产后乳络阻塞,乳汁不下,乳汁蕴结发热。

6. 伤食　产后饮食不慎,过食油腻,湿浊积食蕴积,日久化热。

【临床表现】

1. 感染邪毒型　高热寒战,小腹疼痛拒按,恶露量多或少、色紫暗如败酱、有臭气,烦躁口渴,尿少色黄,大便燥结。舌红苔黄,脉数有力。

2. 血瘀型　寒热时作,恶露不下、或下亦甚少、色紫暗有块,小腹疼痛拒按,口干不欲饮。舌紫暗或有瘀点,脉弦涩。

3. 外感型　营卫不和者,见头痛发热,汗出恶风,鼻鸣干呕;苔白不渴,脉浮缓或浮弱。风热者,见发热微寒,咳嗽,头痛,口渴;舌稍红,苔薄白,脉浮数。热入心包者,见神昏谵语,甚至昏迷,面色苍白,四肢厥冷;脉细而数。中暑者,早期出现心慌、恶心、或伴呕吐,汗多,四肢无力,头晕眼花;发热,心悸,气促,面色潮红,胸闷烦躁,皮肤干燥无汗,甚见斑疹;病情未能及时控制,体温迅速上升达41~42℃,可引起谵语、抽搐、昏迷,发为暑痉、暑厥等危重之候。

4. 血虚型　产后失血过多,身有微热,自汗,头晕目眩,心悸少寐,腹痛绵绵,手足麻木。舌淡红,苔薄,脉虚微数。

5. 蒸乳型　产后发热不恶寒,乳房胀痛拒按,伴乳房结块,乳汁不畅或乳头破损,乳房红肿热痛。苔薄黄,脉弦数。

6. 伤食型　产后时热时止,脘闷腹满,嗳腐吞酸,不欲饮食,食入不舒,恶闻食臭,或呕吐泄泻。舌苔垢腻,脉滑数。

【治疗】

(一) 辨证组方

1. 清热解毒,凉血化瘀

(1)金银花红酱解毒汤:金银花、连翘、大血藤、败酱草各20g,牡丹皮、川楝子各9g,生栀子、延胡索、赤芍、桃仁、薏苡仁各12g。

(2)五味消毒饮加味:蒲公英、鱼腥草、大血藤各20g,紫花地丁、野菊花、天葵子、金银花各12g,蒲黄、五灵脂各10g,牡丹皮8g,益母草15g。

(3)水牛角(另煎)15g,牡丹皮、带心连翘、金银花各15g,牛黄3g,板蓝根15g,生地黄、黄芪各10g,升麻5g,五灵脂10g,败酱草30g。适用于产后发热逆传心包者。

2. 活血化瘀　生化汤加味:当归、川芎各6g,桃仁、丹参、牡丹皮各10g,炮姜、炙甘草各5g,益母草15g。

3. 营卫不和者,治宜调和营卫,方用桂枝汤;风热者,治宜辛凉解表,方用桑菊饮;热入营分者,宜用清营汤;热入心包者,治宜清热开窍,方用安宫牛黄丸或紫雪丹;中暑者,宜清暑益气,养阴生津,方用清暑益气汤(西洋参、石斛、麦冬、黄连、竹叶、荷梗、甘草、知母、粳米、西瓜翠衣);暑邪入营,甚或内陷心包,可参温病相应病变处理,如清营汤、安宫牛黄丸、紫雪丹、至宝丹诸方,酌情急用,同时中西医结合处理。

4. 补益气血　八珍汤加减:党参、茯苓、白术、熟地黄、白芍、地骨皮各10g,当归8g,黄芪12g,炙甘草6g。

5. 活血疏络,通乳清热　瓜蒌散加减:全瓜蒌、白芷、漏芦各12g,通草5g,蒲公英30g,王不留行10g,车前子(包)15g。

6. 健脾和胃,消导化滞　保和丸:连翘、神曲(炒)、炒莱菔子、茯苓、麦芽(炒)各10g,山楂(炒)12g,制半夏、陈皮各8g。

（二）单方验方

1. 马齿苋 120g,放锅内蒸熟后水煎,连汤带马齿苋同服取汗。适用于感染邪毒型。

2. 螃蟹壳(烧灰存性)研细末,每服 9g,用童便或米酒冲服。适用于血瘀型。

3. 荆芥穗(炒焦)15g,薄荷(后下)6g,水煎服。适用于外感型。

4. 当归 30g,熟地黄 60g,水煎服,黄酒为引。适用于血虚型。

5. 鹿角粉 9g,热酒送服。适用于蒸乳发热。

6. 竹沥饮 1 杯。

（三）饮食疗法

1. 干马鞭草、干苋菜各 60g,水煎加红糖 1 次顿服。适用于感染邪毒型。

2. 怀山桂圆炖甲鱼　怀山药 30g,桂圆肉 20g,鳖 1 只(约 500g)。将鳖宰杀、去肠杂、洗净,与山药、桂圆肉同放炖盅内,加水适量,炖至烂熟,分 2 次食用。适用于血虚型。

3. 淡豆豉酱猪心方　猪心 1 000g 洗净,放锅内,入葱、姜、淡豆豉、酱油、面酱、黄酒适量,加水,小火煨炖,熟烂后,收汁。待冷,改刀切成薄片,放平盘内,可做凉菜食用。适用于外感型。

4. 清宫粥　莲子心 10g,竹叶卷心 30 根,连心麦冬 10g,水牛角 10g,粳米 100g。先将前 3 味药水煎取汁,再与粳米煮为稀粥,粥成将水牛角研末调入和匀,缓缓喂服。适用于产后发热证属热毒型早中期者。

（四）薄贴法

1. 当归 24g,黑荆芥穗 15g,防风 9g,川芎 12g,发灰 3g,炮姜、黑豆各 20g,葱白 3 根,麻油 250g,黄丹 130g,黄明胶 15g。除麻油、黄丹、黄明胶外,其余各药共装于一布袋内,封口,放麻油中煎熬,待油煎至滴水成珠时,捞起药袋,下黄明胶、黄丹搅匀收膏,摊成膏药。用时取膏药 3 张,分别贴于背脊、脐及心口等部位。

2. 卫产膏　醋蒸红花、黑小豆、艾叶、干荷叶各 200g,酒川芎、酒当归、醋大黄各 150g,乌药、吴茱萸、苏木、香附(生、炒各半)、蒲黄(生、炒各半)、五灵脂(生、炒各半)、延胡索(生、炒各半)、桂枝、生姜、大蒜头、凤仙草各 100g,党参、熟地黄、白术、黄芪、山茱萸、川乌、草乌、苍术、羌活、独活、防风、细辛、炒赤芍、炒白芍、炒牡丹皮、天南星、半夏、制厚朴、陈皮、醋青皮、木瓜、醋三棱、醋莪术、紫苏叶梗、香白芷、炒山楂、炒神曲、炒麦芽、杜仲、续断、熟牛膝、秦艽、荆芥穗、肉苁蓉、炒枳壳、桔梗、槟榔、鳖血炒柴胡、杏仁、桃仁、大茴香、高良姜、炙甘草、菟丝子、蛇床子、黑远志、柏子仁、威灵仙、熟酸枣仁、五味子、草果、益智仁、白附子、马鞭草、辰砂拌麦冬、车前子、泽泻、木通、木鳖仁、胡椒、穿山甲、川椒、干姜、炮姜炭各 50g,葱白(全用)、韭(全用)各 400g,大枣 7 枚,乌梅 3 个,槐枝、桑枝、柳枝各 180cm,发团 80g,共用油 10kg,分熬丹收。再加广木香、丁香、檀香、制乳香、制没药、砂仁末、肉桂、百草霜各 50g,酒蒸化牛胶 200g,搅匀而成。贴心口、脐上、背心及患处。适用于妇人产后诸症。凡中风感寒及一切血虚发热或食积瘀滞、疟疾、泻痢、肿胀疼痛或恶露不行、变生怪病,皆可应用。

（五）熨法

花椒 500g,醋 500g,同炒热装入布袋中,令患者坐在上面熨之,出汗即愈。

（六）针刺法

针刺曲池、合谷、阳陵泉、腰骶部压痛点,可起到止痛消炎作用。适用于感染邪毒型。

（七）按摩法

热毒邪盛型：先使患者坐位，点按大椎 3 分钟，用泻法；然后使患者仰卧，依次点按曲池、合谷、劳宫各 2 分钟，点按阳陵泉 3 分钟，点按委中、行间各 2 分钟，用泻法。阴血亏虚型：先使患者俯卧，点揉膈俞、脾俞各 3 分钟，用补法；然后，使患者仰卧，依次点揉太溪、复溜、血海、三阴交各 2 分钟，用补法。瘀血内阻型：使患者仰卧，点揉中极、气冲各 3 分钟，用泻法；点按地机、血海、三阴交各 2 分钟，用泻法。

（八）注射法

1. 肌内注射　博落回注射液每次 2ml，每日 2~4 次，对产后发热等有预防与控制感染作用。

2. 静脉注射　板蓝根注射液 10~25ml 与 10% 葡萄糖溶液 20ml 静脉注射。用于产后发热。

【预防】提高助产技术，防止产伤，注意观察，及时治疗产伤，一旦发现恶露异常及感染征象，立即治疗。注意产后乳房护理，及时哺乳、排空，防止郁乳。注意饮食起居，避免外感与伤食。

【临床报道参考】以五物汤（党参、当归、川芎、白芍、炙甘草各 15g）为主，风邪袭表有汗者加桂枝，无汗加麻黄；寒热往来加柴胡；头痛加藁本；口渴加天花粉、淡竹叶；气血虚加黄芪、地骨皮、鳖甲；邪毒侵入加金银花、鱼腥草、土茯苓；伤食加焦山楂、建曲；血瘀加丹参、益母草、红花；恶露少而腹痛加牡丹皮、桃仁。每日 1 剂，水煎服，服药 2~7 剂。共治疗 186 例，全部获愈。[湖北中医杂志,1993,15(4):15]

黄芪、柴胡各 15g，党参 20g，陈皮、当归、桃仁、白术、黄芩各 12g，甘草 6g，莪术 10g。随症加减。每日 1~2 剂，6 小时 1 次。结果：100 例中显效 82 例，有效 14 例，无效 4 例。[江西中医药,1993,24(1):48]

小柴胡汤加减治疗产后发热 68 例，每日 1 剂，水煎服 2 次。服药 1~5 剂，体温恢复正常者 66 例，无效 2 例。白细胞计数偏高者 27 例，服药 3~5 剂均恢复正常。[中医药学报,1998(3):35]

第十二节　产 后 汗 出

产妇在产褥期汗出过多或时间过长者，称产后汗出。

【病因病机】

1. 阳虚　素体虚弱，复因产时气血耗损，肺气益虚，卫阳不固，腠理不密，表虚而津液外泄，故产后自汗。

2. 阴虚　营阴素弱，产时失血伤阴，阴虚内热，睡时阳乘阴分，热迫液泄，故产后盗汗。

【临床表现】

1. 阳虚型　产后动辄汗出，恶风肢冷，面色㿠白，少气懒言。舌淡胖，脉濡或细。

2. 阴虚型　产后头晕耳鸣，口干咽燥，面红潮热，头部汗出或盗汗不止，大便燥结。舌红，苔薄，脉细弦数。

【治疗】

（一）辨证组方

1. 调和营卫，护阳固表　桂枝加龙牡汤（马氏方）：桂枝 6g，炒白芍 6g，炙甘草 6g，煅龙骨 15g,煅牡蛎 15g,生姜 4 片,大枣 5 枚。

2. 补阴泻火　当归六黄汤:当归、黄芪、黄芩、黄柏各 9g,生地黄、熟地黄各 15g,黄连 3g。

（二）单方验方

1. 牡蛎、小麦各等分,炒黄研粉,每次 6g,用肉汤调服。

2. 白术 6g,黄芪、龙骨各 15g,防风 3g,五味子、当归各 9g。适用于产后体虚盗汗者。

3. 龙芽草煎　龙芽草 30~40g,大枣 10 枚。水煎服,连服 10 日。

（三）敷法

1. 何首乌 20g,研末,水调成糊状,贴于脐中。适用于产后虚汗不已,自汗、盗汗不止。

2. 五倍子 1.5g,研粉,加醋调,敷脐部,每日 1 次,共敷 3 日。治疗产后汗出。

（四）涂抹法

郁金 20g,研成细末,临睡时用蜜调和,涂于两乳头上。哺乳前洗净。

（五）罨法

1. 黄芪 15g,麻黄根、艾叶各 20g,白术、防风、白芷各 10g,加水 600ml,煎至 300ml,去渣。将两洁净口罩浸泡其中,温度适中后,再将口罩敷盖于神阙、关元 15 分钟。再用上法敷肺俞、大椎两穴 15 分钟,每日 1 次。适用于气虚自汗。

2. 乌梅 10 枚,生地黄 10g,浮小麦 15g,黄芪、透骨草各 12g,大枣 5 枚,白芷 9g,加水 600ml,煎至 300ml,去渣。将两洁净口罩浸泡其中,温度适中后,再将口罩敷盖于神阙、气海 15 分钟。然后重新将口罩浸泡药汁,再敷肺俞、心俞两穴 15 分钟,每日 1 次。适用于阴虚盗汗。

（六）熏洗法

生黄芪、生牡蛎、生地黄各 30g,知母、黄芩各 10g,麻黄根 15g,茯苓 20g,加水适量,煎至 3 000ml,去渣取汁,趁热熏蒸涌泉、神阙。待药液温度适中后,用纱布沾药液擦洗肺俞、心俞及神阙,每次擦洗 10 分钟。每日 1 次。适用于阴虚盗汗。

（七）溻浴法

麦冬、艾叶各 30g,五味子 50g,黄柏 40g。上药煎煮 1 桶,在避风保暖处沐浴全身,有条件者可浸泡于浴池,3~4 日 1 次。适用于盗汗。

（八）耳穴压迫法

1. 主穴:肺、交感、肾。配穴:内分泌、肾上腺、三焦。方法:局部消毒后,取王不留行贴压耳穴,按压 3 分钟,每日 5 次。3~5 日换穴 1 次。适用于自汗者。

2. 主穴:交感、心、肺、肾等。配穴:神门、三焦、肾上腺、内分泌等。每次选用 3~4 穴。方法:取王不留行贴压耳穴,按压,每日 5 次,每次 3~4 分钟,3 日换 1 次穴位。适用于盗汗者。

（九）扑粉法

1. 牡蛎粉 3 份,麻黄根 2 份,共捣罗为散,扑于身上,汗即自止。治疗产后虚汗不止。

2. 牡蛎粉适量,扑身。

3. 粳米粉散　牡蛎、白粳米粉 150g,附子 50g。将药研细,混匀,汗出时外扑。

（十）针刺法

1. 毫针　取穴:大椎、合谷、肾俞、脾俞、足三里、复溜。大汗淋漓不止,加气海;心悸,加内关;高热不解,加十宣;盗汗不止,加阴郄、后溪。方法:针用补法,加灸。

2. 耳针　取穴:肺、耳迷根、心、交感、肾。方法:选2~3穴,中等刺激,留针15~30分钟。

（十一）灸法

1. 艾条灸①　取穴:神阙、气海、关元、大椎、合谷、复溜。每次选2~3穴。方法:重灸,每日1次。适用于自汗者。

2. 艾条灸②　取穴:左阴郄。方法:艾灸5分钟后,灸感自阴郄沿手少阴经上传至心前区,20分钟后,阴郄处无感觉而心前区则感热如火灼,约40分钟后,此感觉消失则停灸。适用于盗汗者。

（十二）按摩法

1. 以手掌于神阙、气海、关元、大椎、复溜做揉摩动作。每次30分钟,每日1次。适用于自汗者。

2. 以手掌于神阙、中脘、气海、关元、合谷、复溜、阴郄、后溪做婉转回环动作。每次30分钟,每日1次。适用于盗汗者。

（十三）佩戴法

1. 桂枝1 000g,白芍500g,大枣、甘草各200g,雄黄、辛夷、藿香、佩兰各100g,皂角刺20g。上药分别烘干,共研细末,混匀,装入枕芯,制成药枕。适用于自汗者。

2. 黑豆、磁石各1 000g,分别打碎,混匀,装入枕芯,制成药枕。适用于盗汗者。

（十四）离子透入法

白芍15g,乌梅20g,沙参、五味子、煅牡蛎各10g,鱼腥草30g,白芷9g,加水600ml,煎至300ml,去渣;将2块折叠纱布浸泡后取出(以不滴水为度),敷于中极、关元、神阙、肺俞;再将2块电极板置于两纱布上,将电流控制钮调到最低挡,接通电流,然后逐渐调大电流至患者可耐受为度。每日1次,每次约30分钟。适用于盗汗者。

（十五）磁疗法

取穴:心俞、肺俞、神门、内关、三阴交为主治之穴。每次选2~4穴。方法:将粘有小磁石的胶布对准穴位敷贴。4~6日换1次穴位。适用于盗汗者。

【预防】注意产后身体调养,对于身体虚弱者,给予及时补养,同时要注意休息,不要穿过厚的褥衣与盖过厚的被子。

【临床报道参考】单方验方治疗产后盗汗,用龙芽草30~40g,大枣10枚,水煎服,连服10天,治疗12例,痊愈8例,好转2例,无效2例。（《男女科病千首妙方》）

第十三节　产 后 咳 喘

发生于产褥期间的咳嗽、哮喘,称产后咳喘。

【病因病机】

1. 风寒犯肺　产后气虚,卫阳不固,皮毛不充,腠理失密,风寒乘虚侵袭于肺,肺失宣降,发为咳喘。

2. 瘀血犯肺　产后瘀血停滞,上犯于肺,肺气失于宣降,发为咳喘。

3. 阴虚肺燥　产时失血过多,耗气伤阴,阴虚生热,上灼肺络,而致咳嗽。

4. 气虚　多因产时失血过多,营血突然暴竭,以致营阴不能为卫阳内守,故致孤阳上越,气脱作喘。

【临床表现】

1. 风寒犯肺型　产后咳喘痰多,恶寒发热,鼻塞流涕。舌淡红,苔薄白,脉浮滑。

2. 瘀血犯肺型　产后咳喘气急,痰少稠黏,胸膈胀闷。舌质暗红,苔薄白,脉弦滑。

3. 阴虚肺燥型　产后干咳少痰或无痰,咽干,伴午后潮热,颧赤。舌红少津无苔,脉细数。

4. 气虚型　产后气喘,急促不安,汗出不止。舌淡红,苔薄白,脉虚浮无根。

【治疗】

(一) 辨证组方

1. 疏散风寒,宣肺平喘　参苏饮加减:党参、葛根、前胡、半夏、茯苓、旋覆花(包)各10g,紫苏叶、枳壳、陈皮各6g,桔梗、甘草各5g,生姜4片,大枣5枚。

2. 化瘀止咳　当归8g,川芎、红花各6g,桃仁、杏仁、延胡索各10g,川贝母4g。

3. 滋阴清肺　生地黄12g,山茱萸、茯苓、牡丹皮、麦冬、阿胶(烊冲)、桑叶、甜杏仁各10g,山药15g,五味子4g。

4. 大补气血　先服参附汤[制附子(先煎)9g,红参(另煎冲服)9g],随时饮服。

续服救脱活母汤:红参、当归、熟地黄、麦冬各10g,枸杞、山茱萸各8g,阿胶(烊冲)、黑荆芥穗各5g,肉桂3g。

(二) 单方验方

1. 胡桃肉、人参各6g,水煎顿服。治疗产后气喘。

2. 苏木15~21g,清水煎汁1碗。另炖人参9~15g。二者混合顿服。治疗产后气喘。

3. 百部、桔梗各6g,桑白皮12g,干百合、赤茯苓各8g,水煎服。

(三) 饮食疗法

仙茅干根30g,加猪肺,水煎服。治疗产后虚嗽。

(四) 熨法

败血入肺,面黑,咳嗽,喘急,苏木煎汤熨胸背。

(五) 涂抹法

肉桂末少许,姜汁少许。将肉桂末用姜汁调涂肺俞。治疗因寒引起的产后咳逆。

(六) 吸入法

当归24g,川芎10g,桃仁10g,炮姜1.5g,炙甘草1.5g,陈醋500ml,煎汤熏鼻。治疗产后败血入肺,气短发喘。

(七) 灸法

产后咳逆,灸期门极效,男左女右。乳下黑尽处,一韭叶许,灸三壮,甚者二七壮。

(八) 针刺法

1. 毫针　主穴:肺俞、大椎、风门、定喘。配穴:咳嗽,加尺泽、太渊;痰多,加中脘、足三里、丰隆。方法:留针20分钟。每日针1次,10次为1个疗程。

2. 耳针　取穴:咳嗽为主,取肺、气管、大肠、内分泌;气喘为主,取肺、平喘、神门、肾。方法:快速捻转,可留针1~4小时,必要时埋针24小时。每次选3~5个穴,双耳或单耳交替使用。

3. 手针　取穴:咳喘点。方法:用1~1.5寸28号毫针直刺0.5寸左右,强刺激1~2分钟,留针5分钟,或不留针。

4. 腕踝针 取穴:双上2区。方法:常规方法。

(九) 拔罐法

部位:上背部脊柱两侧,包括定喘、大杼、风门、肺俞等。方法:①走罐:患者取俯伏坐位,用大号罐2个,以闪火法吸附于脊柱两侧,行走罐法。可反复走2~3遍,约30分钟。②刺血拔罐:用梅花针沿脊柱两侧叩打出血后,以闪火法将罐吸附于以上部位。叩打处可有较多血液浸出,留罐15~30分钟。

(十) 敷法

1. 大蒜捣烂成泥,置于伤湿止痛膏中心,晚上洗脚后贴在双足涌泉,第2日早晨揭去,连贴3~5次。适用于风寒型。

2. 白芥子30g,麻黄、细辛、干姜各15g,烘干,共研细末,过筛,再加面粉50g,调匀,每次用6g,用麝香风湿油(成药)调成糊状,置于伤湿止痛膏上,贴双肺俞。每2日换药1次,连用3次。适用于风寒型。

(十一) 塞法

1. 白果、麻黄、椒目各等分,共研细末,过筛,取适量用脱脂药棉包裹,塞入一侧鼻孔,15分钟交替1次,每次每鼻30分钟,每日2~3次。适用于风寒型。

2. 百里香栓(每粒含百里香油200mg),于哮喘发作时,取1粒置于肛门内2cm处。

(十二) 点滴法

地龙提取液(1:1)、葱白提取液(1:1)各8ml,混合装眼药瓶内,每次1~3滴,滴于鼻腔内,每日十至数十次。10日1个疗程,连续2~3个疗程。

(十三) 放疱法

白芥子炒黄炒香,研极细末,取温水或姜汁调成糊膏,敷于膻中、大椎、肺俞、涌泉等,盖以铂纸,用纱布、胶布固定。局部有烧灼样痛感时去掉。水疱不要弄破。每日1次,7日为1个疗程。适用于风寒型咳嗽。

(十四) 吸入法

射干12g,炙麻黄8g,法半夏、紫菀、款冬花、杏仁、五味子、紫苏叶、橘红各10g,细辛、炙甘草各6g。上药放入有嘴壶中,加水煮沸。患者从壶嘴吸入蒸汽雾,每日2~4次,每次15~20分钟。每日1剂,10日为1个疗程。适用于风寒型哮喘。

(十五) 佩戴法

荆芥、防风各1 500g,细辛、川芎各200g,绿茶100g,皂角刺20g。将上药烘干,共研粗末,混匀,用纱布包裹成枕芯,令患者侧卧枕头。适用于风寒型。

(十六) 注射法

穴位注射 取穴:天突、定喘、肺俞。方法:取胎盘组织液2ml,每穴注药0.3~0.5ml,强刺激,每日1次,10次为1个疗程。

【预防】在气候急剧变化的季节,应随时增减衣服。饮食宜清淡,忌烟、酒及虾蟹之类的食物。提高机体抵抗力,参加适当锻炼。

第十四节 产后小便不通

以产后小便点滴而下,甚则闭塞不通,小腹胀急疼痛为主要表现的疾病,称产后小便不通。

【病因病机】

1. 气虚　素体虚弱,产时劳力伤气,或失血过多,气随血耗,脾肺气虚,不能通调水道而尿闭。

2. 肾虚　素禀元气不足,分娩损伤肾气,以致肾阳不足,不能化气行水。

3. 气滞　产后情志不畅,气机阻滞,肝失疏泄,以致尿闭。

4. 瘀热互结　滞产逼胪,瘀血阻滞,瘀久化热,致膀胱气化不利;或接生时损伤,感染湿热之邪,瘀热互结,胪络受伤,以致尿闭。

【临床表现】

1. 气虚型　产后小便不通,欲解不得,小腹胀急,精神萎靡,言语无力。舌淡,苔薄,脉缓弱。

2. 肾虚型　产后小便不通,小腹胀满而痛,腰部酸胀。舌质淡,苔白,脉沉迟。

3. 气滞型　产后小便不通,小腹胀痛,精神抑郁,甚或两胁胀痛,烦闷不安。舌质正常,脉弦。

4. 瘀热互结型　产后小便不通,或短涩,淋沥疼痛有热烫感,尿色黄赤或混浊,小腹胀急,口渴心烦。舌质红,苔薄黄,脉数。

【治疗】

(一) 辨证组方

1. 补气行水

(1)春泽汤:党参、茯苓、猪苓、泽泻各 12g,白术 10g,桂枝 5g。

(2)补气通胪饮:黄芪 12g,麦冬 10g,通草 5g。

2. 温肾化气行水　济生肾气丸加味(马氏方):熟地黄、山药各 12g,山茱萸、茯苓、泽泻、牛膝、车前子(包)10g,牡丹皮 8g,肉桂、淡附片各 5g,冬葵子 15g,木通 6g。

3. 利气行滞,利尿通淋

(1)逍遥散加味:柴胡、白芍各 9g,当归、香附、枳壳各 6g,茯苓 12g,白术、车前子(包)各 10g,薄荷 3g,生甘草 5g。

(2)木通散:枳壳、槟榔、冬葵子各 10g,滑石 15g,甘草 3g,木通 5g。

4. 化瘀清热,利水通淋

(1)小蓟饮子:小蓟、滑石各 15g,藕节、淡竹叶、蒲黄各 10g,炒栀子、生地黄各 12g,木通 6g,当归、甘草各 5g。

(2)八正散:木通 6g,瞿麦、车前子(包)、萹蓄、大黄各 10g,滑石、炒栀子各 12g,甘草 5g。

(二) 单方验方

1. 生黄芪 120g,甘草梢 24g,水煎代茶喝,用于气虚所致产后小便不通。

2. 蝉蜕(去头足)9g,加水 500~600ml,煎至 400ml,去渣加适量红糖,1 次服完。

3. 车前子(包)30~60g,水煎服。

(三) 饮食疗法

滑石粥　滑石 15g,瞿麦穗 10g,煎汤去渣滓,加粳米服食。

(四) 敷法

1. 党参 30g,当归 15g,川芎、柴胡、升麻各 10g。将上药加水煎熬,去渣,浓缩成稠厚药

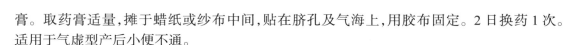

膏。取药膏适量,摊于蜡纸或纱布中间,贴在脐孔及气海上,用胶布固定。2 日换药 1 次。适用于气虚型产后小便不通。

2. 大葱、芒硝、白矾、食盐、皂角刺、小茴香、车前子、麝香、田螺肉、冰片、淡豆豉、花椒、生姜、葱白。上药选加一二味适量即可,捣烂敷脐,外用胶布固定。适用于血瘀型产后小便不通,以及多种原因造成的尿不通。

3. 大蒜 2 枚,蝼蛄 2 个,捣烂,用油纱布包裹压成饼,贴脐,外用胶布固定。适用于瘀血阻滞型产后小便不通。

（五）熨法

1. 麝香 0.15g,皂角刺 3g,大葱适量。上药捣烂,炒热熨脐。适用于肾阳虚型产后小便不通。

2. 田螺 10 个,麝香 0.1g。上药捣烂敷脐,覆盖固定,放上热水袋热敷。适用于瘀血阻滞,阳气不通所致产后小便不通。

3. 肉桂 3g,黄芪、茯苓各 15g,白术、黄柏、知母、泽泻、荆芥、木香各 10g,生大黄 5g,车前子 12g,沉香 3g。上方每日 1 剂,水煎分 2 次服。将本方第 2 煎后的药渣加生姜、葱、醋各适量(有的还加麦麸),同入锅中炒热,布包外熨小腹,每日 1~2 次。

4. 芥子 5g,泡于 30℃温水中,搅拌成泥状。将药泥涂在 1 块 20cm² 正方形的布上,贴在小腹膀胱胀满部位,盖 1 条毛巾,再加上装有热水的热水袋,贴敷时间约 10~15 分钟。因芥子泥对皮肤刺激性强,敷贴时间不宜过长。

（六）熏洗法

荆芥、紫苏叶、艾叶各 15g,香葱 5 根,煎汤熏洗。治疗产后小便不通,以及妇科手术后小便不通。

（七）淌浴法

陈瓜蒌 60g,煎汤坐浴 20 分钟。

（八）针刺法

1. 毫针① 患者取蹲位势,意欲尿之念,选三阴交,用 1.5 寸毫针进针 1 寸,强刺激,留针 15 分钟即可。

2. 毫针② 取穴:归来(双)、三阴交(双)、中极。配穴:曲骨、阳陵泉(双)。少腹急胀加足三里(双),尿时无力或无尿意加关元(灸)、肾俞(双灸),插导尿管停留时间较长或尿道水肿者加太冲(双)。方法:患者仰卧针中极、归来时,针尖向会阴方向刺入 1~1.5 寸,待有酸麻胀感后,行快速捻转提插。持续 1 分钟,使针感放射至会阴部。针三阴交、阳陵泉时,针尖向上斜刺 2~3 寸,行提插捻转手法,要求针感传导至大腿内上侧,若能放散至小腹部则疗效更佳。得气后,留针 15~30 分钟,中途行针 2~3 次。

3. 电针 主穴:气海、关元、中极。配穴:水道、三阴交。方法:针刺得气后,接脉冲治疗机,主穴接正极(不能接负极),配穴接负极,或交替接负、正极,频率 140~200 次/min,通电 15~30 分钟。

4. 指针 产妇取仰卧位,放松腹壁及尿道括约肌。取扁形便盆,置产妇臀下。医者用一手中指指腹点按脐耻连线中点,另一手中指按压该指指甲并逐渐用力向下加压,以产妇能忍耐为度,一般均压至脊柱椎体(肥胖者除外)。自施术至开始排尿约 10~30 秒,全部施术时间约 1~3 分钟。

5. 耳针　取穴：肾、膀胱、输尿管、三焦。方法：用毫针中等刺激强度。或者用王不留行贴压，每日按压 4 次。也可选用埋针。

6. 梅花针　部位：腰背部、骶部、下腹部、关元。方法：局部消毒后，用梅花针叩刺，腰背部和腹部宜先上后下、先中央后两边，多选中等刺激强度或较重刺激强度。每次叩刺 10~15 分钟，以有尿意为佳。

7. 激光针　取穴：中极、龙门。方法：用 3~5mW 氦 - 氖激光针，波长 632.8nm，光斑直径 0.3cm，单机加扩速器，照射距离 5~10cm，每穴 10 分钟，同时热敷下腹部（膀胱区），每日照 1~2 次。

8. 头针　取穴：双侧泌尿生殖区。方法：用 1.5 寸毫针沿皮下斜刺向后顶部，与正中线平行，进针 1 寸左右，施快速捻转泻法，每日 1 次。

（九）灸法

1. 艾条灸　取穴：关元、中极、三阴交。方法：施灸艾条距施灸穴位约 3~5cm，每穴每次灸治 5~7 分钟，使局部皮肤红润并有灼热感，以勿烫伤皮肤为原则。以上穴位轮流灸治，直至自行排尿为止。

2. 隔姜灸　取生姜 1 片，置关元上，并以蚕豆大小圆锥形艾炷，放在姜片上点燃，3 壮后温热入腹内时，即服汤药：炙黄芪 30g，党参、丹参、炒白术、白芍各 10g，炒柴胡、通草各 5g，炒当归、王不留行、瞿麦、炮穿山甲、杏仁、牛蒡子各 10g，桔梗 6g。1 小时后，小便自解；翌日，小便自行。

3. 隔药灸　食盐适量（炒），麝香 0.2g，研细填脐中；葱白 1 段，切如手指厚，置盐上，用艾灸之；觉热气入腹，难忍则止，尿即通。适用于肾阳虚损，气血阻滞所致产后小便不通。

（十）按摩法

1. 常规按摩法　揉按肺俞、肾俞、膀胱俞、脾俞、次髎各 1 分钟，捏脊数次。摩揉胸腹部 3 分钟，随其呼吸揉压关元、中极、四满、大横、水道各 0.5~1 分钟。推揉下肢数次，揉按足三里、三阴交、照海、公孙、涌泉、委中各 1 分钟。

2. 耳穴按摩术　取肾、脾、肺、肝、膀胱、尿道、交感等，施以直压、挤压手法。强刺激 3 分钟，每日 5~7 次。

3. 手足穴按摩术　点揉足部涌泉、行间、照海、太溪、大钟、大敦等，点按水泉。按揉手部全息穴下腹。按揉手足反应如肾区、膀胱区、肝区、尿道等，推手足掌侧正中线。

（十一）拔罐法

1. 取穴：气海、气海两旁约 3 寸处、中极、关元俞、次髎、下髎、足三里（交替）、三阴交（交替）。方法：先以毫针从中极沿皮下平行刺 1~1.5 寸，再刺下肢 2 穴，留针约 20 分钟，起针后于腰骶腹部诸穴，采用单纯罐法，或温姜汁罐法，涂香精、薄荷油罐法，留罐 10~15 分钟。

2. 取穴：关元。方法：于穴位上先涂薄荷油、姜汁或葱汁等，然后缓慢闪罐 10~30 次，以局部出现紫红为度。

（十二）灌肠法

枳实、厚朴各 12g，生大黄（后下）20g，大便干者加芒硝 20g 冲入煎后药液中。以上药物煎取 100~200ml，做保留灌肠。每日 1~2 次，每次间隔 4~6 小时，每次保留 30~60 分钟，疗程为 1 日。无效则改导尿管保留导尿。

(十三) 磁疗法

逐水散 磁石、商陆各 5g,麝香 0.1g。先将前 2 味药共研细末,再入麝香同研和匀,分 2 份备用。取上药分别摊放在脐中、关元,外以纱布覆盖,胶布固定。待可自行排尿时,即去其药。若无效,次日更换敷之。通常敷药数小时后见效,最多 2 次,小便通利。

(十四) 注射法

1. 穴位注射① 取穴:次髎。方法:用 7 号针头直刺上穴,以提插有针感放射至前阴、小腹部或肛门部为得气,得气后将新斯的明 1mg 注入,每日 1 次。

2. 穴位注射② 取双侧耳穴膀胱、肾区,在严密消毒穴位后,注入一定量维生素 B_{12} 注射液(或任选维生素 B_1 注射液、蒸馏水、生理盐水、0.75% 普鲁卡因溶液之一种),不穿透耳软骨。

(十五) 罨法

下腹部及尿道口热湿敷,特别是尿道有水肿者,更应用罨法尽快消肿。

【**预防**】在整个产程中,避免膀胱积尿和过度膨胀,不使产程过长,减少胎头对膀胱的压迫。会阴切开缝合的松紧度要适合,减少伤口疼痛。产后要及时帮助患者排尿。

【**临床报道参考**】辨证组方治疗产后小便不通 50 例,用木通散(木通、滑石、冬葵子各 10g,槟榔、枳壳各 12g,甘草 6g),一般用药 2~3 剂,最多 4 剂,全部治愈。(《中医妇科临床药物手册》)

单方验方治疗产后小便不通 125 例(见治疗·单方验方 2),结果:效果满意 108 例,好转 14 例,无效 3 例。(《男女科病千首妙方》)

熨法治疗产后小便不通 47 例,用姜皮 15g,大蒜 2 瓣,葱白 10 根,食盐适量,加水少许,共捣成糊状,敷脐上,再用塑料纸敷盖,胶布固定,热水袋外敷,温度以患者能耐受为度。治疗 2 小时内排尿者 43 例,失败 1 例。[贵阳中医学院学报,1982(4):39]

针刺治疗产后小便不通 50 例(见治疗·针刺法 2),其中平产后 14 例,有效(针起 2 小时内能自行排尿)13 例,无效 1 例;难产后 28 例,有效 25 例,无效 3 例;手术后 8 例,有效 6 例,无效 2 例。[浙江中医杂志,1984,19(9):406]

指针治疗产后小便不通 32 例(见治疗·针刺法 4),均 1 次奏效。[黑龙江中医药,1984(2):28]

灸法治疗产后小便不通 25 例,取鲜姜粗壮者,切成厚约 0.3cm 薄片,针刺多个孔,置神阙上,上放艾炷燃灸至有尿意即止。结果:均痊愈。[浙江中医学院学报,1992,16(5):45]

按摩法治疗产后小便不通 20 例,取水道(双),逆时针旋转按、点、揉该穴,由轻至重。结果均痊愈,其中 1 次治愈者 16 例,2 次 3 例,3 次 1 例。[按摩与导引,1986(5):17]

注射法治疗产后小便不通 38 例,于中极注射新斯的明 0.5ml 后,15~20 分钟内均自行排尿。[湖北中医杂志,1980(6):15]

第十五节 产后小便频数、失禁

产后以小便次数增多为主要表现的疾病,称产后小便频数。因产时气血损伤,或膀胱受损所致,以产后小便不能自制,或睡中自遗为主要表现的疾病,称产后小便失禁。

【病因病机】

1. 气虚　素体虚弱,复因产程过长,耗气过多,或失血过多,气随血耗。气虚不能固摄膀胱,而致小便频数或失禁。

2. 肾虚　元气素虚,因难产而复伤气血,肾气更虚。膀胱气化开阖失司,而致小便频数或失禁。

3. 产伤　多由产时外伤而致膀胱成瘘,尿液漏下,淋沥不禁。

【临床表现】

1. 气虚型　产后小便次数增多或失禁,尿液清,面色无华,倦怠乏力,语音低怯,小腹坠胀。舌质淡,苔薄白,脉缓弱。

2. 肾虚型　产后小便次数频多或自遗,尿液清,腰甚酸痛,面色晦暗。舌质淡,苔薄白而润,脉沉迟无力。

3. 产伤型　难产或手术产后,小便失禁,或尿液自阴道漏出。初起淋沥疼痛,尿中夹有血丝,继而疼痛,血丝消失,小便自遗。

【治疗】

(一) 辨证组方

1. 益气举陷,固涩缩尿　黄芪当归散:黄芪、当归、党参、白术、白芍各 9g,炙甘草 3g,生姜 3 片,大枣 3 枚,猪尿胞 1 只。

2. 补肾固脬　桑螵蛸散:桑螵蛸、鹿角(先煎)、党参、黄芪、厚朴各 9g,煅牡蛎(先煎)、赤石脂(包煎)各 30g。

3. 补气和血固脬　完胞饮:党参、当归、白术各 30g,黄芪、川芎各 15g,桃仁 9g,红花、白及末(冲)各 3g,益母草 9g。用猪或羊尿胞 1 只,煎汤代水煎上药。

(二) 单方验方

1. 益智仁研末,用米汤调服,每次 6g。

2. 覆盆子、白薇、白芍各 30g,共为细末,每服 6g,日服 2~3 次。治疗产后遗尿不止。

3. 生熟丝绢黄色者 33cm,白牡丹根 3g,白及 3g,煎服。治疗外伤型。

(三) 饮食疗法

1. 黄芪 15g,金樱子、益智仁各 9g,鸡蛋 2 只。煎煮之后,喝汤吃蛋。适用于气虚型。

2. 巴戟补益汤　猪大肠一段约 250g,姜 2 片,巴戟天 30g。猪大肠洗净后,放巴戟天于大肠内,加清水 4 碗,置炖盅中,加姜、盐调味,隔水炖 2 小时出味,喝汤,猪大肠随意食用或不食用。

3. 白及炖猪脬　白及、凤凰衣、桑螵蛸各等分,猪脬(尿胞)1 个,煮烂食之。治产后小便淋沥频数。

(四) 敷法

1. 党参、白术各 30g,当归 15g,川芎、柴胡、升麻各 10g。将上药加水煎熬,去渣浓缩成稠厚药膏。取膏适量,摊于蜡纸或纱布中间,贴脐孔及气海上,胶布固定。2 日换药 1 次,连续贴药至病情痊愈为止。治疗产后小便频数、失禁。

2. 吴茱萸、附片、桑螵蛸(烧灰存性)、油桂、小茴香籽各 10~15g,共为细末,过筛,加适量黄酒调和如糊状。取药糊 30g,涂满脐窝,覆盖固定。待脐部发痒,即可去药,通常敷 3~4 次可愈。治疗产后小便频数、失禁。

3. 肉桂、附子各 15g,母丁香、公丁香各 10g,共碾成细末,以适量黄酒调匀,制成圆形小饼如古铜钱大稍厚,烘热,贴于脐孔上,覆盖固定,2 日换药 1 次。治疗产后小便频数。

4. 吴茱萸、益智仁、小茴香各 15g,正肉桂 10g,共研细末,加麦面粉 10g 拌匀,用适量热酒调和,做成药饼 1 个,敷于脐孔上,覆盖固定,待敷处发痒则去掉。治疗产后小便频数。

(五)针刺法

1. 毫针 取穴:关元、中极、肾俞、膀胱俞、太溪。方法:针刺补法,并灸。尿频数,加百会、次髎;小便遗数,灸大敦。

2. 耳针 取穴:肾、膀胱、脑点、皮质下、枕、尿道区、敏感点。方法:中等刺激,每次选用 2~3 穴,每日 1 次,留针 20 分钟。亦可耳穴埋针。

3. 头针 取穴:足运感区、生殖区。方法:沿皮刺,捻转 1 分钟,或用电针,留针 15 分钟。

(六)灸法

1. 取关元、百会艾灸。治疗产后小便失禁。

2. 灸百会、关元、神阙、膀胱俞、肾俞。针三阴交、足三里。治疗产后小便失禁。

3. 取鲜姜粗壮者,切成厚约 0.3cm 薄片,用针刺出多个孔,置神阙上,将陈年艾绒揉成直径 3cm、高约 3cm 的艾炷,置于姜片上点燃。每次灸 3 壮,以局部皮肤潮红不起疱为度。隔日 1 次。治疗产后尿失禁。

(七)按摩法

1. 点穴

(1)气虚型:先使患者俯卧,点揉肺俞、膀胱俞各 3 分钟,再使患者仰卧,点揉膻中、关元各 2 分钟,最后点揉委中、足三里、三阴交各 1 分钟,均用补法。

(2)肾虚型:先使患者俯卧,点揉肾俞、膀胱俞各 3 分钟,再使患者仰卧,以振颤手法点揉关元、气海、中极各 2 分钟,最后点揉复溜、太溪、三阴交各 1 分钟,均用补法。

(3)气滞型:先使患者仰卧,点按膻中、章门各 2 分钟,点按支沟、外关各 1 分钟,点揉中脘 1 分钟,均用泻法;以振颤法点中极 2 分钟,用补法;点揉太冲 1 分钟,用泻法。再使患者俯卧,点揉肝俞、膀胱俞各 2 分钟,用泻法。

(4)产伤型:使患者俯卧,点揉肺俞、肾俞、膀胱俞各 3 分钟,三阴交、足三里各 2 分钟,均用补法。

以上诸法,治疗产后小便过频或不畅。

2. 常规按摩 患者仰卧,医者站于其旁。在腹部行常规按摩数次,再点按气海、关元、中极。在按压的同时配合振颤法,以强刺激量,可有明显的感觉传至尿道。患者仰卧,用手掌或拇指揉按下肢内侧数次;再用手掌搓小腹部、腰部及足底部各 100 次,使局部发热为度;再点按阴陵泉、三阴交、行间。患者俯卧,用手掌揉按腰骶部数次;再点按肾俞、命门、膀胱俞。治疗产后尿失禁(张力性)。

3. 手、足穴按摩 持续掐揉手掌侧夜尿点。持续按揉足底足后四白;足背侧太溪、大敦、行间诸穴。擦手掌小鱼际;捻揉小指;按肾区、膀胱区,重擦足底;点按肾区、输尿管、膀胱区;踩足底。治疗产后尿失禁(张力性)。

【预防】提高医护人员的接生技术,操作时要熟练、轻巧,防止手术损伤(如产钳、臀位牵引导致的损伤)。对于滞产患者,要及时做剖宫产。及时让产妇排空小便。及时治疗产后咳嗽、便秘等疾病,以消除一切增加腹压的因素。

【临床报道参考】辨证组方(用补中益气汤)治疗产后小便失禁及妇产科手术后尿失禁57 例,痊愈 45 例,好转 12 例。[陕西中医,1988,9(6):258]

用单方验方治疗产后小便失禁 11 例(见治疗·单方验方 3),经服 3~12 剂,全部治愈。(《男女科病千首妙方》)

隔姜灸治疗产后尿失禁 11 例(见治疗·灸法 3),结果:治愈 7 例,好转 4 例。[浙江中医学院学报,1992,16(5):45]

第十六节　产 后 水 肿

产后以头面肢体水肿为主要表现的疾病,称产后水肿。

【病因病机】

1. 脾虚　素体脾虚,产时失血伤气,脾气益虚,水湿停聚,泛溢肌肤而致。脾阳虚者,不能温化水湿,停滞而致水肿。

2. 肾虚　素禀肾阳不足,产时元气耗伤,肾气更虚,不能通调水道,致产后水肿。

3. 气机不宣　产后气机不宣,气血不和,升降有碍,可致气滞肿胀。

4. 败血流注　产后气血停滞,败血乘虚循经流注经络,而致水肿。

【临床表现】

1. 脾虚型　手足水肿,皮薄色泽光亮,触之压痕凹陷;舌淡苔白腻,脉细而缓。若产后气血两虚,可见下肢轻微水肿,面色少华,头晕乏力,短气懒言;舌稍淡,苔薄白,脉细软。

2. 肾虚型　头面四肢遍身水肿,按之如泥,或有喘嗽,小便不利;舌淡苔薄,脉沉迟。若产后肾阳虚,可见肢体水肿,手脚不温,小便清白,大便不实;舌淡,苔薄润,脉沉细。

3. 气机不宣型　肢体水肿,皮色不变,压痕随手而起,胸胁胀闷,纳食减少。舌淡红,苔薄白,脉细。

4. 败血流注型　恶露不畅,四肢水肿,触之痛胀。舌色暗红,苔薄白,脉细涩。

【治疗】

(一) 辨证组方

1. 健脾利水　适用于脾虚者。利水益气汤:党参 12g,炒白术 10g,茯苓皮 30g,炒白芍10g,陈皮 12g,木瓜 10g,紫苏叶 9g,木通 6g,大腹皮 10g,苍术 10g,厚朴 9g。

2. 补益气血　适用于气血两虚者。十全大补汤加赤小豆 30g。

3. 温肾化气

(1)肾气丸:熟地黄 12g,山茱萸 10g,炒山药 15g,泽泻 10g,茯苓皮 20g,牡丹皮 6g,桂枝5g,淡附片 6g。适用于肾气虚者。

(2)真武汤:茯苓 15g,炒芍药 10g,炒白术 12g,生姜 6 片,淡附片 9g。适用于肾阳虚者。

4. 理气行滞渗湿

(1)天仙藤散:天仙藤 10g,香附 9g,陈皮 12g,甘草 6g,乌药 9g,生姜 5 片,木瓜 9g,紫苏叶 9g,茯苓皮 30g,大腹皮 12g。

(2)茯苓导水汤:茯苓、猪苓、泽泻、白术各 12g,木香 9g,槟榔、紫苏叶梗、陈皮、木瓜、桑白皮各 10g,大腹皮 15g,砂仁(杵冲)5g。

5. 温通,活血化瘀

(1) 少腹逐瘀汤加减:当归 6g,川芎、赤芍、白术、木通、五灵脂各 10g,蒲黄、熟大黄各 12g,小茴香、肉桂各 2g,泽泻 15g。

(2) 调经散:没药(另研)、琥珀(另研)、肉桂、赤芍、当归各一份,细辛、麝香(另研)各半份。共研细末,和匀,每服 3g,温酒入生姜汁少许调匀服。

(二) 单方验方

赤小豆 100g,煮烂食用。1 日 2 次,连服 5~7 天。

(三) 饮食疗法

产后水肿,手足无力,头晕,脸黄:红枣 10 枚,龙眼肉 15g,红糖 30g,生姜 3 片。水煎服,每天 1 次吃完。

第十七节 产 后 呕 吐

产后以呕吐为主要临床表现的疾病,称产后呕吐。

【病因病机】

1. 脾胃虚寒 素体脾胃虚寒,产时伤动脏腑,过食生冷,寒邪乘虚犯胃,以致胃失和降,上逆而呕。

2. 食滞 产时失血耗气,脾胃虚弱,饮食不节,过食肥甘,食后即卧,停滞不化,胃气窒塞,上逆而吐。

3. 痰饮 素多痰饮,产后劳伤脏腑,脾失健运,湿聚成痰,胃失和降,上逆呕吐。

4. 瘀阻 产后恶露未净,瘀血停留,盘踞中焦,犯胃呕吐。

【临床表现】

1. 脾胃虚寒型 产后呕吐不食,脘腹冷痛,喜热食温熨;舌稍淡,苔薄白,脉沉迟无力。若见恶心,时而作吐,畏寒肢冷,大便溏薄者,为脾肾阳虚;舌淡,苔薄白,脉沉细尺弱。

2. 食滞型 产后呕吐酸腐,或吐出带有未消化食物残渣,脘腹饱闷,恶闻食气,大便秘结或溏泻。舌淡红,苔厚腻,脉滑。

3. 痰饮型 呕吐痰涎,恶心头晕,胸闷心悸。舌淡红,苔白腻,脉滑。

4. 瘀阻型 产后呕吐痰涎,恶露量少,甚或不行。舌边尖见瘀斑,苔薄白,脉涩。

【治疗】辨证组方。

1. 温中降逆

(1)香砂六君子汤加味:木香 10g,砂仁(杵冲)6g,党参 12g,茯苓 10g,炒白术 10g,半夏 10g,陈皮 10g,炙甘草 6g,藿香 10g,紫苏叶 6g。适用于脾胃虚寒者。

(2)附子理中汤加味:党参 12g,炒白术 10g,干姜 5g,炙甘草 6g,淡附片 6g,丁香 2g。适用于脾胃阳虚者。

2. 健脾和胃 保和丸加味:山楂 10g,神曲 10g,半夏 10g,茯苓 10g,陈皮 9g,连翘 9g,炒莱菔子 10g,炒谷麦芽各 10g。

3. 健脾祛痰,和胃降逆 二陈汤加味:陈皮 10g,半夏 10g,茯苓 10g,炙甘草 6g,生姜 5 片,厚朴 10g,苍术 10g。

4. 行瘀化饮 抵圣汤加味:赤芍 10g,半夏 10g,泽兰 10g,生姜 6 片,党参 10g,陈皮

10g,炙甘草 6g,茯苓 10g,桃仁 10g。

第十八节　产后呃逆

产后呃逆是指产后以呃逆为主要症状的疾病。

【病因病机】

1. 胃寒　胃本积寒,产后过食生冷,寒邪阻遏气机,胃失和降所致。

2. 胃热　平素嗜食肥甘辛辣厚腻,或产后过用温补之药,胃肠积热,郁而化火,胃火上冲所致。

3. 气郁　产后七情不畅,肝气郁结,横逆乘胃,胃气上冲而发呃逆。

4. 胃阴不足　产后热病耗伤胃阴,或胃热不清,或过用温燥药物耗劫胃阴,使胃气不得顺降所致。

5. 血瘀　产后瘀血阻滞胸膈,影响胃气下降,发为呃逆。

【临床表现】

1. 胃寒型　产后呃声沉缓有力,遇寒加重,得温则舒,喜热饮,恶冷食。舌淡,苔白,脉沉缓。

2. 胃热型　产后呃声洪亮有力,冲逆而出,时发时止,烦渴,口臭,喜冷饮,大便秘结,小便短赤痛。舌黄或黄燥,脉滑数。

3. 气郁型　产后呃逆,脘胁胀满,胸腹满闷,嗳气纳减,情志不畅则加重。舌淡红,苔薄腻,脉弦。

4. 胃阴不足型　产后呃声短促而不得续,烦渴不安,不思饮食,口干,大便干结。舌质红,苔少津,脉细数。

5. 血瘀型　产后呃逆频作,胸闷胁痛,小腹疼痛。舌暗红,脉弦涩。

【治疗】

(一) 辨证组方

1. 温中降逆

(1) 丁香柿蒂汤:丁香 6g,柿蒂 9g,人参 3g,生姜 6g。

(2) 旋覆代赭汤:旋覆花(包)10g,党参 12g,代赭石 15g,制半夏 9g,炙甘草 6g,生姜 5片,大枣 4 枚。

2. 清胃降逆

(1) 橘皮竹茹汤:陈皮 10g,竹茹 15g,大枣 5 枚,生姜 9g,甘草 6g,人参 3g。适用于胃中虚热者。

(2) 保和汤(麦芽 10g,山楂 10g,炒莱菔子 10g,厚朴 10g,香附 10g,甘草 5g,连翘 5g,陈皮 12g)合承气汤(根据病情选用大承气汤,或小承气汤,或调胃承气汤),适用于肠腑实热者。

3. 顺气降逆

(1) 逍遥散合温胆汤:柴胡 9g,当归 5g,炒芍药 10g,薄荷 5g,茯苓 10g,炒白术 10g,半夏 10g,陈皮 10g,竹茹 10g,枳壳 9g,炙甘草 3g,生姜 5 片,大枣 5 枚。

(2) 和中消胀汤加减:陈皮 10g,清半夏 10g,茯苓 10g,炒莱菔子 9g,焦山楂 10g,焦建曲 10g,连翘 6g,炒枳壳 6g,厚朴 9g,木香 9g,炒鸡内金 6g,柴胡 10g,郁金 6g。

4. 养阴降逆

（1）保和汤合参麦饮：麦芽 10g，山楂 10g，炒莱菔子 10g，厚朴 10g，香附 10g，甘草 5g，连翘 5g，陈皮 12g，太子参 20g，麦冬 12g，五味子 6g。

（2）生白芍 15g，炙甘草 10g，黄连 1.5g，北沙参 15g，玉竹 15g，麦冬 10g，绿萼梅（后下）6g，佛手花（后下）6g。

5. 化瘀降逆 血府逐瘀汤加减：枳壳 10g，赤芍 10g，柴胡 10g，甘草 6g，桔梗 8g，川芎 12g，牛膝 20g，当归 20g，生地黄 15g，桃仁 15g，红花 12g。

（二）单方验方

1. 黑芝麻一日 4 次，每次 3 匙。适用于便秘者。

2. 生大茴香、生小茴香各 100g，捣碎，加水 2 碗煎服。适用于胃寒气滞型。

3. 生石膏 5g，研为细末，用冷开水 1 次性冲服。呃逆停止则停服。如呃逆不止，1 小时后再服 1 次。适用于胃热型。

4. 柿蒂 15~30g，泡水约 200ml，每天 2 次，3 天为 1 个疗程。

5. 藏药 由沉香、肉桂、白豆蔻、石榴子、金诃子肉、藏木香等药组成。上药共为极细粉末，做成蜜丸或水丸，也可作散剂服用。每次服用 1~2g，每日 3 次，饭后 20 分钟用温开水调服。

（三）饮食疗法

鲜姜 30g 取汁，加蜂蜜适量调服。

（四）敷法

1. 吴茱萸 30g，研成细末，放入瓶中备用，每次取适量，用醋调成稠膏，晚上睡前敷于双足心。

2. 丁香∶吴茱萸∶柿蒂∶旋覆花 =1∶1∶1∶1，研末醋调，外敷神阙，每日更换 1 次，连续观察 1 周。

（五）针刺法

1. 毫针 主穴：膈俞、关元、足三里、中脘、三阴交、双侧内关，常规针刺，每天 1 次。①寒邪动膈型：采用平补平泻法，对足三里等穴进行深扎，留针 20 分钟，每 10 分钟运针 1 次。取 130mm 芒针，采用 15° 倾斜角向上于患者中脘横刺，穿透至膻中，随后进行捻转补法治疗，在治疗中禁止提插。②胃火上逆型：选择提插泻法从中脘入针；根据患者具体情况选择针刺方式。

2. 耳针 耳廓常规消毒，选用 30 号 0.5 寸毫针针刺耳中、胃、神门、皮质下，捻转至得气后留针 30 分钟至 1 小时，每日 1 次。

3. 头针 取穴：双侧胃区（从瞳孔直上发际处为起点，向上引平行于前后正中线的 2cm 长的直线），进针、运针。

4. 眼针 取穴：双肝区、双胃区、双中焦区。留针 30 分钟，每日 1 次。

5. 指针 选用合谷、耳穴、膻中、足三里、缺盆、天突等穴位。

6. 腕踝针 进针点为双上 1、上 2、下 1 区。常规消毒皮肤，用 0.25mm × 25mm 一次性无菌针灸针，向心方向，与皮肤呈 30° 角刺入皮下后平行进针，针体留出皮肤 1mm，以局部无酸、麻、痛、胀感为佳。针刺完毕，以一次性无菌输液小敷贴固定 2 小时。每日治疗 1 次，5 日为 1 个疗程。

7. 电针　主穴：膈俞、胃俞。采用 0.30mm×40mm 针灸针进行治疗,进针约 20mm 后轻轻捻转得气,每对电极接同侧背俞上,选疏密波,强度以患者可耐受为度,通电 20 分钟。每日 1 次。

(六) 灸法

1. 温和灸　取穴：中脘、膈俞,一侧足三里,对侧内关。取俯卧位,点燃艾卷,先灸两侧膈俞;再取仰卧位,灸中脘;随后分别或同时灸足三里、内关。每穴灸 10 分钟,以施灸部位出现红晕为度。每天 2 次,3 天为 1 个疗程。施灸顺序先上后下、先背后腹、先阳经后阴经。

2. 隔盐灸　将粗盐与艾绒按 1∶1 比例混匀,放置于 40cm×40cm 正方形帆布中央,将四角拎起裹成底盘直径约 15cm 的圆盘状,四角布片用粗棉线垂直扎成高约 5cm 圆柱形手柄。取已制好的隔盐灸灶,在圆盘底面喷少量水至外层棉帆布潮湿,放置于微波炉中调中火加热 2~3 分钟,温度一般为 40~50℃,取出后垫一小毛巾备用。在肌内注射利他林(哌醋甲酯缓释片)20mg 后,将灸灶置于患者中脘上,施灸 30 分钟,温度以患者感到温热且皮肤红晕而不烫伤皮肤为宜。

3. 隔姜灸　取足三里为主穴,配中脘、膈俞、内关、关元。患者取舒适体位,暴露施灸部位,采用隔姜灸,至皮肤红晕为度。每日 1 次,每次选 3~5 穴,每次每穴灸 5~7 壮,5 日为 1 个疗程。

(七) 耳穴压迫法

交替选用双耳胃、膈、交感和皮质下。常规消毒耳廓后,先用探棒在所选部位寻找压痛敏感点,即患者感觉局部酸胀、麻重,然后用小镊子将中心部位粘有王不留行、大小约为 0.5cm×0.5cm 的医用胶布贴到相应穴位上。嘱患者每日进行耳穴按摩 3~5 次,每次 3~5 分钟,3 天更换 1 次,双耳交替。

(八) 按摩法

1. 按压双侧攒竹,力量由轻至重,使患者产生酸麻胀得气感,逐渐增加强度,刺激量以患者能忍受为度,2 分钟后强力按压双侧攒竹的同时让患者做深吸气,之后屏气抵抗 15 秒,之后吐气,同时停止按压攒竹。以上操作反复 3 次。

2. 取穴：缺盆、膻中、中脘、胃俞、内关、足三里。手法：按、揉、搓、摩。操作：①患者俯卧,医者立于左侧,掌根缓揉第 6~12 胸椎两侧,自上而下,各约 3~5 遍;拇指按压膈俞、肝俞、胃俞各 30 秒,掌搓两侧脾俞、胃俞。②患者仰卧,医者立于右侧,用拇指按揉两侧缺盆,每侧约 30 秒,以酸胀为度,按揉约 30 秒,同时按压两侧内关各 30 秒,再用摩法治疗腹部,摩法操作在腹部移动方向均为顺时针方向,以中脘为重点,约 5 分钟。

(九) 拔罐法

1. 患者俯卧,选中号玻璃罐用闪火法在膈俞闪罐,至局部皮肤潮红为度,再用大号玻璃罐分别在膈俞、肺俞、肝俞、肾俞留罐 8~10 分钟,以不起疱为度。

2. 闪罐　将酒精棉球点燃后深放入罐中快速取出,迅速将玻璃罐拔在神阙上,然后快速取下,如是重复再三。持续约 5 分钟,患者皮肤充血潮红后结束治疗,嘱患者休息 2 天,避免贪凉饮冷,再来治疗。

(十) 埋线法

采用一次性 8 号医用注射针头作针管,用 28mm 的 2 寸毫针作针芯。根据治疗穴位位置,让患者选取适当体位,将剪好的 000 号羊肠线(0.5cm)从 8 号注射针头的针尖处装入针

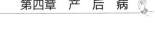

体(在装线时,注射针头内的毫针需稍微退后),线头与针尖内缘齐平。对患者穴位周围皮肤进行常规消毒,术者左手绷紧皮肤,将针头快速刺入穴内 1.5~2.0cm,然后将作为针芯的毫针向内推进,同时缓慢将 8 号针头退出,使羊肠线留于穴位内,线头不得外露,消毒棉签按压针孔以防出血。

(十一) 磁疗法

取穴:取耳中、神门、交感、胃等耳穴压痛明显者,电测阳性等反应点。

1. 直接贴敷法 采用直径 1.3mm、表面磁场强度 500Gs 的磁珠,放置于胶布中央,粘贴在耳穴上,同时在该穴的耳背对应处再贴 1 粒,以利于磁力线集中穿透穴位,更好地发挥治疗作用。

2. 间接贴敷法 即用薄层脱脂棉花,将磁珠包裹置于耳穴上,以减少磁珠副作用。

3. 埋针加磁法 先按埋针法把皮内针埋入耳穴,在针环上敷 1 粒磁珠,胶布固定,每 3~5 天更换 1 次。

(十二) 注射法

1. 穴位注射 取左右两侧膈俞,常规消毒后,用 1ml 注射器抽吸当归注射液各 1ml,刺入皮下 0.5~0.8 寸,行提插法,待患者有酸、胀、麻感,回抽无回血时,将药液缓缓注入,每个穴位注射 1ml。每日 1 次,3 天为 1 个疗程。

2. 穴位注射 药用维生素 B_1、维生素 B_6、生理盐水混合液。取穴:双侧足三里、鸠尾。进针后,使患者有酸胀针感,回抽无回血后,每穴注射 2ml,要求快速注射。足三里为每次必取穴位,1~2 次 /d,5 次为 1 个疗程。

第十九节 产 后 腹 泻

产后出现大便溏软或呈水样者,称产后腹泻。

【病因病机】

1. 伤食 产后体虚,多卧少动,饮食过度,脾伤食停,致产后腹泻。

2. 湿热 饮食伤脾,停积化热,或饮食不洁,感受湿热之邪,或过食辛热之品,湿热下注,故产后腹泻。

3. 寒湿 感受外界寒湿之气,或饮食寒湿之品,或过服寒凉药物,致产后腹泻。

【临床表现】

1. 伤食型 产后腹痛即泻,泻后痛减,脘腹痞满,嗳腐吞酸,肠鸣矢气,不思饮食。舌苔垢浊,脉滑。

2. 湿热型 产后腹痛即泻,泻下急迫,粪色黄褐而臭,肛门灼热,心烦口渴,尿赤。舌苔黄腻,脉濡数。

3. 寒湿型 产后腹痛,肠鸣泄泻,食少脘闷,腹部喜温,肢体倦怠。苔白腻,脉濡缓。

【治疗】

(一) 辨证组方

1. 消食导积止泻 神曲、炒枳实、茯苓、莱菔子、山楂炭各 10g,鸡内金、陈皮、槟榔各 6g,黄连 3g。

2. 清利湿热止泻 葛根芩连汤加减(马氏方):葛根、黄芩各 12g,黄连 3g,凤尾草 15g,

槟榔 8g,白头翁、秦皮各 10g。

3. 温中散寒除湿　胃苓汤加味:苍术、厚朴、茯苓、泽泻、猪苓、白术各 10g,陈皮 8g,甘草、肉豆蔻各 6g,肉桂 4g。

（二）单方验方

1. 山楂炒焦,研细末,每取 10g,白糖水冲服,每日 2~3 次。适用于伤食型。

2. 凤尾草 30~60g,水煎服。适用于湿热型。

3. 益智仁 30g,浓煎汁,服。适用于寒泻。

（三）饮食疗法

1. 炒山楂 30g,生姜 3 片,红糖 15g,水煎服。适用于伤食型。

2. 大蒜头 1 个,煨熟,吃下。适用于湿热型。

3. 小蒜（又名团蒜）120g,鸡蛋 2 个。将小蒜洗净、切碎,与鸡蛋煎,不放盐,食用。适用于寒湿型。

4. 猪肠包鸡蛋煮食　用猪肠（大小肠均可）截成约 10cm 一段,将 10 枚鸡蛋分别装入 10 段猪肠内,另入罂粟、诃子各 3g 许,将猪肠两端缝合,放入锅内文火慢煮 2~3 小时,取出,将肠与药物弃之,唯食鸡蛋,将汤分次喝尽。

5. 取豆腐渣,焙干,或文火炒焦,每次服 5~20g,黄酒送服,一般 2~3 次即愈。

（四）敷法

1. 煨肉豆蔻、牡蛎、黄连、干姜、车前子各 2g。上药研为细末,用白矾水调为软膏状,放脐处,外用胶布固定,持续 10 日为 1 个疗程。适用于湿热型。

2. 炮姜 30g,捣烂,贴于脐上,盖过丹田穴（约长 7.5cm）,用布包扎 1~2 小时。适用于寒泻。

3. 胡椒 7.5g,大蒜数枚,捣匀作饼,贴于脐上。适用于寒湿型。

（五）溻浴法

1. 罂粟壳、肉豆蔻、桂枝、木香、陈皮各 20g,吴茱萸 30g,煎汤先熏后洗双手,每次 30 分钟,每日 2~3 次。治疗寒湿型腹泻。

2. 无花果叶 60g,加水 2 000ml,煎至 1 500ml,待温洗脚,早晚各 1 次,每次 30 分钟,15 日为 1 个疗程,疗程间隔 5 日。治疗湿热腹泻。

（六）薄贴法

硫黄、枯矾各 30g,朱砂 15g,母丁香 10g,麝香 0.5g,独头蒜（去皮）3 枚,共捣成膏状,制成黄豆大药丸。另,将生姜 200g 加入芝麻油 250ml 中炸枯去姜,熬油至滴水成珠时,徐徐投入黄丹,收膏备用。取药丸 1 枚,放于摊成的膏药中间,贴于神阙、脾俞、大肠俞,每穴 1 丸,3 日 1 换,5 次为 1 个疗程。适用于寒湿腹泻。

（七）按摩法

生姜 30g（捣烂）,葱白 30g（切断）,加水 300ml,煮沸 30~40 分钟,乘热用示指蘸药液在患者拇指及小指根部的掌面向外推擦 12 次,再向内关、手臂方向推擦各 12 次,每日 1~2 次,连用 2~3 日。

（八）佩戴法

补骨脂、吴茱萸、煨肉豆蔻、附子、五灵脂、炒蒲黄、罂粟壳各 30g,五味子、白芍各 20g,乌药 60g。上药烘干,共为细末,做成肚兜,内铺 1 层棉花,将药粉均匀撒在棉花中间,用线密缝,兜住脐部及下腹部,日夜不去,1~2 个月换药 1 次,病愈为度。适用于寒湿腹泻。

(九) 吸入法

平胃散料 2 包,各 30g,用 2 层纱布包起,1 包放脐上,用熨斗或热水袋熨之,另外 1 包放在枕边嗅其气。每次 30~50 分钟。每日 2~3 次。适用于寒湿腹泻。

(十) 注射法

穴位注射　取穴:足三里(双)、止泻(气海、关元之间)。方法:用 5 号针头刺入足三里 2.5cm 左右、止泻 1.5cm 左右,感到酸胀后快速推注黄连素注射液 50mg/ 每穴,每日 1 次,或隔日 1 次,病愈即止。适用于伤食或湿热腹泻。

(十一) 熨法

1. 诃子、龙骨、牡蛎、山药各 10g,生姜 3 片,大枣 3 个。将上药捣碎,再用少量水煎熬尽,用纱布包药渣,温热暖脐处,持续 1 小时;用上药熬 3 次,暖 3 回。适用于寒泻。

2. 布包热盐,敷于腹部。适用于寒泻。

3. 大葱和大粒食盐炒热后布包,敷于腹部。适用于寒泻。

(十二) 针刺法

毫针:脾虚者,取足三里、大肠俞、内关、肾俞;伤食者,取足三里、内关、中脘,强刺激;湿热者,取天枢、伏兔、足三里,强刺激。

(十三) 灸法

1. 艾条灸　取腹泻特效穴(外踝最高点直下,赤白肉际处),用艾条温和灸,每穴每次各灸 10~15 分钟,每日灸 2~3 次,病愈为止。主治虚寒腹泻。

2. 隔盐灸　取穴:脐中。方法:填满食盐后,用艾炷每次灸 10 壮,每日 1~2 次。

【预防】新产之后,应吃适量容易消化的清淡食物,待体力恢复,食欲好转时,才可给予富含营养的饮食。同时注意饮食卫生,不吃过于寒凉或辛辣的食物。注意产妇摄养,防止受寒。对于脾胃素寒的产妇,及时采用温补脾胃的食物调理,以免出现腹泻。

【临床报道参考】生姜治疗产后腹泻 31 例。方法:生姜 40g,红糖 40g,鸡蛋 2 枚。生姜切碎,加水 400ml,煎汁至 250~300ml。将鸡蛋打入容器中搅拌至起泡,再将姜汁趁热倒入鸡蛋中,加红糖溶化后口服,每日早晚各服 1 次。恶寒发热者,服后盖被取汗,得汗即解。结果:19 例 2~3 天痊愈,12 例 4~5 天有效。[中国民间疗法,1996(4):14]

第二十节　产 后 便 秘

产后大便艰涩,或数日不解,或便时干燥疼痛,难以排出者,称产后便秘。

【病因病机】

1. 血虚津亏　多因产前血虚,产时或产后失血过多,或产后多汗,水血俱耗,致血液、阴液亏损,肠道失润,而致大便燥结难解。

2. 气虚失运　多因素体气虚,因产耗气,气虚则大肠传送无力,不能运行大便,或复因血虚津亏而成产后数日不解大便。

3. 阴虚火旺　素体阴虚,因产血水俱下,阴液益亏,阴虚火盛,内灼津液,津少液竭,肠道失于滋润,因而大便艰涩难解。

4. 肠腑热结　产后出血、哺乳,津液耗损,嗜食炙煿姜酒,使肠腑热结,大便艰难。

【临床表现】

1. 血虚津亏型　产后大便干燥,或数日不解,腹无胀痛,伴面色萎黄,皮肤不润,心悸失眠。舌质淡,苔薄白,脉细。

2. 气虚失运型　产后数日不解大便,时有便意,临厕努责乏力,大便不坚,汗出短气,便后倦怠尤甚。舌质淡,苔薄白,脉虚缓。

3. 阴虚火旺型　产后数日不解大便,解时艰涩,大便坚结伴颧赤咽干,五心烦热,脘中痞满,腹部胀痛,小便黄赤。舌质红,苔薄黄,脉细数。

4. 肠腑热结型　产后大便秘结,数日难解,下腹胀满,口渴口苦,小便黄赤。舌红,苔薄黄,脉数。

【治疗】

(一) 辨证组方

1. 养血润肠通便　四物汤合增液承气汤加减:当归、熟地黄、白芍、玄参、麦冬、火麻仁、生何首乌各 12g,川芎、制大黄、枳实各 9g,厚朴 6g。

2. 益气助运,佐以养血润燥　八珍汤加味:党参 15g,生白术 30g,茯苓 10g,炙甘草 5g,熟地黄、白芍、杏仁各 12g,当归 8g,川芎 4g,郁李仁 6g。

3. 滋阴清热,润肠通便　两地汤合麻仁丸:生地黄 15g,玄参、白芍、麦冬各 12g,地骨皮、阿胶各 10g,麻仁丸(吞)10g。

4. 通利肠腑　大承气汤加味(马氏方):炙大黄 10g,玄明粉(冲)6g,厚朴 10g,枳壳 10g,生地黄 15g,火麻仁 15g。

(二) 单方验方

1. 冬葵子研末,猪脂为丸如梧桐子大,每服 50 丸。

2. 生白术 30g,生地黄 60g,升麻 9g。每日 1 剂,水煎服。

3. 肉苁蓉、蜂蜜(冲)各 30g,当归 20g,火麻仁、郁李仁各 15g,水煎服。

(三) 饮食疗法

1. 火麻仁紫苏叶粥　紫苏叶、火麻仁各 50g,粳米 250g。将紫苏叶和火麻仁反复淘洗,除去泥沙,再烘干水气,打成极细末,倒入约 200ml 温水,用力搅拌均匀,然后静置待粗粒下沉时,取出上层药汁待用。将粳米淘洗净后,与上述药汁煮成粥,分 2 次服食。

2. 柏子仁炖猪心　柏子仁 12g,猪心 1 个。先将猪心洗净开一个口,再将柏子仁放入猪心内,隔水用旺火炖熟服食。3 日服 1 剂,一般 2~3 次显效。

3. 奶蜜饮　黑芝麻 25g,捣烂,同蜂蜜、牛奶各 50g 调和,每日早晨空腹时冲服。

4. 胡桃肉适量,捣碎冲豆浆服食。

(四) 敷法

1. 活田螺 5~7 个(去壳、取肉),鲜生地黄 30g,鲜麦冬 15g,共捣成膏状,贴敷脐孔,覆盖固定。每日换药 1~2 次,连贴 3~4 日为 1 个疗程。适用于血虚津亏型产后便秘。

2. 黄芪、党参各 15g,升麻 9g,共研为末,取 10g,与葱白 5 根、生姜汁 1 小杯、淡豆豉 15 粒共捣成膏泥状,捏成药饼,蒸热,敷贴于脐孔上,覆盖固定,每日换药 1~2 次。适用于气虚型产后便秘。

3. 葱白 5 根,生姜 1 片,淡豆豉 21 粒,食盐少量,混合捣烂如厚泥状,软硬适中,捏成 1 个圆形小饼,烘热敷贴于脐孔上,覆盖固定,每日换药 1~2 次。

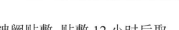

4. 将生大黄粉 3g 加温水适量调成糊状,产后 2 小时即行神阙贴敷,贴敷 12 小时后取下,1 次/d,连续 3 天。可以预防产后便秘。

（五）导法

1. 蜜煎导　蜂蜜 60g,微火缓煎,时时搅动,熬如胶饴状,稍冷后,捻如锭状,勿使冷透,趁温热时,纳入肛门内。

2. 猪胆汁导　取猪胆 1 枚,倾汁入碗内,加好醋 30~60g,搅匀,灌入肛门内。

3. 肥皂适量,加水 300~500ml,溶化后用此灌肠。

4. 大黄、芒硝、枳实各 9g,煎汤灌肠。

（六）针刺法

1. 毫针①　针刺大肠俞、足三里、内关。气秘,加气海、支沟（泻法）;食秘,加中脘、足三里、内关（泻法）;虚秘,加膈俞、肝俞、天枢（补法）。

2. 毫针②　取穴:外关、照海。方法:平补平泻,留针 30 分钟。

3. 耳针　取穴:大肠、脾、胃、直肠下段。方法:强刺激留针 1~2 小时,留针期间捻针 2 次,每日 1 次。

（七）灸法

1. "通便穴"定位:以本人手指为测量标准,取耻骨联合上 2 横指左右旁开 3 横指之交点为二穴位。艾炷底直径 1cm,炷高 1.5~2cm,圆锥状。方法:患者仰卧,暴露应灸穴位,将艾炷置于左右两侧穴位上,点燃艾炷顶端,待艾炷燃至患者感发烫时即用镊子取下,再换 1 枚继续点燃,左右各燃 7 炷。每日 1 次,连续 3 天为 1 个疗程。

2. 甘遂 3g,炒食盐 5g,麝香 0.3g,混合研为细末,调和拌匀,填脐窝中,略高出肚皮;以黄豆大艾炷置药面上灸,一般灸 5~7 壮即可通下大便。适用于火邪燥结型。

（八）耳穴压迫法

选穴:双耳内分泌、皮质下、大肠、三焦、直肠下端、脾、小肠、肺。对所选穴位及周围皮肤进行常规消毒,将王不留行贴于胶布中间,然后使用镊子将其对准并贴于所选穴位之上,进行按压,以患者耳廓胀、痛、红、热为准。每日按压 3~5 次,每次 3~5 分钟,两耳交替。

（九）按摩法

1. 用双手各一指以适当压力揿按迎香 5~10 分钟,或用按摩法,将手指向四周移动扩大面积,可使肠蠕动加快,治疗产后便秘。

2. 常规按摩　患者仰卧,按点中脘、下脘、天枢、大横、关元各 2 分钟;然后顺时针方向摩腹约 10~15 分钟;再用双手拿捏大横并抖动 5 分钟;最后用掌根揉脐周 5 分钟。患者俯卧,用推、揉或滚法沿脊柱两侧从肝俞、脾俞到八髎往返治疗,时间约 5 分钟。再按揉脾俞、肝俞、大肠俞、八髎、长强各 1 分钟,最后用掌揉肾俞 5 分钟。辨证加减:兼内热者,横擦八髎,以透热为度;按揉足三里、大肠俞,以酸胀为度。兼气虚者,横擦胸上部,左侧背部及骶部八髎,均以透热为度;按揉足三里、支沟各 1 分钟。

3. 足穴按摩　首先刺激胃和小肠反射区。接着刺激左脚升结肠反射区,从下往上刺激。刺激右脚横结肠反射区,从内往外进行。刺激左脚横结肠反射区,从内往外进行。从上往下刺激左足降结肠反射区。从内往外刺激左足乙状结肠反射区。刺激左脚直肠反射区。

4. 耳穴按摩　选脾、胃、大小肠、肝、胰、胆、肾、交感、皮质下等穴,施用按、捻手法弱刺激 10 分钟,每日 3 次。

【预防】产后妇女应早起床活动,促进肠的蠕动功能。多喝水,亦可用蜂蜜冲水服,多吃蔬菜及水果。要养成定时排便习惯。

【临床报道参考】辨证组方治疗产后便秘,用加味当归补血汤(黄芪、生地黄、当归、麦冬各50g,沙参、五味子、枸杞、火麻仁、郁李仁各25g,茯苓30g),每日1剂,水煎分2次服。治疗19例,临床均治愈。其中,服药1剂后即解硬结大便者3例,3剂后解羊粪样便者10例,5剂后排便者6例。[吉林中医药,1989(5):22]

用养血润燥通幽汤(生地黄、当归、党参、火麻仁各15g,枳壳、桃仁各10g,川芎、柏子仁各7.5g,甘草5g,槟榔片2.5g)治疗产后便秘201例,随症加减,每日1剂,水煎服。201例均系坚持服中药3剂以上并停用其他药物者,其中治愈182例,临床症状完全消失;显效7例,服药6剂临床症状明显减轻,2日大便1次;好转9例,服药9剂症状减轻;无效3例,服药10剂以上症状不减。[河南中医,1988,9(7):303]

当归12g,白芍12g,熟地黄20g,川芎10g,桃仁10g,红花6g,火麻仁20g,阿胶10g,何首乌12g。每日1剂,每剂水煎至30ml,早中晚三餐前温服,每次100ml。7天为1个疗程。治疗36例,结果:治愈22例,好转11例,无效3例。[中国医药指南,2012,10(19):373]

补中益气丸合七制香附丸治疗产后便秘26例。方法:补中益气丸15粒/次,每日3次,合七制香附丸6g/次,每日3次,口服5~7日。服药的同时,多食富含粗纤维的菜蔬、水果,忌食辛辣刺激之品;鼓励尽早下床活动,坚持做提肛运动(至少每日300次),清晨定时排便等。结果:显效率61.53%,有效率88.46%。[中国中医药现代远程教育,2014,12(16):132]

针刺双侧足三里治疗产后便秘100例。方法:针刺双侧足三里,选用28号1.0~2.0寸毫针,针刺穴位得气后每隔3~5分钟行针1次,手法用平补平泻。留针20分钟,每日1次,连续3天为1个疗程。2个疗程后统计疗效。结果:治愈96例,好转4例。[江西中医药,2010,41(1):59]

耳穴埋豆治疗产后便秘60例。取穴:内分泌、皮质下、大肠、三焦、直肠下端、脾、小肠、肺。方法:将胶布剪成0.7cm×0.7cm,再将王不留行贴在胶布中间,然后用75%乙醇溶液消毒耳廓,用耳穴探测仪测出各穴位相应敏感点,将王不留行对准固定贴紧,按压片刻,以耳廓胀、痛、红、热为准。每日按捏4~5次,每次约5分钟。结果:治愈57例,无效3例。[中国民间疗法,2011,19(9):16]

穴位按摩治疗产后便秘24例。取穴:天枢、关元、气海。腕关节带动前臂由轻到重按摩,每个穴位按压15~20分钟,3次/d,根据患者反应及耐受力灵活掌握按摩强度,同时可以配合振或压的手法,以加强或减缓患者的酸、麻感觉。结果:痊愈16例,显效6例,无效2例。[齐鲁护理杂志,2011,17(35):123]

番泻叶10g,碳酸氢钠1g,加入杯中,冲入100℃的水200ml,加盖静置30分钟后取汁,待药温39~41℃时,取200ml灌肠,保留30~60分钟。治疗产后便秘50例,结果:治愈40例,显效6例,好转4例。[海峡药学,2009,21(8):139]

第二十一节　产后烦渴

产后烦渴系指产后口中烦渴,饮水不解的疾病。

【病因病机】

1. 阴虚 产时失血,又复哺乳多汗,耗伤阴血津液,以致烦渴。

2. 胃热 素体火盛,产后过食辛辣,胃火内燔,或产后发热,燥液涸津。

3. 瘀阻 产时瘀血阻滞,阴津不能上承,以致烦渴。

4. 痰阻 素体多湿,产后恣食肥甘,常喝冷饮,懒动多息,痰湿停滞,津不上承,以致烦渴。

【临床表现】

1. 阴虚型 产后面色不华,头晕倦怠,少乳或溢乳,动辄汗出,口中烦渴。舌稍淡,苔薄白,脉细软。

2. 胃热型 产后面色稍红,精神较佳,口渴引饮,喜饮凉水,口臭便秘。舌红,苔黄燥,脉滑数。

3. 瘀阻型 产后面色晦滞,小腹疼痛,恶露不畅,烦渴不多饮。舌质暗,苔薄白,脉细涩。

4. 痰阻型 产后面色发黄,胸脘痞闷,头重体乏,恶心便溏,口渴,饮多不舒。舌淡红,苔腻,脉濡。

【治疗】

(一) 辨证组方

1. 养阴生津

(1)熟地黄汤:人参9g,天花粉15g,炙甘草5g,麦冬10g,熟地黄12g,生姜3片,大枣5枚。适用于气血不足者。

(2)生脉散加味:西洋参(调冲)15g,麦冬12g,五味子6g,天花粉15g,石斛15g,知母10g,桑椹20g,玉竹15g。适用于阴津不足者。

2. 清热生津 生地黄20g,玄参15g,麦冬20g,石膏15g,知母12g,天花粉15g,淡竹叶15g。大便秘结,加大黄6g、玄明粉(冲)9g。

3. 活血化瘀 延胡索散:延胡索10g,郁金10g,葛根15g,肉桂3g,青皮9g,枳壳9g。

4. 燥湿化痰

(1)平胃散合二陈汤加味:苍术10g,厚朴9g,陈皮9g,半夏10g,茯苓10g,炙甘草5g,佩兰10g,泽泻9g。

(2)蛤壳60g,陈皮10g,牡蛎30g,竹茹12g,茯苓10g,甘草5g,生姜4片,大枣5个。

(二) 单方验方

1. 产后厥渴甚,以独参煎汤代茶,每煎人参三四钱(9~12g)。

2. 乌梅肉20个,麦冬30g。水煎服。

3. 产后发热烦渴,饮竹沥1杯。

4. 产后血渴不止,蒲黄罗细,每服二钱(6g),温米饮下。不渴住服。

5. 产妇渴疾,缩砂皮不拘多少,煎汤百沸,候温通口饮之。不过一盏,渴疾自止。

6. (产后)肌肤发热,面目赤色,烦渴引饮,此血脱发燥也。宜当归补血汤:蜜炙黄芪一两(30g),当归三钱(9g)。水一钟半,煎八分,食远服。

(三) 饮食疗法

1. 蜜不计多少,炼过,煎熟水放温,调蜜服。

2. 生藕汁 100ml,生地黄汁 50ml,白蜜 100ml,相和煎三五沸。不计时候分温三服。

3. 姜米汤　干姜(炮)一两(30g),陈粟米(炒)二两(60g),甘草(炙)一两(30g)。上三味,粗捣筛,每服三钱匕,水一盏,煎至六分,滤去滓,食前稍热服,日三。适用于产后虚乏,津液衰耗,烦渴不止。(古方,保持原貌)

4. 小麦 60g,大枣 10 枚,龙眼肉 15g,用水一碗半,煎至八分,把药液装入保温瓶中,每次少量温服,不拘时候。

5. 荸荠汁 50ml,甘蔗汁 50ml,梨汁 100ml,牛奶 100ml。

【预防】产后勿过服辛热、滋补之品,以防胃火过盛,脾胃呆滞。也勿过服寒凉,饮水过度,以免寒湿困脾,津液不得敷布。勿过安逸,可适当活动,使气血调畅,脾运得健,水湿运化。暑热季节注意通风降温,防止出汗过多,损耗津液。

【临床报道参考】以益气养血补肾法〔黄芪 30g,党参 20g,红参(另调)10g,熟地黄 15g,肉苁蓉 15g,枸杞 15g,何首乌 15g,黑芝麻 15g,核桃肉 15g,女贞子 15g。若气虚,以高丽参 10g 易党参,去肉苁蓉,加白术 10g、防风 6g。若属阴虚盗汗,以西洋参易红参,加五味子、麦冬、火麻仁、桑椹,益气养阴,生津止汗,通便。血虚者,加当归、白芍、阿胶。阳虚者,加肉桂、鹿角胶、巴戟天,益气温阳〕治疗产后口渴、自汗或盗汗、大便难三症同时并见的产后病 187 例,其中气虚 45 例,血虚 64 例,阴虚 47 例,阳虚 31 例。结果:服药 3~5 剂痊愈 109 例,6~10 剂痊愈 58 例,10 剂以上痊愈 15 例,无效 5 例。〔广西中医药,1993,16(2):24〕

第二十二节　产后心悸

产后心悸系指产后出现自觉心中悸动,甚至不能自主的疾病。

【病因病机】

1. 心血虚　分娩失血过多,或产后恶露长期不绝,血虚不养心,神无所主,以致心悸。

2. 心脾气虚　产时耗伤元气,产后思虑劳倦,饮食少进,心脾两伤,气血两伤,不能奉养于心,而致心悸。

3. 心阳虚　素体心阳不足,产后元气受损,心阳尤虚,心失温养,而致心悸。

4. 痰热　产后痰热相互搏结,停滞胸次,胸膈气机不畅,以致心悸。

5. 水饮凌心　素体脾肾阳虚,产时阳气受损,产后不能温化水饮,水饮凌心,而致心悸。

6. 阴虚火旺　素体阴分不足,产时耗液伤阴尤甚,心阴失养,发为心悸。

7. 瘀阻心脉　产时瘀血内生,耗伤心气,血运不利,瘀血阻滞心脉,发为心悸。

【临床表现】

1. 心血虚型　产后失血较多,心悸怵惕,慌乱无主,甚则目不转睛,口不能言。舌淡,脉沉细。

2. 心脾气虚型　产后心悸易惊,神思不定,面色萎黄,虚烦不眠,食少体倦,气短懒言。舌淡红、质嫩,苔薄润,脉细缓。

3. 心阳虚型　产后心悸,胸闷气短,四肢怕冷,面色苍白。舌稍淡,苔薄滑,脉沉细。

4. 痰热型　产后心胸痞闷胀满,胸中躁动烦热,心悸乏力,头晕头胀,食少腹胀,饥不欲食,恶心欲吐,渴喜冷饮。舌红,苔黄腻,脉滑数。

5. 水饮凌心型　产后心悸眩晕,胸闷痞满,渴不欲饮,小便短少,或下肢水肿,形寒肢冷,伴恶心、欲吐、流涎。舌淡胖,苔白滑,脉弦滑或沉细而滑。

6. 阴虚火旺型　心悸易惊,心烦失眠,五心烦热,口干,盗汗,思虑劳心则症状加重,伴耳鸣腰酸,头晕目眩,急躁易怒。舌红少津,苔少或无,脉细数。

7. 瘀阻心脉型　心悸胸闷,心痛时作,痛如针刺,唇甲青紫。舌质紫暗或有瘀斑,脉涩或结或代。

【治疗】

（一）辨证组方

1. 补心安神　养心汤:炙黄芪 12g,茯神 10g,川芎 5g,当归 9g,麦冬 12g,远志 10g,柏子仁 9g,人参 10g,炙甘草 6g,五味子 5g,桂圆 10 枚,生姜 3 片。

2. 补益心脾,安神镇惊　归脾汤加味:炙黄芪 12g,党参 15g,炒白术 10g,茯苓 10g,当归 6g,远志 10g,酸枣仁 15g,桂圆肉 10 枚,龙齿 20g,生姜 3 片,大枣 5 枚。

3. 温补心阳,镇心安神　桂枝甘草龙骨牡蛎汤:炙甘草 20g,龙骨 20g,牡蛎 20gg,桂枝 15g。

4. 清化痰热,宁心安神　黄连温胆汤加减:黄连 3g,炒栀子 10g,竹茹 10g,半夏 10g,胆南星 10g,全瓜蒌 30g,陈皮 10g,枳实 10g,远志 10g,石菖蒲 9g,生龙骨 30g,生牡蛎 30g,生姜 5 片。

5. 温阳化气,行水宁神　苓桂术甘汤加减:桂枝 6g,泽泻 10g,猪苓 10g,茯苓 10g,白术 10g,炙甘草 6g,人参 10g,黄芪 12g,远志 10g,茯神 10g,酸枣仁 15g。

6. 滋阴清火,养心安神　天王补心丹加味:生地黄 12g,玄参 10g,麦冬 10g,天冬 10g,当归 6g,丹参 12g,人参 6g,炙甘草 6g,黄连 3g,茯苓 10g,远志 10g,酸枣仁 15g,柏子仁 12g,五味子 5g,桔梗 5g。

7. 活血化瘀,理气通脉　桃仁红花煎合桂枝甘草龙骨牡蛎汤:桃仁 10g,红花 10g,丹参 15g,赤芍 10g,川芎 9g,延胡索 10g,香附 9g,青皮 10g,生地黄 12g,当归 9g,桂枝 6g,炙甘草 6g,龙骨 15g,牡蛎 15g。

（二）单方验方

1. 石菖蒲 5g,远志 10g,朱茯神 12g。水煎服。适用于痰湿者。

2. 党参 30g,红枣 15 枚,水煎代茶饮。防治贫血性心悸。

（三）饮食疗法

1. 茯苓竹沥粥　茯苓(研粉)20g,竹沥 30g,生姜(切碎)10g,大米 100g,一同放入砂锅中,加水用文火煮粥。每日 1 剂,代早餐服食,15 日为 1 个疗程。

2. 参芪山药粥　人参 5g,黄芪、山药各 30g,粳米 100g。将人参、黄芪、山药先加水煎煮,过滤取汁,备用。将粳米淘洗干净,加水煮粥,待粥半熟后加入药汁,米烂粥稠即成。每日 1 剂,代早餐服食,15 日为 1 个疗程。适用于心气亏虚型。

3. 玉竹麦冬粥　玉竹 20g,麦冬 15g,百合 30g,糯米 100g,冰糖适量。将玉竹、麦冬、百合加水煎煮,过滤取汁,备用。将糯米淘洗干净,加水煮粥,待粥半熟后加入药汁,米烂粥稠时加入冰糖调味即成。每日 1 剂,分早晚 2 次温服,15 日为 1 个疗程。适用于阴虚火旺型。

4. 桂圆酸枣仁粥　桂圆肉、炒酸枣仁(捣碎)各 20g,大枣 10 枚,小米 100g。将大枣洗净,小米淘洗干净,然后与桂圆肉、炒酸枣仁一同放入砂锅中,加水适量,用文火煮粥。每日 1 剂,晨起空腹服食,15 日为 1 个疗程。适用于心血不足型。

（四）针刺法

1. 毫针①　取穴：内关、郄门、神门、厥阴俞、巨阙。心胆虚怯者加胆俞，心脾两虚者加脾俞、足三里，阴虚火旺者加肾俞、太溪，水气凌心者加膻中、气海，心脉瘀阻者加膻中、膈俞，易惊者加大陵，多汗者加膏肓，烦热者加劳宫，耳鸣者加中渚、太溪，水肿者加水分、中极。针刺用平补平泻法，1 日 1 次，1 周为 1 个疗程。

2. 毫针②　取穴：内关、神门、足三里、三阴交及心俞、厥阴俞、脾俞、肾俞。心胆气虚型加肝俞、胆俞，心脾两虚型加公孙，心肾不交型加太溪，心血瘀阻型加曲池、血海，水饮凌心型加阴陵泉、膻中，心阳亏虚型加气海、关元、百会。两组交替，各穴均施捻转手法，平补平泻，留针 20 分钟，缓缓退出。隔日 1 次，10 次为 1 个疗程，休息 7 日行第 2 个疗程。

3. 耳针　主穴：心、小肠、皮质下；配穴：心脏点、交感、胸、肺、肝等。取双侧耳穴，每次取主穴 1~2 个、配穴 2~3 个。方法：针具应采用高压灭菌。耳穴以 75% 乙醇溶液常规消毒，手法以 180° 顺时针捻转进针，不可刺透耳软骨。针刺后接 G6805-Ⅰ 型治疗仪，采用连续波，频率 200 次/min，留针 15~30 分钟，10 次为 1 个疗程，疗程间休息 7 天。

（五）耳穴压迫法

1. 选穴：主穴取交感、神门、心。心虚胆怯，加胆；心阳虚弱，加肾上腺、皮质下；阴虚火旺、痰火扰心，加枕、小肠；心血瘀阻，加肝；水气凌心，加肾。先用探棒在选择穴区找敏感点，选中后患者得气，即有酸麻重胀感。用棉签消毒所选穴位及周围皮肤，晾干后将王不留行贴于胶布中间，用镊子贴于所选穴位上，用指腹按压，以患者有疼痛或胀痛感且能忍受为度。一般每日按压 3~5 次，每穴 1~2 分钟。心悸发作时可适当增加按压时间和频率。

2. 选穴：心、神门、皮质下、小肠、交感、内分泌。方法：常规消毒耳廓，每次取一侧耳穴，先用探棒在选区内寻找压痛敏感点，用王不留行作为压丸。取 0.5cm×0.5cm 医用胶布将压丸固定在已选好的耳穴部位，各穴位贴紧后用拇指、示指按捏耳穴片刻，手法由轻到重，使局部产生酸胀感。留埋期间，每天自行按压 3~5 次，进行局部压迫刺激，以加强疗效。每次 3 分钟左右，2 天换另一耳贴压，双耳交替施治，10 次为 1 个疗程。

（六）埋线法

1. 内关穴位皮肤常规消毒后，将专用可吸收羊肠线装入一次性直径 1mm 的微创埋线针管前端内。左手拇、示指绷紧或提起进针部位（内关）皮肤，右手持针，迅速刺入皮下，穴位进针捻转得气后，边推针芯边退针管，使线埋入皮下肌层，线头不得外露，立即用干棉球压迫针孔片刻，外敷无菌敷料，胶布固定。每周 1 次，双侧交替植入，2 周为 1 个疗程。

2. 使用一次性埋线针，将复方丹参注射液浸泡的消毒胶原蛋白线埋入以下 3 组腧穴：①至阳、巨阙；②心俞、膻中；③神门、内关。加减：心气、心血虚者，加足三里；心虚胆怯者，加大陵；心阳虚、心阳不振者，加关元；阴虚火扰者，加太溪；水气凌心者，加阴陵泉；心血瘀阻者，加膈俞；痰火扰心者，加丰隆。1 次选 1 组，连续治疗 3 次为 1 个疗程，每次间隔 7 天。

（七）注射法

1. 参附注射液 60~100ml 加入 5% 葡萄糖注射液或生理盐水 100~250ml 中静脉滴注，或参附注射液 20~40ml 加入 5% 葡萄糖注射液或生理盐水 20ml 中，静脉推注，每 4~6 小时 1 次，连续应用 7 天，如痊愈可不继续用药。

2. 参脉注射液 40ml 加入 5% 葡萄糖注射液 250ml 中静脉滴注，1.5~2.0ml/min，不能耐受者减速。

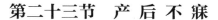

第二十三节 产 后 不 寐

产后不寐系指产褥期以失眠为主症的疾病。

【病因病机】

1. 血虚 素体气血不足,或分娩时失血过多,而致血脉空虚,心神失养所致。

2. 心阴虚 素体阴分不足,产后失血,出汗,阴分更加虚,心失血汗之养,以致不寐。

3. 肝郁 产后情志受刺激,抑郁不舒,肝失条达,心气受损而致。

【临床表现】

1. 血虚型 产后神倦乏力,头晕耳鸣,心悸失眠,多梦易醒,面色少华,纳食无味。舌质淡,苔薄白,脉细软。

2. 心阴虚型 产后多汗,微烦不寐,口干少饮,手心或热。舌略红,苔薄少津,脉细数。

3. 肝郁型 产后抑郁不舒,嗳气叹息,胸胁胀闷,夜不入寐,心烦不宁。舌淡红,苔薄白,脉弦。

【治疗】

(一) 辨证组方

1. 养血安神 炙黄芪、党参、茯苓、柏子仁、麦冬各 10g,当归 8g,川芎 6g,五味子 3g,龙齿(先煎)30g,炙甘草 5g,生姜 2 片。

2. 养心安神 酸枣仁汤加味(马氏方):酸枣仁 20g,茯苓 10g,川芎 4g,知母 10g,生甘草 5g,百合 20g,鸡子黄(打冲)1 枚,小麦 30g,大枣 5 枚,夜交藤 20g,龙齿 20g。

3. 疏肝宁心 合欢皮、夜交藤、朱茯苓、当归各 12g,柴胡、郁金、炒酸枣仁、远志各 9g,炒白术、炒白芍各 10g,磁石(先煎)15g。

(二) 单方验方

1. 桑椹 20g,酸枣仁 5g。适用于血虚者。

2. 夜交藤 30g,合欢皮 30g,川楝子 10g。适用于肝郁者。

(三) 饮食疗法

1. 柏子仁 10~15g,去尽皮壳,捣烂,与粳米 100g 煮成稀粥,将熟时,兑入蜂蜜适量,稍煮一二沸即可。

2. 何首乌(研末)20~30g,好粳米 50g,红枣 2 枚,白糖适量。先将后 3 味煮成稀粥,然后入何首乌,轻轻搅匀,用文火烧至数滚,焖 5 分钟,早晚餐温热顿服。

(四) 敷法

丹参、远志、硫黄各等分,共研细末,过筛,每次用 1~2g,用水或酒调成膏,纱布包裹,敷神阙。上置大小适中的塑料或铝纸,纱布覆盖,胶布固定。

(五) 针刺法

1. 毫针 取穴:神门、肝俞、内关、心俞。方法:用轻、中度刺激法。

2. 耳针 取穴:神门、心、交感区。方法:埋针法。

(六) 灸法

用艾条悬灸百会,于每晚睡前灸 10~15 分钟。适用于血虚者。

（七）拔罐法

参阅各论第一章第六节"五、经行不寐"。

（八）耳穴压迫法

主穴：神门、皮质下、枕、失眠。配穴：心、肝、脾、肾、胆、胃。方法：先用 75% 乙醇溶液局部消毒，然后取王不留行用胶布贴压，每日 3~5 次，每次 3 分钟左右，贴 1 次持续 3~5 日。

（九）溻浴法

临睡前面壁而立，精神集中，收腹使脚跟离地，然后放松落地，反复进行 30~50 次，至小腿酸胀，立即用热水洗脚。

（十）涂抹法

睡前 1 小时，用少许风油精涂太阳（双）、风池（双）。

（十一）罨法

磁石、刺五加各 20g，茯神 15g，五味子 10g。先煎磁石 30 分钟，然后加入其余药物再煎 30 分钟，去渣取汁。将 1 块洁净纱布浸泡于药汁中，趁热敷于患者前额及太阳穴，每晚 1 次，每次 20 分钟。

（十二）磁疗法

血虚型　主穴：心俞、脾俞、三阴交、足三里。配穴：通里、中脘、气海。方法：将磁片贴敷于上述穴位，亦可加旋转磁疗机照射。

（十三）注射法

穴位注射　取穴：左天宗内侧 0.2~0.3cm 处（或天宗上）敏感点。方法：注入呋喃硫胺及维生素 B_{12} 各 1 支，隔日 1 次，10 次为 1 个疗程，每疗程间隔 7 日。

【临床报道参考】 黄连阿胶汤加味治疗产后失眠 36 例，药用黄连 6g，黄芩 10g，生白芍 10g，阿胶（烊化）12g，生熟地黄各 15g，山茱萸 9g，酸枣仁 9g，当归 9g，肉桂（后入）1.5g。上药除阿胶外水煎取药汁，与烊化的阿胶混合，再冲入鸡子黄 2 枚，搅匀后服用，每日 1 剂，分 3 次服。阴虚而火不甚旺者，减少芩连用量，加女贞子；夜梦纷纭，易惊醒者，加龙齿、珍珠母；盗汗或自汗者，加龙骨、牡蛎。1 周为 1 个疗程。[中国民间疗法，2001，9（2）：42]

第二十四节　产后发狂

产后发狂系指产后精神异常，又称产后狂越、产后瘀血奔上发狂。

【病因病机】

1. 败血冲心　产后恶露难去，败血不下，气机上逆，败血冲心。
2. 惊恐　产后突然受到惊吓，遂至心神扰乱颠倒。
3. 痰蒙　素有痰郁之体，产后心火旺盛，火动痰凝心窍所致。

【临床表现】

1. 败血冲心型　产后恶露不下，弃衣而走，登高而呼，狂笑骂詈，逾垣上屋，骂詈不避亲疏，持刀杀人，大便秘结；舌稍红，苔薄黄，脉弦滑。或喜笑不休，语言错乱；舌淡红，苔薄白，脉细。

2. 惊恐型　产后突然受到恐吓，遂至心神恍惚，惊惶不安，如有人捕。舌淡红，苔薄白，脉结。

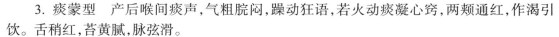

3. 痰蒙型　产后喉间痰声,气粗脘闷,躁动狂语,若火动痰凝心窍,两颊通红,作渴引饮。舌稍红,苔黄腻,脉弦滑。

【治疗】

(一) 辨证组方

1. 败血冲心型　活血祛瘀,养血安神。

实者宜用桃仁承气汤加减:桃仁 12g,大黄 15g,芒硝(冲服)9g,桂枝 9g,香附 9g,红花 20g,郁金 15g,磁石 30g,益母草 30g。

虚者宜用七珍散:人参、石菖蒲、川芎、熟干地黄各 2 份,细辛 2 份,防风、朱砂(研)各 1 份。上为末。每服 3g,薄荷汤调下。

2. 惊恐型　养心安神。

酸枣仁温胆汤加减:酸枣仁 15g,茯神 10g,半夏 10g,牡丹皮 9g,丹参 15g,远志 10g,当归 6g,川芎 6g,延胡索 10g,石菖蒲 10g,磁石 20g。

3. 痰蒙型　泻火涤痰。

紫金丹:犀角(水牛角代)、大黄、胆南星、杏仁、瓜蒌、元明粉、海浮石、鲜何首乌。

(二) 单方验方

产后发热发狂:苎麻洗净切片,煎浓汁服,热退狂止。

第二十五节　产　后　脱　肛

产后肛管、直肠向远端移位,称肛管直肠脱垂,又称产后脱肛。

【病因病机】

1. 气虚　素体中气不足,产后气虚尤甚,气虚不摄,致产后脱肛。

2. 肾虚　素体肾气不足,孕后或分娩之后,肾气益虚,致产后脱肛。

3. 湿热　饮食不洁,感受湿热之邪,致腹泻久痢,肛门脱出。

4. 血虚津亏　产时失血,产后哺乳,津血耗伤,肠燥便难,努责过极,致肛门脱出。

【临床表现】

1. 气虚型　产妇排便时脱肛,甚者咳嗽、行路、站立、排尿时稍用力即脱出,常伴倦怠乏力,气短声低,头晕心悸。舌质淡、有齿痕,苔薄白,脉细弱。

2. 肾虚型　产后脱肛不收,腰腿酸软,头晕目眩,小便频数,夜尿尤甚。舌质淡,苔薄白,脉沉细。

3. 湿热型　参见各论第四章第十九节"产后腹泻"。

4. 血虚津亏型　参见各论第四章第二十节"产后便秘"。

【治疗】

(一) 辨证组方

1. 补中益气,升陷固脱　补中益气汤加减:生黄芪 30g,党参 15g,白术 10g,枳壳 12g,升麻 5g,柴胡 4g,当归、炙甘草各 6g,大枣 5 枚。

2. 益肾固脱　熟地黄、山茱萸、杜仲各 12g,山药、生黄芪各 20g,何首乌、覆盆子、金樱子各 15g,五味子 4g。

3. 湿热型　参见各论第四章第十九节"产后腹泻"。待泄泻和便秘症状消失后,改用补中益气汤加减。

4. 血虚津亏型　参见各论第四章第二十节"产后便秘"。待便秘症状消失后,改用补中益气汤加减。

（二）单方验方

1. 人参芦研末,开水送服,每日 1 个。

2. 白背叶根 15~30g,岗稔根 15~30g,五爪龙 15~45g,水煎服,每日 1 剂。

3. 生黄芪 15g,升麻 9g,五倍子 30g,水煎服,连服 4~5 剂。

（三）饮食疗法

1. 鸡蛋 1 枚,开一小孔,放入米粒大小明矾 7 粒,放在锅内煮熟,每日空腹服鸡蛋 1 枚,连服 7 日。

2. 何首乌鸡汤　何首乌 20g,老母鸡 1 只,盐少许。老母鸡宰杀、去毛及内脏,洗净后,将何首乌装鸡腹内,加水适量,煮至肉烂,喝汤吃肉。治疗妇女脱肛、子宫脱垂、痔疮。

（四）敷法

1. 党参、黄芪、茯苓、白术、当归、熟地黄、升麻、山茱萸、菟丝子饼、肉桂、附子、黑豆各等分。上药以煨姜捣贴或熬膏,临用时贴百会。

2. 升麻 9g,乌梅 6g,二药炒炭,与紫背浮萍 4.5g 共研末,脱肛时敷患处。

（五）渴浴法

1. 石榴皮 30g,明矾 15g,水煎坐浴。

2. 五倍子 15g,明矾 10g,共研末,加水 1 碗半,煎汤洗患处,洗后可用荷叶将脱肛部位轻轻揉上。

（六）熏洗法

1. 泽兰叶 30g,水煎,熏洗 1~2 次。

2. 先用葱煎汤熏洗肛门,再将炙五倍子 9g、冰片 0.3g 共研而成的粉末搽患处。

（七）涂抹法

1. 诃子肉（去油）、花龙骨、赤石脂各等分,共研细末,涂抹脱肛部位。

2. 马勃 15g,焙干,研末,用香油调搽患处。适用于脱肛,肛门红肿者。

3. 猪油（炼去渣）60g,蒲黄末 30g,调匀后涂于局部。

（八）针刺法

1. 毫针　取穴:百会、长强、大肠俞、承山。湿热内蕴,加阴陵泉;中气下陷,加足三里、神阙;肾虚,加命门、肾俞。方法:长强进针约 2~3 寸,用补法,使肛门周围均有胀感,即出针。百会可配灸法;大肠俞、承山平补平泻;神阙填盐,隔附子饼灸。

2. 耳针　取穴:直肠下段、皮质下。配穴:脾、肺、三焦、肛门。方法:每次选 3~5 穴,中度刺激,留针 30 分钟。每日 1 次,10 次为 1 个疗程。

3. 手针　取穴:胃肠、命门、脾、肾。方法:用 28~30 号毫针,垂直于掌面刺入上穴。留针 5 分钟,隔日 1 次。

4. 足针　取穴:肛门、肾、脾。方法:用 1 寸 28~30 号毫针针刺,得气后留针 20 分钟。隔日 1 次,10 次为 1 个疗程。

5. 三棱针　取穴:第 3 腰椎至第 2 骶椎之间,脊柱中线旁开 1~1.5 寸的纵行线上,任选一点。方法:用三棱针进行挑治。

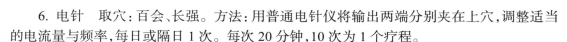

6. 电针　取穴:百会、长强。方法:用普通电针仪将输出两端分别夹在上穴,调整适当的电流量与频率,每日或隔日 1 次。每次 20 分钟,10 次为 1 个疗程。

(九) 灸法

1. 艾条灸　取穴:百会。方法:温和灸 10~20 分钟,每日或隔日 1 次。

2. 艾炷灸　取穴:百会、长强、气海。气虚者加神阙,肾虚者加肾俞。每日施灸 2~3 次,每穴 5~10 壮,疗程 12~25 日。

(十) 拔罐法

取穴:第一组,大椎、肝俞、白环俞;第二组,身柱、脾俞、气海俞;第三组,中脘、气海、关元。方法:上述 3 组穴位,每次 1 组,用普通闪火罐法,每次 15 分钟。每日或隔日 1 次,10 次 1 个疗程。

(十一) 佩戴法

脱肛时宜手法复位:嘱患者侧卧张口呼吸,然后用拇示中三指,揿住脱出顶端,渐渐推回肛内,并以棉垫加丁字带束紧压迫固定。

(十二) 埋法

取穴:承山、长强、肛门旁开 5 分 3~9 点处。方法:必要时 1 个月后可再埋植 1 次。

(十三) 注射法

穴位注射　取穴:长强。方法:取维生素 B_1 100mg,用 6 号针头向尾骨方向快速斜刺入,推药时要稍快,使之成强刺激,每日 2 次,上、下午各 1 次,5 日为 1 个疗程。

【预防】产前加强营养与锻炼,以增强体质,并积极治疗各种疾病,以免导致产妇身体素质下降。做好接生工作,缩短产程,避免产妇体力过度消耗。讲究饮食卫生,杜绝腹泻发生。饮食注意营养,同时要纠正大便过分燥结,以止脱肛发生。

第二十六节　产后玉门不闭

产后玉门不闭是指妇女分娩后阴户不能闭合的病证。

【病因病机】产后气血虚弱,或产伤之后瘀血阻络,玉门闭合失司,致玉门不闭。

【治疗】

(一) 辨证组方

1. 补益气血　人参、山药、酒炒白芍各 5g,当归身 10g,炮姜 4g,炙甘草 3g。

2. 活血化瘀　自死龟甲(炙酥)、妇人头发(煅烧存性)、川芎各 3g,当归 8g。

(二) 敷法

硫黄、海螵蛸、五味子各等分,研为细末,外敷患处。

(三) 熨法

蛇床子炒热布裹,坐其上,治蓐劳,子户开而不闭。

(四) 罨法

1. 当归、黄芪各 20g,桔梗、白芷、甘草各 10g,大血藤、败酱草各 30g。水煎待凉外罨,亦可水煎 3 次外洗。

2. 将紫草 100g 放入煎滚的清油 200ml 中片刻,除去紫草残渣,即成紫草油。用紫草油纱布外罨伤口,治疗产后玉门不敛。

（五）溻浴法

1. 石灰 1 份,炒令能烧草,加入 2 份热汤,待温度适中,澄清后坐入。

2. 蛇床子、硫黄各 4 份,菟丝子 5 份,吴茱萸 6 份,共为细末,加水适量,煎后外洗。

（六）熏蒸法

1. 雄鼠屎,烧烟熏之,即愈。

2. 甘草适量,煎汤,乘热先熏阴部,待温不烫皮肤时洗之。

3. 石灰 1 500g,白开水 1 大盆。将石灰炒黄,趁热投入开水盆内搅匀,令患者蹲在盆上,熏之即闭。

4. 乌龟壳内塞满干夜合草,烧烟熏之,自合。

（七）灸法

阴脱,产门不闭,灸脐下横纹五七壮。

【临床报道参考】黄柏 25g 水煎至 200ml,加甘油 25ml 和 10% 乙醇溶液 200ml。用 1:5 000 高锰酸钾溶液坐浴,消毒伤口周围。用生理盐水洗净伤口分泌物,将浸泡药液的纱条放入伤口,日 1 次,3 日后隔日 1 次。有脓肿者,切开引流后再换药。治疗产后会阴伤口感染 144 例。对照组 112 例,用生理盐水、凡士林、雷夫奴尔换药。结果:1 周内伤口愈合分别为 131 例、0 例,超过 1 周者 13 例、112 例。两组 1~2 周内治愈率比较有显著差异 $P<0.01$。[天津中医,1993(1):7]

第二十七节　难　　产

以妊娠足月临产时,胎儿不能顺利娩出为主要表现的疾病,称难产。

【病因病机】导致难产的原因有产力异常、产道异常,胎儿、胎位异常等。本节讨论的内容以产力异常为主。

1. 气虚　孕妇素体虚弱,正气不足,或临产用力太早,耗气伤力,气虚失运,令儿难出。

2. 气滞血瘀　临产过度紧张,心怀忧惧,或产前过度安逸,以致气不运行,瘀血阻滞。

【临床表现】

1. 气虚型　产时阵痛微弱,宫缩时间短而间隙时间长,久产不下,或下血量多,面色苍白,精神萎靡,气短乏力。舌质淡苔薄,脉大而虚,或细弱无力。

2. 气滞血瘀型　产时腰腹胀痛剧烈,按之痛甚,宫缩虽强但间隙不匀,久产不下,或有阴道下血、量少色暗红,面色青紫,精神紧张,烦躁不安,胸闷脘胀,时欲呕恶。舌质暗红,苔薄白,脉沉实或弦大而至数不清。

【治疗】

（一）辨证组方

1. 补气益血　启宫汤:党参 20~30g,生黄芪 30~50g,全当归 20~30g,川芎 15~25g,炙龟甲 40~60g,怀牛膝 20~30g,王不留行 15~20g,血余炭 20~30g。

2. 理气活血　催生饮加味:当归 30g,川芎 20g,枳壳 12g,白芍 10g,大腹皮 15g,益母草 20g。

（二）单方验方

1. 野党参、当归各 30g,生赭石 60g(研细末),水煎服,于胞衣破后开始服。

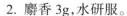

2. 麝香 3g,水研服。

(三) 饮食疗法

1. 鸡蛋 3 枚,入醋搅服。

2. 大黑豆 3 升,用醋煮浓汁,顿服。

3. 螃蟹脚爪 50~100g,黄酒适量,水煎 1 次服下。

(四) 敷法

1. 乌梅(去核)1 个,胡椒 7 粒,巴豆仁 3 粒,共研细末,白酒调匀,敷两侧三阴交,外盖纱布,胶布固定。

2. 如圣膏 蓖麻子 7 粒。将蓖麻子去壳,细研成膏,涂脚心。适用于难产,胎死腹中,胞衣不下。

3. 醋炙龟甲、火麻仁各 3g,麝香 0.3g,共研细末,用麻油调成糊状,敷脐及丹田,覆盖固定。

4. 如神丹 巴豆 3 枚,蓖麻子 7 枚,各去壳,研入麝香少许,捏作饼子贴脐。

(五) 薄贴法

1. 龟壳膏 龟甲 30g,川芎、当归各 15g,共研细末,加入麻油适量,煎熬数滚;随后加入头发灰 10g,蝉蜕(烧灰)7 个,蛇蜕(烧灰)1 条,车前子末 15g,一同煎熬 15~20 分钟,取出冷却;最后加入葱汁适量,拌匀收膏,即可制成。取 30g 摊于纱布中央,敷贴于脐孔上,固定。

2. 生龟甲 240g,加入 500g 芝麻油中加热,炸至焦枯,过滤去渣,再将油熬至滴水成珠,徐徐加入炒黄丹、铅粉各 60g,搅拌收膏。将该膏药贴于脐中穴。再将车前子、冬葵子各 12g,当归 15g,半夏 6g,枳壳、白芷、白蔹各 5g,研末过筛,加入葱汁 20ml、芝麻油适量调如糊状。随后将该药糊涂于已涂好膏药的脐上,覆盖固定。

(六) 熨法

1. 取金州椒 1 000g,分为 2 份,蒸之,以布裹,更迭热熨产妇脐腹下。

2. 治疗横生逆产,先将食盐用温开水溶化调制成浓盐水,然后嘱产妇仰卧,取浓盐水涂于胎儿手心或足心,待其缩入转动,即可顺产。同时,将伏龙肝 1 碗研为细末,入锅内炒热,加入白酒适量烹之,装入布袋,热熨产妇脐孔。

(七) 涂抹法

1. 治疗横生逆产,用盐摩产妇腹,并涂儿足底,急爪搔之。

2. 治疗难产,日久浆水下多,胞干儿不得下,用香油、白蜜各 1 碗,火上煎微沸,调滑石末 30g,搅服之,外以油蜜涂母脐腹上。

(八) 握药法

蓖麻子 14 枚,每手各把 7 枚,须臾立下。

(九) 吹鼻法

取皂荚末少许,吹鼻中,令嚏,其子便下。

(十) 溻浴法

1. 蛇蜕泡水,浴产门。

2. 临产时先用椒汤淋渫脐下,再安万金不传遇仙丹(蓖麻子 14 粒去壳,朱砂、雄黄各 7.5g 研细面,蛇蜕 30~50cm 烧存性,共捣匀,以浆水饭和丸如弹子大)1 丸于脐中,用蜡纸数重覆上,阔帛束之。适用于难产。待头生下,即急取去药。

3. 沉香 30g,水马 30g,飞生乌毛(鼯鼠毛)0.3g,零陵香 0.3g,詹糖香 0.3g,苏合香 0.3g,苜蓿香 0.3g,龙脑 0.3g,瞿麦 60g。以水 10L,煎取 6.6L,去滓,待至临产时,用汤如人体热,即从心上洗 3~5 遍,其汤冷,即平安,亦无有痛苦处,无忌。

(十一) 针刺法

1. 毫针　取穴:合谷、三阴交、足三里。方法:合谷、足三里用补法,三阴交用泻法。多用间歇动留针 20~30 分钟。

2. 耳针　取穴:子宫、皮质下、内分泌、肾。方法:中等刺激。

3. 电针　已破膜者,取双侧合谷、三阴交、次髎;未破膜者,取双侧合谷、三阴交。针刺得气后,接穗卫Ⅰ型 626 综合医疗机,选用锯齿波,频率为 14 次 /min,电流强度以患者能耐受为度,每日 1 次,每次 20 分钟。

4. 双针一罐刺血法　至阴、三阴交用三棱针点刺出血;或太冲、至阴用三棱针点刺出血。大椎用火罐拔吸 15 分钟;或身柱用火罐拔吸 15 分钟。脊柱两侧用梅花针弹刺出血;或合谷、昆仑、足三里用梅花针弹刺出血。

(十二) 灸法

1. 艾条灸　取穴:合谷、足三里、三阴交、次髎、至阴。方法:用艾条长时间灸。

2. 隔盐灸　取研细食盐适量,均匀地平铺于脐中,将绿豆大艾炷置于盐层中央点燃施灸。每次灸 3~7 壮,一般用 3 壮;如阴道不断出血,可灸 7 壮。

3. 灯火灸　取穴:三阴交、至阴、次髎、足三里、合谷。方法:用明灯火爆灸法,每穴灸 1 壮,每日灸 1 次。灸治时间不限,以娩下胎儿为止。若胎位不正,加上髎、至阴;横生难产,加三阴交、至阴。

4. 艾炷灸　将艾炷如麦粒大,逐次灸至阴、三阴交、足三里;不下,再加灸关元、气海。每穴 10 壮左右。适用于气血虚弱者。用上法连续灸独阴,直至胎儿产出。每施灸 3~10 壮即可见效。

(十三) 按摩法

1. 嘱产妇宽心安静。令其仰卧床上,将麻油、蜂蜜(各等量)混合调匀,用药棉蘸渍,放在产妇脐窝处反复不断摩擦,以脐部发热为有效。

2. 患者屈膝仰卧,医者施用揉拿手三阳法,点按合谷;施用提拿足三阳法,点按太冲、三阴交、至阴;施用运运颤颤法。

(十四) 注射法

1. 穴位注射①　取穴:合谷、三阴交、关元。方法:取盐酸普鲁卡因加催产素,在上述穴位注射。

2. 穴位注射②　取耳穴:子宫、神门、交感。方法:取双侧穴位,采用小剂量催产素注射。

【**预防**】定期进行产前检查,及时发现问题,及早解决纠正。做好产妇思想工作,消除思想顾虑与恐惧感,注意多摄入富含营养的食物,产前排空大小便或用导尿术排空膀胱;对羊膜未破者,可用温肥皂水灌肠以排除粪便和积气。

【**临床报道参考**】用针刺缩短产程 50 例,主穴取三阴交,配穴取合谷、足三里。快速进针,待有针感后采用多捻转提插的手法,留针 20~30 分钟;或用电针,留针 20 分钟,通电强度以患者能耐受为度。三阴交和足三里之针感以向大腿上部及会阴部方向传导为佳,合谷之针感以向上臂传导为佳。留针期间以有阵阵酸麻热感为佳。结果:有效(有规律宫缩或第一产程子宫口张开 2cm 以上,经针刺后能加强宫缩,缩短产程,顺利结束分娩)43 例,无效 7 例。[福建中医药,1988,19(3):15]

穴位注射治疗第二产程宫缩乏力 200 例,用蓝芯注射器 6 号针头吸催产素 1ml(10U)刺入合谷,找到疼痛、麻木最强点注射催产素 0.2~0.4ml,总量不超过 0.4ml。治疗后 5 分钟之内胎儿娩出者 120 例,胎盘娩出者 137 例;5~10 分钟胎儿娩出者 52 例,胎盘娩出者 61 例;15~20 分钟胎儿娩出者 20 例,胎盘娩出者 2 例;超过 30 分钟胎儿娩出者 8 例。[中国针灸,1991(4):12]

第二十八节 缺 乳

以哺乳期内,产妇乳汁甚少,甚则全无为主要表现的疾病,称缺乳,亦称乳汁不足,或乳汁不行。

【病因病机】

1. 气血虚弱 脾胃素弱,气血化生不足,或因产失血耗气,以致不能化生乳汁。

2. 肝郁气滞 产后情志抑郁,肝失条达,气机不畅,乳脉不行,乳汁不下。

【临床表现】

1. 气血虚弱型 产后乳少或全无,乳汁清稀,乳房柔软而无胀痛,面色苍白,虚乏无力,食少便溏。舌淡少苔,脉虚而细。

2. 肝郁气滞型 产后乳汁涩少或无,乳房胀硬或痛,胸胁或胃脘胀闷不舒,情志抑郁,或有微热,食欲不振。舌质正常,苔薄黄,脉弦。

【治疗】

(一)辨证组方

1. 补养气血,佐以通乳

(1)通乳丹:人参 10g,生黄芪 20g,当归 12g,麦冬 8g,木通 6g,猪蹄 2 个。

(2)马氏方:生黄芪 15g,王不留行 10g,炮山甲 6g,漏芦 10g,猪蹄(煎汤代水)1 只。

2. 疏肝解郁,通络下乳

(1)下乳涌泉散:当归 6g,白芍 9g,生地黄 12g,柴胡 9g,青皮 9g,天花粉 10g,漏芦 10g,通草(或木通)5g,桔梗 5g,白芷 8g,穿山甲 10g,王不留行 12g,甘草 5g,川芎 5g。

(2)通乳方:当归 12g,赤芍 10g,白芷 12g,木通 6g,川芎 9g,柴胡 9g,鹿角 12g,桔梗 9g,山海螺 30g。

(二)单方验方

1. 猪蹄 2 只,通草 24g,同炖,去通草,吃猪蹄喝汤。

2. 山海螺 45g,猪蹄 2 只,同炖,去山海螺,吃猪蹄喝汤。

3. 鹿角粉每次 4.5g,每日 2 次,黄酒冲服。

(三)饮食疗法

1. 猪蹄 1 对,章鱼 50g,当归 25g,枸杞 25g,同煎服。治疗气血虚弱型缺乳。

2. 鲢鱼 1 条,冬瓜皮 30g,共煮烂吃。治疗气血虚弱型缺乳。

3. 猪蹄 1 只,紫河车 1 个,姜、盐适量,炖服。治疗气血虚弱型缺乳。

4. 橘叶猪蹄汤　橘叶、青皮各 10g,猪蹄 1 只。猪蹄切块,与上药同煮至烂熟,加少许油、盐调味,喝汤吃肉。治疗肝郁气滞型缺乳。

5. 穿山甲猪蹄通乳汤　炮穿山甲 30g,丝瓜络 15g,佛手 10g,猪蹄筋 250g,放砂锅内煲至烂熟,加盐、姜少许调味,分次喝汤吃肉。治疗肝郁气滞型缺乳。

(四) 敷法

1. 木芙蓉花(或叶)捣烂,醋调,外敷乳房硬块处,以散结清热下乳。

2. 黄花菜根 30g,通草 20g,当归 6g,木芙蓉花叶 60g。上药捣烂,外敷患处或乳房胀痛部位,每日 2 次,3 日为 1 个疗程。适用于实证乳汁不通。

(五) 罨法

1. 鲜柑皮或陈皮煮水,外罨。适用于缺乳见乳房有硬块者。

2. 鲜蓖麻叶 200g,加水适量,煎约 50~60 分钟,取药汁热罨于乳房上。

(六) 濯浴法

1. 猪蹄 2 只,通草 6g,葱白 13cm。猪蹄煎汤代水,然后下通草、葱白煎汤,外洗两侧乳房,每日 2 次。

2. 三棱 15g,煎汁洗乳房,以乳汁出为度,用于乳络阻滞型缺乳。

3. 用热水或葱汤洗乳房。

(七) 针刺法

1. 毫针①　少泽(点刺或用皮肤针轻叩不出血)、乳根、膻中(艾条灸),虚证加针肝俞、膈俞(均补),实证加针内关、期门(均泻)。

2. 毫针②　取穴:足三里、合谷、乳根、少泽、膻中。食欲不振,配中脘;失眠,配三阴交。足三里、合谷只针不灸。膻中、乳根针灸并用。少泽点刺放血加灸。每日 1 次,留针 15~20 分钟,7 次为 1 个疗程。

3. 三棱针　取穴:少商、商阳、合谷。虚甚,加乳根。方法:用三棱针点刺少商、商阳出血,合谷不须出血,但应至腋下有虫蚁感;气血亏虚所致者,加乳根,针刺采用平补平泻法。

4. 面针　取穴:膺乳(目内眦斜行向上 1.1cm,体穴攒竹下 1.3cm 处)。方法:患者取坐位或仰卧位。以 15° 角斜刺直达骨膜,用对刺方法,如先针左侧,可将针刺对向右肩,针右穴对向左肩,勿提插,可捻转,每 5 分钟 1 次,留针 10~15 分钟,或有乳胀,或有乳汁溢出之效。也可结合体针刺膻中、少泽。每日或隔日 1 次,10 次为 1 个疗程。

5. 激光针　取穴:乳泉、少泽(均双)、膻中。方法:用 3~25mW 氦 - 氖激光针,每穴照 5 分钟。

6. 梅花针　部位:背部第 3~5 胸椎旁开 2 寸,胸前两侧乳房周围及乳晕部,肋间部。方法:胸椎旁两侧各 1 排,每排叩打 4~5 次,从上至下垂直叩打。再沿肋间向左右散刺,每斜行叩打 5~7 次,两乳房做放射性叩打,乳晕部做环形叩打。用轻刺激法,每日 1 次。避免重刺激损伤皮肤。10 次为 1 个疗程。

7. 刺血拔罐梅花针　少泽、足三里或太白、太冲用三棱针点刺出血;再在期门、大椎或膻中、脾俞用火罐拔吸 15 分钟;再在脊柱两侧或任脉、足少阴肾经用梅花针弹刺出血。

(八) 灸法

1. 艾条灸①　穴位:膻中、乳根。方法:以艾条灸上穴,每次 10~20 分钟,每日 2 次,3 日为 1 个疗程。

2. **艾条灸②**　主穴：乳根、膻中、少泽。配穴：足三里、期门、肺俞、合谷、内关等。以艾条灸上穴，每次选 2~3 个，每次每穴施灸 10~20 分钟，每日灸治 1~2 次，3 次为 1 个疗程。

3. **隔姜灸**　取穴同 2，每次选用 2~3 个穴位，取姜片钻孔数个贴于穴位上，每穴每次施灸 3~5 壮，艾炷如枣核大，每日灸治 1 次。

4. **隔葱灸**　选穴同 2。取葱白适量，捣如泥膏状，敷于穴位上，上置艾卷点燃后，按温和灸法施灸。每次选 2~3 个穴位，每次每穴施灸 5~15 分钟，每日灸治 1 次。

5. **灯火灸①**　取穴：乳根、膻中、足三里、关元、气海、少泽。方法：用阳灯灼灸法，每日施灸 1~2 壮，灸至乳汁通行为止。适用于气血虚弱所致产后缺乳。

6. **灯火灸②**　取穴：少泽、乳根、膻中、太冲、期门。方法：用明灯爆灸法，隔日施灸 1 次，每穴 1 壮，7 次为 1 个疗程。适用于肝郁气滞，乳络阻闭而致产后缺乳。

（九）耳穴压迫法

1. 取穴：胸、内分泌、肝、脾、肾、三焦。方法：将王不留行用适当大小的胶布贴于选好的穴位上，并按压 3~5 分钟，使有胀痛感，每日 1 次，至乳汁增加为止。适用于气血虚弱型缺乳。

2. 取穴：胸、肝、胆、脑、皮质下、交感。方法：同 1。适用于肝郁气滞型缺乳。

（十）按摩法

1. **常规按摩①**　患者俯卧，医者以手掌在背部按揉数次，再点按厥阴俞、膏肓俞。痛点处多施手法。患者仰卧，先点膻中、中脘、曲池、足三里，然后在胸部乳房周围轻轻揉按数次，并根据乳腺分布情况，向乳头推按数次。

2. **常规按摩②**　患者俯卧，医者站于头前或一侧，以手掌或拇指或肘臂沿脊柱两侧及膀胱经由上而下按摩背部 2~3 遍后，以拇指和肘尖揉压脊柱旁及揉点背部大椎、肺俞、厥阴俞、膈俞、肝俞、脾俞、三焦俞等。患者仰卧，医者站于头前或一侧，以手掌按揉胸部及乳房周围反复多遍后，再以拇指揉点胸部膻中、膺窗、天溪、中脘、天枢等；患者体位不变，医者站于一侧，双手掌顺时针方向按揉腹部 2~3 分钟后，由上而下拿揉 2~3 遍，拇指按点中脘、天枢、足三里、三阴交。患者正坐位，医者站于其后，拿揉后颈与肩部，由上而下 5~6 遍，点风池、肩井、内关。以上手法要轻巧柔和。以患者有舒适感为宜，忌强刺激。肝郁气滞型在上述方法基础上，手法稍重，取肝俞、期门、行间、太冲。乳房部位有硬结时多施揉法、推法，先轻后重，以有乳汁排出为宜。

3. **足穴按摩**　刺激足部淋巴腺、下垂体、甲状腺、肾、肾上腺、胸腺的反射区。另外，用拇指和示指捏住脚趾，充分揉淋巴腺的反射区。每日进行 1 次，每次 10~20 分钟。

4. **点穴**　患者仰卧，点揉膻中 2 分钟，用补法；点揉中脘 1 分钟，用泻法；点揉足三里、三阴交各 2 分钟，用补法。最后以拇指、示指、中指于乳根行振颤法 3 分钟，用补法，快节奏。虚证，加点按大椎 1 分钟，点揉气海、关元各 1 分钟，点揉心俞、肝俞、脾俞、胃俞各 3 分钟，均用补法。实证，加点按章门、期门各 2 分钟，点按阳陵泉、太冲各 1 分钟，掐少泽，均用泻法。点穴治疗后，配合乳房按摩，用五指指腹轻轻抓揉乳房 10~20 次，然后以掌托住乳房轻轻振抖 1~3 分钟。

（十一）拔罐法

1. 取穴：乳根、膻中、肩井、少泽。方法：食欲差者，加脾俞、胃俞；血虚气弱者，加脾俞、足三里；肝郁气滞者，加肝俞、期门或太冲、内关。先取少泽施行三棱针点刺或毫针浅刺，留针 20 分钟,针刺毕,在其余穴位上采用单纯罐法或毫针罐法、皮肤针罐法(血虚气弱型宜轻叩,肝郁气滞型宜重叩)等,留罐 10~20 分钟,1~2 日施术 1 次,3 次为 1 个疗程,每个疗程间隔 3 日。

2. 取穴:膈俞、心俞。方法:先以毫针朝脊柱方向刺入 0.5~1 寸,留针 1~5 分钟,间断捻针强刺激,出针后立即在针口处拔罐,留罐 10~15 分钟,每 1~2 日施术 1 次,3 次为 1 个疗程,每个疗程间隔 3 日。

(十二) 注射法

1. 穴位注射①　处方:维生素 B₁、维生素 C 注射液各 100mg。方法:两药混和,取乳根,常规消毒,每穴注射 2ml,每日 1 次,5 次为 1 个疗程。

2. 穴位注射②　处方:0.5% 普鲁卡因溶液 20ml,维生素 B₁ 注射液 100mg。方法:先将两药混和,取乳根、膻中、肝俞、合谷常规消毒,每穴注射 3~5ml,每日 2 次,3 日为 1 个疗程。

(十三) 佩戴法

1. 白术补气枕　生白术 300g,生黄芪 500g,党参 150g,蒲黄 200g,五灵脂 100g,䗪虫 50g。上药一起烘干,研成粗末,装入枕芯。适用于气血虚弱者。

2. 解郁枕　柴胡、乌药、合欢花、旋覆花各 500g,香附、木香、当归、川芎、佩兰各 400g。上药一起烘干,共研粗末,装入枕芯。适用于肝郁气滞者。

(十四) 刮痧法

刮肝俞、脾俞;刮天溪、膻中、乳根;点揉气海、关元、曲骨;少泽放血。

【预防】 饮食宜清淡,多喝清淡汤水。保持心情舒畅。养成定时哺乳习惯,两侧乳房轮流哺乳吸空。尽可能减少抗生素的运用。

【临床报道参考】 辨证组方治疗缺乳 485 例,用增乳饮治疗,药用王不留行 25g,穿山甲、通草、路路通各 15g,漏芦 20g,麦冬、木通各 10g。气血虚弱,加党参 20g、当归 15g;肝郁气滞,加香附 10g、丹参 15g。结果:痊愈 436 例,显效 45 例,中断治疗 4 例。最少服药 2 剂,最多 6 剂。[黑龙江中医药,1987(41):47]

单方验方治疗缺乳 75 例,内服紫河车粉,每次 0.5~1g,每日 3 次。给药时间一般从产后第 3 天开始。结果:服药 1 天见效者 6 人,2 天者 24 人,3 天者 6 人,4 天者 12 人,5 天者 3 人,6 天者 5 人,7 天者 1 人。(《中药大辞典》)

针刺治疗缺乳有相当高的疗效。以乳源(位于背部,从胸部正中线两乳头间中点向两侧平开 12 寸处)、乳泉(位于背部,从胸部正中线两乳头间中点向两侧平开 18 寸处)、乳海(位于胸部,乳头直下 6 寸处)为主穴,气血虚弱配中极,肝郁气滞配膻中。均进针 0.5~0.6 寸,留针 20~30 分钟。日 1 次,7 日为 1 个疗程。总共治疗 158 例,治疗 2 个疗程后,乳汁分泌正常 146 例,乳汁增多明显 11 例,无效 1 例。[云南中医学院学报,1991,14(3):48]

取主穴乳根、膻中、少泽、足三里,配穴太冲、乳泉(在极泉前 5 分处)、通乳(乳头中点的上、下、外各 3 寸处)。少泽点刺出血,其余针刺。治疗 414 例,气血虚弱型 52 例,肝郁气滞型 362 例,一般治疗 1~3 次即愈,治愈率为 100%。[中国针灸,1988(4):7]

耳穴压迫法治疗缺乳,主穴选用胸区、内分泌、交感。肝郁气滞型,加肝、神门;气血虚弱型,加脾、胃。用王不留行贴压。共治疗 30 例。结果:痊愈 21 例,好转 7 例,无效 2 例。[陕西中医,1990(11):517]

第二十九节 产后乳汁自出

产妇不经婴儿吮吸而乳汁溢出者,称产后乳汁自出,亦称漏乳。

【病因病机】

1. 气虚 产后脾胃气虚,乳汁不摄,故乳汁自出。

2. 肝经郁热 产后情志抑郁,或怒气伤肝,肝火亢盛,疏泄太过,致乳汁妄行自出。

【临床表现】

1. 气虚型 产后乳汁自出,量少质稀,乳房柔软而无胀满之感,面色苍白,精神疲乏,动则心悸气短。舌淡,苔薄白,脉细弱。

2. 肝经郁热型 产后乳房胀满,乳汁自出,质较浓,精神抑郁,急躁易怒,甚或心烦少寐,口苦咽干,便秘溲黄。舌红,苔薄黄,脉弦数。

【治疗】

(一)辨证组方

1. 补气益血固摄 补中益气汤加减:黄芪 18g,熟地黄、白芍、山药、五味子、芡实、牡蛎各 15g,当归、白术各 12g,陈皮、炙甘草、升麻各 6g,大枣 9 枚。

2. 疏肝解郁泄热 丹栀逍遥散加减:牡丹皮、栀子各 10g,柴胡、甘草各 6g,夏枯草 15g,当归、白芍、炒白术、茯苓、泽泻、怀牛膝各 10g,益母草 15g。

(二)单方验方

1. 柴胡、郁金各 9g,莲子 18g,水煎服。适用于肝郁乳房胀而乳汁自出者。

2. 山海螺、黄芪各 18g,芡实 9g,水煎服。适用于气血虚弱而乳汁自出者。

(三)饮食疗法

1. 人参粥 吉林红参 10g,大米 60g。人参先用炖盅隔水炖,取汁。大米另煮粥,粥成加入人参汁,混合服食。每日 1 剂,连服 3~5 剂。适用于气虚者。

2. 荸荠 60g,海蜇 30g,白糖适量。荸荠削皮洗净,海蜇水泡洗净,同煲汤,煲透加糖调味饮服。每日 1 剂,连服 4~5 剂。适用于肝经郁热者。

(四)针刺法

1. 毫针① 取穴:足三里、三阴交、脾俞、胃俞、膻中。方法:用补法,并灸。适用于气虚不摄者。

2. 毫针② 取穴:肩井、光明、足临泣、太冲、内关。方法:用泻法。适用于肝郁气滞者。

3. 耳针 取穴:内分泌、肝、胸区。方法:中等刺激。每日 1 次,每次留针 15~20 分钟。

附 回乳

用具有消食、通经作用的药物,以制止乳汁分泌的治法,称回乳。

【治疗】

(一)组方治疗

1. 免怀散 红花 6g,赤芍 9g,当归尾 9g,川牛膝 9g。

2. 马氏方 麦芽 90g,枇杷叶 20g,神曲 20g,山楂 15g,蒲公英 30g,蝉蜕 10g。

（二）单方验方

1. 麦芽 60g,蝉蜕 15g,水煎服。

2. 生枇杷叶 30g(去毛,包煎),水煎服。

3. 陈皮 30g,甘草 3g,水煎服。

（三）饮食疗法

1. 淡豆豉 60g,食油、熟米饭适量,共同炒熟,调味服食。每日 1 剂,连续服用 2~3 日。既可回乳,又可治疗断乳后乳胀。

2. 小麦麸子 60g 炒黄后,加入红糖 30g,混合一处炒匀,放碗内经常吃,2 日吃完。

3. 花椒红糖水　花椒 6~15g,加水 400~500ml,煎至 250ml,再加入红糖 30~60g 溶化,于断奶当天趁热 1 次服下,日服 1 次,连服 3 日。

（四）敷法

1. 胆南星 10g,研细末,米醋调敷乳房上(勿涂乳头),过一昼夜洗去,不效再用,至回乳为止。

2. 将马氏方(麦芽 90g,枇杷叶 20g,神曲 20g,山楂 15g,蒲公英 30g,蝉蜕 10g)煎服后,药渣外敷局部。用于回乳兼有乳腺炎者。

3. 芒硝 200g,纱布包裹,分置于两侧乳房上,用胸布固定,经 24 小时(天热 12 小时)取下。如 1 次未见效,可继续敷 1~2 次。

（五）熨法

建曲 60g,蒲公英 60g,每日煎 2 次,早晚各内服 1 次,并将药渣以纱布包裹后,在乳房上熨敷。

（六）涂抹法

1. 淡豆豉 30g,三花酒 30ml,共捣成糊状,用鸡毛蘸涂于两乳房上,干后再涂,保持湿润。

2. 栀子 1 个,雄黄、雌黄、辰砂、麝香各 0.6g,轻粉 0.3g,共研末,用麻油调搽两眉毛上。如未应,可加黄丹 0.9g,若夏月勿用。

（七）针刺法

1. 毫针①　取穴:光明、足临泣。方法:刺入 1 寸,中等刺激,留针 15 分钟,每日 1 次。

2. 毫针②　取穴:足三里(双)、内关(双)。方法:直刺足三里 1.5 寸,内关 0.5~0.8 寸,得气后,再进针少许,捻转,使上肢和下肢有触电样放射感,可传至中指及次趾尖。留针 30 分钟,每隔 10 分钟行针 1 次,捻转提插约 1 分钟,出针后不按针孔。

3. 腕踝针　取穴:上₂(双)。方法:取 30 或 32 号 1.5 寸毫针,与皮肤呈 30° 角进针,针尖通过皮肤后,将针放平,循纵向直线沿皮下进针,长约 35mm,留针 30 分钟。

（八）灸法

取穴:足临泣、光明。方法:针后加灸,每穴艾条灸 10 分钟,每日 1 次,5 次为 1 个疗程。

（九）按摩法

当归 15g,赤芍 12g,川牛膝 15g,炒麦芽 100g,三七粉(另包)3g。用拇指蘸三七粉揉乳部,每日 2 次;剩下的三七粉与药水冲服,服药选月经将来或已来时,效果最佳;热药渣敷乳部,效果不凡。

【临床报道参考】单方验方用于回乳 15 例,用枇杷叶 60g 加水 700ml,煎至 400ml,1 日

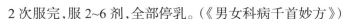

2 次服完,服 2~6 剂,全部停乳。(《男女科病千首妙方》)

敷法用于回乳 33 例(见治疗·敷法 3),用药 2 天后退乳者 85%,其余均于用药 3 天后退乳。[中华妇产科杂志,1957(5):401]

针刺用于回乳 26 例(见治疗·针刺法 2),其中 21 例在针后 2~3 天内乳汁基本回尽,乳房胀痛消失;3 例配合其他方法获愈,2 例仅针 1 次中断治疗。[陕西中医,1981,2(4):21]

第三十节 产后交骨疼痛

产后交骨疼痛系指妇女分娩之后发生交骨部位疼痛的疾病,与西医学的产后耻骨联合损伤、分离相同。

【病因病机】分娩之际,交骨开启太过,肝肾损伤,筋脉松弛,或瘀血阻滞所致。

【临床表现】分娩之后交骨疼痛,特别在翻身时,可出现撕裂感觉,步行或膝与髋关节弯曲向外展时感到疼痛,以致行动障碍。肝肾损伤者,兼见腰膝酸软,头晕耳鸣;瘀血阻滞者,局部水肿压痛明显。

【治疗】

(一) 辨证组方

1. 补益肝肾,温经止痛　六味地黄汤加味:熟地黄 40g,茯苓、泽泻、牡丹皮各 15g,山药、山茱萸各 20g,吴茱萸 25g(该方系王维昌经验)。临证用量因人酌量。适用于产后耻骨疼痛。

2. 活血化瘀,消肿止痛　仙方活命饮加味:穿山甲、赤芍、陈皮、防风、乳香、川芎、桃仁各 15g,皂角刺、贝母、没药、红花、炮姜各 10g,当归尾、丹参各 20g,金银花、天花粉各 25g,白芷、甘草各 5g。适用于耻骨联合分离。

(二) 罨法

丹参 50g,桃仁、红花、桂枝、苏木、五灵脂各 20g,白芍、延胡索各 30g,乳香、没药各 15g,干姜 12g,共为粗末,分 4 次醋酒各半拌湿,炒热布包外罨患处,凉后再换。

(三) 按摩法

1. 基本操作

(1)患者仰卧,先按揉腰骶部及臀部,然后按揉八髎、环跳、秩边、大肠俞、关元俞等,配合下肢后伸活动。再令患者仰卧,以腋夹住其一侧足踝部,向下牵引 1~2 分钟。

(2)患者端坐,医者立于一侧,一助手扶住患者背后以防其过分后仰,另一助手握住患者两踝上,使患者屈膝屈髋,两大腿外展,医者用髋部一侧抵住患者髋部一侧,右手抱住对侧髋部,左手握住患者右腕,令患者自己用左手按住耻骨联合部。整复时,医者用力抱挤骨盆,同时拿患者右手向左手拍击。与此同时,令另一助手将患者双下肢牵伸,并使双下肢内旋牵直,便可获得复位。患者俯卧,在患侧骶髂部施按、揉、弹拨等手法理筋,然后在患侧骶髂部用擦法透热。继令患者仰卧。先揉按腰骶部,并擦之。然后,按揉髋部,最后轻揉耻骨联合部和阿是穴。

2. 辨证加减　伴骶髂关节后半脱位者,加腰骶部后伸扳法;伴骶髂关节前脱位者,加侧卧位腰部推扳法。

耻骨联合分离在整复错位时,手法作用力的中心要在患侧骶髂关节。手法要沉着有力,快速而不粗暴。按摩治疗后,患者症状可立即缓解,但应防止再复发,故在治疗成功后 2 周内,腰及下肢不宜做大幅度活动,最好采取双下肢屈髋屈膝位卧床休息。

第三十一节　产 后 虚 赢

以产后饮食减少,四肢无力,动则气短自汗,头昏眼花,日渐疲乏赢瘦为主要表现的疾病,称产后虚赢,又称蓐劳。

【病因病机】

1. 气虚　难产,产后失于调理,或过于劳累,元气不得恢复。

2. 血虚　分娩时或产后失血过多,产后失养,心肝血虚而致。

3. 阳虚　产后脾肾虚损不复,而致脾阳、肾阳虚损。

4. 阴虚　产后亡血伤津,脏阴不足,而致阴虚。

【临床表现】

1. 气虚型　产后面色少华,四肢无力,手足欠温,倦怠懒言,食少便溏,气短自汗。舌淡苔白,脉虚。

2. 血虚型　产后面色无华,心悸健忘,头晕目花,失眠多梦。舌淡无苔,脉细。

3. 阳虚型　产后面色苍白,饮食减少,身冷便溏,腰膝酸软,神疲乏力。舌质淡嫩,苔薄,脉细或迟。

4. 阴虚型　头昏耳鸣,潮热眩晕,腰膝酸软。舌红少津,苔少,脉细数。

【治疗】

(一) 辨证组方

1. 益气升阳　补中益气汤加味:炙黄芪 15g,党参、山药各 12g,白术 10g,升麻、当归、炙甘草各 6g,陈皮、柴胡各 5g,淡附片 3g。

2. 补血养肝　蓐劳汤(马氏方):猪肾(煎汤代水)1 只,鹿角片 15g,淫羊藿 10g,仙茅 10g,续断 10g,杜仲 10g,炙黄芪 15g,黑大豆(炒)30g,仙鹤草 30g。

3. 温补脾肾　淡附片 6g,党参、菟丝子、淫羊藿、杜仲各 12g,白术、鹿角各 10g,炮姜、炙甘草各 5g。

4. 滋阴降火　熟地黄、山药、女贞子各 12g,山茱萸、龟甲胶(烊冲)、知母、天冬各 10g,墨旱莲 20g,黄柏 8g。

(二) 单方验方

1. 黄雌鸡汤　小黄雌鸡 1 只,去头足、翅羽、肠肚,细切,水煎,取汁 1 盏。当归、白术、熟地黄、肉桂、黄芪各等分,切细,取 15g,与鸡汁同煎后温服,每日 3 次。

2. 红参、白芍、桂枝、甘草、生姜各 2 份,当归 3 份,生地黄 4 份,共切碎,每次取 10g,加大枣 2 枚,煎汁温服,每日 3 次。

(三) 饮食疗法

1. 黄芪炖母鸡　黄芪 100g,母鸡 1 只,姜、葱、盐、黄酒、大茴香各适量。母鸡宰后,去内脏,洗净切块;黄芪洗净、切段,放入鸡腹中。一齐放炖盅内,加入配料及清水适量,放锅内隔水用武火烧沸,转用文火慢炖熟透,分次吃肉喝汤,可常服。适用于气虚者。

2. 猪瘦肉炖阿胶　猪瘦肉 100g,阿胶 10g。猪瘦肉洗净、切块,放砂锅内,加水适量,文火炖熟后,入阿胶烊化,调味食用。2 天 1 次,连服 3 周。适用于血虚者。

3. 鹿角胶 15~20g,粳米 100g,生姜 3 片。先煮粳米为粥,待沸加入鹿角胶、生姜同煮为稀粥服食。适用于阳虚者。

4. 地黄粥 生地黄 50g,大米适量。生地黄煎取药汁,大米煮粥,粥成后加入药汁及加入冰糖适量,再煮片刻,即可服食。适用于阴虚者。

【预防】提高接生技术,缩短产程,防止难产与分娩过程的大出血,注意产后调摄与保养,避免劳累,适当服用滋补饮食,使身体及时复元。

第五章
乳头、乳房疾病

第一节 乳 痈

乳房的急性化脓性疾病,称乳痈,相当于西医学的急性乳腺炎。

根据本病的发生时期与发病原因,可以分为发生于哺乳期的外吹乳痈,发生于妊娠期的内吹乳痈,以及与妊娠、哺乳无关的不乳儿乳痈。

【病因病机】

1. 初产妇乳头皮肤娇嫩,哺乳时乳头破裂疼痛而不敢哺乳,或乳头裂口结痂,乳汁排出受阻,或乳头畸形、内陷,影响乳儿吮吸,或断乳,以上原因引起乳汁淤积,化热酿脓而成乳痈。

2. 乳头属肝经,乳房属胃经,肝气郁结,乳汁淤积,胃火上熏,内腐成脓。

【临床表现】乳痈的发病过程可分为郁乳期、蕴脓期、溃脓期。

1. 郁乳期 乳房肿痛发胀,皮肤颜色微红或不红,局部或有发热,乳汁排出不畅,乳房内出现界限不清的肿块,伴有恶寒发热,或伴头痛,胸闷不适。舌稍红,苔薄白或微黄,脉弦数。

2. 蕴脓期 壮热不退,乳房肿势增大,皮肤发红灼热,疼痛加剧,持续跳痛。若肿势局限,中央变软,按之应指,或乳头内有脓液流出,为内已成脓,蕴脓部位深,应指不著。舌红苔黄,脉弦数。

3. 溃脓期 脓肿自行向外溃破,肿消痛减,热退身凉,创口逐渐愈合;或溃后仍肿痛发热,则为邪毒未尽,或成传囊之变;如创口经久不敛,时流脓水,则成乳漏。

【郁乳期治疗】

(一)辨证组方

治法:疏肝清胃通乳

(1)荆防牛蒡汤加减:荆芥9g,防风9g,牛蒡子9g,金银花9g,陈皮6g,天花粉9g,蒲公英15g,连翘9g,皂角刺9g,柴胡9g,香附9g,生甘草3g,王不留行9g。

(2)通乳散结汤:全瓜蒌15g,青皮8g,丝瓜络10g,橘络6g,橘叶6g,通草3g,郁金9g,刺蒺藜10g,蒲公英15g。

(3)仙方活命饮:穿山甲6g,白芷10g,天花粉10g,当归尾6g,甘草5g,赤芍10g,乳香5g,没药5g,防风10g,浙贝母10g,陈皮9g,金银花15g,皂角刺12g,黄酒50ml。

（二）单方验方

1. 陈皮 30g,甘草 6g,水煎,分 2 次服。

2. 鲜蒲公英 500g,捣榨取汁,微火炖温,加酒适量内服。

3. 鹿角霜研细,每服 9g,黄酒送服。

（三）饮食疗法

1. 黄花菜炖瘦肉　黄花菜 30g,瘦猪肉 60g。黄花菜洗净,瘦猪肉切成 3cm 长、2cm 宽薄片,一同倒入陶瓷罐内,用旺火隔水炖至瘦猪肉熟透,吃黄花菜、猪肉,喝汤。一般服 5~7 次有效。治疗乳汁不下,乳痈初起。

2. 大飞扬煲豆腐　大飞扬草 30g(鲜品 60g),豆腐 2 块。同放煲内,加水 2 碗半,煮熟后加食盐少许调味,喝汤吃豆腐。连服数次。

（四）敷法

1. 仙人掌去刺,捣烂,加入 95% 乙醇溶液调匀,外敷局部,每日 2 次。

2. 连须葱白 1 握,捣烂,外敷局部,每日 2 次。

3. 鲜韭菜 1 束,开水泡后,捣敷患处,每日 2 次。

4. 鲜蛇莓 30~50g,食盐少许,共捣烂,外敷内关(左患敷右,右患敷左),药干后取净水湿润,每日换药 1 次。另以蛇莓 30~50g,野菊花 30g,水煎服。一般 3~5 日获效。

5. 鲜杠板归叶适量,洗净杵烂,敷贴于委中。

6. 叶下红、鲜杠板归叶各适量,共捣烂,敷足底涌泉,右痛敷左,左痛敷右。

7. 乳痈草(南丹草药名)适量,捣烂,敷贴在耳尖及耳尖背处,有奇效。

8. 麝香 0.3g,大梅片 3g,雄黄 0.9g,巴豆(去油)7 粒。4 味共研末,另以饭春烂做饼,将药末放饼上中心,贴于眉头,左患贴右,右患贴左,疮消揭去,久贴恐起疱。若无麝香,亦可不用。

（五）薄贴法

1. 杨树皮、柳树皮各 500g,洗净切碎,入锅内加水约 30kg 煎煮 2 小时,去渣,纱布过滤,再加热浓缩,至糖浆状,加入黄蜡 60g,溶化均匀,冷却成膏,取适量摊于布油纸上,贴于患处。

2. 乳痈膏　当归、赤芍各 24g,用麻油 250g 浸一宿,次日慢火熬药紫黑色,又入柳枝 6.6m、向阳乘下嫩者,煎至柳枝黑色,去药过滤,再入炒黄丹 120g,慢火煎,用柳木棒搅,熬数沸略变黑色,入乳香一块如皂子大,再搅,至滴水成珠。局部外贴。

（六）熨法

1. 鲜葱 60g,切短压扁后,用纱布包好,敷局部,外熨热水袋,每次 15~30 分钟,每日数次。适用于乳痈初起乳汁排出不畅者。

2. 蒲公英 30g,连翘 12g,乳香 8g。研细末,调拌醋或白酒,炒热后熨患处,每 2~3 小时换 1 次,3 日为 1 个疗程。

3. 鲜香附适量,捣烂,放锅内烤至微热,熨患处。

（七）罨法

1. 蒲公英 30g,忍冬藤 60g,水 1 000ml,文火煎至 500ml,热敷于患处。

2. 陈皮煎汤,趁热用毛巾外敷。

3. 产后郁乳,用冰袋,湿毛巾罨,以减少乳汁分泌。

4. 哺乳期乳房胀痛,乳汁排出不畅时,可用热毛巾外罨。

(八) 熏蒸法

1. 露蜂房 250g,细锉,以醋 3 300ml 煮热,使二者相和,倾倒瓶中,热熏患乳,3~5 次即痊。冷后即煎再用。

2. 去皮大蒜加水煮沸,趁热熏烫患乳 15~20 分钟。

3. 葱白 500g(切碎),蒲公英 60g,猪牙皂 15g,共研末,水煎倒入大茶缸中,对准患部用蒸汽熏蒸。

(九) 濡浴法

1. 葱白 150~250g,切细后,加入适量热水,先熏后洗患侧乳房。每日 3~5 次,2 日 1 个疗程。

2. 麦芽 50g 煎汤,频频温洗患乳。

3. 刘寄奴、蒲公英各 30g,红花 9g,水煎熏洗患乳。每日 1~2 次,每次 20 分钟。

4. 酒适量,加温后洗患乳,治乳汁不通、乳痈初起,若乳汁通即痊。

(十) 涂抹法

1. 五倍子 15g,研末,醋调,涂患处。

2. 川升麻醋磨,涂患处。

3. 取檀香,以醋浓磨,涂患乳上。

4. 生天南星、生草乌、商陆根各等分,以米醋磨细,涂患乳。

(十一) 吹鼻法

1. 贝母末,吹鼻中。治吹奶肿痛,大效。

2. 猪牙皂 20g,白芷 5g,生天南星 1g,共研细末,取 0.1g 吹鼻,左病吹右,右病吹左,双侧发炎同时吹双鼻孔,每日 1 次,连用 3 次,用后能打喷嚏则效更佳,用药 15 分钟疼痛减轻,第 2 日肿块消退。如用药 1 次未见明显效果,可结合其他疗法治疗。

(十二) 导法

1. 治妇人吹奶,以吹帚枝透乳孔,甚妙。(出《儒门事亲》,虽不可效法,但另辟蹊径,有启迪作用,故收录)

2. 产后郁乳,用吸奶器吸出乳汁。

3. 令大孩子含水,使口中冷,为嘬取滞乳汁吐去。

(十三) 吸入法

红矾 1.5g,巴豆霜 2g,共捣匀,以面糊成小丸子如绿豆大,每取 1 丸,放纸筒内点燃,并从烟孔吸其烟,每日 2 次。

(十四) 塞法

1. 取生半夏半粒,白芥子 5 粒,王不留行 15 粒,生姜少许,捣烂。用两层纱布包成椭圆形,塞入患乳对侧鼻孔,每日 1 次,每次 2~3 小时。一般 1 日内症状减轻,3~5 日内可愈。两侧乳房同病,则双侧鼻孔交替塞药治疗。

2. 鲜积雪草适量,用清水洗净,晾干并搓揉烂碎至有药汁渗出,然后捏成如手指头大小之药团,塞入患乳对侧鼻孔中,嘱患者静卧休息。次晨将药团取出。若用药一次未能全部消除,可如法再用 1 次。

3. 干皂角刺研粉,以白酒调湿,用纱布 1 层包成小药包,塞在患乳同侧鼻孔内,12 小时后取出。

4. 鲜紫花地丁草叶子,塞鼻,左乳塞右鼻,右乳塞左鼻;梗茎与根捣烂成饼,敷患处。

5. 益母草叶 1 把,捣烂,左患塞右,右患塞左。

(十五)针刺法

1. 毫针① 取穴:肩井、天宗。配穴:足三里、曲池、膻中、中脘。方法:常可先独取患侧肩井,以 28 号或 30 号 2 寸毫针,直刺其穴,进针 1 寸左右,用泻法,不提插,快速捻转强刺激,使患侧肩部或胸部或上肢部出现针感,持续行针 3~5 分钟即可出针。其余诸穴可酌情应用,常规刺法。

2. 毫针② 取穴:内关。方法:取患侧内关,用毫针直刺,捻转得气后,继续捻转加提插,同时令患者轻轻按压肿块,待疼痛有所减轻时,留针 10~15 分钟,其间行针 3~4 次。病程短、体质强者,用强刺激手法;病程长、体质弱者,用中等刺激手法。

3. 三棱针① 取穴:肩胛区数个或数十个淡红色反应点(如米粒大小,略带光泽,不高于皮肤,无明显压痛,压之不退色)。方法:用三棱针挑刺,随即用手在治疗区挤出少量血液,每日 1~2 次。

4. 三棱针② 取穴:背部第 4~10 胸椎旁开 5 寸处,在健侧背部皮肤找皮下出血点,如无出血点,可摩擦皮肤,使其红晕,以最红处为挑刺部位。方法:进针 2 分深,以出血为度,一次挑 1~3 处,左患挑右,右患挑左。

5. 腕踝针 取穴:患侧上二区(左侧乳腺炎选左上肢掌侧腕横纹正中上 2 横指处,右侧乳腺炎则选右侧)。方法:针体与皮肤呈 30° 角进针,进皮后将针放平,针尖向肘部方向进针 1.4 寸,用胶布固定针柄,留针 1~3 小时。

6. 足针 取穴:内临泣、胃、内太冲。方法:选用 1 寸 28~30 号毫针以快速进针法刺入 0.5~1 寸左右,捻转提插,得气后留针 20 分钟,每隔 5~10 分钟捻针 1 次。

7. 皮肤针 取穴:胸椎 1~6、侧颈、下颌部、乳房四周。方法:叩打至局部皮肤微红。

8. 磁锟针 取穴:乳根、膻中。方法:作用时间 1~10 分钟,每日 2~3 次。按压时要使针体与穴位表面垂直,按压作用力以患者耐受能力或产生酸、麻、胀、冷、热感为度;按压穴位时如行捻转及震颤手法,疗效更佳。磁场强度选择高挡。

9. 激光针 取穴:第一组,膻中、乳根、肩井、少泽、阿是穴(肿块及硬块处)、足三里;第二组,膻中、乳根、梁丘、合谷、阿是、足三里。方法:用氦-氖激光针对穴位照射,每穴 5 分钟,每日 2 次。两组穴位交替使用。

10. 耳针 取穴:胸、内分泌、神门、皮质下。方法:针刺后捻针数分钟,也可埋针 1~7 日。

(十六)灸法

1. 艾条灸 取穴:肿块初起处。方法:用艾条灸 5~10 分钟。

2. 隔蒜灸 取穴:乳房肿块处。方法:将 1 分厚的蒜片置于肿块上,放蚕豆大艾炷,每灸 4~5 壮换蒜片 1 次,直至局部红晕、乳汁外溢为度。如局部灼热不能耐受,可将蒜片提起或移动后再放原处灸治。

3. 隔葱灸 取穴:乳房肿块处。方法:将葱切成 0.3~0.5cm 厚的葱片,或将葱白捣烂如泥状,敷于患处,上置艾炷施灸,以内部感到温热舒适、无灼痛为度。一般灸 5~10 壮为宜。

4. 隔碗灸 取穴:患乳。方法:碗 1 个,取灯草 4 根,十字排碗内,头各露 3cm 许。再用纸条 4.5cm 阔,用水湿润,盖碗内灯草,纸与碗口齐。将碗覆于患处,留灯草头在外,艾一大团放碗底,火灸之,艾尽再添,至碗内流水气,内痛觉止方佳。甚者,次日再灸 1 次。

(十七) 按摩法

1. 于病乳上痛揉 100~200 次,如此 3 次。

2. 若左乳汁结者,捋去右乳汁;若右乳汁结者,捋去左乳汁。

3. 令患者躺在手术床或平板床上,医者站在患者患侧,以一足蹬住患侧腋窝,两手握患侧前臂持续牵引 3 分钟,然后用另一只手维持牵引,另一只手由上肢近端(三角肌)用力捋向远端(指端)。此法两手轮流操作,反复数次,直至患者自觉患侧腋下胁肋部有明显酸、胀、麻感即可,每日 1 次,每次治疗 30 分钟,3 次为 1 个疗程。

4. 点穴按摩　取穴:横骨、气冲、冲门、肩井;肝郁化火,配三阴交、太冲、行间、大敦;血瘀胃热,配足三里、解溪、陷谷、内庭;热毒壅盛,配合谷、厉兑、行间、太冲、足三里;胁满乳痛,配内关、间使;寒热较重,配大椎、曲池。方法:用拇指或肘尖于横骨、气冲、冲门重按缓放相间,使下肢有热流放散至足心,如此反复 5~7 分钟。肩井行点按及按拨法,使胸内及乳房中有凉爽轻松感,持续 6~9 分钟。配穴用按、掐、捏、揉等法,随证补泻。

5. 手足穴按摩　①重点按揉涌泉;②按揉足背侧地五会与足临泣;③按揉手部反应区如胸肝、乳腺、肾、胃肠等区,擦足心正中线。

(十八) 拔罐法

1. 火罐①　以患侧乳腺背部对应点为针刺点,用三棱针或粗针头在对应点刺三下(刺到皮下),然后拔火罐,拔出少许血,约过 15 分钟取下火罐,再用酒精棉球盖针眼,用胶布固定 1~2 日即可。

2. 火罐②　肩井用三棱针刺出血,然后拔罐 10 分钟。

3. 火罐③　肺俞、身柱、心俞、膻中、胸乡、乳根、库房等拔罐,留罐 15 分钟。

4. 水罐　生姜或干姜浓煎液盛入小玻璃瓶内,在炎性肿块及其周围拔罐。

5. 水气罐　将竹罐放入沸水中煮 2~3 分钟(不宜超过 5 分钟),取出后甩去水液,迅速用湿毛巾捂一下罐口,立即在患乳四周环形拔罐。

(十九) 刮痧法

首先刮拭穴位:大椎、大杼、膏肓俞、神堂。配合刮拭穴位:膺窗、乳根、肩井、曲泽、上巨墟、太冲、膻中。

(二十) 导引法

跂踞,以两手从曲脚内入,据地,曲脚加其上,举尻。其可用行气。愈瘰疬、乳痛。交两脚,以两手从曲脚极挽,举十二通,愈瘰疬、乳痛也。(出《诸病源候论》引《养生方》导引法,从前后条文看,"乳痛"应为"乳痈")

(二十一) 磁疗法

开启电源,磁疗器开始振动,发出蜂鸣音响时,将其探头对准乳房肿块部,由内向外达肿块边缘,再由外向内振动,再倾斜 30° 角平振,使患病部位达到麻木状态。反复操作 15 分钟。

(二十二) 穴位超声法

取穴:肩井(患侧)、乳根。方法:局部皮肤涂石蜡油,每穴超声固定治疗 4 分钟,声强 0.75W/cm^2。每日 1 次,5 次为 1 个疗程。

（二十三）注射法

1. 局部注射　当归注射液 2ml，红花注射液 2ml，共吸于 5ml 注射器内摇匀，用 6 号针头向痛核处注入药液。另用温开水送服七厘散 1 支。

2. 穴位注射　取穴：气户、乳根。方法：将维生素 B_1 50mg/2ml、维生素 B_6 50mg/2ml 分别注入患侧穴位，每穴 2ml，每日 1 次，5 日为 1 个疗程。

（二十四）佩戴法

1. 过路黄 1g，装布袋制成囊，佩戴在乳痈旁边。适用于乳痈初起。

2. 玄明粉 500~1 000g，分装在纱布缝制的袋中，约 1cm 为宜，佩戴敷贴在乳房上，每日更换 2~3 次。适用于乳痈各期。

3. 用三角巾或胸罩托起乳房。未成脓时，可以减少其活动和疼痛，破溃后可使某些积脓排出通畅。

【蕴脓期治疗】

（一）辨证组方

治法：活血化瘀，通络托脓

(1) 托里散：金银花 12g，当归 9g，生大黄（后下）9g，玄明粉（冲）9g，天花粉 9g，连翘 9g，黄芩 9g，赤芍 9g，皂角刺 9g，牡蛎（先煎）30g。

(2) 黄芪内托汤：黄芪 30g，当归 9g，炮穿山甲 6g，皂角刺 9g，赤芍 12g，金银花 24g，蒲公英 30g，甘草 6g。

(3) 通脉散加味：生大黄 9g，白芷 9g，木香 6g，炮穿山甲 6g，乳没各 9g，生黄芪 15g。

（二）单方验方

1. 龟甲（焙黄）0.9g，蜈蚣（焙黄）1 条，全蝎（焙黄）4 个，共为细末，1 次服，酒送下，使出汗。

2. 海金沙根 60g，煎汁，乘热冲糯米酒适量，内服。

3. 芫花 6~30g，鸡蛋 3~5 个。二味同煮，蛋熟后去壳，刺数小洞放入同煮，至蛋发黑为度，吃蛋喝汤。每日 1~2 次，每次 1~2 个。

（三）饮食疗法

1. 公英糖水　蒲公英 50g，露蜂房 10g，紫花地丁 15g，白糖适量。前 3 味药先煲，去渣取汁，加入白糖饮服。每日 1 次，连服数日。治疗蕴脓期乳腺炎。

2. 油菜汤　油菜适量，洗净，放煲内，加水适量煲汤，饮服。每日 3 次，连服 3~5 日。治疗成脓期乳腺炎。

（四）敷法

1. 贯众研细末，用酒调，敷于乳房肿处，已溃者只敷疮口周围。

2. 乳痈恶疮，不拘已成未成，已穿未穿，并用木芙蓉叶，或根皮，或花，或生研，或干研末；以蜜调涂于肿处四周，中间留头，干则频换。初起者，即觉清凉痛止肿消；已成者，即脓聚毒出；已穿者，即脓出易敛。

3. 铁箍膏　五倍子、白及、大黄、木芙蓉花叶、黄柏各 150g，共研细粉，加凡士林 2 250g 调匀，敷贴患处。

4. 活血膏　生草乌 160g，生天南星 160g，白芷 160g，当归 56g，黄柏 53g，大黄 53g，瓦楞子 53g，穿山甲 59g，栀子 78g。上药研细粉，加凡士林 1 760g 调匀，敷贴患处。

(五) 薄贴法

1. 将凡士林 500g 置瓷缸中加热,待沸腾时放入全蝎 30 只和蜈蚣 5 条,约 5 分钟后,用纱布滤过,弃全蝎和蜈蚣,再将 15g 冰片研为细粉,放入凡士林中,搅匀,取适量贴患处,每日 1 次。

2. 当归 10g,紫草 10g,生甘草 10g,血余炭鸡子大 1 团,麻油 100g,白蜡 24g。先将前 4 味药放麻油内炸枯去渣,次入白蜡熔化,冷后即凝成膏,摊消毒纱布上,贴患处,每日换药 1 次。

(六) 罨法

1. (乳痈)若恶寒壮热,用猪肋脂以冷水浸搭之,热即换,妙。

2. 鲜地龙 10 条,放在碗内,用白糖撒在上面,把碗盖好,等 4 小时后,取碗中之水外涂或用布浸罨患处。

(七) 涂抹法

1. 治产后妒乳、乳硬欲结脓方　以鹿角于石上着水磨,取白汁,旋涂于上,干即又涂,仍令大人吮却奶中黄汁,瘥。

2. 玄参 15g,白檀香 15g,捣细罗为散,用醋调涂肿结处,干即更涂。治乳痈硬如石。

(八) 针刺法

1. 穴区带疗法　取穴:一组,肿块波动中心。二组,敏感点部位,患侧躯前一带(锁骨下方)、五带(胸骨)及上肢四带、五带,少数在躯后一带。方法:已趋化脓者,在消毒条件下,以手术刀在肿块波动中心划 1.5cm 大小的放射状切口,用火罐将脓液吸出。用指压法找准敏感点,快速刺入皮下,平捻转进针至有针感时,原地捻转,待症状有改善时拔针。

2. 激光针　取穴:一组,膻中、乳根、肩井、少泽、阿是穴(肿胀及硬块处)、足三里;二组,膻中、乳根、梁丘、合谷、阿是、足三里。方法:用氦 - 氖激光针对穴位照射,每次每穴照射 5 分钟。每日 2 次。

3. 火针　取穴:脓肿局部。方法:取中号火针放在酒精灯上,从针体烧向针尖,待针通红发白时,迅速刺入脓肿部位,再快速拔出。适用于脓将成或已成阶段。

(九) 灸法

1. 艾炷灸　治妒乳,急灸两手鱼际各二七壮,断痈脉也。便可令小儿手助捋之,则乳汁大出,皆如脓状,内服连翘汤汁自下,外以小豆散薄涂之痈处,当瘥。

2. 隔姜灸　取穴:脓肿局部。方法:取鲜生姜,切片,厚约 0.3~0.5cm。中间用针穿刺数孔,贴于脓肿局部,上置艾炷点燃施灸,每 3 壮换 1 姜片。初灸痛者灸至不痛,初灸不痛者灸至痛即可。

(十) 按摩

1. 取穴:督俞、心俞、病乳。方法:患者坐位,在患者背部两肩胛骨下缘之间,在膀胱经的心俞、督俞处抓起局部软组织摇晃,随之用手向患侧腋窝处捏推,反复 3 次。医者换位,于患者对面,双手捧患乳由上向下呈放射性动作,疏通乳房部乳管,五指呈半握形,似梳子梳发之样离心性从乳根梳向乳头,后用手指轻轻向外拉牵乳头似婴儿吮吸样,此时再用双手紧握乳房,手指从乳根向乳头方向按、揉。

2. 取穴:患乳。方法:医者坐患者对面,患乳涂抹少量润滑剂。医者用双手掌面从乳房边缘向乳头方向均匀按压,顺抹至乳晕、乳头,在 4 个象限各重复按摩 15 次以上,可见郁积乳汁呈线状射出。接着,医者站在患者背后,双手托住乳房,左右拇指挤压内外上象限,左右 4 指掌面挤压内外下象限,按摩 15 次以上,在肿块处重复按摩 4~5 次,可见郁乳或脓液排出,每日 1~2 次。

(十一) 拔罐

1. 火罐① 奶痈将溃,以小长罐烧灰纸,纳于其中,急以罐口安在奶上,尽吸毒气入罐即愈。

2. 火罐② 取患侧背部对应点常规消毒,持三棱针用散刺法拔罐放血 2.5ml。若恶寒发热重者,可点刺大椎,并拔罐放血。

3. 针罐 取穴:肩井(患侧)、乳根、反应点。方法:先在上述穴位上针刺,留针时以针刺点为中心拔罐。留罐 15 分钟,每日 1 次。发热者加大椎,针刺拔罐。

4. 水罐 取穴:患侧乳房四周、天宗。方法:取中、小罐于乳周施行温水罐法(罐内贮温水),呈环形密排罐;天宗采用针罐法。均留罐 15 分钟,每日 1 次。

(十二) 腐蚀法

1. 结乳膏 韭菜汁、铜绿、血竭、没药、乳香各 112g,信石 67g,麝香 13.5g,外用膏药,温热化开,贴乳部患处。用于乳痈红肿坚硬,局部剧痛,乳痈不溃者,破溃者禁用。

2. 咬头膏 铜绿、乳香、没药、生木鳖、蓖麻子(去尖)、杏仁各 3g,巴豆 6g,白砒 0.3g,捣成膏,为丸如绿豆大。治疮疡已成脓,不能自破者。每用 1 粒,放于膏药上,贴于疮疡中心。

(十三) 切开法

待脓熟后,局部常规消毒,在脓肿波动最明显处,用 1% 普鲁卡因溶液或 0.5% 利多卡因溶液做皮内及皮下浸润麻醉。以乳头为中心,行放射状切口排脓,不要切入乳晕内,切口位置要低,以利脓液排净。

【溃脓期治疗】

(一) 辨证组方

1. 四妙汤 炙黄芪 12g,当归 8g,金银花 12g,炙甘草 5g。以托里排脓,清解余毒。

2. 八珍丸、人参养荣丸、十全大补丸。脓液排净后,补气血生肌。

(二) 单方验方

生虾壳,焙干,研细末,每日早、晚开水吞服 9g,治疗乳痈溃烂,日久不愈。

(三) 饮食疗法

1. 公英粥 蒲公英 50g(鲜 90g),大米 100g。将蒲公英洗净、切碎,煎汤去渣取汁,以药汁煮粥,分 2~3 次服,1 日内服完,连服 3~5 日。适用于乳痈破溃,余热未退者。

2. 黄芪炖乳鸽 黄芪 30g,枸杞 15g,乳鸽 1 只。将乳鸽宰好、去内脏,洗净,与药同放炖盅内,加水适量,隔水炖熟,喝汤吃肉,2~3 日 1 次,连服 3~5 次。适用于乳痈溃后气血不足,疮口缠绵不敛者。

(四) 敷法

1. 全瓜蒌(选大者)500g,煅存性,研极细末,用香油调匀,敷患部,1 日数次。若痈毒已将尽,需要收口,则加入赤石脂、龙骨、红粉、冰片,共研细末,香油调敷患部。

2. 九一丹(熟石膏 27g,升丹 3g,共研极细末)敷于疮口,提脓去腐,治乳痈破溃流脓未尽。

3. 四黄散 黄连 30g,黄柏 90g,大黄 90g,黄芩 90g,共研细末,水调局部外敷,清热解毒。

4. 生肌拔毒膏　硼酸粉 6g,梅片 6g,薄荷冰 1g,黄丹 3g,锌氧粉 12g,珍珠末 1g,石炭酸 2g,凡士林 250g,调成软膏外敷,以解毒生肌。

（五）薄贴法

生肌玉红膏　当归 60g,白芷 15g,白蜡 60g,轻粉 12g,甘草 36g,紫草 6g,血竭 12g,麻油 500g。先将当归、白芷、紫草、甘草入油浸 3 日,大杓内慢火熬微枯,细绢滤清,复入杓内煎滚,入血竭化尽,次入白蜡,微火化开。用茶盅 4 个,预放水中,将膏分作 4 处,倾入盅内,候片时,下研细轻粉,每盅投 3g,搅匀。用时贴患处,有活血祛腐、解毒镇痛、润肤生肌之功。

（六）熨法

将新鲜南瓜嫩片切成长 1.5~3cm、宽 1~1.5cm、厚 0.7cm 的片状,每次准备 3~4 片,将水烧开后,取 1 片放在沸水中,立即用镊子夹起,抖掉水珠,轻慢地敷于伤口周围硬结处,待瓜片微温时,如法更换 1 片,共治疗 5~10 分钟,每日 2 次,溃处伤口常规换药。

（七）扑粉法

升丹、生石膏各 30g,青黛 3g,分别研成细末后,和匀,扑撒患处。适用于乳痈切开初期或腐肉不脱。

（八）埋法

乳痈溃烂,日久不愈,于出脓后埋入黄豆大硼砂,每日 1 次。

（九）灸法

神灯照法:麝香 1 份,乳香、没药、雄黄各 5 份,分别研细,与艾绒拌匀制成艾条,再用麻油浸湿艾条,点燃灸患乳,每日 2 次,以局部发热为度。适用于患乳肿硬紫暗,久不酿脓;或溃而不敛,脓水稀薄,兼见面白心悸、形寒乏力等阳虚寒凝证候者。

（十）按摩

重拿肩井、背胛筋、合谷、足三里、髀关、极泉各 9 次,推膻中 24 次,按揉乳根 300 次。

（十一）插药法

1. 黄升 75g,轻粉、黄连各 30g,煅石膏 180g,冰片 15g。先将黄连研极细,再将诸药细末调匀。用纸捻插入脓腔,脓水减少后改用九一丹提毒生肌。每日 1 次,10 次 1 个疗程。

2. 先用纸捻药线沾八二丹(熟石膏 8 份,升丹 2 份,研极细,和匀)插入破溃处 7~10 日后,改成九一丹(熟石膏 9 份,升丹 1 份)药捻,待脓腐净,即可停用药线。3~5 日后,生肌收口愈合。

（十二）注射法

如脓水渐净,脓腔扩大,不易愈合者,用 20% 黄柏水注入腔内,外盖油纱布敷料,再用沙袋压迫,每日 1 次,10 日 1 个疗程。

（十三）压乳法

用沙袋或棉垫压迫患乳,可使乳汁分泌减少,脓腔缩小,促使愈合。

【预防】妊娠后期经常清洗乳头。及时纠正乳头内陷。产后用橘核 30g 水煎服,一般服 2~3 剂可以防止乳汁郁滞而发生乳痈。定时哺乳,每次均要吸尽或排尽乳汁。乳头破裂要及时治疗,用吸乳器吸乳喂养婴儿。注意婴儿口腔卫生,不要让婴儿含乳而睡。保持产妇心情舒畅,防止肝气郁滞导致乳汁郁积。

【临床报道参考】辨证组方治疗乳痈 224 例,用立效散(当归、青皮、瓜蒌仁各 10g,制乳香、制没药、生甘草各 6g）随证加减，其中郁乳期 144 例，蕴脓期 62 例，溃脓期 18 例，全部治愈，平均治疗 4.2 天。［湖北中医杂志，1982(3):43］

单方验方治疗乳痈 120 例，用海金沙根 60g 煎汁冲糯米酒热服，有效率在 90% 以上，早期患者 1~2 剂痊愈，中期患者 3~4 剂痊愈，晚期患者 5~6 剂痊愈。（《中医妇科临床药物手册》）

敷法治疗乳痈，用复方仙人掌糊［仙人掌（去皮刺）150g，捣烂，与青黛粉、朱砂各 30g，冰片 15g，红粉 5g，共调成糊］治疗 132 例，痊愈 116 例，好转 7 例，无效 9 例。［中草药，1990，21(2):16］

薄贴法治疗乳痈 154 例，用山奈、乳香、没药、樟脑、生川乌、生草乌、桃仁、大黄、白芷、黄药子、桂枝、当归、麝香、冰片、植物油、黄丹制成膏药贴患处。结果：痊愈 88 例，好转 47 例，无效 19 例。（《实用中西医结合诊断治疗学》）

塞法治疗乳痈 200 例，取 100% 芫花根浸出液蘸棉塞鼻，结果：消散 168 例，化脓 32 例。［江苏中医杂志，1982,3(3):20］

吸入法治疗乳痈，取半夏 6g、大葱根 7 个，共捣，用纸卷成 7 支药筒。先用手指按压健侧鼻孔，将药筒放在病侧鼻孔嗅，半小时内嗅完 7 支。治疗 52 例，一般嗅 1~2 剂痊愈。（《疑难杂症秘验方》）

针刺肩井治疗乳痈 393 例，痊愈 390 例，无效 3 例。［中国针灸，1985,5(1):13］

拔罐法治疗未化脓乳痈 150 例，在双乳对应背部涂上石蜡油，用直径 6cm 火罐拔吸并上下推动 4 次，范围在 12cm 以内，局部瘀血后取下。治疗 1~2 次治愈者 149 例。（《疑难杂症秘验方》）

穴位注射治疗急性乳腺炎，取郄上（腕横纹与肘横纹连线上中 1/3 交界处两筋之间），左侧病变取右侧，右侧病变取左侧。局部常规消毒后，用 5ml 注射器、6 号针头，抽取丹参注射液 4ml（每毫升含丹参 1g），垂直刺入约 2cm，强刺激，使针感向上臂传导，然后快速推药，隔日 1 次。注射 1~2 次后，60 例中痊愈 57 例，无效 3 例。［中国中西医结合杂志，1993,13(5):295］

第二节　乳　癖

以乳房部疼痛结块，与月经周期及情志变化密切相关为主要表现的良性增生性疾病，称乳癖。

【病因病机】

1. 肝郁痰凝　情志内伤，肝郁痰凝，积聚乳房胃络所致。

2. 冲任不调　思虑伤脾，郁怒伤肝，以致冲任不调，气滞痰凝而成。

【临床表现】

1. 肝郁痰凝型　情志郁闷，烦躁易怒，两侧乳房胀痛或刺痛，情绪变化及月经前期或月经期开始，乳房胀痛或加重，乳房肿块可随情志波动而胀大或缩小，胸闷，嗳气，食纳欠佳。舌淡红，苔薄白，脉弦。

2. 冲任不调型　月经紊乱、量少色淡，或月经错后，伴面色少华，形体消瘦，心烦易怒，腰膝酸软，倦怠乏力，乳房胀痛，经前期尤甚。舌淡，苔白，脉濡细。

【治疗】

（一）辨证组方

1. 疏肝解郁,化痰散结

（1）柴胡 10g,白芍 10g,当归 8g,茯苓 10g,白术 10g,薄荷(后入)4g,瓜蒌 12g,浙贝母 10g,郁金 10g,山慈菇 6g。

（2）乳腺Ⅰ号丸:苍术、法半夏、白芥子各 90g,昆布、海藻各 100g,制天南星 60g,香附 90g,山慈菇 50g,夏枯草 120g,枸橘李 150g,橘核、荔枝核各 90g。共研细末,水泛丸如梧桐子大。每日 2 次,每次 9g,开水送服。

（3）猫爪草 12g,夏枯草 12g,白英 15g,瓜蒌仁 15g,白芷 6g,柴胡 6g,橘核 30g,鳖甲 10g,王不留行 10g,青皮 6g,绿萼梅 6g,漏芦 4.5g,蒲公英 12g,制香附 6g。

2. 调理冲任,疏肝解郁

（1）仙茅 6g,淫羊藿 12g,菟丝子 12g,制何首乌 12g,益母草 15g,柴胡 10g,白芍 10g,当归 6g,白术 10g,茯苓 12g,薄荷 4g,巴戟天 10g,香附 10g。

（2）乳腺Ⅱ号丸:仙茅 90g,锁阳、淫羊藿各 100g,柴胡 50g,当归 100g,菟丝子 120g,赤芍 60g,鹿角霜、夏枯草各 120g。共研细末,水泛丸如梧桐子大。每日 2 次,每次 9g,开水送服。

（3）柴胡 4.5g,当归 9g,白芍 9g,鹿角(先煎)9g,仙茅 9g,淫羊藿 9g,巴戟天 9g,菟丝子 12g,蒲公英 12g,小金散 3g(分 2 次吞)。

（二）单方验方

1. 全蝎瓜蒌散　全蝎 160g,纳入 25 个瓜蒌中,焙干,存性,研细末。每次 3g,每日 3 次,连服 1 个月。

2. 巴蜡丸　黄蜡 120g,置锅内文火熔化,加入去皮巴豆仁 120g 炸之,6~7 分钟左右,以巴豆仁变为深黄色为度,即将锅离火,滤去黄蜡液,迅速将巴豆仁倒干竹筛上摊开,并不时搅动,勿使巴豆仁相互粘结,待巴豆仁上的黄蜡凝后收起,备用。每次温开水冲服 5 粒,每日 3 次,1 个月为 1 个疗程。一般 1 个疗程后停药 10 日,再服第 2 个疗程,以愈为度。

3. 小金丸,每次 1.2~3g,每日 2 次,打碎后口服。

（三）饮食疗法

1. 清蒸天冬　鲜天冬 60g,撕去皮,放碗中隔水蒸熟,用糖水调味,分 3 次服。

2. 远志 100g,瓜蒌 20g,浸泡到 2 000ml 白酒中,1 周后过滤饮用,每日 2 次,每次 10ml。

（四）敷法

1. 山慈菇 15g,白芷、鹿角、穿山甲、血竭各 9g,麝香 0.6g,研为细末,醋调成糊状,敷于患部。治疗乳癖(乳腺增生症)。

2. 南竭膏　南瓜藤炭 50g,血竭、金银花各 10g,乳香、没药、白芷各 15g,蜈蚣 2 条,共为细面,加入适量饴糖,调制而成。外敷患处,每日 1 次。治疗乳腺增生症。

3. 川乌 10g,草乌 6g,蟾酥 3g,共为细末,取 2.5g,以蜂蜜适量调膏,敷贴于脐孔及乳核上,外以纱布覆盖,胶布固定。每日 1 次。治疗乳房纤维腺瘤。

4. 山慈菇、生半夏、浙贝母、土贝母、生天南星、僵蚕、白芷、细辛、生川乌、生草乌、白蔹、樟脑各 10g,共研细末,用黄酒、鸡蛋清调敷患处,每日换 1 次。治疗乳房纤维腺瘤。

（五）薄贴法

1. 独角莲膏　香油 1kg,加热到 180℃时,入独角莲 400g 炸枯为度,过滤去渣,再将滤过之香油熬炼至 320℃时,离火下樟丹 500g,搅拌收膏,加热摊布上,贴患部。治疗乳腺增生症。

2. 王不留行、白花蛇舌草各 20g,赤芍、土贝母各 21g,穿山甲、昆布各 30g,木鳖子、莪术各 18g,丝瓜络 15g,乳香、没药、血竭各 10g。将前 9 味药入适量麻油内煎熬至枯,去渣滤净,加入黄丹充分搅匀,熬至滴水成珠,再加入乳香、没药、血竭搅匀成膏,倒入凉水中浸泡,半月后取出,隔水烊化,摊于布上,烘热外贴局部。7 日换药 1 次,3 次为 1 个疗程,疗程间隔 3~5 日。治疗乳腺增生症。

3. 阳和解凝膏(鲜牛蒡子根叶梗 1 500g,鲜白凤仙梗 120g,川芎 120g,附子、桂枝、大黄、当归、肉桂、草乌、地龙、僵蚕、赤芍、白芷、白蔹、白及、乳香、没药各 60g,续断、防风、荆芥、五灵脂、木香、香橼、陈皮各 30g,苏合油 120g,麝香 30g,菜油 5 000g)掺黑退消(生川乌、生草乌、生天南星、生半夏、生磁石、公丁香、肉桂、制乳没各 15g,制松香、硇砂各 9g,冰片、麝香各 6g),局部外贴。治疗乳房囊性增生和乳房纤维腺瘤。

(六)熨法

1. 瓜蒌、连翘、川芎、红花、泽兰、桑寄生、大黄、芒硝、丝瓜络、鸡血藤各 30g,分装两布袋交替使用,蒸热,洒酒精或烧酒少许,外敷乳房部 0.5~1h/ 次,1~2 次 /d。治疗乳腺囊性增生。

2. 白芥子 30g,川芎 20g,王不留行 20g,香附 15g,置锅中炒至烫手,加食盐 5mg,拌匀装入布袋内,在肿块部位热熨,每晚 1 次,每次半小时。治疗乳癖。

3. 柳树根削取皮,捣烂熬热,放入布袋内,频频熨乳上,数日即愈。治乳腺增生症。

4. 木香饼 木香 15g 为末,生地黄 60g 捣膏,二者和匀,作饼置肿上,以热熨斗熨之。治疗乳房结肿成核。

(七)溻浴法

大黄 30g,芒硝 5g,冰片 0.1g,每日 1 剂,水煎液外溻乳癖处,每日 2~3 次。另,口服乳癖汤:夏枯草、蒲公英各 30g,土贝母、紫花地丁、橘核、王不留行、漏芦、全瓜蒌、皂角刺各 20g,穿山甲 10g,天花粉 15g,白芷、甘草各 12g。

(八)涂抹法

1. 香附末 30g,麝香末 0.9g,蒲公英 90g,用醋煎药,调涂患处。治疗乳腺增生症。

2. 乳癖酒(七星剑 2.7kg,切成寸段,三花酒 20kg,一同置缸中密浸,每日搅拌 1 次,7 日后改为每周 1 次,14 日后滤酒备用)外涂患处。适用于乳癖。

3. 煅瓦楞子粉适量,以酒调涂患处。适用于乳癖。

(九)佩戴法

1. 妇乳乐 川乌、商陆、大黄、王不留行、樟脑等加工成细末,按一定比例分装到半圆形纱布药袋内,每袋重 2~5g。插入特制胸罩与病变部位相应夹裂内,佩戴时使药袋能紧贴乳房患处。每次月经前 15 日开始用药,7~10 日换药袋 1 次,经期停用。1~3 个月经周期为 1 个疗程。

2. 妇女佩戴的乳罩,经过后背的肝俞或肝俞与膈俞之间,前面覆盖着乳根、肿块或疼痛部位。乳房的肿块疼痛部位多在外上象限,为阿是穴。在乳罩相应位置上,用棉织薄布缝制 6 个小口袋,即双侧的肝俞、乳根、阿是穴。口袋大小约 2cm×2cm,将中药包(由全蝎、地龙、檀香、玫瑰花等配制而成)纳入小口袋内。佩戴以后,药包可连续使用 1 个月左右,若出汗受潮,使用 20 日左右即可更换,每日佩戴。用于乳癖疼痛明显而肿块不明显者。

（十）吸入法

生半夏、巴豆仁、细辛各 5g，葱白 3cm 长左右。上 4 味，共捣烂如泥，每用时取枣粒大一团，用细布包裹，安置鼻孔下，用胶布固定，令患者经常嗅闻。

（十一）塞法

生半夏 10g，葱白 3cm 长左右，共捣烂如泥，取芡实大一团，用细布包裹，塞入病变乳房对侧的鼻孔中。

（十二）针刺法

1. 毫针①　一组穴：屋翳（双）、膻中、合谷（双）；二组穴：天宗、肩井、肝俞。均双侧。肝火盛，去合谷，加太冲、侠溪；肝肾阳虚，去肝俞，加太溪；气血两虚，去肝俞、合谷，加脾俞、足三里；月经不调，加三阴交；胸闷，加外关。方法：用 30 号毫针，于屋翳处针尖呈 25° 向外斜刺，膻中沿皮向下斜刺，深度均 1.5 寸；其他穴位可按统编教材刺法。均要求得气，虚补实泻，留针 30 分钟，其间行针 2~3 次，一、二组穴位交替使用，每日 1 次，30 次为 1 个疗程，疗程间隔 3~4 日，一般针 3~4 个疗程。治疗乳腺增生症。

2. 毫针②　取穴：膻中、乳根、增生部分中央。方法：平补平泻，留针 20 分钟，每日针 1 次，共治 12~18 次。治疗乳腺增生症。

3. 毫针③　一组穴：屋翳、膻中、足三里；二组穴：肩井、天宗、肝俞。肝火型，去足三里，加泻太冲；肝肾阴虚型，加肾俞；月经不调，加三阴交；气血虚，加气海。两组穴位交替使用，每日 1 次，留针 20~30 分钟，10 次为 1 个疗程，疗程间休息 3~4 日。治疗乳腺增生症。

4. 电针　一组穴：屋翳、膻中、合谷；二组穴：肩井、天宗、肝俞。肝火旺，去合谷，加太冲；肝肾阴虚，加肾俞；气血两虚，加足三里、气海；月经不调，加三阴交；乳痛甚，加乳根。方法：针刺得气后，接 G6805 治疗仪，选用连续波，以患者能耐受为度，通电 20~30 分钟。两组穴交替使用，每日 1 次，10 次为 1 个疗程，疗程间隔 3 日。经期停针，连续治疗 3 个疗程。治疗乳腺增生症。

5. 冷冻针　取穴：膻中、乳根、增生部位中央。方法：采用 LR1-3 型电子冷冻增热针灸治疗仪。针时采用平补平泻，留针 15~20 分钟，灸柄温度为 −20℃ ~−10℃。每日 1 次，共治 6~12 次。治疗乳腺增生症。

6. 电热针　取穴：乳房肿块部分。方法：采用 XW-Ⅰ型射频温控热凝机。患者仰卧，按无菌操作进行肿块穿刺，治疗方法根据活体动物实验数据确定，温度自控范围 65~75℃，中心反馈温度 62~72℃。治疗时间 4~6 分钟，正负极电热针前端裸露治疗部分全部进入肿块。2 次治疗间隔 14 日。适用于乳腺增生症。

7. 耳针　取穴：乳腺、神门、内分泌。方法：毫针中等刺激，留针 15~30 分钟，间歇行捻针刺激。每日 1 次，7 次为 1 个疗程，左右耳交替使用。

8. 梅花针　取穴：膻中、乳根、天宗、肩井。肝郁气滞者，加太冲、光明；痰浊凝结者，加太白、丰隆；肝肾阴虚者，加太溪、蠡沟；冲任失调者，加鸠尾。方法：用梅花针重叩穴位，使穴位局部皮肤微出血为宜。每日 1 次，7 次为 1 个疗程。

9. 头针　取穴：额旁 2 线（双侧）、额顶线中 1/3 段。方法：用 1.5 寸毫针从上而下针刺双侧额旁 2 线，然后由后向前针刺额顶线中 1/3 段，分别进针 1 寸左右。针体刺入帽状腱膜下层后，行抽气法 2~3 分钟。在行针的同时，可嘱患者自行按摩患侧乳房和乳头，重点是肿块结节部位，动作由轻而重，范围由小至大。留针 2~24 小时。留针期间也按上法按摩，每日

3 次,每次 2~5 分钟。于经前症状出现时即进行治疗,每日 1 次,至月经来潮后方停止治疗。

10. 激光针 取穴:乳根、阳陵泉、天应穴 2~3 个。方法:用 3~25mW 氦 - 氖激光针,每次每穴照射 3~5 分钟,每日 1 次,7 次为 1 个疗程。

（十三）灸法

丹火透热疗脐法 丹药制法:将硫黄粉 30g 放铜勺中微火烊化,和入雄黄、朱砂各 12g 调匀,趁热倾注在平盆上冷却成片状。丹座制法:将法半夏、天南星各 30g,木香、两头尖各 18g 共研为细末,用蜂蜜调为膏状,捏成中心凹陷如栗子大之丹座。方法:将丹座置于脐中穴、乳核表面上安放平稳,取瓜子大丹药片,放在丹座凹陷中点燃,以皮肤有灼热感为度,熄火后用油纸和纱布外敷 2 小时,每日 1 次。治疗乳房纤维腺瘤。

（十四）耳穴压迫法

1. 主穴:肝、胃、乳腺。配穴:内分泌、卵巢。方法:用王不留行在上述穴位贴压,按揉,3~5 日换药 1 次,5 次为 1 个疗程。每日按压 4 次,以耳穴出现胀痛、灼热感为度。

2. 取穴:交感、内分泌、皮质下、乳腺、垂体、卵巢、子宫、肝。方法:将伤湿止痛膏剪后,粘贴王不留行于上述穴位,进行揉压,直至耳廓潮红发热。一般于月经前半月开始治疗,每隔 3 日换药 1 次,每日按揉 3 次,每次 15 分钟,连续治疗 3 个月经周期。

（十五）按摩法

1. 常规按摩法 ①患者仰卧,医者站其旁。术前患者应宽衣松带,医者用手掌或示、中、环指并拢沿胸骨自上而下做揉法数次,并用手掌沿胸骨向双肩部做分推法 3~5 次。用拇指点压中府、膻中、中脘各 1 分钟,乳房肿块处不宜施用手法。②患者体位同上,两手心向上,医者自腕部向肘部方向做掌推法 3~5 次,同时用拇指点按曲池、内关。③患者俯卧,医者站其旁,用手掌自上背部至腰部做掌推法 3~5 次,然后用拇指按压天宗、肩井、厥阴俞、膏肓俞、肝俞等各 1 分钟。适用于乳腺囊性增生。

2. 点穴法 患者仰卧,点按章门、期门各 2 分钟,点揉膻中 3 分钟,用泻法;点揉乳根 5 分钟,用平补平泻法。阴虚者,加点太溪、三阴交各 2 分钟,用补法;血瘀者,加点膈俞、血海、阴陵泉各 2 分钟,用泻法。

3. 耳穴按摩法 取肝、肾、胸椎、内生殖器、内分泌等耳穴,施以捻、搓、压手法强刺激 2 分钟,每日 3 次。

（十六）拔罐法

1. 取穴:病侧背部乳房相对应的压痛敏感点、天宗、库房、乳根、膻中。方法:采用单纯罐法或毫针罐法、涂云香精罐法、贴伤湿止痛膏罐法等,留罐 10~15 分钟,月经前 1 周治疗者应为每 1~2 日施术 1 次,其他时间治疗为隔 3~4 日施术 1 次。

2. 取穴:同 1。方法:每月经前数日和月经干净后约 2 周,取 2~3 个穴位先施行挑罐法,然后再于其余穴位施行单纯罐法,或各种有散结作用的药罐法等,留罐 10~15 分钟。

（十七）磁疗法

1. 直接贴敷法 磁场强度视病变范围而定,肿块直径 0.5~1.0cm,用 1 200Gs;直径 1.0~2.5cm,用 1 600Gs;直径 2.5cm 以上,用 1 750Gs。异名极对置于肿块上,5 日为 1 个疗程,连续 4 个疗程。

2. 间接贴敷法 用磁场强度 450Gs 的磁片 4 块,按正负相接排成方块,用 2 层纱布将其缝于乳罩内,可连续整日(睡眠时除外)佩戴 1~6 个月。

3. 电磁法　磁场强度 600Gs,局部治疗,每日 1 次,20 分钟,20~40 次为 1 个疗程,疗程间休息 1~2 周。

（十八）注射法

穴位注射　取穴:气海、三阴交、肝俞、期门。每穴注入 20% 川芎注射液 0.56ml(顺序为先胸腹后背腰,自上而下依次取穴),胸背部穴位应采用斜刺或透穴法,避免深刺,以免造成气胸。于每个月经周期第 7、第 15、第 23 日(或前后 1 日),各注射治疗 1 次,9 次为 1 个疗程。

（十九）刮痧法

刮肩井、天宗、肝俞、外关、屋翳、膻中、丰隆、太溪;点揉行间、侠溪。

【预防】解除患者思想负担,保持心情舒畅。如月经不调,应积极及时治疗。定期 3~6 个月随访复查。忌食辛辣刺激性食物或其他发物。

【临床报道参考】辨证组方治疗乳房囊性增生病 585 例,肝郁不调、气滞痰凝型药用当归、法半夏、茯苓、海藻、瓜蒌皮、淫羊藿、莪术、川楝子各 15g,柴胡、青陈皮、甘草各 10g;肝郁气滞、痰气互结型药用海浮石、海带、海藻、地龙、白花蛇舌草、海蛤粉各 15g,三棱、莪术、延胡索、白芍、银柴胡各 10g;肝郁气滞、肝脾失调型药用当归、白芍、香附、夏枯草、川楝子各 15g,青陈皮各 10g,益母草、郁金各 15g,鸡血藤 25g。每日 1 剂,20 天为 1 个疗程。结果:痊愈占 90.3%,显效占 6.5%,有效占 3.2%;1 个疗程治愈占 35.4%,2 个疗程治愈占 53.8%,3 个疗程以上治愈占 10.8%。[辽宁中医杂志,1986(3):27]

单方验方治疗乳房囊性增生病 58 例,用老鹳草 30~60g 冲服或煎服,30~60 天为 1 个疗程,临床治愈 30 例,显效 24 例,无效 4 例。随访 3 年,无 1 例复发。(《疑难杂症秘验方》)

用全蝎瓜蒌散治疗乳房囊性增生 243 例(见治疗·单方验方 1),均获痊愈;治疗乳房纤维腺瘤 11 例,痊愈 10 例。[江苏中医杂志,1982,3(5):21]

敷法治疗乳腺增生病,取蒲公英、木香、当归、白芷、薄荷、栀子各 30g,紫花地丁、瓜蒌、黄芪、郁金各 18g,麝香 4g,共研细,取 0.4g 倾于脐部,用干棉球轻压按摩片刻,胶布紧贴覆盖。3 日换药 1 次,8 次为 1 个疗程,一般治疗 3 个疗程。早孕、崩漏、月经过多者忌用。治疗乳腺增生病 692 例,痊愈 394 例,显效 276 例,有效 17 例,无效 5 例。[陕西中医,1989,10(11):492]

将鲫鱼膏(活鲫鱼 1 条,重 60~90g,除去内脏及骨刺,鲜山药 60~90g 去皮,共捣如泥)摊于生棉白布(双层,稍大于肿块)上,约 5 分硬币厚,再均匀撒麝香粉 0.3 分于膏药中间,贴于患部,绷带包扎,24 小时换药 1 次。治疗 56 例,其中男 5 例、女 51 例,痊愈 48 例,显效 6 例,好转、无效各 1 例。[四川中医,1991,9(7):38]

薄贴法治疗乳腺增生病,取乳癖宁膏(王不留行、白花蛇舌草各 20g,赤芍、土贝母各 21g,穿山甲、昆布各 30g,木鳖子、莪术各 18g,丝瓜络 15g。将上药入麻油内煎熬至枯,去渣滤净,加入黄丹充分搅匀,熬至滴水成珠,再加入乳香、没药、血竭各 10g,搅匀成膏,倒入凉水中浸泡,半月后取出,隔水烊化,摊于布上)烘热,贴于肿块或疼痛部位。7 日换药 1 次,3 次为 1 个疗程,疗程间隔 3~5 日。治疗 70 例,3 个疗程后,痊愈 38 例,好转 28 例,无效 4 例。[河南中医,1988,8(5):26]

针刺治疗乳腺增生病 500 例(见治疗·针刺法 1),结果:住院和门诊患者总有效率分别是 94.7% 和 94.6%。[中医杂志,1987,28(1):47]

灸法治疗乳腺增生病 52 例,在肿块四周及中央选 5 个灸点,配穴为阳陵泉、足三里、肝俞、太冲。先用艾条温和灸 5 个灸点 40 分钟以上,以乳腺根部热感产生、消散为宜。再灸配穴 2~3 个,以热感循经传导或达病所为佳。肿块小于 3cm 者,直灸其中央。30 日为 1 个疗程,疗程间隔 5~7 日。结果:痊愈 22 例,显效、好转各 14 例,无效 2 例。[广西中医药,1993,16(3):1]

耳穴压迫法治疗乳腺小叶增生症 35 例(见治疗·耳穴压迫法 2),结果:痊愈(胀痛解除,结节消失)18 例,好转(症状减轻,结节缩小)9 例,无效(症状、体征无改善)8 例。[江苏中医,1989(8):31]

穴位注射法治疗慢性乳腺病 50 例(见治疗·注射法),结果:治愈 24 例,显效 18 例,有效 6 例,无效 2 例。[河北中医,1990,12(2):40]

第三节　乳 头 皲 裂

乳头皲裂系指产后哺乳期间的乳头破裂。

【病因病机】总由暴怒,以致肝火不能疏泄,阳明湿热蕴结而成。(其诱因有乳头内陷,小儿强力吮吸;小儿牙咬;乳汁过多,浸淫乳头等)

【临床表现】乳头破碎裂开,痛如刀割,尤其在小儿吮乳时更甚,揩之出血,或流黏水,并结黄痂。

【治疗】一般不须内治。

(一) 单方验方

取鸡矢白适量,放锅中炒干,研成细末,每以酒适量送服 3g,每日 1~2 剂,3 日可愈。

(二) 敷法

1. 莲房炒研为末,外敷。

2. 硼砂 2.4g(研末),甘油 120g,调匀,敷患处。

3. 老黄茄子烧灰,外敷。

4. 丁香末敷之。

5. 白及研细,过筛,用生猪板油调敷。

(三) 薄贴

1. 黄连、全当归、黄柏、黄芩 10g,细生地黄 30g,在 500g 麻油中浸 3 日,文火煎熬至药焦枯为度,去渣,稍出火,纳入黄蜡 150g 调和,封存置凉处,3 个月后使用,涂敷患处,每日 1~2 次。

2. 当归、生地黄、土贝母、白芷、制乳没各 10g,紫草 6g,香油 30g,黄蜡 12g。先将香油在勺内熬开后,一味一味地下药,每下一味药待炸焦黑捞出弃去,再下另一味,仅留香油而不要药渣,最后将黄蜡倒入热香油内,再一起倒入容器内晾凉后成膏。用适当大小消毒纱布涂以薄层药膏,贴敷患处,每日换药 1 次。

(四) 溻浴法

白芷 15g,蒲公英、苦参、硼砂、生甘草各 9g。上药加水煎汤,乘温热用无菌纱布蘸药擦洗患部,每次 15~20 分钟,如药液变凉,可再加温,每日洗 2 次,每剂药用 1 日。

(五) 涂抹法

1. 取熟鸡蛋黄 1 只,文火煎熬沥油。取油,涂乳头破裂处。

2. 珠黄散或锡类散,外搽。

3. 侧柏叶 6g,研末,人乳少许调搽。

4. 荷花瓣(阴干为末),冰片少许,用凡士林调搽患处。治疗乳头破裂溃烂。

5. 南瓜蒂晒干,烧灰存性,研末,香油调敷。

(六) 扑粉法

1. 乳香、没药、白芷、黄柏各 12g,汉三七、枯矾各 6g,蜈蚣 3 条。将上药各研成细末,搅匀,储瓶内备用。先用生理盐水洗净患处,后用药棉擦干,将药粉撒于皲裂处。每日 3 次,7日为 1 个疗程。

2. 常规消毒后,将云南白药撒于裂口处,用敷料盖覆。

3. 制乳香、煨乌梅、制马勃各 15g,汉三七 6g,浙贝母 12g,蜈蚣 3 条。先将马勃用文火烘干,乌梅烧炭存性,乳香研至极细无声,再将上药共研细面,混匀,贮于瓶内备用。用时将患处用生理盐水洗净,再用消毒棉球将药粉扑于患处,每日 1~2 次,每次约用药面 1g,哺乳妇女可增至每日 3 次,并于每次哺乳前将乳头用生理盐水洗净,避免婴儿吮入。局部痒甚者,加霜茄(将霜茄烧炭存性,研粉);如脓液多者,可加炉甘石粉 5g。

【预防】养成良好的卫生习惯,哺乳后用生理盐水清洗乳头。不要让小儿含乳而睡,一旦乳头咬伤,立即进行治疗。对于乳头内陷的妇女,可用吸乳器吸出乳汁喂养,最好在分娩前 3 个月牵拉乳头外出。

【临床报道参考】敷法治疗乳头皲裂 30 例,取五倍子、五味子各等分,研细,入冰片少许,和生香油如糊状,敷患处,均于 3 日左右痊愈。(《疑难杂症秘验方》)

扑粉法治疗乳头皲裂 35 例(见治疗·扑粉法 3),结果:痊愈 33 例,显效 2 例。[中医杂志,1980(11):78]

溻浴法治疗乳头皲裂 16 例(见治疗·溻浴法),结果:全部痊愈。[山东中医杂志,1987,6(4):19]

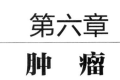

第六章

肿　瘤

第一节　宫　颈　癌

宫颈癌系来源于子宫颈上皮的恶性肿瘤,属于中医学"交接出血""带下""崩漏""癥瘕"等范畴。

【病因病机】

1. 肝郁气滞　七情损伤,五脏气血乖违,肝气郁滞,是癥瘕形成的因素。

2. 肝肾阴虚　早婚多产,房事不节,肾阴亏损,冲任失养,阴虚内热,胞脉受伤,致交接出血,崩漏不止。

3. 湿热瘀毒　乱合阴阳,感染湿毒之邪,湿毒下注,遂成带下。

4. 脾肾阳虚　先天肾气不足,早婚多产,房事不节,致肾气虚损;忧思不解,饥饱伤脾。久病脾肾阳虚,统血无权,湿浊下注,而成崩漏、带下。

【临床表现】

1. 肝郁气滞型　阴道流血、夹有瘀块,白带稍多(子宫颈局部轻度糜烂,或呈小菜花样损害)。情绪郁闷或心烦易怒,小腹胀感,胸胁闷满,口苦咽干。舌质稍暗或正常,苔薄白或微黄,脉弦。

2. 肝肾阴虚型　时有阴道流血水(子宫颈局部常为结节型,菜花样或溃疡)。头晕耳鸣,腰膝酸痛,手足心热,夜寐不安。舌质红或正常,苔少或剥离,脉弦细微数。

3. 湿热瘀毒型　带下量多,色如米泔,或黄,臭秽(子宫颈局部菜花样坏死溃疡,继发感染)。尿黄便干,口苦咽干。舌质暗红,苔黄腻,脉滑数或弦滑。

4. 脾肾阳虚型　白带清稀而多,或阴道流血量多。神疲乏力,腰酸膝冷,纳呆,小腹坠胀,大便溏。舌质胖,苔白润,脉细弱。

【治疗】

(一) 辨证组方

1. 疏肝理气,健脾清热

(1)逍遥散加减:柴胡4.5g,当归9g,白术9g,白芍9g,土茯苓15g,炙甘草3g,蜀羊泉15g,象牙屑(先煎)9g。

(2)茵陈蒿15g,郁金9g,柴胡9g,青皮9g,香附9g,当归9g,白芍9g,生薏苡仁12g,半枝莲15g,白花蛇舌草30g,黄芩9g。

2. 滋养肝肾,佐清利湿热

(1)知柏地黄汤加减:知母 9g,黄柏 4.5g,生地黄 12g,山药 15g,墨旱莲 15g,紫河车 15g,泽泻 9g,白花蛇舌草 30g,玄参 9g,半枝莲 15g。

(2)生地黄 12g,炙龟甲(先煎)12g,炙鳖甲(先煎)12g,黄芩 9g,黄柏 9g,椿根皮 12g,知母 9g,琥珀末(吞)1.5g,土茯苓 15g。

3. 清热解毒,化瘀渗湿

(1)白毛藤 30g,木槿花 10g,野苎麻根 30g,椿根皮 12g,大小蓟各 12g,土茯苓 30g,木馒头 15g,生薏苡仁 30g,坎炁(后下)2 条,参三七 3g,血竭 3g。

(2)当归 9g,川芎 4.5g,薏苡仁 15g,延胡索 6g,白矾 3g,两头尖 4.5g,紫石英 12g,马鞭草 9g,黑白丑(炒)3g,赤石脂 4.5g,禹余粮 6g,菴䕡子 4.5g,蜀椒(炒出汗)4.5g,接骨丹(焙干、研末)1 条,炒五灵脂 9g,鸦胆子(去硬壳,装空心胶囊内吞下)20 粒。

4. 温肾健脾

(1)紫石英 12g,党参 9g,黄芪 9g,鹿角霜 9g,赤石脂 9g,炮姜 3g,当归 9g,白芍 9g,阿胶(烊冲)9g。

(2)真武汤加味:制附片 9g,茯苓 10g,白术 10g,炒白芍 10g,炮姜 5g,党参 15g,海螵蛸 15g。

(二) 单方验方

1. 蜀羊泉 30g,水煎服,每日 1 剂。

2. 通瘀粉(生水蛭,研末),每日 2 次,每次 3g,内服。适用于宫颈癌早期无大出血者。

3. 乌梅 27 个,卤水 1 000ml,一同放入砂锅或搪瓷缸内,煮沸后小火持续 20 分钟左右,放置 24 小时过滤备用。每服 3ml,每日 6 次,饭前饭后各服 1 次,可外用作为搽剂。服药期间禁吃红糖、白酒、酸辣等刺激性食物。

(三) 饮食疗法

1. 薏米鱼鳔粥　薏苡仁 30g,菱角 15g,大枣 5 枚,黄鱼鳔 5g,一同放锅内煮粥服食,每日 1 剂,可常服。

2. 桃树枝煲鸡蛋　桃树嫩枝(当年生)约 250g,鸡蛋 3 个。将桃树枝用手折断(勿用铁器),与鸡蛋同放砂锅内(勿用铁锅),加水适量,共煮 3 小时,至鸡蛋壳呈深褐色,分早、中、晚各服 1 个鸡蛋。连服 1~2 个月为 1 个疗程。

3. 蜗牛瘦肉汤　鲜蜗牛肉 60g(干品 30g),猪瘦肉 90g。将蜗牛连壳洗净,用开水烫死,挑出蜗牛肉,再用清水洗净;猪瘦肉洗净,切粒。把全部用料均放锅内,加清水适量,文火煮沸 10 分钟,调味即可。适用于宫颈癌证属热毒蕴结,热伤阴液者,见带下稠黄臭秽等。

(四) 敷法

1. 乌梅 18g,鸦胆子、硇砂、蟾酥各 9g,马钱子、轻粉、雄黄、红砒各 6g,共研细末,局部外敷。

2. 黑蒜膏　即 5% 二乙酰石蒜碱加黑倍膏(血余炭、蛋黄油熬成黑绛丹,再加五倍子、苦参、冰片,制成糊剂)。常规冲洗阴道后,在宫颈癌局部敷贴黑蒜膏棉球,每周 3 次。

3. 农吉利,用全草制剂(软膏,粉剂),局部敷药。

4. 阿魏 10g,蟾酥 0.6g,麝香 0.15g,砒石、硇砂各 8g,铜绿 5g,三棱、莪术、乳香、没药各 15g,冰片 0.3g。研末,外敷。

（五）薄贴法

三棱、白术、鳖甲、苏木、红花各 50g，蓖麻子（去皮）75g，入 500ml 麻油内，文火熬至诸药焦黑，去掉药渣，熬至滴水成珠后再入阿魏 20g、乳香 25g、没药 25g、血竭 25g，放于冷水中浸 24 小时，每 50g 为 1 帖，外贴患处，1 周换药 1 次，可连用 5~7 周。适用于中、晚期宫颈癌。

（六）熨法

樟脑、阿丁粉（阿魏、丁香、山奈、白重楼）、藤黄。上药等量，分研为末，密封备用。根据肿块大小和疼痛部位，将上药按顺序分别撒在胶膏上，敷贴于患处，随即用 60℃左右热毛巾在药膏上敷半小时（以不烫伤皮肤为度）。每日热敷 3 次，5~7 日换药 1 次，可以反复用至症状、体征改善时止。适用于宫颈癌晚期转移疼痛难忍。

（七）罨法

松香、制乳香、制没药、莪术各 15g，冰片 10g，放入 500ml 白酒内密封，浸泡 1 周，贮瓶备用。纱布数层，用药酒浸湿后，外敷痛处，外用塑料薄膜与衣服隔开，使纱布保持湿润，干后再换，间断或连续外罨。适用于宫颈癌疼痛。

（八）熏洗法

红花、白矾各 6g，瓦松 30g，水煎，先熏后洗外阴部，每日 1~2 次，每次 30~60 分钟。下次加热后再用，每剂药可用 3~4 日。

（九）涂抹法

1. 龙脑冰片 30g，丁香油 75ml，大曲酒 500g。先将龙脑冰片倒入大曲酒中溶化，再倒入丁香油一同摇匀，密封备用。用脱脂棉球蘸上述药酒适量，涂搽痛处皮肤上。每隔 1~2 小时涂搽 1 次，待疼痛减轻时，可酌情减少次数。适用于晚期宫颈癌小腹痛。

2. 青硼散　黄柏 15g，紫草 15g，硼砂 30g，枯矾 30g，冰片 30g，青黛 30g。上药各研细末，混匀，涂搽于痛处。适用于宫颈癌晚期患者腰部、下腹部疼痛，或向腹壁、背部放射性疼痛剧烈者。

3. 宫颈癌外用Ⅱ号药　血竭、炉甘石、白及、象皮、青黛各 9g，枯矾 15g，胆石膏（将煅石膏用猪胆汁浸泡 24 小时）90g。上药分别研细末，按量混合均匀，装瓶备用，换药时直接涂于病变部位，隔日 1 次。用于宫颈癌修复期。

（十）扑粉法

1. 黄连、黄柏、紫草各 15g，硼砂、枯矾各 30g，研细末，加冰片适量制成药粉，喷撒于局部。适用于菜花型和重度糜烂型宫颈癌。

2. 麝香 0.15g，黄柏 15g，冰片 0.3g，轻粉 3g，蜈蚣 2 条，雄黄 6~9g，共研成粉末，取适量喷撒于宫颈癌组织上。

3. 木芙蓉叶粉、生蒲黄各 15g，云南白药 3g，喷撒局部。适用于宫颈癌出血。

（十一）塞法

1. 农吉利栓剂，塞入阴道内至子宫颈处，每次 1 枚，每日 1 次。

2. 天南星栓，塞入阴道贴宫颈癌病灶处，同时用天南星棒插子宫颈管。

3. 鲜半夏根洗净，每 6g 加 75% 乙醇溶液 0.5ml 捣碎成浆状，用 1 层纱布包扎成椭圆状，对宫颈癌病灶塞紧，每日或隔日 1 次。

4. 将莪术制成栓剂，塞入阴道或子宫颈处。适用于早、中期宫颈癌。

（十二）割治法与埋线法

1. 操作方法　①皮肤常规消毒,以 0.5% 普鲁卡因溶液 10~20ml,行局部浸润麻醉,可适当麻醉腱膜下组织。②沿足底弓顶端断切线(相当于第 1 跖骨与第 1 楔骨的关节面),用皮拉钩切开皮肤及皮下组织,长度由第 2 跖骨内缘至第 4 跖骨外缘,约 4cm。然后用大弯钳钝性分离脂肪组织,拉开皮肤及皮下组织,充分暴露腱膜。用刀背反复刺激跖腱膜 7~10 次。③切断跖腱膜:把槽式探针于腱膜下穿过(注意保护腱膜下的血管、神经和肌肉),切断腱膜。④埋植羊肠线:用穿刺套管针,其内装入 3cm 左右肠线(第 2 到第 5 跖骨相应长度)从肌群下穿过,把肠线置入深部组织内。然后塞放一纱布止血,取下皮拉钩,不必缝合切口。⑤切口处理:将一般市售拔毒膏于酒精灯上加热,取下切口处的止血纱布,将拔毒膏贴上,外面再盖 1 层敷料,压迫止血 3 分钟左右,用绷带固定即可。对宫颈癌效果较好。对广泛转移的癌症及严重恶病质者要慎用,以免在割治后的反应期中,症状加重,造成死亡。

2. 取穴:癌根 1、癌根 3、关元俞、关元透中极、血海、足三里、三阴交透悬钟。操作方法:见"卵巢肿瘤·治疗·割治、埋线法"。

（十三）插宫法

1. 用天南星棒(每棒含生药 5~7.5g)插入子宫颈管。

2. 阿魏、雄黄、一见喜各 15g,蛇六谷、木芙蓉叶各 30g。上药制成锭剂或栓剂,栓放在宫颈癌病灶上及插入子颈管内。

3. 二品条　取二白散(白矾、白砒各等分,先放白砒于瓦罐中,次以白矾末盖之,用火煅至青烟尽,白烟起,取出研末,供局部用),与捣烂的适量熟粳米,制成粗细不等条型,阴干即成,插入子宫颈管中。具有摧毁子颈管内癌灶及组织的作用。

4. 鸦胆子、生马钱子、生附子、轻粉各 5g,雄黄、青黛各 9g,砒石、硇砂各 6g,乌梅炭 15g,麝香 3g,冰片 1.5g,制成药棒,插入子宫颈管内。治疗宫颈癌侵犯子宫颈管。

（十四）腐蚀法

1. 乌梅 18g,鸦胆子、硇砂、蟾酥各 9g,马钱子、轻粉、雄黄、红砒各 6g,研末外敷局部。治疗菜花型、糜烂型宫颈癌。

2. 将宫颈癌散(麝香 1g,蛇床子、乳香、冰片、硼砂、硇砂各 4g,血竭 7g,没药 9g,儿茶 11g,雄黄 14g,钟乳石 12g,樟丹 50g,白矾 60g)做成油膏纱球塞子宫颈。24 小时后取出,每周 3 次。

3. 用干棉球蘸 3 号药面(三棱、莪术、乳香、没药各 15g,硇砂、砒石各 1.5g,阿魏 10g,蟾酥 0.6g,麝香 0.15g,冰片 0.3g,共研细末)贴于患处,用另一棉球压紧,次日上药时取出,1~2 次后,继续如法用 4 号药面(樟丹、滑石、五倍子、甘草各 30g,共研细末)。7 日(有时隔日)1 次,如此反复,直至上皮新生,局部接近光滑时,则单用 4 号药面,至完全光滑为止。

（十五）结扎法

宫颈癌呈菜花样,可用药线结扎消除肿瘤。

（十六）灌肠法

桃仁、三棱、莪术、穿山甲、夏枯草、王不留行、生龙牡、枳实、青陈皮、海藻、昆布各 15g,䗪虫 12g,煎取药液 200ml,每日分 2 次保留灌肠。适用于宫颈癌早、中期。

（十七）注射法

1. 肌内注射①　肿节风注射液,每日 1~2 次,每次 2~4ml。

2. 肌内注射② 757注射液，每日1支。可提高机体免疫能力，延长寿命。适用于中、晚期宫颈癌。

3. 穴位注射　复方半枝莲注射液（由半枝莲、白花蛇舌草、半边莲、猪殃殃、白英、龙葵制成），每次2~4ml，每日2次，穴位注射或肌内注射。

4. 局部注射　鸦胆子注射液（由鸦胆子油制成）患部注射或涂擦，剂量根据肿块大小而定。

（十八）离子透入法

用天南星提取物行盆腔离子透入法。

【预防】 加强计划生育宣传，提倡晚婚，少生子女，节制性生活，杜绝性混乱。接生时避免子宫颈裂伤，如发生裂伤，应及时缝合，并预防感染。

大力开展宫颈癌的防癌普查工作，定期做人乳头瘤病毒的筛查，对检查阳性的患者定期随访与积极治疗。

【临床报道参考】 中药内服外用为主治疗宫颈癌，内服药以黄芪、当归、白术、莪术、三棱、白花蛇舌草、仙鹤草、半枝莲、败酱草为主，随症加减，每日1剂，分3次服，每周服6剂，休息1日。外用二白散（见治疗·插宫法3）、三黄散（黄连、黄柏、大黄、煅炉甘石、枯矾、煅石膏各等分，冰片少许，共研细末）。共观察30例，其中宫颈癌Ⅱ期19例、Ⅲ期11例，近期治愈17例，显效7例，有效1例，无效5例。治疗后3年随访，生存23例；5年随访，生存17例；10年随访，生存16例。[中医杂志，1989（9）：30]

塞法治疗宫颈癌，用鲜半夏根捣塞阴道（见治疗·塞法3），内服生半夏肠溶片（每片含生药0.3g），每天2次，每次4~5片。或鲜天南星60g煎汤代茶，每天1剂。共治疗53例，其中Ⅰ期2例、Ⅱ期18例、Ⅲ期33例。近期治愈11例，显效20例，有效14例，无效5例，恶化3例。辅助治疗：①内服清热解毒药物；②体外放射治疗。（《肿瘤临床手册》）

插宫法治疗宫颈癌，用三品一条枪（白砒45g，明矾60g，雄黄7.2g，没药3.6g，制成杆型）治疗早期患者233例（0期140例，Ⅰa期93例），近期治愈率100%。随访5年以上者184例。5年、10年相对治愈率均为100%。[中医中西医结合妇产科情报资料，1988（2）：65]

腐蚀法治疗宫颈癌71例，用治癌散（砒石、硇砂各10g，枯矾20g，碘仿40g，冰片适量，共研细末）外敷，每日上药，辅以青黛、紫金锭等外用；内服抑癌片（由生马钱子、天花粉、重楼、甘草制成），每日3次，每次2~5片。近期治愈率为50%，有效率为73%。（《实用中西医结合诊断治疗学》）

注射法治疗宫颈癌，用鸦胆子油剂做瘤体或子宫旁注射，配合肌内注射，治疗晚期子宫颈鳞癌43例，近期治愈21例，疗效显著者8例。近期治愈的21例随访2~5年以上，无复发，手术前未发现癌细胞存在。疗效显著者，术中可找到癌细胞，但已显著变性，并被周围组织包绕和机化。（《中药药理与应用》）

附　宫颈癌化疗、放疗后反应

【病因病机】

1. 直肠反应　早期反应为放射治疗之热毒，戕害下焦，湿热阻滞；晚期反应为气弱脾虚，不能摄血。

2. 膀胱反应　热毒灼阴，湿热乘注，膀胱气化失司。

3. 白细胞计数降低　因脾肾阳虚,生化无源,或因肝肾阴虚,心火上扰。

【临床表现】

1. 直肠反应　早期表现为大便频繁,里急后重,每日 10 余次至数十次,便下黏冻,或夹鲜血,有时便如稀水;舌边有红刺,苔黄腻或白腻,脉细数。后期表现为便血鲜红,便下不爽,或夹黏冻,里急后重,肛门疼痛,口干唇燥,头晕腰酸;舌质红或中剥,苔薄黄,脉细数。或大便溏薄,便血甚多,色鲜或暗淡,体力虚弱,肛门坠胀,面色苍白,纳少神疲;舌质淡胖,苔薄,脉细小。

2. 膀胱反应　放射治疗后期,小便频数,尿急尿痛,小腹作胀,时有血尿,口渴咽干。舌质红,苔黄,脉细数。

3. 白细胞计数降低

(1)阳虚型:头晕眼花,四肢无力,精神疲倦,纳谷不香,口淡无味,腰背酸楚,小便频数而清长,大便易溏。舌淡胖,苔薄,脉沉细。

(2)阴虚型:头晕眼花,心烦失眠,口渴咽干,大便干结,小溲黄赤,牙龈出血。舌质红,苔中剥,脉细数。

【治疗】

(一) 辨证组方

1. 清热解毒,健脾化湿　适用于放疗后早期直肠反应。

白头翁、车前子(包煎)各 12g,秦皮、黄柏、赤芍、白芍、白术、茯苓、当归各 9g,黄连 3g,白花蛇舌草、半枝莲各 30g。

2. 清热解毒,养阴生津　适用于放疗后期直肠反应。

生地黄、石斛、牡丹皮、黄柏、白芍各 9g,天花粉 15g,生薏苡仁、脏连丸(吞服)各 12g,土茯苓、白花蛇舌草、白毛藤各 30g。

3. 补中益气,健脾摄血　适用于放疗后期直肠反应。

党参、熟地黄各 10g,黄芪、升麻各 12g,白术、白芍、山药、黄芩、槐花、阿胶(烊冲)各 9g,炮姜、炙甘草各 5g,伏龙肝 30g。

4. 滋阴清热,解毒利湿　适用于放疗后膀胱反应。

知母、黄柏、生地黄、牡丹皮、碧玉散(包)、竹叶、乌药各 9g,土茯苓、鹿衔草各 30g,赤茯苓、猪苓各 15g。

5. 温肾健脾,益气养血　适用于放疗后白细胞计数降低属于阳虚者。

党参、黄芪、当归、白术、淫羊藿、鹿角霜、补骨脂、龙眼肉、紫河车、茯苓、枸杞各 9g,肉桂(后下)3g。

6. 滋阴生津,益气清热　适用于放疗后白细胞计数降低属于阴虚者。

党参、黄芪、天麦冬、玄参、石斛、生熟地黄、枸杞、何首乌、白芍、当归各 9g,地骨皮 12g,山茱萸 6g。

(二) 饮食疗法

1. 何首乌 15g,淫羊藿、仙茅各 10g,猪蹄熬汤煎上药。适用于化疗后脱发,或伴有身体虚弱,全身乏力,性欲减退等症。

2. 白花蛇舌草、白茅根、赤砂糖各 30g,煎服。适用于放疗后直肠反应。

(三) 敷法

田螺数个,洗净,除螺盖,倒伏于清洁容器内一夜,即可得浅绿色水液,再加冰片细末适量,调成糊状。冲洗阴道,拭去子宫颈局部坏死组织后,即将冰片田螺糊剂敷于坏死面,再用线棉球塞于阴道内,每日 1 次,连用 10 日。适用于宫颈癌放疗后局部组织坏死证属湿毒内盛者,症见带下黄浊、青黑、腐臭。

(四) 罨法

石膏、寒水石、野菊花各 30g。纱布包,水煎,待药冷后,浸毛巾,湿敷患处。治疗放疗后腹部皮肤灼热疼痛。

(五) 涂抹法

每次放疗后,将莪术油膏涂抹于下腹及腰骶部放射处晾干。预防放射治疗的皮肤烧伤。

(六) 针刺法

1. 毫针　快速刺入 1 对八髎、长强,并配关元、三阴交、内关、合谷、足三里等。治疗放疗后直肠反应。

2. 三棱针　主要是八髎,左右交替,每次挑 3 个穴位。治疗放疗后直肠反应。

(七) 灌肠疗法

鸡蛋清 1~2 个,冰片 1g。保留灌肠,每日 1 次。适用于放疗后直肠炎,肛门下坠严重者。

(八) 注射疗法、灸法

每次取 1 对八髎、长强,用维生素 K 针(或维生素 B、维生素 C、当归注射液)穴位注射 0.5ml,再灸 15 分钟左右。治疗放疗后直肠反应。

第二节　子　宫　肌　瘤

子宫肌瘤是由子宫平滑肌组织增生而形成的良性肿瘤,是女性生殖器官中最常见的良性肿瘤,可归属于中医学"癥瘕"范畴。

【病因病机】

1. 寒凝胞宫　经期、产后血室开放,寒邪乘虚直入胞宫,与血凝结于胞宫而致。

2. 气滞血瘀　精神抑郁,忧思不解,致气机不宣,血行不畅,气结血滞而成癥瘕。

3. 邪热煎熬　邪热入侵胞宫,久居不散,煎熬阴血,而成癥块。

【临床表现】

1. 寒凝胞宫型　经行量多、色暗有血块,下腹冷痛,四肢不温。舌淡苔薄,脉细涩。

2. 气滞血瘀型　经行量多伴血块或淋沥不净,下腹胀痛拒按,血块下后腹痛缓解或减轻。舌紫、有瘀点,苔薄,脉弦。

3. 热结型　经行量多或淋沥不净、色红、有色块,口干便难。舌稍红,苔薄黄,脉弦或弦数。

【治疗】

(一) 辨证组方

1. 活血散寒,软坚消癥　桂枝茯苓丸加味:桂枝 6g,茯苓、桃仁、赤芍、牡丹皮、生牡蛎(先煎)、莪术、王不留行各 9g,紫石英 12g,乳香、没药、红花各 4.5g。

2. 理气活血,软坚消癥　青皮、川芎各 6g,乌药、木香、香附、续断各 9g,蒲黄、蒲包草根各 30g。

3. 活血清热,调气散结　消癥汤(马氏方):三棱 10~20g,莪术 10~20g,半枝莲 15~30g,白花蛇舌草 15~30g,皂角刺 12~30g,石见穿 20~30g,牡蛎 30g,海藻 20~30g,荔枝核 12~15g,橘核 12~15g,制乳香 4g,制没药 4g。

经期量多者,届时用益气养血、化瘀调经的方剂治疗,待月经净后,再用上述诸方治疗。

(二) 敷法

1. 天南星 12g,䗪虫 18g,蜈蚣 12 条,马钱子 50 粒,川乌、乳香、没药各 18g,共为细末,过筛后,以凡士林调匀成药膏。取药膏适量,摊于纱布棉垫上,敷脐孔及下腹部包块之上,用胶布固定。每次敷 2 小时取下。

2. 桂枝、茯苓、桃仁、赤芍、牡丹皮各等量,陈米醋适量。诸药混合研为细末,过筛后瓶贮,密封用。取药末 30g,调米醋,制成厚药膏。将药膏分 2 份,分别敷脐中及少腹肿块表面之上,外盖胶布固定。每日 1 次,10 日为 1 个疗程。

3. 皮硝适量,外敷下腹部或关元。

4. 将活黄鳝(1 条)尾部剪断,沥其鲜血于杯内,用新羊毫笔蘸黄鳝血,在患者少腹部按之有块处按包块大小画 1 圈,待黄鳝血干后,将红蓼子、净芒硝、大蒜瓣各 15g 捣烂如泥涂于圈中,用纱布覆盖固定。待皮肤发痒时去掉,隔日或每日 1 次,直至包块消失为止。

(三) 薄贴法

苏木 18g,䗪虫(烤熟)2 个,干漆、酒炒牛膝、猪牙皂各 15g,白胡椒 9g,酒炒三棱、肉桂、酒炒莪术、木香、鸡骨柴、京丹(炒)各 30g,细辛、硇砂各 12g,麝香 1.5g。上药分别炮制,研为细末。取香油 1kg,用文火熬至滴水成珠时,加入药末,约煎 20 分钟后再下丹,以油提出连绵不断为度。用布 1 块,取膏 60g,用温水软化后摊布上,将患处用黄酒洗之,贴上膏药,保留半个月。如不愈再贴。

(四) 熨法

1. 软坚平癥散　穿山甲 20g,当归尾、白芷、赤芍各 10g,小茴香、生艾叶各 30g,共研细末,装入长 23cm、宽 16cm 的净白布袋内,置腹上,上置暖水袋,每次 30 分钟,每晚 1 次。30 日为 1 个疗程。可配合内服药物。

2. 大黄、芒硝各 100g,香附 200g,拌米醋适量,炒热后外敷下腹,药凉为度,每日 1 次,配合药物内服。

(五) 灸法

取法半夏、天南星各 30g,木香、两头尖各 18g,共研细末后,加蜂蜜适量,调为膏状,捏成中心凹陷如栗子大之丹座。取硫黄粉 30g,放铜勺中微火烊化,将雄黄、朱砂各 12g 加入调匀,趁热倾注在平盆上冷却成片状丹药。先将丹座置于脐孔及下腹包块痛处之上放平,再取瓜子大丹药片,放在丹座凹陷中点燃,以皮肤有灼热感为度,熄火后用油纸和纱布外敷 2 小时,每日 1 次。

(六) 针刺法

1. 毫针①　取穴:内关、照海(双)、瘤体局部(针刺 3~4 针)。方法:针瘤体时先排空尿液,直刺 0.6~0.8 寸,平补平泻,留针 15~30 分钟,隔日 1 次,7 次为 1 个疗程。

2. 毫针②　一组:关元、子宫(双)、曲骨、三阴交(双)。二组:气海、中极、横骨(双)、蠡沟(双)。方法:气海、关元、中极直刺进针 1.5~2 寸,曲骨、横骨直刺进针 0.5~0.8 寸,针子宫时取

40°斜刺进针2.5~3寸达宫体,三阴交、蠡沟进针1.5~2寸,均平补平泻,捻转得气,留针30分钟,行针1次。两组交替取穴,间日1次,10次为1个疗程,疗程间隔3~5日。

3. 耳针　取穴:子宫、内分泌、皮质腺。方法:埋针。

4. 激光针　以局部经络穴位照射配合中药内服。在服药1~3小时内,根据病变部位选用穴位。子宫前壁肌瘤照射子宫、曲骨、中极、关元,后壁肌瘤照射八髎,照射距离1.2m,以局部有舒适的温热感为宜,照射15~20分钟,每日1次,月经干净第6日起照射,1周1个疗程。每疗程间隔7日。

(七)灌肠法

1. 生地黄15g,生贯众、赤芍、夏枯草、生山楂各12g,牡丹皮、半枝莲、急性子、独脚莲各10g,太子参30g,鸡内金6g。水煎服或保留灌肠。

2. 桃仁、川芎、三棱、莪术、穿山甲、木通、路路通、陈皮、昆布、牡蛎各15g,䗪虫12g。肥胖痰湿者,加夏枯草、法半夏各15g。将药物浓煎成100ml,温度40℃左右时保留灌肠。每日1次,30次为1个疗程。经期量多时停止灌肠,经后3~7日开始。

【临床报道参考】 辨证组方治疗子宫肌瘤,药用益母草、生牡蛎、黄芩、牡丹皮、贯众、紫草、半枝莲、夏枯草,治疗月经正常或月经失调者;药用黄芪、当归、茯苓、沙参、五味子、生牡蛎、益母草、紫草、贯众、牡丹皮、黄芩,治疗月经失调继发贫血者。连服3个月经周期为1个疗程。治疗90例,结果:痊愈18例,显效25例,有效41例,无效6例。[北京中医,1992(6):27]

用消癥汤(山豆根、赤芍、橘核各10~20g,丹参、荔枝核各15~25g,桃仁10~15g,三棱8~10g,香附、桂枝、山慈菇各6~12g。子宫肌瘤,加吴茱萸10~15g,莪术8~15g;卵巢囊肿,加枳壳8~12g、川楝子6~12g、乌药9~15g)治疗子宫肌瘤52例,其大小如妊娠5~12周之子宫;卵巢囊肿36例,大小为33mm×30mm×28mm~103mm×75mm×58mm。每个月经周期为1个疗程,每个疗程用药10~14剂,经后第7日开始服药,药量由小逐渐加大;不宜服药者改为灌肠,一般治疗2~3个疗程。结果:子宫肌瘤与卵巢囊肿分别治愈33例和25例,好转17例和9例,无效各2例。[河北中医,1987(4):17]

针刺治疗子宫肌瘤1 006例,排空膀胱后取双侧子宫穴斜刺进针0.8~1.0寸,取曲骨直刺0.6~0.8寸,3穴交替使用。配合双侧肾俞、大肠俞直刺1.5寸,双侧三阴交直刺1寸;耳穴皮质下。施平补平泻法,留针20分钟,隔日1次,10次为1个疗程。针2个疗程后,异常子宫体如鹅卵大未愈者,疗程间隔20日,如拳大未愈者间隔40日;异常子宫体如儿头大,针刺4个疗程未愈者,疗程间隔2个月。结果:痊愈711例,显效183例,好转84例,无效28例。[中国针灸,1991,11(3):11]

以灌肠为主治疗子宫肌瘤54例,灌肠方:桃仁、川芎、三棱、莪术、穿山甲、木通、路路通、陈皮、枳实、昆布、牡蛎各15g,䗪虫12g。肥胖痰湿者,加夏枯草、法半夏各15g。浓煎至100ml灌肠并保留2小时,每日1次,30次为1个疗程。经期量多时,停止灌肠。口服药:脾肾两虚型,用党参、黄芪、山药、熟地黄、茯苓各15g,白术、续断、巴戟天各9g,陈皮7g,鸡血藤20g。气滞血瘀型,用当归、川芎、赤芍、红花、陈皮各9g,丹参、川牛膝各10g,桃仁、川楝子、香附、乌药各15g。肝肾阴虚型,用生地黄、熟地黄、山药、山茱萸、枸杞、怀牛膝、煅龙骨、煅牡蛎、夏枯草各15g,女贞子、白芍各12g,牡丹皮、陈皮各9g。结果:妇科检查及B超提示肌瘤消失者30例,肌瘤缩小一半以上者10例,肌瘤有所缩小者6例,无效8例。月经不调,白带量多及腰腹

酸痛者,基本均有效。平均做保留灌肠 78 次。[中医杂志,1991,32(10):44]

第三节　子宫内膜癌

子宫内膜癌又称宫体癌,系原发于子宫内膜的一组上皮性恶性肿瘤。多发生于绝经后,常伴有肥胖、高血压、糖尿病,即所谓子宫内膜癌的三联症。

【病因病机】该病的发生,多由于脾虚生湿,湿郁化毒,或痰湿瘀阻,或肝肾阴虚,损伤胞络所致。

【临床表现】

1. 湿毒蕴结型　绝经之后阴道反复不规则出血,色紫暗,夹带,有臭气。平时带下量多,色如米泔或脓样,秽臭。下腹隐痛,大便秘结,小便短赤,纳欠口干。舌淡红,苔黄腻,脉濡数。

2. 痰湿瘀阻型　绝经之后阴道反复不规则出血,色浊,夹带如涕,有臭气。体形肥胖,胸闷纳呆,恶心神疲,小腹隐痛。舌紫暗,苔白腻,脉细弦。

3. 肝肾阴虚型　绝经之后阴道反复不规则出血,量少色鲜,带下色黄,有臭气。头晕耳鸣,面部烘热,口苦咽干,小便短赤。舌红少苔,脉细弦。

【治疗】

(一)辨证组方

1. 清热解毒,活血化瘀　愈黄丹:水蛭、露蜂房、黄柏各 10g,虻虫、乳香、没药、黄连、牡丹皮、龙胆各 6g。上药研末,各取净粉,照方 30 料混合后,用金银花 100g 煎汤,水泛为丸,雄黄 10g 为衣(忌高温烘),每日 2 次,每次 1.5g,吞服。

2. 化痰除湿,祛瘀解毒　桂枝茯苓丸加味:桂枝 6g,茯苓、赤芍、牡丹皮、桃仁、山慈菇、浙贝母各 10g,半夏 12g,陈皮 8g,牡蛎 30g,海藻、石见穿各 15g。

3. 滋阴降火,清热解毒　龟甲(先入)、生地黄、白英、白花蛇舌草、夏枯草各 15g,黄柏、知母、天冬各 10g,牡丹皮 8g,牡蛎 30g,土茯苓 20g。

(二)针刺法

烧针　取穴:石门、关元、中极。方法:用 2 寸长圆利针,将针部裹上脱脂棉花,蘸麻籽油点燃以烧红为度,速脱掉针上火棉,对准穴位,快速垂直刺入,留针 20 分钟,拔针后将针孔消毒,每次 1 针,每周 1 次,以肿物消除为宜。宜同时服抗癌中药。

【预防】对 40 岁以上妇女定期进行普查,对育龄妇女有长期不规则出血及不孕史而治疗效果不显著者要进行诊刮,明确诊断。对有子宫内膜增殖者,要用孕激素坚持治疗,并长期随访。对肥胖者,特别是超重 15% 以上者,要适当减肥,注意饮食,少吃高脂肪食物。需要用雌激素治疗的疾病,用量宜少,时间要短,并与孕激素合用。

【临床报道参考】桂枝茯苓丸治疗子宫癌 13 例、子宫内膜癌 2 例;曾经化疗 3 例,放疗 2 例,术后复发 1 例。药用桂枝、茯苓、牡丹皮、桃仁、红花、赤芍、紫石英、三七、穿山甲、吴茱萸、制天南星、半夏、王不留行。下焦寒甚,去牡丹皮,加细辛、干姜、附片、鹿角霜;痰多,加白芥子、生牡蛎、橘核;气虚体弱,加党参、黄芪、甘草;气滞作胀,加香附、乌药、佛手、枳壳;瘀甚,加水蛭、䗪虫、乳香、没药。每日 1 剂,水煎服,30 剂为 1 个疗程。配用肿瘤 1 号散(含急性子、硼砂、牛黄、冰片、麝香)2g,每日 3 次,口服。结果:最佳疗效 3 例,有效 10 例,无效 2 例。[四川中医,1992,10(9):42]

第四节　卵巢肿瘤

卵巢肿瘤是发生于卵巢的肿瘤,为妇科最常见肿瘤之一,分良性与恶性两大类。一般良性肿瘤多为囊性,恶性肿瘤多为实质性。卵巢肿瘤归属于中医学"癥瘕""肠覃"范畴。

【病因病机】

1. 气滞血瘀　七情内伤,肝气抑郁,气血运行受阻,少腹瘀血凝结,日久成块。

2. 痰湿凝聚　脾虚生痰,或忧思伤脾,痰湿内聚,凝结成块。

【临床表现】

1. 气滞血瘀型　良性卵巢肿瘤除下腹部有肿块外,一般无明显症状,但巨大肿瘤可以产生腹胀、腹痛等症状。恶性肿瘤则肿块坚硬,晚期面色晦暗,形体消瘦,神疲乏力,口干不欲饮,大小便不畅。舌苔在早期可无多大变化,至晚期,则可见舌红,苔少或光剥,脉弦细而数。

2. 痰湿凝聚型　体形肥胖,胸脘痞闷,恶心时作,带下多如涕;舌苔白腻,脉弦滑。恶性肿瘤晚期则见形体消瘦,下腹疼痛,腹水,腹块坚硬增大;舌淡红,苔白腻,脉濡。

【治疗】

(一) 辨证组方

1. 理气活血,软坚散结　当归尾、赤白芍、香附、穿山甲各15g,丹参、菝葜各30g,桃仁、枳壳、青皮、三棱、莪术、水蛭各10g。

2. 化痰行气,软坚消癥　陈皮、水蛭、穿山甲、鳖甲各15g,半夏、苍术、天南星、三棱、莪术各10g,茯苓、海藻各30g,䗪虫20g。

(二) 单方验方

1. 胡桃壳100g,水煎,分2次服。

2. 黄芪30g,铁树叶30g,红枣20g,水煎服。

(三) 饮食疗法

1. 蜗牛瘦肉汤　鲜蜗牛肉60g(干品30g),猪瘦肉90g。将蜗牛连壳洗净,用开水烫死,挑出蜗牛肉,再用清水洗净;猪瘦肉洗净,切粒。把全部用料一齐放入锅内,加清水适量,文火煮沸10分钟,调味即可。适用于宫颈癌、卵巢癌证属热毒蕴结、热伤阴液者,症见带下稠黄臭秽等。

2. 鳖,取甲,白醋炙为末,每服1汤匙,早晚空腹服1匙,开水或淡牛乳送服。服1个月无效者,用鳖甲、琥珀、大黄各等分,为末,早晚白酒送服10g。治疗卵巢肿瘤。鳖甲、琥珀、大黄,服后下泻为有效,无泻服至有泻,有泻时改为每日服1次,泻下3日后停药,若病去了一半,停10日后再服药散,再泻,再停,如此直至病愈七成为止。

3. 肉丝鱼肚糯米粥　糯米60g,鱼胶30g,猪瘦肉60g,葱1根,姜1片。糯米洗净;葱(去须)洗净,切葱花;姜洗净,切丝;鱼胶用开水浸20分钟,切丝;猪瘦肉洗净,切肉丝,用生粉调味料腌。把糯米、鱼胶放入锅内,加清水适量,文火煮成粥,放肉丝、姜、葱煮沸,调味即可。适用于宫颈癌、卵巢癌等女性生殖系统癌肿手术后、放疗、化疗期间和治疗后,症见消瘦虚弱、不思饮食者。

(四) 敷法

莪术消痞膏:莪术、大黄各30g,木香、鳖甲各15g,共研末,调如饼。贴脐眼,24小时后有效。

（五）薄贴法

1. 宝珍膏（大号）加麝香 0.3g，或丁桂散 0.5g，贴在下腹患处。

2. 阿魏化痞膏（由大蒜、香附、大黄、川乌、三棱、当归、莪术、穿山甲、白芷、使君子、厚朴、蓖麻子、木鳖子、草乌、蜣螂、胡黄连、阿魏各 100g，乳香、没药、芦荟、血竭各 15g，樟脑、雄黄、肉桂各 75g 配制而成），贴下腹患处。

3. 苏木 18g，䗪虫 2 个，干漆、牛膝、猪牙皂各 15g，白胡椒 9g，三棱（酒炒）、肉桂、莪术（酒炒）、木香、鸡骨灰、京丹（炒）各 30g，细辛、硇砂各 12g，香油 1 000g。将上药分别炮制，共为细末，用文火熬油至油滴水成珠时加入药末，约煎 20 分钟后再下丹，以油提成绵不断为度。用时取布 1 块，取膏药 60g，用温水温化后，摊在布上，将患处用黄酒洗之，贴上膏药。保留半个月，如不愈再贴，效果极佳。适用于气血瘀滞型卵巢囊肿。

4. 麻油 12kg，置铁锅内加热，将活鳖、鲜苋菜各 500g 同入锅内，炸至将焦时，将鳖取出切碎，再置入锅中，同时加莪术、三棱碎块各 50g 入锅内共炸，至全部炸枯，捞出残渣，取油过滤，再炼油，下丹，去火毒。另将乳香、没药各 155g，肉桂 27.5g，沉香 25g，共轧为细粉，和匀过 80~100 目细罗。再将麝香置乳钵内研细，与乳香等细粉陆续配研和匀过罗即成细料。再取膏油用微火熔化，待爆音止，水气去净，晾温，兑入细料，搅匀。上药 1 料，约制膏药油 1.3kg，公差率 ±20%。贴脐部，适用于气滞瘀积型癥瘕、积聚痞块等。

5. 消痞狗皮膏　由生地黄、枳壳、苍术、五加皮、桃仁、山柰、当归、川乌、陈皮、乌药、三棱、草乌、川大黄、何首乌、柴胡、防风、刘寄奴、猪牙皂、川芎、肉桂、羌活、赤芍、威灵仙、天南星、香附、荆芥、白芷、海风藤、藁本、续断、高良姜、独活、麻黄、甘松、连翘各 15g，麻油 2kg，净血余 100g，黄丹 1 500g，熬成膏。取膏 750g，加细料药阿魏 50g，肉桂、公丁香各 25g，木香 20g，乳香、没药各 30g，麝香 5g，搅匀即成。微火熔开，贴脐上。治妇女癥瘕血块。

（六）熨法

生薏苡仁 30~60g，熟附子 5~10g，败酱草 15~30g。加水煎 2 次，分 3 次温服。药渣加青葱、食盐各 30g，加酒炒热，乘热布包，外敷患处，上加热水袋，使药气透入腹内。每次熨 1 小时，每日 2 次。加减法：热象重，附子减半量，加大血藤 30g，蒲公英、紫花地丁各 15g，制大黄 10g（后下）；发热，加柴胡、黄芩各 10g；湿象重，加土茯苓 30g，泽兰、苍术各 10g；血瘀重，加三棱、莪术、失笑散各 12g；痰湿重，加天南星 10g、海藻 15g、生牡蛎 20g；包块坚硬，加王不留行 10g、水蛭 5g、蜈蚣 2 条。

（七）针刺法

1. 取穴：①关元、子宫、三阴交；②归来、血海、大肠俞；③直刺入囊肿。方法：针柄加温 6~7 次。手法强刺激。适用于卵巢囊肿。

2. 取穴：中极、关元、天枢、三阴交。方法：平补平泻。适用于卵巢肿瘤。

（八）刮痧法

首先刮拭穴位大椎、大杼、膏肓俞、神堂，配合刮拭穴位次髎、中极、蠡沟、三阴交、行间、中髎、曲骨、中都、交信、太冲。

（九）按摩法

1. 常规按摩　①气滞：掐内关，揉承满、商曲，点胃仓、肓门，分推胸胁，按揉脘腹，拿提腹肌并抖揉，掐揉行间、内庭（双侧，泻法）；②血瘀：按揉下脘、气海、关元、四满、气穴，分推胸胁,拿提腹肌并抖揉,直推脘腹,摩运全腹,揉按三阴交,掐揉行间;③痰湿:点灵墟、步廊、华盖、紫宫、玉堂,掐内关,分推胸胁,掐揉天突,拿提腹肌,直推脘腹,摩运全腹,掐揉丰隆。

2. 手足按摩　点按手足全息穴下腹点。点揉手部肾区、生殖区、肠系区、脾区;推掌根。点按足部肾区、生殖区、子宫区;推足底、足跟。

（十）割治、埋线法

卵巢癌割治、埋线法　取穴:癌根 2(癌根 1 前 3cm)、癌根 3、关元俞、关元透中极、三阴交。操作方法:①消毒皮肤,用 0.5%~1% 普鲁卡因溶液 5~10ml 局部麻醉,并麻醉腱膜及腱膜下组织。②在癌根横行切开皮肤及皮下组织,切口约 0.5~1.5cm,用直血管钳钝性分离脂肪及皮下组织,取出周围脂肪,看到腱膜后,先行局部刺激,再向涌泉、然谷、公孙和失眠穴进行透穴。刺激时患者有酸麻感,常放射至大小腿。③用小弯血管钳将 3~5cm 长的肠线,放在肌群下,对好皮肤切口,压迫止血,立即贴上拔毒膏,盖上敷料,绷带固定。

（十一）灌肠法

桃仁、三棱、莪术、穿山甲、夏枯草、王不留行、生龙牡、枳实、青陈皮、海藻、昆布各 15g,蟅虫 12g,皂角刺、鳖甲各 15g。上药煎液灌肠,每日 2 次。适用于卵巢囊肿,质稍硬者。

【预防】卵巢肿瘤早期诊断较困难。卵巢癌肿瘤标志物的检测,有利于卵巢癌的检出。凡 30 岁以上妇女应每年普查 1 次,绝经后妇女和妇科检查触到卵巢,即使很小,也应高度重视,复查确诊;对于性质不清的消化道症状、久治不愈的附件炎、围绝经期出血、青春期附件肿块,或较小囊肿持续 3 个月以上不消退或增长者,都应放宽剖腹探查指征;凡切除之卵巢肿瘤,均应做病理检查,明确良性还是恶性;凡恶性卵巢肿瘤患者,出院后应继续随访。

【临床报道参考】辨证组方治疗卵巢囊肿 26 例,用阳和汤加减(熟地黄 20g,鹿角胶、桃仁、海藻各 10g,肉桂、麻黄、莪术各 6g,白芥子 12g),水煎服,每日 1 剂,随症加减。26 例均经妇科检查和 B 超检查确诊,囊肿最大径在 10cm 以内且未扭转。26 例中年龄最小为 17岁,最大为 50 岁;已婚 23 例,未婚 3 例,囊肿均为单侧。服药后囊肿及症状消失,经 B 超检查证实,评为治愈,23 例;服药后囊肿缩小,症状好转或消失,评为有效,2 例,其中 1 例经手术证明为畸胎瘤;服药 10 剂后,包块无缩小,未再继续服药,评为无效,1 例。治愈病例最少服药 5 剂,最多服药 36 剂。[中医杂志,1989,30(11):40]

用桂枝茯苓丸加味治疗卵巢囊肿 300 例,均经妇科检查和 B 超检查确诊,囊肿在8cm×8cm 以内。药用桂枝、茯苓、牡丹皮、赤芍、桃仁、鸡内金、水蛭(焙干研末,装胶囊服)、荔枝核、乌药各 15g,黄药子 30g。每日 1 剂,水煎分 4 次服。并用大黄蟅虫丸 1 丸,日 2 次口服,3 个月为 1 个疗程。治疗 1~2 个疗程。结果:痊愈 255 例,好转 30 例,无效 15 例。[中医杂志,1994,35(6):355]

中药水煎内服,药渣热熨患处,治疗卵巢囊肿 11 例(见治疗·熨法),平均治疗 44 日,均痊愈,随访半年无复发。[浙江中医杂志,1987(12):538]

当归、穿山甲、三棱、莪术各 15g,丹参、茯苓皮、车前子(包)、败酱草各 30g,桂枝 10g,桃仁 9g,皂角刺 20g,为基本方,随症加减,每日 1 剂,水煎服。药渣用布包热敷患部,每次 30分钟,每日 1~2 次。治疗卵巢囊肿 120 例,结果:痊愈 51 例,有效 62 例,无效 7 例。并发不孕 45 例,怀孕 41 例。[河南中医,1994,14(2):105]

第五节　滋养细胞肿瘤

　　滋养细胞肿瘤是一组由于胎盘滋养细胞异常发育及增殖所致的恶性肿瘤,可以继发于葡萄胎或者非葡萄胎妊娠,包括侵蚀性葡萄胎、绒毛膜癌及胎盘部位滋养细胞肿瘤和上皮样滋养细胞肿瘤。该病属于中医学"鬼胎""怪胎""伪胎""癥瘕""崩漏""恶露不绝"等范畴。

　　【病因病机】

　　1. 瘀血　瘀血阻滞经脉,聚积成癥,或使血不循经,离经而下。

　　2. 热毒　热毒侵袭胞宫,冲任受损,致使恶露不绝。

　　【临床表现】

　　1. 血瘀型　肿块长大(子宫增大或转移病灶),血崩或淋沥不止,夹有瘀块,色紫暗,舌质紫暗。如兼有血虚,可伴面色萎黄,心悸,乏力,舌质淡,脉细弱等;如兼有阴虚火旺,可伴头痛,心烦,颧红,手足心热,脉弦细数等。

　　2. 热毒型　肿块增大,阴道出血不止,色鲜红,时多时少,口干舌燥,便干,舌质红苔黄,脉小滑数或弦滑。

　　【葡萄胎治疗】

　　(一)辨证组方

　　1. 活血化瘀　桂枝茯苓丸加减:桂枝、大黄各 8g,茯苓、桃仁、三棱、莪术、阿胶(烊冲)、牡丹皮、牛膝各 12g,当归 10g。

　　2. 清热解毒,活血化瘀　紫草汤:紫草、益母草各 60g,生蒲黄(包)、当归、桃仁各 12g,五灵脂 15g,川芎、赤芍各 10g,炙蜈蚣粉(吞)3g,黄芪 30g。

　　(二)单方验方

　　1. 白花蛇舌草 120g,鲜白茅根 90g,红糖 120g,浓煎当茶饮。

　　2. 红苋菜 200g,用 4 碗水煎至 1 碗,温服,每日 2~3 次。

　　(三)饮食疗法

　　1. 葵树子(即蒲扇树子)50g,捣碎,水煎数小时后,放入收拾干净的 1 只母鸡,同炖至肉烂,吃肉饮汤,分 3~4 次服食。

　　2. 生菱角肉 30 个,加水适量,以文火煮至汤呈浓黑色,分 2~3 次饮服。

　　(四)针刺法

　　电针　取穴:足三里、三阴交。方法:持续强刺激(服中药后出现腹痛时加用针刺法)。

　　(五)塞法

　　天花粉 1g,猪牙皂粉 0.5g,加水调成糊状,纱布包扎,放入阴道后穹窿处,经 24 小时能使葡萄状胎块自然排出。一般出血不多,痛苦不大,经过顺利。

　　【注意事项】经过辨证组方、针刺法、塞法治疗后,若出血量多,胎块不下,应立即刮宫。无论手术清除胎块或用中医药排下胎块,都应随访血 HCG,每周 1 次,直至阴性为止,以后每月复查 1 次,半年后改为 3 个月复查 1 次,1 年后改为 6 个月 1 次,共随访 2 年。同时应避孕 2 年。

　　【侵蚀性葡萄胎与绒毛膜癌治疗】

　　(一)辨证组方

　　1. 活血化瘀,清热解毒　紫蒲方:紫草 60g,蒲公英、白花蛇舌草各 30g,生蒲黄(包)、五灵脂、桃仁、莪术、牡丹皮各 12g,水蛭 10g,丹参 15g。

2. 扶正攻毒　黄芪紫草汤:黄芪、天花粉各 20g,紫草根 60g,白花蛇舌草、土茯苓、半枝莲各 30g,茜草 15g,莪术 12g。

加减:阴道出血不止者,加生蒲黄(包)9g、赤石脂 12g、三七粉(吞)3g;咳嗽咯血,加桃仁 10g、薏苡仁 15g、冬瓜仁、鱼腥草各 30g;呕血黑便,加地榆 15g、伏龙肝、槐米各 60g;血尿,加车前子(包)、墨旱莲各 15g,木通 10g;昏迷抽搐者,加西黄醒消丸,每日 3 次,每次 6 粒。

(二)单方验方

1. 预知子、山稔根、白花蛇舌草各 60g。治疗绒毛膜癌、侵蚀性葡萄胎无肺转移者。

2. 山海螺、野荞麦根、白花蛇舌草、生薏苡仁各 30g,天花粉 12g,浙贝母 10g,紫草根 20g。治疗侵蚀性葡萄胎或绒毛膜癌见肺转移者。

3. 凤尾草、水杨梅各 60g,向日葵盘 1 只。每日 1 剂,连服 1 个月。

4. 鲜龙葵全草 60g(干品 30g),鲜半枝莲 120g(干品 60g),紫草 15g。每日 2 次煎服。

5. 龙葵 90g,十大功劳根、蒲公英、白花蛇舌草、菝葜根各 30g。

(三)饮食疗法

蓖麻蛋汤:蓖麻子仁(捣碎)3 粒,鸡蛋 1 只。将蓖麻子仁放入鸡蛋中,搅拌匀加热煮蛋 40 分钟,顿服。同时,白花蛇舌草 31g 水煎服。

(四)扑粉法

1. 云南白药,局部上药,治疗绒毛膜癌和侵蚀性葡萄胎阴道转移瘤体破裂的出血。

2. 冰硼散或锡类散,局部上药,治疗化疗后出现的口腔溃烂。

(五)塞法

天皂合剂　天花粉 250mg,猪牙皂 150mg,做成粉剂,装入胶囊中,置入阴道后穹窿,每 5~7 日 1 次,7~8 次 1 个疗程。试用前先做天花粉皮试。

(六)灌肠法

用 1%~5% 大蒜液 30ml 灌肠治疗。适用于侵蚀性葡萄胎、绒毛膜癌化疗所致腹痛腹泻。

(七)注射法

1. 肌内注射　天花粉肌内注射,5~7 日 1 次,每次 6~8mg,7 次为 1 个疗程,每次注射前均做皮试。

2. 静脉注射　天花粉 10mg 加入生理盐水 500ml,缓慢静脉滴入,开始每分钟 4 滴,逐渐加量,不超过每分钟 40 滴,5~7 日 1 次,滴前应做皮试。

3. 穴位注射　5- 氟尿嘧啶,每次 25mg/ml。主穴:肺俞、中府。配穴:曲池、三阴交。每次取主穴、配穴各 1 个,每日 1 次,10~15 日为 1 个疗程。

【临床报道参考】静脉滴注天花粉(见治疗·注射法 2),先取 0.1μg 做皮试,阴性者可用。上述药量约 4~6 小时滴完,一般 3~5 次为 1 个疗程,剂量逐渐增加,从 10mg、12mg、15mg、17mg,直至 20mg。2 次滴注间隔 5~7 天。治疗绒毛膜癌 16 例,侵蚀性葡萄胎 11 例。在 16 例绒毛膜癌中,Ⅰ期、Ⅱ期、Ⅲ期 9 例,治愈 8 例,死亡 1 例;Ⅳ期 7 例,无效死亡;11 例侵蚀性葡萄胎全部治愈。(《抗癌中药一千方》)

第六节　乳　腺　癌

乳腺癌是乳腺导管上皮细胞在各种内外致癌因素作用下异常增生后恶性变形成的肿瘤,属于中医学"乳岩"范畴。

【病因病机】

1. 内因　忧郁伤肝,思虑伤脾,积想在心,所愿不得志者,致经络痞涩,聚结成核;或因七情内伤,气血紊乱,脏腑失调,致邪毒内侵,气滞血瘀,痰浊凝结,瘀滞乳中,日久不除,形成乳岩。

2. 外因　风寒之气客于乳中,形成乳岩。

【临床表现】乳房发现肿块,质硬韧,边缘不光滑,不活动,或有乳房疼痛,肿块相邻的皮肤凹陷,或出现陈皮样变,乳头溢液,回缩。

1. 肝郁气滞型　忧郁不舒,心烦纳差,胸闷胁痛。舌苔黄,脉弦。

2. 脾虚痰湿型　面色萎黄,神疲乏力,胸闷脘胀,大便微溏,纳食不香。舌质略淡,苔白微腻,脉滑而细。

3. 瘀毒内阻型　局部灼热疼痛,肤色紫暗,烦闷易怒,面红目赤,便干溲黄。舌质紫暗,或有瘀斑,苔黄厚燥,脉沉而涩。

4. 气血两亏型　肿块高低不平,形如堆粟,先腐后溃,污水时津,面色㿠白,头晕心悸。舌质淡,苔白,脉沉细。

【治疗】

(一) 辨证组方

1. 疏肝解郁,理气散结

(1) 逍遥散加减:醋柴胡、当归、赤芍、白芍、青皮、茯苓各 10g,益母草、蒲公英各 15g,夏枯草 20g。

(2) 五虎下川汤:僵蚕 24g,柴胡、全蝎、蜈蚣、乳香、没药、栀子、连翘、川贝母、赤芍各 12g,生穿山甲、金银花各 15g,生大黄、蒲公英各 30g,白芍、木香、青皮、陈皮、橘红各 9g,牡丹皮 6g,甘草 5g。

2. 健脾化痰,消肿散结　党参、茯苓、半夏各 12g,浙贝母、白术各 10g,木香、陈皮各 8g,砂仁(杵冲)4g,生薏苡仁 30g,牡蛎 20g。

3. 活血化瘀,解毒散结

(1) 桃仁、赤芍各 10g,红花、生甘草各 5g,当归 6g,金银花、半枝莲各 20g,紫河车、丹参各 12g,蒲公英 15g。

(2) 天漏汤:天葵子、芸苔子、木馒头各 30g,漏芦 15g,大茴香莲、䗪虫、白蔹、金雀花各 9g。

4. 益气补血,佐以解毒　八珍汤加减:党参、白术、茯苓、白芍各 10g,当归、陈皮、甘草、川芎各 5g,生黄芪、白花蛇舌草各 15g,香附 8g。

(二) 单方验方

1. 核桃 1 个,从中间破开,一半去仁,将全蝎 6g、蜈蚣 1 条放入壳内,后再从破开处合起捆好,放火上烧,以冒过青烟为度,研末,开水冲服。

2. 毛慈菇 6g,胡桃肉 9 枚,共捣烂,分 2 次用黄酒或开水送服。每日 1 剂,久服见效。

3. 龟甲数枚,炙黄,研细,以枣肉捣和成丸,每服 9g,金橘叶煎汤下。或用酒、糖各半调服,或用开水送下。

(三) 饮食疗法

1. 芦笋 300g,每日 2 次,连续食用,可防治乳腺癌。

2. 香榧 30g,每日 3 次。

3. 天冬糖水　天冬 30g 先煎(勿用铁器煲),加红糖煮开,温服。每日 1 次,可常服。

4. 土茯苓炖甲鱼　鲜土茯苓 100g,鳖 1 只,猪瘦肉 50g。土茯苓、猪瘦肉均洗净、切块,与鳖同放炖盅内,加水适量,隔水炖 2 小时,喝汁吃肉,可常服。

5. 新鲜鸡蛋 1 只,内纳斑蝥 3 只,外用纸封好,放于饭锅上蒸熟,去斑蝥,吃蛋。

(四) 敷法

1. 猪牙皂 9g,烧灰存性,外敷,治乳癌初起,坚硬如鸡子大。

2. 山慈菇数枚,风干后,用醋磨敷患处。治乳癌初起。

3. 鲫鱼食盐膏　大活鲫鱼、食盐适量。鲜鲫鱼去头尾及内脏杂物,只取鱼肉,加食盐少许,捣烂如泥膏状,贴敷患处。每日更换 3~4 次。

4. 茄子鲜叶,晒干研末,治疗乳腺癌表面溃烂,有很高疗效。一般上药 15 分钟后疼痛即可减轻。

5. 用香油调南瓜蒂灰,外敷,治乳腺癌已溃。

6. 化腐生肌粉　珍珠 0.15g,炉甘石、生龙骨各 3g,轻粉 1.5g,冰片 0.6g,共为细末,外敷乳腺癌溃疡面。

(五) 薄贴法

1. 结乳膏　由韭菜汁、铜绿、血竭、没药、乳香各 187.5g,信石 112.5g,麝香 22.5g,香油 12kg,铅丹 400g 配制而成,温热化开,贴于患处。

2. 雄黄、老生姜各等分。将雄黄置于老姜内,放陈瓦上,文火焙干至金黄色,研末备用。用时撒于膏药上外贴,2~3 日更换 1 次。用于未溃破之寒瘀聚块的乳腺癌。

3. 绿矾研末,和入烟油垢摊成膏,贴患处。治乳癌破溃腐烂。

(六) 罨法

黄连 15g,黄柏 30g,水煎浓缩去渣,冷敷局部破溃处。每日 2 次,每次 20 分钟。

(七) 涂抹法

1. 生天南星、生草乌、商陆根各等分。以米醋磨细涂。

2. 五灵脂、雄黄、马钱子、阿胶各等分,研细末,用麻油调涂肿块上,同时配合内服药。

3. 皮癌净　信石 2g,指甲、头发各 1.5g,大枣 1 枚,碱发白面 30g,煅制成极细粉,用麻油调成糊状外涂。每次 0.5~1g。1 日或隔日 1 次。

4. 露蜂房、雄鼠矢、川楝子各等分,瓦煅存性,为末擦之。治乳癌已溃烂。

(八) 塞法

大半夏 1 粒,葱白 3.3cm,共捣烂如泥,做成芡实大药丸,用细布包裹,塞病变乳房对侧鼻孔中。

(九) 针刺法

主穴:肩井、膺窗、乳根、消块、心俞、脾俞、肺俞、膈俞、肩贞、少泽、三阴交(以上均双)、膻中、上脘、大椎等。配穴：肩外俞、秉风、附分、魄户、神堂、胆俞、意舍（均双）。同时配伍中药内服。

（十）割治法

取穴：癌根1（足底弓顶端，相当于第1跖骨与第1楔骨的关节面，第一、二肌腱之间）、癌根3（癌根1后3cm）、肺俞、大陵、鱼际、合谷、足三里。方法：消毒皮肤，用0.5%~1%普鲁卡因溶液5~10ml局部麻醉，并麻醉腱膜及腱膜下组织。在癌根处横行切开皮肤及皮下组织，切口约0.5~1.5cm，用直血管钳钝性分离脂肪及皮下组织，取出周围脂肪，看到腱膜后，先行局部刺激，再向涌泉、然谷、公孙和失眠穴进行透穴。刺激时患者有酸麻感，常放射至大小腿。用小弯血管钳将3~5cm长的肠线，放在肌群下，对好皮肤切口，压迫止血，立即贴上拔毒膏，盖上敷料，绷带固定。

（十一）腐蚀法

冰蛳散　大田螺5枚，冰片0.3g，白矾3.6g，硇砂0.9g，共为细末。先于乳房结核处灸起疱，用针挑破，将上药0.03g用津唾调成饼，贴灸顶上，用绵纸以厚糊封贴，14日其核自落。治疗乳癌初起。

（十二）扑粉法

金钮扣鲜叶，晒干或烘干，研粉，高压消毒后，将其扑撒在溃疡面，覆盖消毒纱布。每日换药1次。换药时，先用生理盐水冲洗溃疡面，再扑撒药粉。注意：不要将药扑撒在新鲜肉芽或正常皮肤黏膜上，以免引起湿疹皮炎。

【预防】乳腺癌早期出现的体征是乳内肿块，因此患者早期进行自我检查，或定期体检，是可以及早发现的，尤其是35岁以上的妇女，意义更大。一旦发现乳房肿块，或发现乳头溢液、内缩，应进一步深查而最终得出结果，及早进行合理治疗。

【临床报道参考】用生肌玉红膏（当归、白蜡各60g，白芷15g，轻粉、血竭各12g，甘草36g，紫草6g，芝麻油500g，制成膏剂）治疗乳腺癌手术后切口溃疡30例。将创面常规消毒，清除脓苔、分泌物、痂皮等，在敷料上涂匀本品，覆盖整个创面，胶布固定，2~3日换药1次。经2~8次治疗后，均获痊愈。［北京中医学院学报，1993，16（5）：47］

辨证组方治疗乳腺癌134例，用牛黄消肿方（人工牛黄10g，山慈菇、黄芪、香橼、炒三仙各30g，制乳没、海龙各15g，夏枯草、三七粉、何首乌、薏苡仁、紫花地丁、莪术、淫羊藿各60g，研细末，水泛为丸），每次3g，每日2次。其中16例手术切除，部分患者配合化疗、放疗。治疗5年，生存率为88.8%。（《中医妇科临床药物手册》）

用天漏汤（见治疗·辨证组方3）配合化疗小剂量穴位注射治疗42例，有效25例，无效17例。（《中国中医秘方大全》）

敷法治疗乳腺癌35例，用青核桃枝、参三七、生甘草各1 500g，甘遂2 500g，加水15L，中火煎熬至药渣无味，滤液去渣，用铜锅浓缩收膏，盛瓷器内，加冰片少许，取适量敷涂患处，纱布覆盖，胶布固定，48小时换药1次。配合中药内服。结果：治愈6例，显效24例，无效5例。（《中国中医秘方大全》）

扑粉法治疗乳腺癌溃疡50例（见治疗·扑粉法），可使恶臭去除，渗血停止，腐肉脱落。（《有毒中草药大辞典》）

第七章
引产和计划生育及妇产科手术后诸症

第一节 引 产

利用人工方法终止 13 周以上妊娠的手术,称引产。通过机械或药物等方式,人工终止妊娠的手术方法,称人工流产,包括早期人工流产和中期妊娠引产。早期人工流产可分为手术流产(负压吸引术、钳夹术)和药物流产。这里主要介绍药物流产。

【治疗】

(一) 内服法

1. 当归、丹参、香附各 15g,桃仁、生卷柏各 12g,红花、赤芍、泽兰、牛膝各 19g,三棱、莪术各 9g,川芎 8g。水煎服,每日 1 剂,用白酒 25~50ml 为引,服药后即喝酒。

2. 通经抗孕汤 土牛膝 30g,川芎、红花各 5g,当归尾、桃仁、三棱、莪术、水蛭、炒枳实各 12g,炙甘草 6g。用于早孕停经 60 日内的健康妇女。体质虚弱,有出血及患有子宫脱垂者禁用。每日 1 剂,煎分 2 服。

3. 益母草、丹参、车前子各 30g,当归、泽兰、冬葵子、川牛膝各 15g,川芎 10g,桔梗 5g。

(二) 敷法

1. 将大麻子剥去皮,捣碎成泥状,敷白布上,贴于产妇脚心处。

2. 生附子为末,苦酒和涂右足心,胎下去之。

3. 乌头 18g,黄酒浸 24 小时,捣烂敷双三阴交立下,黄芪汤补之。

4. 急性子膏 鬼骷髅(残老之向日葵)3g,麝香 0.5g,急性子 5g。捣烂为膏,贴脐。

(三) 塞法

1. 取天花粉素 70~80mg,猪牙皂素 40mg,混匀,装入胶囊。用时取 1 粒,放入阴道后穹窿。一般经 12~24 小时出现畏寒、发热、关节疼痛等副作用,约持续 2 日。上药后 4 小时测体温、脉搏、血压,如体温超过 38.5℃或血压低于 12/8kPa(90/60mmHg)时,应立即预脱敏,对症处理,以免意外。一般在 3~6 日内可自然分娩。

2. 鲜天花粉 25g,猪牙皂 100g,细辛 150g,狼毒 7.5g,共为细面,做成栓剂。阴道常规消毒后,将栓剂放入阴道后穹窿部,5~8 小时取出,3~4 日后可流产。适用于 3~5 个月的健康孕妇。用药后,全身有类似感冒的感觉,局部有轻度充血,个别病例有局部糜烂现象,药去后均自愈。

（四）插宫法

1. 选择大小及弯度适应（长 5~7cm，直径 0.3~0.6cm）、表面光滑完整的天冬 1 条，末端系一纱线，浸泡于 95% 乙醇溶液中，4 小时后即可应用。操作时，按常规消毒，扩张阴道，暴露子宫颈外口，用长镊子夹住天冬的系线端，另一端对准子宫颈口徐徐插入，达子宫颈内口。阴道内填塞纱布 1 块，以防天冬脱落。12 小时后，能使子宫颈自然扩张与软化。先兆流产病例应用后，可自行发动宫缩，排出宫腔内容物。

2. 取芫花根 10~12cm 长，刮去粗皮，用清水洗净，尾部扎一根线，高压消毒，然后对外阴及子宫颈口常规消毒，将消毒好的芫花根皮 1 支插入子宫颈口内，将线留在外阴部。一般 12~24 小时后取出，留在子宫腔不超过 24 小时，一般 1~5 日排出胎儿。适用于 3~6 个月的妊娠引产。少数人有畏寒、发热等反应，可用退热镇痛药；胎儿引出后，胎盘未完全剥离而致出血，行刮宫止血。

3. 取威灵仙鲜根，清水洗净，用碘酊和 75% 乙醇溶液消毒后，沿子宫壁徐徐送入子宫腔，直至有阻力为止，子宫口外留 2cm，用纱球固定。

4. 取新鲜土牛膝根（须选白色的，红色的无效）6.6cm 左右长，洗净，刮去粗皮，一端削成圆锥状，尾部扎丝线 1 根，用高压或 75% 乙醇溶液浸泡消毒。外阴及子宫颈口按常规消毒后，将土牛膝根轻轻插入子宫颈，再以消毒纱布塞入阴道，以防牛膝脱出。亦可用鲜土牛膝 5g 捣烂取汁，以消毒纱布浸湿，卷成条状，用无菌塑料纸包好，针刺若干小孔（便于药汁渗出），然后按上法插入子宫颈内。一般 12~24 小时内即可发生效果。土牛膝根待流产时自行排出。如 24 小时仍未生效，应取出，另取新鲜者插入。药物反应有轻度体温升高，流产后即可降至正常。但使用时必须严格消毒，注意操作，防止感染及子宫颈外伤。

5. 取新鲜了哥王根，长 8~10cm，直径 0.5~1.0cm，去粗皮，留第 2 层皮，细端削成圆锥形、光滑，粗端扎丝线，煮沸或酒精浸泡消毒后，将细端慢慢送进经扩张的子宫颈管内。丝线扎上消毒纱布并塞在阴道内。了哥王根滑脱可重插第 2、第 3、第 4 次，纱布 24 小时更换 1 次，直至胚胎自然排出。如加用针刺大横、关元等，可使宫缩加强。

6. ①山兔脑 5g，肉桂 1g，天花粉 1g，麝香 0.05g；②阿魏 5g，肉桂 1g，天花粉 1g，雄黄 0.1g，分别制成药锭。先让患者排泄大小便，取截石位，进行引产前常规消毒。术者消毒后，用扩阴器导子宫颈口，以双合诊姿势进行扩宫，随即将药锭放入子宫颈口内深处。连续用 1~2 锭。适用于受孕后 2~6 个月者。

7. 术前常规体检，做心功能、肝功能、肾功能、血常规及妇科检查。常规消毒后，经阴道将芫花萜药膜送入子宫腔。1 人 1 次量 115μg 或 130μg。用药到宫缩时间，最短 35 分钟，最长 43 小时，平均 7 小时零 4 分。用药到胎儿排出时间，最短 4 小时，最长 72 小时，平均 21.5 小时。适用于宫内妊娠 7~21 周者。

（五）针刺法

1. 毫针① 取穴：一组，合谷、足三里；二组，三阴交、合谷。方法：任选 1 组，进针得气后，每穴强刺激 1 分钟。

2. 毫针② 取穴：太冲、合谷、三阴交、子宫底、阴交透曲骨。方法：每日 2 次，强刺激。小腹部穴位均行皮下透针，透针切忌过深。一般 2~4 次可见效。

3. 电针① 取穴：足三里配中渚，或足三里配三阴交。方法：通电时间 20 分钟，频率 3Hz。

4. 电针②　主穴：合谷、三阴交、次髎。配穴：早孕，配中极或归来；妊娠中期，配带脉或大横（并配服桃红四物汤加味，每日 1 剂）。

（六）按摩法

耳穴点压　取穴：子宫、内分泌、卵巢、腹。方法：施强刺激点压手法，以产生针扎样痛感为度，每日 1 次。

（七）注射法

1. 肌内注射　注射前先用生理盐水将天花粉稀释至每毫升含 2μg 的浓度，取 0.05ml 注射于前臂屈侧皮内，20 分钟后观察皮试结果，如果阴性，可深部肌内注射 0.2mg 天花粉做试探试验，观察 2 小时如无反应，即可深部肌内注射 5~10mg。注射后通常在 6~8 小时出现发热、头痛、咽痛、关节酸痛、颈项活动不利等副作用，局部出现疼痛及红斑疹；少数发生皮疹、恶心呕吐；个别出现荨麻疹、血管神经性水肿、胸闷、气急、腹胀、肝脾肿大，甚至过敏性休克等。必须及时处理。适用于妊娠 12 周以内要求终止妊娠而无禁忌证者（禁忌证包括急性炎症，活动性心、肝、肾疾病或伴功能不良，出血性疾病，严重贫血及精神异常，智力障碍，过敏体质，天花粉皮内试验阳性）。

2. 天花粉羊膜腔注射　先做普鲁卡因皮试和天花粉皮试。患者排空膀胱，取仰卧位，腹部消毒，穿刺点取宫底 2~3 横指，正中或稍偏侧方有羊水波动感处。穿刺点做 1% 普鲁卡因溶液局部浸润。用 6 号或 7 号腰穿针，按穿刺部位垂直刺入羊膜腔内，回抽羊水确认无疑时，注入天花粉溶液（天花粉针剂 5mg，用生理盐水 3~5ml 溶解），注毕回抽羊水 2 次，冲洗针管内药物将针芯插入，防止药液流入子宫肌层及腹壁，然后拔针，用消毒纱布覆盖。天花粉注射后，经过 7 日以上的观察，胎儿仍存活者作为失败。适用于孕 18~24 周者。有关禁忌证、皮试及副反应，见上。

3. 天花粉宫腔注射　常规消毒外阴及阴道，将内径 1mm 的塑料管插至子宫底或相当于子宫腔的 2/3，再将天花粉蛋白 2.4mg 加生理盐水稀释至 4~5ml，缓缓注入子宫腔，一次用药。然后用丙酸睾酮 200mg，以 9 号针头于子宫颈 11 点或 1 点位将药液缓缓注入。利血平 0.8mg，肌内注射。注药后，仰卧休息，观察 1 小时即可回家自流，并按常规进行观察随访。适用于妊娠 6~14 周，孕 9 周以上者效更佳。无心、肝、肾等脏器疾病，生殖器无急性炎症，天花粉试验阴性者，可采用本法。

【注意事项】严格掌握引产各种方法的适应证与禁忌证，以及使用之前进行必要的检查与过敏试验。一旦出现引产不全或有过敏反应情况，要做及时处理，以免发生意外。该节讨论的一部分治疗方法，尚须做进一步研究，以提高临床疗效及安全性。

【临床报道参考】塞法用于引产 1 046 例（见治疗·塞法 1），1 次成功 973 例。（《中药大辞典》）

用芫花根插宫引产 185 例（见治疗·插宫法 2），全部获得成功。[新医学，1972（11）：17]

用威灵仙鲜根插宫引产（见治疗·插宫法 3），初步观察各种月份孕妇 149 例，有效率为 95.6%（其中全产 67.6%，不全产 14.6%），多数在上药后 24~48 小时流产。（《中药药理与应用》）。

肌内注射天花粉针（见治疗·注射法 1），据 2 000 例左右中期妊娠、死胎、过期流产的引产观察，成功率达 95% 左右。（《中药大辞典》）

第二节　人工流产术后诸症

人工流产术后诸症包括出血、流产不全(参阅各论第四章第四节"胎盘滞留")、腹痛、子宫腔粘连、闭经(见各论第一章第四节"闭经")等。

一、人工流产术后出血

人工流产术后出血系指人工流产术后无胎盘残留,而恶露超过2周仍淋沥不净者。

【病因病机】

1. 气滞血瘀　人工流产术中损伤胞络,气滞血瘀,血不循经,致出血不止。
2. 气血虚弱　人工流产术后气血受损,气不摄血,致出血不止。
3. 湿热阻滞　人工流产术中感受湿热之邪,湿热阻滞,胞脉受损,致出血不止。
4. 肾气受损　人工流产术后肾气受损,封藏不固,致出血不止。

【临床表现】

1. 气滞血瘀型　人工流产术后阴道出血或多或少,色暗有块,下腹疼痛,块下痛减,腹痛拒按。舌质暗,苔薄白,脉弦涩。
2. 气血虚弱型　人工流产术后阴道出血不止,色淡红,质稀,无臭味,倦怠乏力,心悸气短,小腹空坠,喜按,面色无华。舌质淡,苔薄,脉细弱。
3. 湿热阻滞型　人工流产术后阴道出血不止,血色不鲜,或夹有白带,或有秽臭,下腹隐痛,拒按,口苦,小便黄赤。舌淡红,苔薄黄腻,脉细数。
4. 肾气虚弱型　人工流产术后阴道出血不止,量或多或少,腰膝酸软,跟痛,头晕耳鸣,小腹空坠,喜按。舌质淡,苔薄白,脉沉细。

【治疗】

(一)辨证组方

1. 理气和血　生化汤加味:当归、川芎、桃仁、荆芥炭各9g,炮姜、炙甘草各6g,失笑散(包煎)、益母草各12g。
2. 补气摄血　圣愈汤加味:党参、益母草各15g,炙黄芪、熟地黄各12g,白芍、阿胶(烊冲)、艾叶炭各6g,川芎4g,当归5g。
3. 清利湿热　清带汤加味(马氏方):败酱草10g,大血藤15g,椿根皮15g,半枝莲15g,土茯苓15g,蒲公英15g,大蓟15g,小蓟15g,萆薢10g,地榆15g,槐花20g,贯众炭15g,阿胶10g。
4. 益肾固涩　熟地黄、山茱萸、续断、杜仲各12g,山药、墨旱莲、仙鹤草各15g,阿胶(烊冲)、狗脊、益智仁、赤石脂各10g,海螵蛸20g。

(二)单方验方

1. 当归、川芎各10g,益母草30g,水煎服。治疗血瘀型人工流产术后出血。
2. 党参15g,益母草60g,红糖适量,水煎服。治疗湿热型人工流产术后出血。

(三)饮食疗法

1. 山楂30g,黑木耳15g,同放煲内,水煎喝汤,每日1次,连服5~7日。适用于血瘀患者。

2. 黄芪 20g,党参 15g,白术 12g,布包水煎,去药物,加入大米 60g 煮成粥。每日 1 剂,连服 5~7 日。适用于气虚患者。

3. 红鸡冠花 1 个水煎,放鸭蛋 2 个煮,喝汤吃蛋。适用于湿热型患者。

4. 猪肾 1 对,剖开,浸水去臊味,与艾叶 10g,苎麻根 30g,加水 2 000ml 一同煎煮,待煎至 500~750ml 时兑入糯米酒 50ml,再煎至沸后,喝汤吃肾。每日 1 剂。适用于肾虚患者。

【预防】对于血小板减少及其他有出血倾向疾病者,术前需做对症处理。提高人工流产技术,防止胎盘残留或意外损伤。对于子宫肌瘤合并妊娠者,或大月份妊娠者,或哺乳期妊娠者,应请技术熟练的医师进行手术。对于原有子宫内膜炎症或疑有术中感染者,要做及时的抗炎处理。

二、人工流产术后腹痛

人工流产术后腹痛系指人工流产术后以小腹痛为主要表现的疾病。

【病因病机】

1. 血瘀　人工流产术时损伤胞宫,瘀血阻滞,故小腹疼痛。

2. 湿热　人工流产术中感染湿热之邪,胞脉受损,故小腹疼痛。

【临床表现】

1. 血瘀型　人工流产之后,下腹疼痛剧烈,呈刺痛或刀割样疼痛,疼痛部位固定不移,压痛,恶露排出不畅或夹块。舌质稍暗,苔薄白,脉弦或涩。

2. 湿热型　人工流产之后,下腹隐痛,亦可逐渐加剧,下腹部压痛,恶露色暗或秽,有臭气,或无恶露而带下色黄,腰骶部酸坠。舌淡红,苔黄腻,脉濡或弦数。

【治疗】

(一)辨证组方

1. 活血化瘀　当归 6g,川芎 5g,桃仁、香附各 8g,益母草 20g,延胡索、蒲黄、五灵脂、川楝子各 10g。

月季花 4.5g,延胡索、川楝子、当归、赤芍、川芎、郁金各 9g,红花 6g。适用于人工流产术后闭经,周期性下腹胀痛,两乳作胀等。

2. 清利湿热,调和气血　忍冬藤、蒲公英、败酱草、白花蛇舌草各 15g,大血藤 20g,连翘、延胡索、皂角刺、野菊花各 10g,制乳没各 5g。

(二)单方验方

1. 益母草 50g,生姜 30g,红糖 15g,水煎服。适用于寒兼瘀者。

2. 鱼腥草 50g,加酒适量,煎服。适用于湿热型患者。

(三)饮食疗法

1. 山楂肉 15g,红糖 50g,米酒适量。水煎服,每日 2~3 次,连服 7~8 天。适用于寒凝血瘀者。

2. 益母草 50g,鸡蛋 2 个,同放锅内,加水同煮,待鸡蛋熟后,去壳再煮片刻,渴汤食蛋。适用于血瘀型患者。

(四)敷法

白芷、小茴香、红花各 4g,细辛、知母、肉桂各 3g,当归 5g,益母草 6g,延胡索 4g,乳香、没药各 10g,樟脑末 10g。先将白芷、小茴香、当归、细辛、肉桂、红花、延胡索、益母草等水煎

2 次,取汤液浓缩成稠糊状。再将乳香、没药溶于 95% 乙醇溶液中,然后取药糊混合于适量含乳香、没药的 95% 乙醇溶液中,焙干后研为细末,加入樟脑末调匀即成。每次取药末 9g,用黄酒数滴拌成糊状,将药糊敷于脐中穴上,外用伤湿膏固定,干后再换 1 次,一般 3~6 次即可病愈。适用于寒凝血瘀者。

(五) 针刺法

参阅各论第四章第五节"产后腹痛"。

(六) 滴药法

用 75% 乙醇溶液点滴耳孔,治疗妇科手术后或人工流产术后腹痛。

三、人工流产综合征的治疗与预防

人工流产综合征系指在人工流产手术或其他子宫腔手术(如刮宫、取环、取内膜等)中或手术结束时,受术者发生恶心、呕吐、出冷汗及面色苍白甚至晕厥,同时伴有心动过缓、心律不齐、血压下降等现象。个别严重者,若抢救不及时,亦可危及生命。

【病因病机】 人工流产之际,胞宫损伤,气血逆乱,随冲脉上行,心气受损,以致神明受扰。

【临床表现】

1. 在人工流产术中,心率降至 60 次 /min 以下,或心率下降超过术前 20 次 /min,并伴有头晕、恶心、呕吐、心慌、胸闷、面色苍白、出冷汗,占其中 3 项以上者。

2. 术中血压下降到 10.7/6.9kPa(80/52mmHg)以下,或收缩压下降 2.6kPa(20mmHg)以上,并且具有 3 项全身反应者。

3. 人工流产术中出现心电图异常改变者。

【治疗】

(一) 针刺法

妊娠 80 日以下者,中极为主穴;妊娠 80 日以上者,关元为主穴。针刺补法。胸闷呕恶,配内关、中脘;神昏不安或昏厥,配人中、后溪;腹胀痛,配足三里、公孙。

(二) 灸法

取穴同针刺法,以中极或关元为主。

【预防】

(一) 耳穴压迫法

术者立于患者头后,以双手拇指、示指捏两耳子宫、卵巢、内分泌,示指按压皮质下,依次反复交替进行,至子宫颈扩张满意。一般不超过 1 分钟。

(二) 磁疗法

取双耳子宫穴,取 4 块磁片(选用钐钴、铈钴合金材料,直径 8mm×3mm 圆形片状永磁体。每片磁场强度为 1 000~1 500Gs),每 2 块磁片为 1 对,分别置于子宫穴的两面,使异极相对吸住,将耳穴子宫夹在中间,留置 3~5 分钟后,即可施术。

(三) 针刺法

1. 毫针　主穴:中极。配穴:三阴交、人中、承浆。方法:常规消毒,中极直刺 1.5 寸,快速捻转(不做提插)1 分钟,中等刺激,体弱者再适当减轻刺激强度,隔 3~5 分钟捻转 1次,20~30 分钟后出针,即可行人工流产术。一般在吸宫时腹部疼痛或不舒多已甚微,个别在吸宫时尚感腹部不舒较明显者可针人中、承浆,均向上斜刺 0.3 寸,余法同刺中极,吸宫净后出针;若吸宫净后出血量多,加针三阴交,方法同刺中极,一般刺单侧即可,下血不多后再出针。

2. 耳针　第 1 组穴:子宫、神门、交感、枕。第 2 组穴:子宫、神门、心、肾。均取单侧穴,术前用 30 号 0.5 寸毫针刺入穴位,并留针至手术结束。在进行手术消毒时,捻转子宫、交感或子宫、肾穴上的针柄,手术时捻转神门、枕或神门、心、肾穴上的针柄,均用平补平泻手法捻转 1~2 分钟。血压偏低或妊娠反应严重者,加肾上腺穴。

（四）注射法

用注射器配 4 号针头抽吸 2% 利多卡因溶液 1ml,在右侧耳部子宫穴注射 0.2ml,5 分钟后施术。

在人工流产术前,应做好患者的宣教工作,解除患者精神上的过度紧张。对有心脏病或应激能力差的人,在人工流产前即采取针刺疗法。手术要谨慎,操作切忌粗暴。术中应注意患者情况,当心率降到 70 次 /min 以下时,即采用针刺疗法。一旦发生人工流产综合征,立即用阿托品 0.5~1.0mg,或山莨菪碱(654-2)静脉注射 20mg;一般在注射后 2 秒至 2 分钟,心率迅速恢复正常,心律转为规则,其他症状也逐渐缓解。

【临床报道参考】用针刺疗法预防人工流产综合征的发生,用体针治疗 20 例(见治疗·针刺法 1),术后均未发生人工流产综合征。[江苏中医,1990(9):18]

有报道,取子宫(双侧)、三阴交(双侧)、合谷、内关等,以中等强度刺激两侧子宫、三阴交,留针并捻转提插至手术完毕。术中出现恶心、呕吐等症状者,加刺合谷、内关等。共治疗 102 例,术中患者无任何不适,子宫收缩好,阴道流血量少者 29 例;感觉下腹胀痛者 56 例;感觉下腹胀痛难忍,面色苍白,阴道流血和子宫收缩一般者 17 例。[湖南中医杂志,1988 (3):29]

用耳针预防人工流产综合征(见治疗·针刺法 2),第 1 组穴治疗 152 例,第 2 组穴治疗 114 例,对照组 50 例。结果:两治疗组疗效均优于对照组,有极显著差异和显著差异。[中国针灸,1989,9(5):24]

耳穴压迫法预防人工流产综合征(见治疗·耳穴压迫法),认为在行人工流产术或诊刮过程中,因子宫口紧张不能手术者,采用本法扩宫,效果满意。[四川中医,1989,7(12):45]

磁疗法预防人工流产综合征 220 例(见治疗·磁疗法),疗效优者 202 例,良者 12 例,差者 6 例。通过对照看出,多胎次妊娠较初次妊娠疗效好($P<0.05$),妊娠时间与疗效无显著性差异($P>0.05$)。[中国针灸,1990,10(5):28]

耳穴注射法预防人工流产综合征 200 例,对照组 200 例(见治疗·注射法),结果:总有效率分别为 96.5% 与 43%,经卡方检验,$P<0.01$,差异显著。[中国针灸,1991,11(6):31]

附　人工流产疼痛的预防

（一）注射法

肌内注射:当归注射液 2ml,于人工流产术前臀部肌内注射 2ml,5 分钟后按常规行人工流产术。

（二）插宫法

1. 将蟾酥、人工牛黄用注射用水稀释成 0.6% 的浓度,经高压灭菌后备用。术前外阴、阴道、子宫颈常规消毒后,用直径 0.3cm 的无菌棉签蘸 0.4ml 药液,插入子宫颈管内 2 分钟,取出棉签后即可进行人工流产。

2. 细辛 10g,荜茇、乳香、没药、三七各 30g,乌药 15g,蜈蚣 5 条。上药用白酒 500ml 浸泡,备用。人工流产时,先将阴道、子宫颈常规消毒,然后用棉签蘸上述药液,塞入子宫颈内口处 3~5 分钟。无须再用扩宫器,便可施行人工流产术。

（三）针刺法

耳针 取穴:子宫、神门、皮质下、交感,均单侧。用 0.5 寸短柄毫针 4 支分别刺入穴位,进针深度以穿破软骨组织、不透过对侧皮肤为度,多数患者局部有疼痛或热胀感。此时可开始人工流产术操作,术后 5 分钟出针。

四、人工流产术后子宫腔粘连、子宫内膜损伤

人工流产术后子宫腔粘连系指人工流产术后发生的子宫腔粘连,因此具有人工流产术后闭经或月经过少,伴发周期性腹痛等现象。该病还有人工流产术后创伤性闭经综合征、宫颈粘连等名称。

【病因病机】

1. 血瘀 人工流产时胞脉损伤,瘀血阻滞不通,导致该病。

2. 肝郁气滞 人工流产术后情志不舒,肝气郁结,疏泻失常,而致该病。

3. 肝肾虚弱 人工流产时损伤肝肾,肝血肾精亏损,而致该病。

4. 气血不足 人工流产时伤气耗血,而致该病。

【临床表现】

1. 血瘀型 人工流产术后闭经或月经量少,伴经行腹痛,肛门下坠或腰痛,下腹拒按。舌质偏暗,苔薄白,脉涩或弦。

2. 肝郁气滞型 人工流产术后月经涩少或闭经,下腹发胀明显,矢气难,两乳胀痛,郁郁寡欢。舌淡红,苔薄白,脉弦。

3. 肝肾虚弱型 人工流产术后经量减少或闭经,腰膝酸软,头晕耳鸣,跟痛。舌质稍嫩,苔薄白,脉沉细。

4. 气血不足型 人工流产术后闭经或月经量少,倦怠乏力,少气懒言,失眠心悸,面色不华。舌淡胖,苔薄白,脉细无力。

【治疗】

（一）辨证组方

1. 活血化瘀 当归、川芎、桃仁、赤芍、红花、炮穿山甲各 10g,丹参 15g,益母草 20g,制乳没各 5g。

2. 疏肝解郁,和血通经 玫瑰花、月季花、红花、川芎各 6g,路路通、郁金、桃仁、赤芍、青皮、香附、延胡索各 10g。

3. 补益肝肾,和血调经

(1)补胞汤:熟地黄 20g,紫河车(研粉吞)10g,何首乌 30g,菟丝子 30g,巴戟天 12g,淫羊藿 15g,鹿角胶(烊冲)20g,龟甲胶(烊冲)20g,当归 15g,桑寄生 30g,黄精 30g,鸡血藤 30g,黑大豆 30g。

(2)熟地黄、山药、山茱萸、淫羊藿、菟丝子、枸杞各 12g,泽兰、鸡血藤、茺蔚子各 12g,丹

参、何首乌、鹿角各 15g。

4. 补益气血,和血调经

(1)八珍汤加味:党参 15g,炒白术 10g,茯苓 10g,炙甘草 6g,熟地黄 12g,炒白芍 10g,当归 9g,川芎 6g,枸杞 12g,何首乌 15g,鸡血藤 30g,丹参 15g。

(2)归脾汤加减:党参、炙黄芪、白术、茯苓各 12g,当归、桃仁、川芎各 9g,丹参、鸡血藤各 15g,桑椹、何首乌各 12g。

(二)单方验方

1. 乌鸡白凤丸,每日 2 次,每次 1 粒,连服 15 日后,再服调经片,每日 2 次,每次 8 片。适用于气血虚弱者。

2. 益母草膏,每日 3 次,每次 1 匙。适用于血瘀者。

3. 河车大造丸,每次 6g,每日 2 次。适用于肝肾不足者。

4. 逍遥丸,每次 10g,每日 1 次。适用于肝气郁滞者。

(三)饮食疗法

1. 红花 50g,黄酒 1 000ml,浸泡 1 周,每次服用 50ml,每日 2 次。适用于血瘀型。

2. 白鸽 1 只,黄芪、枸杞各 30g,放炖盅内加水适量,隔水炖熟,吃肉喝汤。适用于气血虚弱型。

3. 鳖 1 只,瘦猪肉 100g,共煮汤,调味服食,每日 1 次,连服数日。适用于肝肾不足型。

(四)敷法

先取麝香 0.25g 研末填入脐孔,次将蚕沙 30g 碾为细末,用黄酒适量调和成厚膏敷贴于脐眼,外以纱布覆盖,胶布固定,2 日换药 1 次,连续敷至月经来潮为止。

(五)针刺法

1. 毫针①　取穴:子宫、血海(均双)、关元。方法:泻法。适用于气滞血瘀型。

2. 毫针②　取穴:肝俞、肾俞、血海、足三里。方法:补法。适用于肝肾虚损型。

3. 耳针　取穴:内分泌、卵巢、三焦、神门、交感。方法:补法。适用于气血不足型。

(六)灌肠法

当归、桃仁、红花各 10g,制乳没各 5g,大血藤 20g,蒲公英 15g,皂角刺 12g,丹参 20g。水煎后,浓缩至 100ml,分 1~2 次保留灌肠。

子宫内膜损伤闭经,予薯蓣丸加减:山药 30g,当归 9g,桂枝 6g,神曲 10g,熟地黄 15g,甘草 5g,党参 12g,川芎 9g,芍药 12g,白术 12g,麦冬 12g,杏仁 10g,柴胡 10g,桔梗 5g,茯苓 10g,阿胶 10g,干姜 5g,大枣 6 个,菟丝子 15g,淫羊藿 15g。

【临床报道参考】辨证组方治疗人工流产术后阴道出血 60 例,方用益宫饮(党参、女贞子、墨旱莲、茜草、益母草各 15g,白术、蒲黄炭各 12g,甘草 3g。气虚,加黄芪;血热,加黄芩、黄柏、生地黄;肾虚,加续断、菟丝子、熟地黄;血瘀,加大黄炭)。结果:痊愈 48 例,显效 8 例,好转 3 例,无效 1 例。疗程 4~16 日。[广西中医药,1992,15(6):7]

用固冲清宫汤[当归、炒白芍、阿胶(调冲)、艾叶炭各 10g,川芎、桃仁、炙甘草各 6g,益母草 20g。小腹冷痛,加炮姜;气虚乏力,加党参、黄芪;瘀阻甚,加生蒲黄],每日 1 剂,水煎服,5 剂为 1 个疗程,治疗孕 49 日内用米非司酮、米索前列醇流产,出、凝血时间均正常者。对照组 20 例,用催产素 10U,氨甲环酸(凝血酸)0.25g,每日 3 次,肌内注射,用 5 日。结果:两组分别显效 36 例、5 例,有效 8 例、9 例,无效 4 例、6 例(均用清宫术)。[安徽中医学院学报,

1994,13(1):23]

用去痛饮(当归 9g,川芎 5g,山楂肉 30g,鸡血藤、益母草各 12g,水煎服。血瘀,加桃仁 5g,泽兰、牛膝、丹参各 9g;血虚,加熟地黄、阿胶各 12g,党参、白芍各 9g;寒凝,加肉桂、炮姜各 1g,吴茱萸 6g;瘀血内停兼湿热,加桃仁 5g,赤芍、泽泻各 9g,金银花 12g,薏苡仁 15g)治疗人工流产术后腹痛 89 例。一般服药 3~5 剂,均治愈。[陕西中医,1984,5(1):17]

有报道,用覆蜕二膜汤治疗人工流产术后闭经 43 例。覆膜汤含熟地黄、山药、覆盆子、淫羊藿各 15g,山茱萸、当归、白芍、鹿角胶、龟甲胶、仙茅各 12g,菟丝子 20g,五味子、枸杞各 10g,羌活 4g,细辛、胎盘粉(冲服)各 3g。蜕膜汤含益母草 45g,丹参 24g,穿山甲、当归、炒香附各 15g,川芎、川牛膝、桃仁、蚕蜕各 12g,藏红花 5g,麝香(冲服)0.25g。从就诊的第 1~20 日服前方,每日或隔日 1 剂;第 21~24 日服后方,每日 1 剂。两方共服 25 日为 1 个周期。停药后若月经来潮,则于行经第 5 日开始下一周期的治疗。若停药 1 周仍未来潮,亦开始下一周期的治疗。结果:用药 2 个周期治愈者 29 例,3~4 个周期治愈者 13 例,无效 1 例。[中医杂志,1988,29(6):6]

用益气补肾活血法治疗人工流产术后闭经 33 例,药用党参、黄芪、当归、鹿角胶、淫羊藿、补骨脂、山药、鸡血藤、丹参、茺蔚子、香附各 15g,随症加减。自然流产者,加紫河车粉 3g,每日 3 次,用药汤兑服。连服 3 个月。结果:痊愈 24 例,有效 6 例,无效 3 例。[云南中医杂志,1993,14(6):10]

辨证组方治疗人工流产术后胎盘、胎膜残留 23 例,药用当归、黑牵牛子、白牵牛子各 30g,川芎、肉桂各 15g,川牛膝、桃仁、炮姜各 25g,炙甘草 6g,益母草 45g,赤芍 28g,延胡索 12g,三棱、莪术、红花、苏木各 20g,加黄酒适量,每日 1 剂,水煎服,3 日为 1 个疗程。结果:治愈 18 例,有效 4 例,无效 1 例。[安徽中医学院学报,1994,13(2):33]

第三节　放环后诸症

放环后诸症包括放环后出血、月经量多、经期延长、排卵期出血、下腹及腰骶部疼痛,以及盆腔炎性疾病(参阅各论第二章第六节"一、盆腔炎性疾病")等。

【病因病机】放环之后,冲任胞脉受损,气血不和,瘀血阻滞,湿热郁结,日久导致气血不足,肾虚,出现放环后诸症。

【临床表现】

1. 气滞血瘀型　放环后阴道出血,或经行不畅,色紫有块,量或多,或淋沥不净,或下腹腰骶坠痛。舌质暗,苔薄白,脉弦。

2. 下焦湿热型　放环后阴道出血,或见赤带,经量增多,色红有秽臭,经期延长,下腹坠痛,平时带下多,色黄。舌稍红,苔薄黄腻,脉濡数。

3. 脾虚型　放环后阴道出血,或月经先期量多,或经期延长,经色淡、质稀,短气乏力,面色少华。舌质淡嫩、有齿痕,苔薄白,脉细。

4. 肾虚型　放环后阴道出血,月经先后无定期,量或多或少,或经期延长,或排卵期出血,腰膝酸软,头晕耳鸣。舌淡红质嫩,苔薄白,脉沉细。

【治疗】

(一)辨证组方

1. 理气活血　生化汤加减:当归、川芎各 5g,桃仁、香附各 8g,炮姜 4g,益母草 12g,蒲黄、茜草各 10g。

2. 清利湿热　清带汤加味(马氏方)：败酱草 10g,大血藤 15g,樗根皮 15g,半枝莲 15g,土茯苓 15g,蒲公英 15g,大蓟 15g,小蓟 15g,萆薢 10g,地榆 15g,槐花 20g,贯众炭 15g,阿胶 10g。

3. 健脾摄血　健脾清带汤(马氏方)：薏苡仁 20~30g,白术 10g,茯苓 10g,白扁豆 15~30g,萆薢 12g,樗根皮 15g,茵陈蒿 12g,海螵蛸 20g,土茯苓 12g,鸡冠花 15g。

4. 益肾调冲　六味地黄汤合二至丸加味：生地黄、山药、稆豆衣各 15g,山茱萸、补骨脂、赤石脂各 12g,茯苓、泽泻、女贞子、阿胶(烊冲)各 10g,牡丹皮 8g,墨旱莲 20g。

（二）单方验方

1. 棉花根 30g,大蓟 30g,水煎服。治疗放环后出血。

2. 阿胶(烊冲)15g,墨旱莲 30g,水煎服。治疗放环后月经过多。

3. 生地榆 30g,醋浸一夜,水煎,顿服。治疗放环后经期过长。

（三）饮食疗法

1. 阿胶粥　糯米 100g,加水 800ml 煮粥,待粥将熟时,放入捣碎的阿胶 6g,边煮边搅,待粥稠胶化后,即可服食,每日 2~3 次。治疗放环后月经提前、月经量多。

2. 马齿苋 250g,洗净,捣烂,取汁。鸡蛋 2 只,去壳,加水煮熟后,再加入马齿苋汁,煮开后服食。治疗放环后月经过多、经期延长、下腹疼痛。

3. 黑木耳 15g,红糖适量,加水煮烂服食。治疗放环后月经过多。

（四）敷法

1. 古没竭散加味　血竭、没药、乳香各 3g,大黄、冰片各 1g,葱茎白 15g,共捣如泥,取其半量贴关元,上覆牛皮纸,胶布固定。10 日后,换贴剩余半量之药,若药已干,可和食醋捣如硬泥状。20 日为 1 个疗程。治疗放环后小腹憋痛。

2. 金黄散、血竭、芒硝各 30g,乳香、没药各 10g,冰片 5g(或加麝香 0.5~1g),共研细末,以 50% 乙醇溶液和适量醋调成糊状,敷于小腹部,外用纱布、胶布固定,待药物干燥结硬块后,重新换药。一般隔日 1 换,10 日为 1 个疗程。治疗放环后下腹坠痛。

（五）熨法

1. 血竭、没药、乳香各 30g,附子 90g,艾叶、小茴香、红花各 15g,共捣为粗末。食醋 1 000ml、食盐 120g、芒硝 90g 共煎煮 10 分钟后,加入上述诸药末,煎至药末呈半干状时取出,装入 30cm×20cm 布袋内,每晚睡前压敷于关元上,上用热水袋热敷,每日 2 次。小腹冷痛或月经色黑、有块,可在热敷前将白酒 50g 喷洒于近皮肤面的药袋上,以增强药效。本法可连用 60 日。治疗放环后小腹憋痛。

2. 千年健、透骨草、艾叶各 30g,血竭、桑寄生各 15g,追地风、独活、白芷、续断、川椒、乳香、没药、红花、当归尾、赤芍、羌活各 10g,研碎装口袋,蒸 20 分钟后,敷于下腹部或腰部。次日蒸热再用,1 剂药可用 7~10 日。治疗放环后下腹或腰部疼痛。

（六）灌肠法

1. 败酱草、鱼腥草各 30g,丹参、赤芍各 15g,川楝子 10g,柴胡 9g,浓煎成 100ml,使药温保持 38℃左右,行保留灌肠。10 次为 1 个疗程,每日 1 次。治疗放环后下腹疼痛。

2. 大血藤、丹参各 30g,赤芍、败酱草、制乳没各 15g,蒲公英、紫花地丁各 10g,水煎成 100ml,每晚睡前保留灌肠。10 次为 1 个疗程,每日 1 次。治疗放环后下腹疼痛。

【预防】放环前,应详细询问病史及体检情况,严格掌握放环适应证和禁忌证。放环以后出现症状的患者,经过观察仍不能适应、恢复正常者,应予以取环,并给予药物治疗。对放环者,要定期检查,及时发现与处理。

【临床报道参考】辨证组方治疗放环后出血 39 例,药用益母草、蒲公英、败酱草各 15g,当归、大黄炭、蒲黄、柴胡各 10g,香附 12g。血热型,加焦栀子 10g、生地黄 15g;气滞血瘀型,加三七粉(冲)3g、延胡索 10g;气虚型,加白术 10g、黄芪 15g;出血量多,加仙鹤草 30g、藕节炭 10g。每日 1 剂,水煎服。结果:治愈 30 例,好转 7 例,无效 2 例。[广西中医药,1992,15(6):9]

治疗放环后月经过多 56 例,药用生地黄炭、熟地黄炭、党参各 10g,阿胶珠、莲房炭、鸡冠花炭各 15g,山茱萸炭、当归身、五倍子各 9g,黑升麻、五味子各 3g,黑荆芥穗 6g,仙鹤草 12g,白茅根炭 60g。每日 1 剂,于经时或经前 1 周服用。经治 1~2 个月经周期,显效 30 例,好转 23 例,无效 3 例。[安徽中医学院学报,1992,11(4):40]

治疗放环后经期过长 58 例,药用女贞子、土茯苓、五倍子各 15g,墨旱莲、马齿苋、薏苡仁、炒贯众各 30g,炒蒲黄、益母草各 10g,生甘草 6g。气虚甚,加生黄芪、升麻;湿热甚,加败酱草、龙胆;气滞,加香附、川楝子;瘀甚,加三七粉 3g,冲服。每日 1 剂,水煎服。结果:痊愈 31 例,好转 25 例,无效 2 例。[中医研究,1993,6(3):21]

用敷法(见治疗·敷法 1)和熨法(见治疗·熨法 1)结合治疗放环后小腹憋痛 180 例,结果:治愈 132 例,有效 40 例,无效 8 例。[北京中医,1988(3):25]

六味地黄汤治疗宫内置环病理性带下 59 例。药用熟地黄 30g,山茱萸 15g,山药 15g,泽泻 10g,茯苓 10g,牡丹皮 10g。水煎 300ml,分 3 次温服。白带量多,秽味异常,苔腻,脉滑者,加鱼腥草、车前子、茵陈蒿;色黄,腥臭,舌苔黄腻,脉滑者,加知母、黄柏;赤白带下,质黏稠有臭味,阴部灼热瘙痒,舌红苔黄,脉弦或数者,加黄芩、栀子、蛇床子、苦参,并去熟地黄,改用生地黄;白带量多,腰酸困痛者,加续断、女贞子、牛膝;白带多、少腹胀痛甚者,加生白芍、甘草。结果:治愈 24 例,有效 29 例,无效 6 例。[中级医刊,1998,33(7):57]

第四节　输卵管结扎术后诸症

输卵管结扎术后诸症系指输卵管结扎术后出现的下腹疼痛、腰骶酸痛、下肢肿痛、月经失调、精神神经异常等。本节集中讨论除月经失调以外的其他病症。

【病因病机】

1. 血瘀　输卵管结扎术中损伤胞脉,瘀血阻滞,导致上症。

2. 湿热　输卵管结扎术中感染湿热之邪,湿热阻滞胞络,导致上症。

3. 肝郁气滞　术前术后情志抑郁,忧虑恐惧,术中又受损伤,肝郁气滞,胞脉不通,导致上症。

4. 肾虚　输卵管结扎术后,肾气受损,导致上症。

【临床表现】

1. 血瘀型　输卵管结扎术后下腹刺痛或刀割样疼痛、拒按,或下肢肿痛。舌淡红或稍暗,苔薄白,脉涩或弦。

2. 湿热型　输卵管结扎术后下腹疼痛、拒按,或有低热缠绵,带下色黄,纳欠脘痞,大便或溏。舌稍红,苔黄腻,脉弦数或滑数。

3. 肝郁气滞型　输卵管结扎术后抑郁不舒,心烦胁满,嗳气叹息,月经失调,下腹胀痛,时轻时重,游窜不定。舌淡红,苔薄白,脉细弦。

4. 肾虚型　输卵管结扎术后腰部酸痛,双膝软弱,头晕耳鸣,小便不禁,性欲减退。舌稍淡,苔薄白,脉沉细。

【治疗】

(一) 辨证组方

1. 活血化瘀　当归 8g,赤芍、延胡索、川楝子、䗪虫各 10g,川芎、桂枝各 6g,丹参、川牛膝各 12g,益母草 20g,制乳没各 5g。

2. 清利湿热　四逆清带汤(马氏方):柴胡 10g,枳壳 10g,白芍 10g,败酱草 10g,大血藤 15g,樗白皮 15g,半枝莲 15g,土茯苓 15g,蒲公英 15g,大蓟 15g,小蓟 15g,萆薢 15g,生甘草 6g。

3. 疏肝理气和血　乌药、槟榔、枳实、川楝子、青皮、生大黄(后下)各 9g,沉香末(吞) 3g,木香 6g,延胡索、丹参各 15g。

4. 益肾补气　桑寄生、党参、山药、生黄芪、覆盆子各 15g,熟地黄、山茱萸、杜仲、怀牛膝、续断、狗脊、益智仁各 12g。

(二) 单方验方

1. 桂枝茯苓丸,每日 2 次,每次 6g,吞服。适用于血瘀型患者。

2. 马齿苋 60g,败酱草 15g,水煎服。适用于湿热型患者。

3. 避暑丹(即辟瘟丹),每日 2~4 次,每次 2 片,吞服。适用于气滞型患者。

4. 山茱萸 30g,知母 18g,制乳没、当归、丹参各 9g,水煎服。适用于肾虚血瘀型患者。

(三) 针刺法

主穴:内关(单侧)、人中。配穴:足三里(单侧)。方法:内关直刺 0.5~0.8 寸,针尖稍顺向经行方向,得气为度。一般不留针或留针 1~3 分钟。治疗输卵管结扎术后不良反应。对心功能失调,多即时取效。症状严重或休克者,加刺人中,以主要症状消失或苏醒为度。胃肠功能失调者,加刺足三里,得气后刺激 1~3 分钟,务使针感向足背或足趾端传导,一般症状能较快消失。

(四) 灌肠法

生大黄(后下)15g,玄明粉(冲)15g,厚朴 15g,枳实 15g,水煎后保留灌肠。适用于输卵管结扎术后腹部胀痛拒按,无矢气或大便不解有肠粘连者。

(五) 注射法

取丹参注射液 20ml,加入 5% 葡萄糖生理盐水中,静脉滴注,每日 1 次,连续 2 周。治疗输卵管结扎术后下腹痛、下肢肿痛由于手术损伤导致者。

【临床报道参考】健脾补肾汤治疗输卵管结扎术后腰痛 42 例,药用生黄芪 15g,党参、菟丝子、续断、狗脊、女贞子各 12g,墨旱莲、白术各 9g。随症加减。结果:治愈 26 例,显效 14 例,无效 2 例。[福建医药杂志,1983,5(6):52]

以逍遥散为基本方治疗输卵管结扎术后眩晕 105 例,失眠多梦、头痛者加酸枣仁、川芎,去生姜;月经量少、经期腹痛者加丹参、香附;四肢无力、精神差者加黄芪、党参、枸杞,去薄荷。每日 1 剂,水煎服。同时口服谷维素片 20mg,日 3 次。7 日为 1 个疗程。结果:全部治愈,其中 1 个疗程治愈 82 例,2 个疗程治愈 23 例。[中级医刊,1988,23(12):55]

针刺治疗输卵管结扎术后功能性肢体瘫痪 200 例,经各种理化检查及 CT 扫描均未见神经系统器质性病变。治法:①普通针刺"泉中"(涌泉后 2cm)。②电针:治疗无效者,电针"泉中",出现针感后可活动患肢;如仍无效,予电针神经干,上肢针臂丛神经(取扶突)、桡神经(取曲池),下肢针股神经(取冲门)和腓总神经(取阳陵泉)。以每分钟 60~80 次频率刺激后,可见上述神经支配的肌肉出现有规律的收缩,患者针感迅速出现。结果:治愈 196 例,无效 4 例。[辽宁中医杂志,1988,12(9):37]

第五节　妇产科手术后诸症

本节着重讨论妇产科手术之后肠胀气、肠粘连、尿潴留、发热等疾病。

一、腹部术后肠胀气

【病因病机】手术过程中气机受损,升降失常,清不得升,浊不得降,阻结肠腑,故出现肠胀气。

【临床表现】腹部手术后 2 日以上不排气,肠鸣攻窜作痛,腹部膨胀拒按,甚者恶心呕吐,精神萎靡。舌淡红,苔薄腻,脉弦滑。

【治疗】

(一) 辨证组方

1. 通腑导滞　厚朴七物汤加减(马氏方):厚朴 10g,枳壳 12g,制大黄 10g,甘草 5g,桂枝 5g,蒲公英 15g,大血藤 20g,败酱草 15g,延胡索 10g,大腹皮 10g。

2. 调气清热　荔橘调气汤(马氏方):荔枝核 10g,橘核 10g,乌药 9g,青皮 10g,小茴香 4g,大腹皮 10g,枳壳 10g,香附 10g,鸡血藤 20g,延胡索 10g,大血藤 20g,蒲公英 15g。

(二) 单方验方

1. 沉香末 3g,分 2 次吞服。

2. 巴槟丸,每日 2 次,每次 1~2 丸。

3. 甘遂末 1g,木香 1.5g,开水调服。

(三) 针刺法

1. 毫针　取穴:足三里(双侧)、内关(双侧)。方法:强刺激,留针 20 分钟。

2. 电针　取穴:足三里(双侧)、上巨虚(双侧)。方法:中等强度刺激,留针 20 分钟。也可用小锌板代替毫针。

(四) 拔罐法

1. 取穴:中脘、天枢、关元等,各穴均先连续闪罐,再留罐 3 分钟,最后一同取下罐具。按此法共治疗 3 次。

2. 取穴:肾俞、大肠俞、足三里等,手术切口部位及邻近部位(须待切口完全愈合后,再行拔罐),留罐。

(五) 灌肠法

1. 排气汤　木香、莱菔子、大黄各 10g,小茴香、枳壳、厚朴各 15g,煎取 200ml。取 100ml 加温,保留灌肠。必要时,次日重复 1 次。

2. 莱菔子、熟大黄、厚朴、枳壳、黄芪、延胡索、五灵脂、干姜、番泻叶各 10g,夜交藤、马齿苋各 30g,大枣 10 枚。1 剂煎 3 次,共煎 500ml,装入盐水瓶,存放冰箱内备用。在剖宫产和宫外孕、卵巢囊肿等手术治疗后 6 小时,将导尿管插入肛门内 16~20cm,同时取上述煎液加入 5% 葡萄糖盐水 500ml、10% 葡萄糖注射液 500ml、50% 葡萄糖注射液 100ml、维生素 C 100mg,并加温至 38℃左右,然后取 200ml 所配药液缓慢灌入,保留尿管,每隔 2 小时灌肠 1 次,直至排气排便为止。此法可以代替术后静脉输液,能促进肠功能恢复,减轻腹胀腹痛,并可以不用抗生素。

（六）灸法

葱白 120g,食盐 30g,共捣,制成饼状,厚约 0.8cm,置于天枢(双)、上巨虚(双)穴位上,点燃艾条 2 根,同时灸患者两侧同名穴位,至局部皮肤微红充血以能忍耐为度。每日 1~2 次,灸治次数根据病情而定,轻者少灸,重者多灸。

（七）敷法

厚朴、枳实各等分,混合,研为粗末,加生姜汁调匀,取适量纳入神阙,外用胶布固定,7 日换药 1 次。

（八）熨法

1. 冰片 0.2g,研为细末,纳入脐中,用胶布固定,上用松节油热熨(或用热水袋热熨),每次 30 分钟,每日 1 换。

2. 鲜生姜 250g,捣碎,挤出姜汁,炒烫后装入布袋,热熨腹部。待凉后,兑入姜汁,再炒烫,复熨之,每日 2~3 次。

【预防】术后嘱患者早翻身,早活动。术后 12~24 小时即服术后排气汤[生大黄(后下) 9g,枳壳 15g,败酱草 30g,延胡索 15g,炙甘草 3g,煎 100ml],少量频服,或用大承气汤灌肠,每日 1 剂,连续 2~3 日。术前 3 日进食易消化的少渣食物。手术时尽量保护肠曲,减少对肠曲的刺激;手术中各残端组织尽量包埋,避免毛糙。术后不吃容易胀气的食物。

辨证组方治疗妇产科手术后肠胀气,药用大黄(后下)、枳壳各 9g,延胡索 15g,甘草 5g。浓煎成 100ml,术后 6 小时开始服用,每次 20ml,2 小时 1 次,连服 2 剂,一般均能排气。若 48 小时尚未排气,可再服 2 剂。治疗 70 例。对照组 28 例不用药。结果:治疗组术后 20~63 小时排气,明显短于对照组($P<0.01$)。[上海中医药杂志,1987(4):24]

观察子宫全切术后患者 60 例,附件切除术后患者 40 例,随机分为 2 组。服药组予莱菔子、大黄(后下)、枳壳、陈皮各 15g,厚朴 10g,水煎,于术后 6~8 小时频饮,每日 1 剂。对照组于术后 6~8 小时服果汁。结果:服药组与对照组肠鸣音恢复时间分别平均为 23 小时和 36 小时;排气时间分别为 36.45 小时和 51 小时;首次排便时间分别为 41.36 小时和 96 小时。服药组术后输液 1~3 日,平均输液量<7 000ml。观察表明,服药后可促进肠鸣音尽早恢复,提早首次排气、排便时间,对妇科术后减轻肠管胀气、促进胃肠功能尽早恢复有明显疗效。[吉林中医药,1988(1):9]

二、腹部术后肠粘连

【病因病机】手术所伤,致肠管气机阻滞,发生粘连;或因手术后饮食不节,寒温不适,劳累过度,导致肠粘连。肠管粘连之后,胃腑肠道升降失司,而生诸症。

【临床表现】

1. 气滞型　妇科腹部手术后下腹部胀痛,食后胀痛痞满尤甚,肠鸣便秘,忧郁寡欢,胸胁作痛。舌淡红,苔薄腻,脉弦。

2. 血瘀型　妇科腹部手术后下腹部胀痛,痛甚于胀,痛有定处,大便秘结。舌质暗,苔薄白,脉涩或弦。

3. 热结型　妇科腹部手术后下腹部胀痛,大便燥结,口干溲赤,心烦不宁,甚至呕吐胆汁。舌稍红,苔黄干,脉弦滑数。

4. 寒凝型　妇科腹部手术后下腹部冷痛且胀,得热稍舒,便秘,脘痞胀,呕痰涎。舌质淡,苔白腻,脉弦紧。

【治疗】

(一) 辨证组方

1. 理气导滞通腑　厚朴、炒莱菔子各 15g,枳实、赤芍、桃仁各 10g,大黄(后下)10~15g,芒硝(冲)6~10g,木香、青皮、陈皮各 8g。

2. 活血化瘀通腑　桃仁、大黄(后下)、红花各 12g,当归、赤芍各 20g,延胡索、芒硝(冲)各 10g,厚朴 15g。

3. 清热导滞通腑　桃核承气汤加味(马氏方):桃仁 10g,炙大黄 9g,桂枝 6g,炙甘草 6g,玄明粉(冲)5g,忍冬藤 15g,大血藤 20g,蒲公英 15g,败酱草 20g,制乳香 6g,制没药 6g,延胡索 10g。

4. 温中降浊通腑　大黄附子汤加味(马氏方):炙大黄 9g,细辛 5g,淡附片 6g,牡丹皮 9g,桃仁 10g,冬瓜仁 30g,玄明粉(冲)5g,大血藤 15g,蒲公英 15g,大腹皮 15g,延胡索 12g。

(二) 单方验方

1. 番泻叶 3~5g,泡茶。

2. 青木香 3~6g,泡茶。

3. 新鲜柑陈皮 10~20g,泡茶。

(三) 敷法

1. 白芥子若干,炒黄,炒香,研为细末,用开水调成糊膏。油纱布包裹,压成饼状,敷神阙及阿是穴。待皮肤发赤,有烧灼感时去掉。每日 2~3 次。

2. 生大蒜 120g,芒硝 30g,共捣为糊膏,敷神阙及阿是穴;敷药前,用 2~4 层油纱布作底垫。2 小时后,去掉蒜泥,用温水洗净蒜汁。然后,将大黄 120g 研为细末,过筛,用醋 60ml 调成糊状,直接敷,每次 8 小时。

(四) 熨法

1. 麝香 0.15~0.25g,研为细末。清洗脐部,常规消毒后,将麝香纳入神阙。外盖普通膏药或胶布,用热水袋热敷,使麝香入腹内,至肛门排气为止。如配合针刺内关、足三里,效果更好。

2. 葛根、皂角刺各 500g,加水 400ml,煮 40 分钟,去渣,置药汁于火炉旁,保持适当温度;制成 10 层纱布垫 4 块,浸药液,交替在腹部持续湿热敷。每次 1 小时,每日 3~4 次。

3. 炒莱菔子 60g,炒神曲、芒硝各 30g,大葱 250g。前 2 味药烘干研末,与葱、芒硝共捣烂。用纱布包裹,热敷腹部阿是穴。冷则用热水袋熨之。

(五) 针刺法

1. 毫针　主穴:中脘、大横、天枢、足三里。配穴:合谷、内关;呕吐,加内关、上脘;腹胀,加关元、气海、次髎、大肠俞;下腹痛,加关元、气海;热结者,加内庭、曲池;寒结者,加水分、公孙。方法:主穴每选 2~3 穴,酌情加配穴 2~3 穴。针刺得气后,强刺激 2~3 分钟,留针 0.5~1 小时,每隔 5~10 分钟运针 1 次。内庭、曲池点刺放血。

2. 耳针　取穴：大肠、胃、交感、神门、三焦、腹、肝。方法：每次在上述穴位中选择 3~5 穴，常规消毒后，用毫针直刺，行强刺激，留针 30~50 分钟。

3. 电针　主穴：创口局部、足三里。配穴：腹痛，加天枢、太冲(泻法)；腹胀，加中脘(泻法)、胃俞(补法)；恶心，加内关(泻法)；便秘，加长强(泻法)。方法：创口局部在术后瘢痕两端进针，以 45°~55° 角向对侧互透，针刺深度以达腹横筋膜层为宜。得气后，接 G6805 电脉冲治疗仪，使用连续波，频率为 150~180Hz，电流强度由小到大，以患者能够耐受为宜。1 个疗程为 12 次，每日 1 次，每次 30 分钟。疗程结束后，休息 1 周，再进行第 2 个疗程。

4. 挑针　取穴：天枢或疼痛中心点，与其上、下、左、右，每点距离相等，呈四边形。方法：用大针做挑摆法，并可加拔火罐，每日 1~2 次。

(六) 灸法

1. 艾条灸　取穴：中脘、大横、天枢、关元、气海、神阙。方法：用艾条雀啄灸法。

2. 隔药灸　麝香 0.15~0.25g，研末，直接置于神阙上，再用大于此穴的胶布一块外贴，然后点燃艾卷，隔布灸至肛门排出矢气为止。每日可灸 2~3 次。艾灸时，以皮肤觉热为度。

(七) 按摩法

取穴：①大椎至长强的督脉穴位；②脾俞、胃俞、大肠俞、小肠俞、三焦俞、气海。方法：使患者屈肘俯卧，术者站在患者左侧，右手中指置督脉穴上，示指、环指分别放在两侧背俞上，然后用指腹由下向上连推 3 次。并配合捏脊、揉按、提拿抖动等手法。以患者肛门排气或腹痛缓解为止。不效者，休息片刻，再行第 2、第 3 次治疗。

(八) 灌肠法

厚朴、枳实、生大黄、炒莱菔子、赤芍、当归各 15g，玄明粉 12g，木香 9g。水煎 2 次，浓缩至 800ml，早、晚低位灌肠 200ml。如病情严重，4~6 小时后可重复使用。

三、腹部术后尿潴留

【病因病机】腹部手术中损伤膀胱气化功能，或感染湿热之邪，或瘀血阻滞，而致尿潴留。

【临床表现】

1. 气血虚弱型　术后排尿点滴，下腹稍胀，倦怠乏力，精神萎靡，短气懒言，面色少华。舌质稍淡，苔薄白，脉细无力。

2. 气滞络阻型　术后小便困难，下腹胀气隐痛，胸胁满，喜叹息，口苦心烦。舌质淡红，苔薄白，脉弦滑。

3. 瘀血阻滞型　术后小便不通，下腹胀痛，呈刀割或针刺状，痛有定处。舌质稍暗，苔薄白，脉涩。

4. 湿热下注型　术后小便淋沥涩痛，灼热频急，尿色黄赤，口苦发热。舌稍红，苔黄腻，脉细数。

【治疗】

(一) 辨证组方

1. 益气利尿　补中益气汤加减：黄芪 30g，党参、白术、桑寄生各 12g，升麻、柴胡、陈皮各 6g，桂枝、炙甘草各 5g，大腹皮 8g。

2. 理气通络导尿　乌药、荔枝核、赤芍、败酱草各 12g，小茴香 6g，枳壳、木通、路路通各

9g,槟榔 15g,车前子(包)30g,六一散(包)20g。

3. 化瘀通络导尿　琥珀粉、虎杖、当归尾、桃仁、石韦 1g,大黄、海金沙(包)各 1.5g,䗪虫 2g,制成蜜丸,每次 1 丸,每日 3 次,用萹草、白花蛇舌草各 30g,煎汤送服。

4. 清热利湿导尿　忍冬藤、白花蛇舌草各 20g,黄柏、萹蓄、瞿麦、知母各 12g,六一散 (包)、车前子(包)各 15g,海金沙(包)10g,木通 6g。

(二)单方验方

1. 沙苑子 60g,黄芪 30g,水 2.5 碗,煎至 1 碗,温服。适用于气虚型。

2. 陈皮 30g(去外皮)研末,饭前温酒服,每服 9g。适用于气滞型。

3. 鼠妇 7 枚,炙研末,酒冲服。适用于血瘀型。

4. 竹叶、萹蓄各 15g,冬葵子 10g,水煎服。适用于湿热型。

(三)饮食疗法

豆浆适量,煮沸,冲入滑石粉 3g、甘草粉 0.5g,饮服。

(四)敷法

1. 大蒜 3 瓣,蝼蛄 5 个,共捣烂为泥,贴于脐中。

2. 甘遂(醋制)1~2g 烘干,研为细末,用醋调膏,纱布包裹,选敷于神阙、脐下 1.3 寸处、利尿穴、中极。外用胶布固定。

(五)熨法

1. 冰片 1.5g,麝香 0.3g,半夏 3g,共研为极细末,填满神阙。外盖胶布,再覆盖大葱,再加热敷。每次 1 小时,每日 3 次。

2. 葱白连根 500~1 500g,捣烂炒热以布裹,分 2 包更换熨脐下。

(六)针刺法

1. 毫针①　取穴:三阴交、曲骨、合谷、曲池。方法:强刺激。适用于湿热下注者。

2. 毫针②　取穴:内关、足三里、气海、八髎。方法:强刺激。适用于气滞络阻者。

3. 毫针③　取穴:血海、肾俞、百会、足三里、膀胱俞。方法:中等刺激。适用于气血虚弱者。

4. 耳针　取穴:膀胱、肾、外生殖器、泌尿系。方法:埋针法。

(七)灸法

葱白 2 根,洗净,捣成泥,用手压成 0.3cm 厚的饼 1 块。食盐 20g,炒黄,待冷,放神阙填平,然后置葱饼于盐上,再将艾炷放葱饼上,点燃,待皮肤有灼痛感时,再换 1 炷。直到温热入腹内即有便意,为中病。小便自解后,可再灸 1~2 壮,以巩固疗效。

(八)熏洗法

荆芥、紫苏叶、艾叶各 15g,葱白头 5 只,水煎,熏洗阴部。

【临床报道参考】用敷法治疗子宫全切术后尿潴留 3 例,取生葱白 500g(切碎)、白矾 12g(研成粉),混合捣成糊状,敷于脐及下腹膀胱区,纱布用塑料薄膜覆盖,周围用胶布固定或绷带固定。患者自觉有热气入腹内,1~3 小时尿即排出,自主排尿恢复。每逢尿闭即用此方,效果满意。[中医杂志,1991,32(2):34]

四、腹部术后漏管

【病因病机】腹部手术的手术缝合处,由于感染或羊肠线刺激,使深部化脓溃破而成。

【临床表现】妇产科腹部手术后,腹壁形成漏管,时常有脓液流出,或可见漏管周围皮肤糜烂、瘙痒、疼痛;如果漏管口封合,可引起局部红、肿、热、痛。热毒型,脓稠色黄,大便干结;舌红,苔黄,脉滑数。日久不敛、气虚型,脓水清稀,倦怠乏力;舌质嫩,苔薄白,脉细软。

【治疗】

（一）辨证组方

1. 和血清热,排脓 适用于热毒型。

当归、川芎、白芍、生地黄、防风、秦艽、枳壳、地榆、连翘、槟榔、栀子、苍术、赤茯苓各9g,槐角12g,白芷6g,甘草3g。

2. 补益气血,生肌 适用于气虚型。

炙黄芪、党参、炒白术、山药、茯苓、炒扁豆、炒薏苡仁各12g,陈皮、炙甘草各5g,天花粉10g,当归6g。

（二）单方验方

苍术、黄柏、槐花、金银花、当归、皂角刺各120g,切片后分作4份,每份用水7碗,煎至4碗,去渣留药汁,浸入大黄片300g,浸1宿,次日取出,放筛内晒干,如此4次,水汁晒尽为度。将大黄为细末,面糊为丸,如梧桐子大,每次服64丸,空腹白开水送下。

（三）敷法

冰片、熊胆、血竭、乳香、没药各15g,共为细末,用蜗牛取肉捣成稀膏,敷患处。

（四）插入法

取活蛇,用刀断头,剖腹取胆(时间不宜太长,否则胆缩小),将胆放在背阴处风干,自然形成线状胆条,然后将胆条塞入瘘管。

（五）薄贴法

红油膏:凡士林300g,九一丹30g,广丹4.5g。先将凡士林烊化,然后徐徐将两丹调入,和匀成膏,涂纱布上贴患处。

（六）注射法

先用双氧水(过氧化氢溶液)或优锁尔溶液(含氯石灰硼酸溶液)清洗,再取20%黄连液,用注射器灌洗瘘管,早、晚各1次。坏死组织减少后,改为每日1次。

（七）腐蚀法

1. 红砒、轻粉、肉桂、铜绿各3g,白砒、巴豆各1.5g,水银0.9g,斑蝥0.6g。红、白砒火煅后,与他药共为细末,用糯米面打糊,加入药粉和匀制成栓制,晒干,装瓶密封备用。第1次塞入深度为瘘管的1/3,第2次塞入深度为瘘管的2/3,第3~4次可塞入至底。上药至第4~5次时,可用镊子夹瘘管壁,若松动,是瘘管与正常组织分离的征象,即可旋转拉出;如不松动,可继续上药。适用于久治不愈者。

2. 先用五五丹(熟石膏15g,升丹15g)或千金散(制乳香、制没药、轻粉、飞朱砂、赤石脂、炒五倍子、煅雄黄、醋制蛇含石各15g,煅白砒6g)药线引流蚀管,以红油膏(凡士林300g,九一丹30g,东丹4.5g)盖贴,每日换1次。待脓液由多而稀薄转为少而稠厚时,可改用二宝丹(煅石膏240g,升丹60g)药线引流。约1~2周后,创口流出稠水而无脓液时,改用生肌散收口。

（八）涂抹法

经腐蚀法治疗后,创口流出稠水而无脓液时,用生肌散(制炉甘石15g,滴乳石、血珀各

9g,滑石 30g,朱砂 3g,冰片 0.3g)涂抹,并应用棉垫紧压创口。

【临床报道参考】 钱祖淇曾用西医方法治疗子宫腹壁瘘 6 例,其中 5 例最终做了子宫全切术,平均住院 153 日;用中医方法治疗 3 例,全部获愈,平均住院 50 日,经随访无复发,且无后遗症。方法:①伤口及瘘管内先用双氧水或优锁尔溶液清洗,再用 20% 黄连液灌洗,早晚各 1 次,坏死组织减少后改为每日 1 次。②腹壁伤口敷五五丹,瘘管内插入该丹药线。坏死组织减少后,改用九一丹或去腐生肌散。开始每日换药 2 次,3~4 日后每日换药 1 次。至疮口无脓液时,停止灌洗,改用生肌八宝丹。③窦道外腹壁处,外敷大黄、芒硝(1:4)后,加棉垫填压,以促进窦道愈合。④配合内服中药,开始用清热解毒化湿药,后改益气养血活血药,以加速愈合。[上海中医药杂志,1981(12):26]

紫草油治疗妇科多种炎症及瘘管,治愈率为 74.4%。[山东医刊,1959(10):34]

五、手术后发热

【病因病机】 妇产科手术中感受风邪、湿热之邪,均可导致发热;术后瘀血内阻,郁久化热;气血虚弱,阴分不足,亦可导致虚热内生。

【临床表现】

1. 外感风邪型 术后畏风发热,关节酸楚,喷嚏鼻塞。舌淡红,苔薄白,脉浮数。

2. 湿热型 术后发热或有畏寒,下腹疼痛拒按,口苦,或见创口红肿溢脓。舌稍红,苔黄腻,脉濡数。

3. 血瘀型 术后发热不畏寒,口渴不欲饮,下腹疼痛。舌质暗滞,苔薄白,脉细弦而数。

4. 气虚型 术后微热,动辄自汗,倦怠短气,面色少华。舌稍淡,苔薄白,脉数、重按无力。

5. 阴虚型 术后微热,午后为甚,口干喜饮,或有盗汗。舌质较红,苔薄白,脉细数。

【治疗】

(一)辨证组方

1. 疏风解表 荆防败毒散:荆芥 15g,防风、柴胡各 12g,茯苓、前胡各 10g,川芎 4g,羌活、独活各 8g,枳壳、桔梗、甘草各 6g。

2. 清利湿热 蒲公英、大血藤、金银花各 20g,紫花地丁、连翘、野菊花各 12g,大小蓟、柴胡、败酱草各 15g。

3. 活血化瘀清热 牡丹皮、生地黄、丹参、柴胡各 12g,赤芍、桃仁、荆芥、蒲黄、五灵脂各 10g,大血藤、败酱草各 30g。

4. 补益中气,甘温除热 补中益气汤加味:生黄芪、党参各 15g,白术、陈皮、柴胡、葛根、防风各 10g,当归 5g,升麻、甘草各 6g。

5. 养阴清热 青蒿鳖甲汤加味:生地黄 15g,炙鳖甲 12g,青蒿、知母、牡丹皮、银柴胡、白芍各 10g,生甘草 5g。

(二)饮食疗法

1. 淡豆豉酱猪心方,参阅各论第四章第十一节"产后发热"。适用于外感风邪型。

2. 紫花地丁、蒲公英、败酱草各 30g,红糖适量。先将上药加水 500ml,煎取 400ml,去渣取汁,再加红糖温服,每次 200ml,每日 2 次。热退即止。适用于湿热型。

3. 桃仁糖粥 桃仁 10g,大米 50g,红糖适量。桃仁去皮尖,打碎,与大米放煲内加水适量,煮稀粥,加红糖适量食用,每日 1 次。适用于血瘀型。

4. 人参、当归各 10g,研末。猪肾子 1 只,去脂膜,切小片子,以水适量,加糯米 50g、葱白 2 条,煮米熟,取清汁 1 盏,入人参末、当归末煎服。适用于气血不足型。

5. 山药 30g,桂圆肉 20g,鳖 1 只(约 250g,去肠杂),同放盅内,加水适量,炖至烂熟,分 2 次食用。适用于阴虚型。

【预防】注意手术过程中的无菌操作,避免感染。提高手术水平,尽量减少创伤。对于体质虚弱者,在手术前后要给予适当的补养、调理。术后注意起居摄养,促使早日康复。

【临床报道参考】用辨证组方治疗剖宫产后发热 28 例,其中实热型用五味消毒饮、桃红四物汤加减;湿热型用龙胆泻肝汤合四物汤加减;瘀热型用血府逐瘀汤、增液汤加减;虚热型用举元煎、四物汤加减。热退最快 2 日,最慢 6 日。腹痛消失最快 5 日,最慢 8 日。白细胞总数、中性粒细胞百分比、淋巴细胞值在 5~7 日内恢复正常。[上海中医药杂志,1987(3):5]

用补中益气汤加减治疗产后及妇科术后发热 100 例。每日 1~2 剂,6 小时 1 次。结果:显效 82 例,有效 14 例,无效 4 例。[江西中医药,1993,24(1):48]

六、手术后局部血肿、硬结及愈合不良

【病因病机】手术过程中脉络损伤,瘀血阻滞,或感染湿热之邪,而致上述病症。

【治疗】

(一)敷法

取生大黄 1 份、芒硝 4 份,分别研为细末后混匀,装入 6cm×5cm 大小两软布袋中(占容积的 2/3),封好袋口。先将 1 个药袋敷于硬结处,用月经带固定,待袋内药面形成硬块时更换另一药袋,2 个药袋轮换使用。避免尿液及恶露污染药袋。一般敷 5~7 日。适用于会阴侧切伤口硬结及腹部手术后伤口硬结。

(二)熏洗法

1. 蛇床子 10g,野菊花 15g,生黄柏 10g,苦参 10g,鹤虱 10g,马齿苋 30g,生甘草 9g。上药煎水去渣,取汁趁热局部熏蒸,待稍凉后外洗。

2. 马齿苋、芒硝、瓦松各 15g,川椒、白蔹、苍术、防风、枳壳、侧柏叶、黄柏、苦参、木槿皮各 9g。将上药置于纱布袋中,扎紧袋口,加水 5 000ml,水煎后取出纱布袋,趁热熏患处,稍温后用纱布洗以及坐浴,每次 20 分钟。每日 2~3 次,每日 1 剂。坐浴至拆线即可。适用于会阴切口愈合不良。

3. 苍术、大青叶各 30g,黄柏 9g。每日 1 剂,水煎 2 000ml,熏洗阴部,每日 2 次。适用于会阴切口感染,愈合不良。

(三)灌肠法

丹参、鸡血藤各 30g,红花、桃仁、莪术、延胡索、连翘、生蒲黄各 10g,三棱、五灵脂各 12g,紫花地丁、大血藤各 24g,金银花 18g。亦可加入煅龙骨、煅牡蛎、炙鳖甲等。将药煎汤,浓缩成 200ml,分 2 次保留灌肠,每日 1 剂,3 日为 1 个疗程。如 3 日后血肿仍未完全消失或仍有疼痛感,可继续治疗 1 个疗程。血肿巨大、疼痛剧烈、热度较高者,可每日 2 剂,1 剂口服,1 剂保留灌肠。适用于产后阴道血肿。

(四)针刺法

取穴:双合谷配子宫或归来。方法:进针得气后,用 G6805 治疗仪,以直流电,取连续

波,频率为 160~320 次 /min,刺激强度从 0 开始,逐渐增加至患者能耐受为止,时间 15~25 分钟。每日 1 次,6 次为 1 个疗程。治疗产后腹壁切口愈合不良。

(五) 涂抹法

紫草根 40g,浸入 100ml 植物油中,1 周后取油,高压消毒后,1 日数次涂患处,或用药棉 1 层浸油置患处。治疗会阴创口感染。

【临床报道参考】用熏洗法治疗会阴切口愈合不良 30 例(见治疗·熏洗法 2),结果全部获愈。其中,会阴侧切出现红肿、硬结 20 例,治疗 5~10 日;会阴切口感染裂开 2 例,分别治疗 10 日和 15 日;阴道直肠瘘和会阴阴道瘘各 1 例,治疗 20 日;外阴癌术后切口愈合不良 2 例,分别用药 7 日和 10 日;产后痔核脱出嵌顿 2 例,治疗 5 日。[辽宁中医杂志,1989,13 (9):40]

第八章
妇科杂症

第一节 不 孕 症

女性既往从未有过临床妊娠史,和男性配偶有规律性生活,未避孕 12 个月以上从未有临床妊娠者,称原发不孕,又称全不产;女性既往有临床妊娠史,继后规律性生活未避孕连续 12 个月以上未获临床妊娠者,称继发不孕,又称断绪。

【病因病机】

1. 肾虚　素体虚弱,肾气不足,冲任虚衰,不能摄精受孕。

2. 血虚　素体阴血不足,或失血过多,以致冲任空虚,不能摄精成孕。

3. 肝郁　情志不悦,肝气郁结,气血不和,冲任失调,影响受孕。

4. 湿热　湿热蕴阻下焦,胞脉气血流通受阻,以致不孕。

5. 血瘀　经期产后(包括人工流产)余血未净,续受外感内伤而使瘀血停滞,胞脉受阻,以致不孕。

6. 痰湿　体质肥胖,或恣食油腻,痰湿内生,气机不畅,冲任受阻,以致不孕。

【临床表现】

1. 肾虚型　可分为肾阳虚型与肾阴虚型。

(1)肾阳虚型:婚久不孕,月经后期,量少色淡,或闭经。面色晦暗,腰酸腿软,性欲淡漠,小便清长,大便不实,腹部有阴冷感。舌淡苔白,脉沉细或沉迟。

(2)肾阴虚型:婚久不孕,月经先期,量少色红,形体消瘦,腰腿酸软,头晕心悸,五心烦热,咽干口渴。舌红少苔,脉细数。

2. 血虚型　婚久不孕,月经后期,量少色淡,或量多如注。面色萎黄,皮肤不润,头晕目眩,心悸失眠。舌淡苔薄,脉虚细无力。

3. 肝郁型　多年不孕,经期先后无定期,量或多或少,经行不畅,色紫有块,情志失畅,经前胸闷急躁,乳房作胀,经行少腹疼痛。舌暗红或正常,苔薄白或薄黄,脉弦。

4. 湿热型　多年不孕,下腹疼痛,临经更甚,腰骶酸痛,或有低热,经行乳胀,月经失调,带下增多,色黄或臭秽。舌红苔腻,脉弦数。

5. 血瘀型　婚久不孕,月经后期,经量多少不一,色紫夹块,少腹刺痛,临经尤甚,痛时拒按。舌暗有紫点,脉弦或涩。

6. 痰湿型　婚久不孕,月经后期或量少,闭经,带多黏稠,面色㿠白,形体肥胖,头晕心悸,胸闷泛恶。苔白腻,脉濡滑。

【治疗】

（一）辨证组方

1. 温补肾阳,调理冲任　适用于肾阳虚患者。

（1）毓麟珠加味:党参 12g,白术 10g,茯苓 10g,熟地黄 12g,白芍 10g,当归 6g,川芎 5g,菟丝子 12g,杜仲 12g,鹿角霜 12g,川椒 3g,紫河车 10g,香附 8g。

（2）紫石英 25g,鹿角 12g,巴戟天 10g,淫羊藿 12g,菟丝子 15g,续断 10g,枸杞 12g,覆盆子 12g,杜仲 10g,紫河车 10g。

2. 滋肾润燥,调冲益精　适用于肾阴虚患者。

（1）养精种玉汤加味:当归 8g,白芍 12g,熟地黄 12g,山茱萸 10g,墨旱莲 15g,女贞子 10g,龟甲（先煎）12g,稽豆衣 12g。

（2）清骨滋肾汤加味:地骨皮 10g,牡丹皮 10g,沙参 15g,麦冬 10g,玄参 10g,五味子 4g,白术 10g,石斛 12g,龟甲（先煎）12g,墨旱莲 20g,黄柏 8g。

3. 养血补气,调理冲任　适用于血虚患者。

（1）加味四物汤:熟地黄 12g,白芍 10g,当归 8g,川芎 5g,白术 10g,茯苓 10g,鸡血藤 15g,枸杞 12g,续断 12g。

（2）归芍异功散加味:当归 10g,白芍 12g,党参 12g,白术 10g,茯苓 10g,陈皮 8g,枸杞 12g,何首乌 12g,炙甘草 6g。

4. 疏肝解郁,养血理脾　适用于肝郁患者。

（1）开郁种玉汤:当归 6g,白术 10g,白芍 12g,茯苓 10g,牡丹皮 8g,香附 8g,天花粉 10g。

（2）逍遥散加味:柴胡 9g,白芍 10g,当归 6g,茯苓 10g,白术 10g,薄荷 3g,生甘草 5g,娑罗子 10g,香附 8g。

5. 清热利湿,调和气血　适用于湿热患者。

（1）当归芍药散加味（马氏方）:当归 9g,川芎 9g,炒白芍 10g,茯苓 10g,泽泻 10g,炒白术 10g,柴胡 10g,枳壳 10g,大血藤 20g,蒲公英 15g,白花蛇舌草 30g,延胡索 10g。

（2）三七大血藤汤（马氏方）:三七 4g,大血藤 30g,莪术 12g,三棱 12g,皂角刺 15g,制乳香 5g,制没药 5g,水蛭 10g,蒲公英 20g,败酱草 20g,丹参 15g,石见穿 30g,路路通 12g。适用于输卵管阻塞型。

6. 活血化瘀,调理冲任　适用于血瘀患者。

（1）血府逐瘀汤:桃仁 10g,红花 6g,生地黄 12g,赤芍 10g,当归 8g,川芎 5g,川牛膝 15g,桔梗 4g,柴胡 10g,枳壳 10g,生甘草 6g。

（2）桃仁 10g,炮穿山甲 15g,路路通 15g,生蒲黄（包）12g,当归 10g,川芎 9g,香附 10g,莪术 10g,䗪虫 6g

7. 燥湿化痰,调理冲任　适用于痰湿患者。

（1）苍莎导痰汤加味:苍术 10g,香附 8g,陈皮 8g,茯苓 12g,枳壳 8g,半夏 12g,天南星 10g,炙甘草 6g,当归 6g,川芎 5g。

（2）海藻 60g,薏苡仁、夏枯草各 30g,生山楂、茵陈蒿各 20g,木贼、瓜蒌皮各 15g,柴胡 3g。水煎,日 1 剂,饭前服 2 次,服药期间控制食量,每天以海带作菜,4 个月 1 个疗程。

（二）单方验方

1. 沉香 3g，蔻仁 3g，细辛 3g，制川乌 3g，甘草 3g。月经干净当日服 1 剂，每日服 1 次，连服 3 个月。

2. 决明子、紫地榆各 10g。水煎，每日分 3 次服。

3. 鹿衔草 60g，菟丝子、刺蒺藜、槟榔各 15g，细辛 6g，辛夷、高良姜、香附、当归各 10g。

（三）饮食疗法

1. 鹿角胶 15~20g，粳米 100g，生姜 3 片。先煮粳米作粥，待沸加入鹿角胶、生姜，同煮为稀粥服食。治疗子宫虚冷不孕。

2. 核桃仁 250g，海马 30g，泡酒饮服。

3. 紫河车 1 只，核桃仁 300g，煨汤服食，每周 1 次。治疗子宫发育不全的不孕症。

4. 鸡胚蛋 2~3 个，生姜 10g，糯米酒 50g。鸡胚蛋打破，去壳；生姜洗净，切薄片。起油锅，下生姜炒至微黄，再下鸡胚蛋，煎至刚熟，加糯米酒及清水 1 小碗，加盖煮沸，调味即可，随量食用。适用于不孕症，证属精血不足，见头晕头痛，月经稀少、色淡红，心悸失眠等。

5. 丹参当归煲牛腒汤 丹参 20g，当归 20g，牛腒 250g，甘草 3g。牛腒（牛腿肉）洗净，切小块；丹参、当归、甘草洗净。将全部用料一齐放入锅内，加水煮汤，调味即可，随量饮用。适用于子宫腔粘连及输卵管粘连堵塞，证属瘀血阻滞的不孕症。

6. 取新鲜鸡蛋 1 个，打 1 个口，放入藏红花 1.5g，搅匀，蒸熟即成。经期临后 1 日开始服蛋。每日吃 1 个，连吃 9 个，然后等下一个月经周期的临后 1 日再开始服，持续 3~4 个月经周期。

7. 薏苡仁陈皮粥 炒薏苡仁 30g，陈皮 6g，大米适量，共煮粥服食。治疗痰湿型不孕症。

8. 陈皮茶 陈皮 6g，乌龙茶少许，开水冲泡，代茶服用。治疗痰湿型不孕症。

9. 锰泉、锌泉，饭后少量温饮，每日 2 次。

（四）敷法

1. 女贞子、五味子、五倍子、莱菔子各 12g，菟丝子 20g，共研细末，调拌麻油，外敷关元。用于肾精不足型不孕症。

2. 巴戟天、鹿角霜各 6g，王不留行 5g，公丁香、小茴香各 3g，共研细末，用醇酒调湿做成药饼，如钱币大。取中极、会阴、长强、命门，洗净揩热，贴上药饼，再用胶布或绷带固定。每于月经净后次日敷上，药饼干则加酒润湿再敷，连续 10 日为 1 个疗程。若已妊娠，则不再敷药。如未孕，则行第 2 个疗程。并可加服公丁香 5g，小茴香、炮附片各 6g，龟甲胶、鹿角胶各 10g，水煎服，每日 1 剂，每于经净后次日开始服药，连服 1 周。敷药时禁止性生活。取下药饼后，可以同房。用于肾阳虚弱型不孕症。

3. 夏枯草 90g，牡蛎 30g，苏木 60g，三棱 60g，海藻 40g，共研末，兑入白醋适量，加蜂蜜 180g 煎熬成膏，外敷癥瘕处皮肤。用于痰瘀阻结见有卵巢囊肿的不孕症。

（五）薄贴法

1. 毓麟固本膏 杜仲、小茴香、牛膝、续断、甘草、大茴香、天麻子、紫梢花、补骨脂、肉苁蓉、熟地黄各 150g，附子 100g，锁阳 25g，龙骨、制乳香、母丁香、没药、木香各 50g，海马 200g，沉香 15g，鹿茸（去毛）30g。上药煎熬成膏药，贴于脐部。适用于下元虚弱引起的不孕症。

2. 炮附子、巴戟天、肉苁蓉、当归、穿山甲、山茱萸、胡芦巴、川芎、干姜、细辛、黄芪、肉桂、红花、延胡索、石莲子、白术、党参、熟地黄、牡丹皮、补骨脂、木鳖子、菟丝子、血竭、龙骨、鳖甲各 6g。上药浸入 250g 香油中 2~5 小时，至浸透为止，然后取出。把油锅放在炉上烧热至 70℃ 左右，缓缓将药加入。当煎至药物全部枯焦变黑冒白烟时，捞出药渣，在铺了过滤纸的细筛上过滤，将滤液放于器皿中静置，待凉后再过滤，弃去沉淀于底层的杂质，进行熬制。火势要掌握恰当，初用猛火，后用文火，直熬至滴水成珠为度，再下铅丹适量。同时用鲜柳枝或槐枝不断搅拌沸油，使铅丹均匀入锅，容易熔化。并喷细水数口，以防沸油外溢。视油锅中冒乌黑色烟时，即可住火。再继续搅拌片刻，趁热倒于数块 6cm² 白布上，折叠备用。临用时再熔化，并掺入麝香，调匀，摊于布上使用。患者待经期过 2~3 日，取膏药分别贴脐和双侧肾俞，以宽带束定，直至下次月经来潮前 1~2 日揭下；待经期过去，取新膏药再贴。治疗虚寒不孕。

（六）熨法

1. 消癥散　独活、防风、干漆各 20g，羌活、乳香、没药、川牛膝、䗪虫、千年健各 30g，三棱、莪术、当归尾、艾叶各 60g，血竭 15g，共研细末。将药粉 250g 置于布袋内，蒸透后热熨小腹或两侧少腹，每日 1~3 次，每次 20~30 分钟，每袋药可连续使用 10 日。治疗输卵管阻塞所致不孕症。

2. 透骨草、丹参各 30g，肉桂、红花、川乌各 10g，威灵仙、乳香、没药、当归各 20g，赤芍 15g，共轧成绿豆大颗粒，装布袋内，滴入少许白酒，蒸 40 分钟，待温度降至约 40℃ 时，敷下腹部并加热水袋保温。每日 1 次，每次 40~60 分钟，每剂可用 2 日，经期停用。治疗输卵管阻塞所致不孕症。

3. 乌头 9g，鸡血藤 60g，五加皮 21g，白芷 15g，羌独活各 15g，伸筋草 15g，防风 20g，红花 15g，川椒 15g，追地风 15g，透骨草 15g。上药用纱布包好，隔水蒸热，熨下腹部，每日 1 次，每包药可熨 8 次。适用于子宫内膜异位所致不孕症。

（七）热烘法

消通敷脐膏　虎杖、石菖蒲、王不留行各 60g，当归、山慈菇、穿山甲、茯苓各 30g，生半夏、细辛、生附子各 15g，生马钱子 10g。上药煎 3 次，熬液呈浓缩状。另将没药、乳香、琥珀各 30g，肉桂、蟾酥各 15g，研成粉末，加入上述浓缩液中，和匀，烘干，研末。取调好的药末 5g，加白酒适量、麝香少许，再加风油精 3~4 滴，调匀即成。先用肥皂水洗净脐眼，用酒精消毒后，将药膏放入脐眼，再用消毒纱布外敷、胶布固定。然后用红外线灯（250A）照射 20 分钟（灯距 30~40cm），每日患者用热水袋外熨脐部 1~2 小时以增强药的吸收能力。治疗输卵管阻塞所致不孕症。

（八）熏洗法

以蒲公英 15~30g、黄柏 15g、苦参 15g 为基本方，属真菌性阴道炎者加生黄精 30g、生大黄 15g、白鲜皮 15g、川椒 12g，属滴虫性阴道炎者加百部 30g、鹤虱 30g、蛇床子 30g、白头翁 15g，属细菌性阴道病者加金银花 15g、连翘 15g、败酱草 30g、紫花地丁 15g。上药每日煎好熏洗 1 次，每剂可连续煎洗 3 日。可用于真菌性阴道炎、滴虫性阴道炎、细菌性阴道病所致不孕症。

（九）溻浴法

取氡泉或食盐泉，全身温水或热水浸浴，每日 1 次，20 次为 1 个疗程。

（十）塞法

1. 吴茱萸、川椒各 40g，共为细末，炼蜜为丸，弹子大，用消毒纱布裹，纳入阴户中，日夜 1 换，连用 1 个月。主治宫寒不孕。一般用药 1 个月后，子宫和暖，即可成孕。

2. 蛇床子、五倍子、艾叶各 15g，公丁香、雄黄、枯矾各 9g，麝香 0.3g，共研细，炼蜜为丸，再将药丸制成条状并纳入阴道深处，2 日 1 丸，连用 3 丸。治疗痛经不孕者。

3. 五灵脂 20g，五味子、五加皮、五倍子各 12g，五谷虫 8g，共研细末，调拌凡士林或熬炼成膏剂，塞入阴道内或贴关元。

（十一）针刺法

1. 毫针①　主穴：关元、中极、子宫、血海。配穴：肾虚，配肾俞、命门；气血亏虚，配百会、足三里；肝郁气滞，配内关；痰湿郁滞，配丰隆、阴陵泉、三阴交；宫寒血瘀，配归来、膈俞；湿热内阻，配阴陵泉。方法：每次取主穴 2~3 个加配穴，用平补平泻手法。针刺关元时，针尖应向斜下，进针 2 寸左右，使针感向会阴部扩散。子宫，直刺达 1.5~3 寸，使患者感到局部酸胀，并向下腹部扩散为宜。刺关元、中极时，应排空膀胱后进行。留针 20~30 分钟，留针期间做手法 2~3 次。每日 1 次，10 次为 1 个疗程，疗程间隔 5~7 日，经期暂停。

2. 毫针②　主穴：关元、神阙、足三里、丰隆。配穴：肾俞、脾俞、三阴交。先针后灸。治疗多囊卵巢综合征所致不孕症。

3. 毫针③　在月经周期的 15~17 日，每日针刺 1 次，亦可用电针，连续 3 日。取三阴交（双）、中极、关元、血海等，平补平泻。留针 30 分钟。可诱发排卵。

4. 芒针　取穴：志室透肾俞、血海、气海透中极、八髎、昆仑透太溪。方法：隔日 1 次，每次留针 20~30 分钟，7~10 次为 1 个疗程，疗程间隔 5~7 日。经期暂停。

5. 梅花针　部位：腰部、骶部、下腹部、腹股沟。重点叩命门、肾俞、八髎、关元、中极、三阴交。方法：用中、重度刺激。下腹部由脐向下至耻骨联合上缘反复叩刺 2~3 行，可加叩横向 3~4 行，重点叩刺气海、关元、中极、天枢。腰、骶部可沿督脉及其夹脊穴自上而下每条经脉叩刺 1~2 行。每日施治 1 次，7 次为 1 个疗程，疗程间隔 7 日，可于每次月经前 7 日左右开始施治。

6. 皮内针　取穴：肾俞配关元、志室配中极、气海配血海、三阴交配足三里。方法：每次取 1 组穴，用皮内针平刺入皮肤 0.5~1.2cm，用小块胶布固定针柄，埋针时间为 2~3 日，7 次为 1 个疗程，疗程间隔 5~7 日。

7. 温针　取穴：关元、中极、肾俞、命门、足三里、三阴交。方法：先用毫针刺入穴位，得气以后，用 1 寸长艾条插在针柄上，点燃，使针体温热，待艾条燃尽，再留针 10 分钟左右。每日 1 次，10 次为 1 个疗程，疗程间隔 5~7 日。

8. 耳针　取穴：子宫、脑点、腹、皮质下、内分泌、肝、肾。方法：用 28 号毫针刺激，留针 20~30 分钟，留针期间捻针刺激 1~2 次。每日或隔日 1 次，10 次为 1 个疗程。也可以在耳穴埋针或用丸压法治疗。

9. 三棱针　主穴：曲泽、腰俞。配穴：阴陵泉。方法：三棱针点刺出血。

10. 电针　取穴：气海、关元、水道、三阴交等。方法：予提插手法至得气后，通电。留针 20 分钟，隔日 1 次。

（十二）灸法

1. 艾条灸　取穴：神阙、中极、子宫、命门、脾俞、肾俞、足三里、三阴交。方法：每次选

4~5 穴,每穴每次施灸 10 分钟左右,每日 1 次,10 次为 1 个疗程,疗程间隔 7 日左右。

2. 隔姜灸　取穴:关元、中极、子宫、神阙、肾俞、命门、血海、三阴交。方法:每次选 3~4 个穴,取 0.2cm 厚鲜姜片 3~4 片,用针在上面穿数孔后放在施灸穴位上,然后放上艾炷点燃施灸,每穴施灸 5~7 壮。神阙施灸时,可在脐窝中先填入细盐末,然后放上姜片,用艾炷施灸,效果更佳。隔日 1 次,7 次为 1 个疗程,疗程间隔 5~7 日。

3. 隔药灸　五灵脂、白芷、食盐各 6g,麝香 0.3g,混合碾为细末,瓶贮密封备用。临用时,取面粉适量,加水调和制成面条,以之围绕脐孔四周,然后取药末填满脐中,以艾炷置于药末上灸之。连续灸至脐中有温暖感觉,即停灸。每隔 3 日灸 1 次,10 次为 1 个疗程。治疗子宫寒冷,久婚不孕。

4. 瘢痕灸　取穴:关元、中极、神阙、脾俞、肾俞、足三里、三阴交。方法:每次选 2~3 个穴,在每穴上涂适量蒜汁,将黄豆大艾炷贴上,以线香点燃施灸,每穴每次可施灸 3~4 壮,以灸疮化脓为佳,6 周左右结痂,留永久瘢痕。

5. 灯火灸①　取穴:关元、气海、三阴交、足三里、肾俞、太溪、曲骨,子宫后倾者加中脘、下关元、阳池,子宫左倾者加左阳池,子宫右倾者加右阳池。方法:可选用灯火隔艾叶灸或灯心炷直火灸法,均每日施灸 1 次,每次灸 1~2 壮,10 日为 1 个疗程。适用于肾虚型不孕症。

6. 灯火灸②　取穴:关元、气海、三阴交、足三里、太冲、内关、曲骨。方法:同 5。适用于肝郁型不孕症。

7. 灯火灸③　取穴:关元、气海、三阴交、足三里、阴陵泉、丰隆、曲骨。方法:同 5。适用于痰湿型不孕症。

（十三）按摩法

1. 患者仰卧,医者坐于患者右侧,用一指禅推法分别施治于关元、中极、子宫、气海、胞门、子户,每穴约 2 分钟;然后按揉两侧三阴交,各 2 分钟。患者俯卧,医者立于患者体侧,用小鱼际擦法施治于次髎,以透热为度;然后用小鱼际擦法施治于背部膀胱经第一侧线,5~8 遍。

2. 手足穴按摩　点揉手部肾区、生殖区,擦腕关节,掐捻小指,推大小鱼际。点揉足部胃、肾、生殖、卵巢、子宫等反应区,推按跖骨间隙。以上手法,操作时宜均匀有力深透,操作前喝一定量水,如有其他症状可加用相应穴区操作。

3. 点穴　先使患者俯卧,依次点揉膈俞、肝俞、脾俞各 2 分钟,点揉肾俞、命门各 3 分钟,均用补法;以掌揉八髎 3~5 分钟,以热透腹中为度。再使患者仰卧,以振颤法点揉中极、关元 3~5 分钟,以热透腹中为度;最后依次点按血海、复溜、归来、照海、三阴交各 2 分钟,用补法。属气滞血瘀者,肝俞、膈俞、中极、血海、照海改施泻法,加点行间 2 分钟,用泻法。

（十四）刮痧法

首先刮拭穴位:大椎、大杼、膏肓俞、神堂。配合刮拭穴位:关元、中极、三阴交、神阙、阳陵泉、肾俞、关元俞。

（十五）割治法

于双手第 2、3 掌骨间隙远端掌侧部位,对皮肤常规消毒,行局麻,切开一长 0.7cm、深 1.0cm 的纵行切口,以止血钳摘除一些皮下脂肪,并钳夹刺激周围神经分支,刺激强度要适中（太轻则影响效果,过重则易损伤神经）。术后不缝合,压迫止血后包扎。治疗子宫发育不良所致不孕症。

(十六) 埋法

埋线 取穴：中极。方法：术前定好中极位置及排空膀胱后,在腹部脐窝中央与耻骨联合上缘中点连线下 4/5 处,直刺深 3cm 左右,患者下腹部有酸胀、生殖器有抽动感即到穴。体表定位着色,拔针时测好深度,手术按常规进行,以肠线为支架,缝合皮下切口各层后,在中极定位点缝埋 "0" 号肠线,再缝合皮肤,7 日后拆去皮肤缝线,再等几日后,开始连服复孕汤,每日 1 剂,共服 7 日。复孕汤：当归、赤芍、木通、艾叶、红花、牛膝、鸡血藤各 9g,桃仁、茯苓皮、益母草各 12g,川芎 6g,肉桂 3g。体质虚弱者,可加补益气血药物。术后 1 个月,如生殖器炎症明显或输卵管通液检查欠佳,可酌情加服 1 个疗程(7 剂)。该法可消除血痂,疏通经络,调理生殖生理功能,使局部炎症吸收,防止粘连机化,而使输卵管易于通畅,达到受孕目的。适用于输卵管复通术。

(十七) 插宫法

将自制长 6cm、直径 0.6cm、弯度如子宫颈扩张器的有机玻璃棒,放入子宫口内并缝于子宫颈两旁固定,1 周后取出。治疗子宫发育不良、子宫颈狭窄或子宫位置异常所致不孕症。

(十八) 保留灌肠法

1. 丹参、赤芍各 30g,透骨草、三棱、莪术、枳实、皂角刺、当归各 15g,乳没各 10g,每晚 1 剂,浓煎 200ml 做保留灌肠,温度约 39℃,经期停用。治疗输卵管阻塞所致不孕症。

2. 赤芍、桃仁、大血藤各 9g,败酱草 90g,蒲公英 30g,水煎 100ml 保留灌肠。每日 1 次,10 次 1 个疗程,可反复进行,经期暂停。治疗妇科炎症引起的不孕症。

(十九) 通液法

丹参注射液 4~6ml 加氯化钠注射液 40ml 做输卵管通液术。治疗输卵管阻塞所致不孕症。

(二十) 离子透入法

1. 通管 I 号：败酱草、紫花地丁、丹参、赤芍、路路通各 15g,三棱、莪术、穿山甲、橘核、延胡索各 15g。通管 II 号：通管 I 号去紫花地丁、延胡索,加三七末 6g,地龙、桃仁各 10g,蒲公英 15g。将上两方分别水煎浓缩至 150ml,分 4 次使用。将自制药液吸附垫浸在 50~60℃药液中直至饱和状,置少腹双附件对应部位,将离子导入治疗机(G2-IA 治疗仪)导板阴极和阳极分别固定在药液吸附垫上,即可开机治疗。治疗电量为 10~30mA,每日 1 次,每次 35 分钟,12 次为 1 个疗程,疗程间隔 3 日。通管 I 号适用于急性感染型输卵管不通,通管 II 号适用于慢性粘连型输卵管不通。

2. 蝼蛄 5 条,穿山甲 12g,皂角刺 15g,三棱、莪术、丹参各 30g,细辛 6g,血竭 3g,地龙、蛰虫各 10g,输卵管积水者加茯苓 50g。上药水煎 3 次约 600ml,兑匀再浓缩至 150ml,分 5 次离子导入。离子导入治疗机治疗时,用 9 层纱布蘸药汁紧贴少腹输卵管部位(治疗前排空尿液),正极板紧压其上,负极板包裹 9 层湿纱布置相应腰部,然后接通电源,电流量以患者耐受力为限,一般在 10~20mA。每侧导入 15~30 分钟,每日 1 次,10 次为 1 个疗程。疗程间隔 3 日。

(二十一) 磁疗法

耳穴：子宫、脑点、内分泌、肝、肾。方法：先用毫针刺入耳穴,然后在针柄上贴小磁片,每次留针 30 分钟左右,双耳交替施治。每日 1 次,10~15 次为 1 个疗程。

(二十二) 注射法

1. 肌内注射 胎盘组织液每次 1~2ml,每日 1 次。用于女性生殖器官发育不全等。

2. 穴位注射① 取穴：肾俞、关元、天枢、归来、三阴交、足三里。方法：每次选 2~3 个穴，上穴轮流使用；取 5% 当归注射液或胎盘组织液，每穴注入 0.5~1ml。隔日 1 次，10 次为 1 个疗程，经期暂停。

3. 穴位注射② a 组：丹参注射液 2ml，生理盐水 3ml。b 组：α- 糜蛋白酶 5mg，生理盐水 5ml。方法：两组药交替使用，分别注入子宫穴（双侧），注射时患者感觉酸麻胀为得气，即可注入药液。隔日 1 次，15 次为 1 个疗程，连续用 2 个疗程。治疗输卵管不通引起的不孕症。

（二十三）佩戴法

1. 川椒、桔梗、牡荆子、柏子仁、姜黄、吴茱萸、白术、薄荷、肉桂、川芎、益智仁、枳实、全当归、川乌、千年健、五加皮、蒺藜、羌活、防风、辛夷、甘草、荆芥、菊花、杜仲、乌药、半夏、白芷、附子、白芍、藁本、肉苁蓉、北细辛、猪牙皂、芜荑共 34 味，每味 30g。上药务要顶好鲜明咀片，研为细末，绢袋盛之，装入枕中，夫妇皆以此做枕。药料 3~5 个月一换。适用于宫寒不孕者。

2. 香附、柴胡、青皮、木香、川芎、枳壳、砂仁、陈皮、玫瑰花、合欢花、夜交藤、白菊花、白芍、牡丹皮、益母草、淫羊藿等。将上药研成粉末，做成药枕，每昼夜使用，时间不短于 6 小时。适用于肝郁型不孕症。

3. 大附子、大茴香、公丁香、母丁香、木香、升麻、五味子、甘遂各 3g，沉香、麝香各 0.5g，艾叶 5g。上 12 味，共研细末，揉艾铺帛，缝成肚兜，缚于脐腹部。适用于宫寒者。

（二十四）激光疗法

选用 YYJG-ⅠA 型二氧化碳激光治疗器，输出功率 20~30W，波长 10.6μm。照射部位按子宫和输卵管的位置而定，前位子宫一般照射下腹部，后位子宫照射腰骶部、八髎及其周围。照射距离 70cm，照射时间 8~12 分钟，10 次为 1 个疗程，间隔 6~7 日，月经期停止照射。TDP 疗法照射部位同上，照射距离 20~30cm，照射时间 30~40 分钟，疗程间隔同上。

【预防】注意经期卫生，提高妇科手术质量，加强术后抗炎治疗，预防感染。大力推广避孕措施及指导，减少人工流产率。通过普及教育，使女方掌握测定排卵期的方法，增加妊娠机会。

【临床报道参考】辨证治疗高催乳素血症性不孕症 65 例，肾阳虚肝郁型用妇孕Ⅰ号方（紫石英、续断、山药、当归、白芍、柴胡、甘草等），肾阴虚肝郁型用妇孕Ⅱ号方（干地黄、山药、紫河车、续断、白芍、牡丹皮、钩藤、甘草等），肝郁脾虚型用逍遥散加减（柴胡、当归、白芍、白术、茯苓、广郁金、甘草等）。各型随症增损。每日 1 剂，水煎服。结果：妊娠 24 例。催乳素由 (38.63 ± 26.56) μg/L 降至 (18.32 ± 8.04) μg/L（$P < 0.01$）。［新中医，1993，25（11）：39］

中西医结合治疗肥胖闭经不孕 56 例。方法：①于黄体酮引经来第 1 天起，每日服中药煎剂 1 剂（人参、黄芪、柴胡、甘草、白术、升麻、陈皮、茯苓、半夏、当归），至基础体温高温相为止；②隔日于中药汤中加绒毛汤 1 个（将所有人工流产吸出物放入去渣煮沸的药汤中 2 分钟）；③于经来第 5 日开始，每日服氯米芬 50~100mg，共 5 日（开始 50mg，第 2 周期加至 100mg）。结果：痊愈 30 例，显效 20 例，无效 6 例。［山西医药杂志，1997（3）：282］

治疗输卵管结核不孕症 16 例，先用柴胡、赤芍、青皮、延胡索、栀子、牡丹皮各 9g，茯苓、生山楂各 15g，当归、郁金、王不留行各 10g，以疏肝解郁，活血调经；再用夏枯草 20g，昆布、海藻、橘核、荔枝核、续断、生山楂各 15g，王不留行 10g，穿山甲 6g，青木香、干漆、当归、赤芍各 9g,蒲公英 30g,以行血化瘀,软坚散结。最后以补肾养血法调理,随症加味。外用阿魏消痞膏,贴压痛剧处。治疗 123~379 日,怀孕 15 例,中断治疗 1 例。[湖北中医杂志,1993,15(2):6]

嗣宝散(鹿角霜、紫河车、茺蔚子、紫珠、肉苁蓉、覆盆子、当归、女贞子各 500g,珍珠 25g,紫石英 100g,共研细末,过 120 目筛),每次 10g,每日 3 次,3 个月 1 个疗程,最多服 3 个疗程,治疗子宫发育不良性不孕者 19 554 例,已分娩 15 423 例,余为怀孕又流产和性器官发育欠佳及无效者。[湖北中医杂志,1989(2):24]

中医辨证用药配合使用克罗米芬(枸橼酸氯米芬)、黄体酮治疗过剩抑制综合征所致不孕 68 例,分为 3 型。脾气虚弱型 28 例,药用红参、白术、怀山药、茯苓、佩兰叶、陈皮、麦芽、山楂、熟地黄、鹿角霜、菟丝子、淫羊藿等;肝气郁结型 23 例,药用柴胡、香附、白芍、赤芍、丹参、乌药、女贞子、枸杞、泽兰叶、巴戟天、淫羊藿、香橼皮等;肾精亏损型 17 例,药用紫石英、鹿角霜、山茱萸、制香附、白芍、熟地黄、桑椹、淫羊藿、何首乌、菟丝子等。随证加减,从月经周期第 5 天服至第 16 天,共 12 剂,之后服丸药。脾气虚弱型服人参健脾丸,肝气郁结型服逍遥丸,肾精亏损型服乌鸡白凤丸,均按常规量服,至下一次月经来潮。于月经周期第 5 天口服克罗米芬,每日 1 次,每次 100mg,连服 5 天;闭经者于第 2 天肌内注射黄体酮,每日 1 次,每次 20mg,连用 3 天。下一周期重复上述用法。结果:痊愈[①月经周期正常,主症消失,B 超、化验或妇科检查证实妊娠。②雌激素、孕激素、黄体生成素或卵泡刺激素在正常范围。③月经中期出现 LH 高峰及 LH 峰距下次月经来潮>11 天;基础体温双相,尿 P_2>3mg/24h(或血清 P_0>5ng/ml),经期子宫内膜呈内分泌改变。符合上述之一者]52 例,有效(月经周期明显改善,主症消失,内分泌检查好转者)11 例,无效(闭经或主症无缓解,内分泌检查无改善)5 例。[中医杂志,1992,22(7):34]

辨证治疗未破卵泡黄素化综合征 32 例,肝气郁滞用柴胡、香附、青皮、路路通、泽兰叶、丹参、穿山甲、红花、橘络、赤芍、延胡索、鸡血藤;脾气虚弱用黄芪、红参、山药、茯苓、白术、香附、泽兰叶、益母草、琥珀、路路通、桂枝、青皮;肾气不足用续断、菟丝子、杜仲、淫羊藿、熟地黄、何首乌、紫河车、丹参、泽兰叶、桃仁、鸡血藤、五灵脂;寒湿困扰用肉桂、附子、高良姜、制香附、丹参、泽兰叶、紫石英、鸡血藤、当归、川芎、红参、延胡索。结果:均妊娠。2 个月以内妊娠 8 例,3+~4 个月妊娠 15 例,5+~6 个月妊娠 6 例,6 个月以上妊娠 3 例。随访:分娩者 24 例,婴儿发育正常。[上海中医药杂志,1992(8):11]

用固阴煎治疗免疫不孕 60 例,药用生晒参、炙远志各 9g,大熟地黄、菟丝子、五味子、炙甘草各 15g,山药 20g,山茱萸 10g。每日 1 剂,水煎服。按原来习惯进行性生活。30 日为 1 个疗程。治疗 3 个疗程。精子制动试验转阴者 51 例,痊愈 19 例,好转 32 例,无效 9 例。[中医杂志,1992,33(12):36]

薄贴法治疗不孕症,取通管毓麟膏(由炒小茴香、炒干姜各 10g,延胡索、肉桂、生半夏、香附、桂枝各 20g,当归、鸡血藤、淫羊藿各 60g,川芎、赤芍、炒五灵脂、续断各 40g,白芥子 12g,菟丝子 30g,香油 2 500g,樟丹 1 200g,麝香 4g,生蒲黄 18g,没药面 12g 制成)外贴。下腹正中痛为主贴中极;左、右下腹痛为主分别贴左、右归来;腰痛为主贴命门;腰骶痛为主贴腰阳关。10 日换贴 1 次;经前和经期必须应用。治疗输卵管阻塞性不孕症 116 例,痊愈 61 例,显效(输卵管已畅通,但未怀孕)22 例,好转(输卵管不通或通而不畅,但临床症状明显减轻)17 例,无效 16 例。疗程 1~8 个月。[中医药学报,1991(4):34]

热烘法治疗输卵管阻塞引起的不孕症 115 例(见治疗·热烘法),共治疗 4 个疗程,结果:治愈 85 例,有效(部分通畅)18 例。[陕西中医,1989(2):65]

针刺法治疗无排卵月经 63 例,分 2 组取穴。①关元、大赫、子宫、三阴交;②肾俞、肝俞、十七椎下、次髎、太溪。捻转提针,中强刺激,得气后留针 20 分钟。隔日 1 次,2 组交替取穴。1 个月为 1 个疗程,经治 3 个疗程后,显效(受孕,检查示卵泡发育或排卵,基础体温单相转为典型双相,月经来潮达 2 个周期以上,以上有 1 项达到者)41 例,有效(基础体温不典型双相转为典型双相,单相转为不典型双相,月经来潮 1 个周期)17 例,无效 5 例。[上海中医药杂志,1991(2):3]

针刺治疗子宫后位不孕 53 例。取穴:①阴交、气海、关元、中极、子宫(双)、三阴交(双);②八髎(双)、肾俞(双)。于月经后第 1~3 日针①组穴,第 4 日针②组穴为 1 个疗程,连续 2 个疗程。结果:显效(治疗 1 个月经周期,孕后足月生产)25 例,有效(治疗 2~4 个月经周期受孕)24 例,无效(治疗 5 个月经周期不孕)4 例。[陕西中医,1990,11(4):179]

针刺法结合内服通经散治疗输卵管不通所致不孕 100 例,第 1 组取三阴交、血海、肾俞,第 2 组取肝俞、足三里、脾俞。每日 1 次,两组交替。结果:痊愈 80 例,好转 17 例,无效 3 例。[中国针灸,1990(3):20]

灸法治疗不孕症 46 例,从月经周期第 5 日始,药用川椒、细辛,按 2∶1 比例研末,每次 2.5g,以生理盐水调成糊状,填塞消毒后的脐孔,上置生姜 1 片,间接艾灸 30 分钟,以胶布封闭脐孔,次日晨取下药物。每日 1 次,连用 10 次。同时口服毓麟丹(含熟地黄、山药、菟丝子等)15g,分 3 次服,自经净后开始,至下次月经来潮。单纯中药组 20 例,只服毓麟丹。结果:2 组分别痊愈(1 年内妊娠)22 例、4 例,显效 13 例、9 例,无效 11 例、7 例。药灸组受孕率明显高于中药组(P<0.05)。灸疗神阙可使盆腔血流图波幅发生明显改变(P 均<0.01)。[中医杂志,1993,34(3):163]

患者仰卧,以温开水调面粉适量,制成面条,绕脐周 1 圈,内径约 1.2~2 寸,然后将食盐填脐至略高 1~2cm,置黄豆大艾炷于盐上,共灸 7 壮。去掉食盐,取麝香末纳入脐中,再将真机散(巴戟天、川椒、附子、肉桂、淫羊藿、紫石英、香附各 10g,川芎、小茴香各 6g,研末)纳入脐中,上铺生姜片,再灸 14 壮。于月经第 6 日始,2 日灸 1 次,6 次为 1 个疗程,治疗 1~6 个疗程。结果:109 例不孕症患者受孕 33 例,已排卵 34 例,无排卵 42 例。[陕西中医函授,1993(1):19]

隔药灸法治疗输卵管阻塞性不孕 89 例。方法:先将食盐 30g、麝香 0.1g 分别研细末,分别待用;再将熟附子、川椒、王不留行、路路通、小茴香、乌药、延胡索、红花、川芎、五灵脂各 10g,混合研细备用。患者仰卧,用开水将面粉调成面条绕脐 1 周(内径 1.2~2 寸),将食盐末填满脐至略高 1~2cm,取黄豆大小艾炷置于盐上点燃灸之;灸 7 壮后去掉食盐,再将麝香末纳入脐中,然后将药末填满脐孔,上铺生姜,在姜片上置艾炷点燃灸 14 壮。3 日灸 1 次,7 次为 1 个疗程。结果:1~8 个疗程后,妊娠 27 例,显效(输卵管通畅)42 例,有效(输卵管通而不畅)11 例,无效 9 例。[贵阳中医学院学报,1991(4):15]

保留灌肠法治疗输卵管炎性阻塞性不孕症 100 例,基本方为大血藤、丹参、赤芍、黄柏、败酱草、夏枯草、穿山甲、路路通、王不留行、三棱、莪术。肝郁,加柴胡、郁金;寒湿盛,加细辛、桂枝;肾虚,加续断、桑寄生;少腹痛甚,加延胡索、川楝子。每日 1 剂,浓煎至 100ml,药温 38~39℃时保留灌肠,经期停用;第 2 煎分早晚 2 次口服。结果:临床治愈 73 例(其中妊

娠 35 例),有效 21 例,无效 6 例。[北京中医,1990(3):19]

以水蛭、蟅虫、三棱、莪术、当归、丹参、山药、党参、白术、薏苡仁、川楝子、陈皮为基本方,随症加减,第 1 煎灌肠,第 2 煎口服。10 日为 1 个疗程。在月经干净后 3~7 日,输卵管通液 1~2 次。治疗输卵管阻塞性不孕 30 例,1~3 个疗程后,妊娠 24 例,显效 3 例,好转 2 例,无效 1 例。[山西中医,1992,8(1):41]

割治法治疗子宫发育不良所致不孕症 176 例(见治疗·割治法)。结果:妊娠 148 例。(《实用中西医结合诊断治疗学》)

插宫法治疗子宫发育不良、子宫颈狭窄或子宫位置异常所致不孕症 45 例(见治疗·插宫法)。结果:妊娠 38 例。(《实用中西医结合诊断治疗学》)

离子导入法治疗输卵管阻塞 137 例(见治疗·离子透入法 1),其中急性感染型 52 例,均获痊愈;慢性粘连型 85 例,痊愈 79 例,有效 4 例,无效 2 例。[中西医结合杂志,1991,11(6):333]

用丹参注射液于足三里下 2 寸阿是穴注射,每周 1~2 次。血瘀腑实型,用桂枝、茯苓、桃仁、牡丹皮、赤芍、丹参、大黄、蟅虫、红花、香附、枳壳、川牛膝。痰湿阻滞型,用胆南星、浙贝母、姜半夏、陈皮、路路通、穿山甲、皂角刺、苏木、刘寄奴、白花蛇舌草、全瓜蒌。夹热用礞石滚痰丸,夹瘀加丹参、桃仁、蟅虫、刘寄奴、莪术。水煎服。治疗雄激素过高所致排卵障碍 26 例。治疗 3 个月后,痊愈 23 例,好转 1 例,无效 2 例。[浙江中医学院学报,1993,17(1):34]

激光疗法治疗输卵管阻塞性不孕症 39 例(见治疗·激光疗法)。结果:治愈 21 例。[实用妇科与产科杂志,1989(3):133]

第二节 梅 核 气

以咽喉异物感如梅核梗阻,咽之不下,咯之不出为主要表现的咽喉病,称梅核气。本病与西医学的癔症球相似。

【病因病机】

1. 肝郁　七情不调,肝气郁结,气逆于上。

2. 痰结　久思伤脾,脾虚生痰,痰气互结,滞于咽喉。

【临床表现】

1. 肝郁型　情志不舒,喜叹息,胸胁胀痛,咽喉似物梗塞。舌淡红,苔薄白,脉细弦。

2. 痰结型　咽喉有痰阻塞,咯之不出,胸脘痞满,带质稠。舌淡红,苔白腻,脉细。

【治疗】

(一) 辨证组方

1. 疏肝解郁,降逆利咽　预知子、川楝子、郁金、绿梅花各 10g,白残花、木蝴蝶、玫瑰花各 5g,桔梗、生甘草各 4g。

2. 理气化痰,散结利咽　制半夏、厚朴、茯苓、生姜各 10g,紫苏叶 9g,石菖蒲 15g。

(二) 单方验方

1. 陈皮、甘草各 15g,水煎服。

2. 越鞠丸,每日 2 次,每次 4.5g。

3. 胖大海 9g,泡茶服。

(三) 饮食疗法

玫瑰花 15g,海蜇、荸荠各 360g,核桃 12 枚,入高粱酒 1kg 浸 7 日,每次半杯,每日 2 次饮服。

(四) 漱口法

金银花露漱口,每隔 2~3 小时 1 次。

(五) 喷药法

月石 250g 放铁锅内、加热炒熔,青盐 15g 煅红、置阴凉处一昼夜、以去火性,然后与黄连 6g、薄荷冰 1.5g、梅片 30g、青黛 9g、冰片 1.5g 混放一起,研成极细药粉,以纸筒或喉头喷雾器吹入咽喉。

(六) 含化法

1. 沉香、紫苏叶、莱菔子、降香各 96g,木香、乌梅肉各 126g,栀子仁 156g。上药共为细末,加红糖、白糖各 500g,用小火熬成稠膏。每次 3g,每日 2 次,含化。

2. 九制陈皮,含服。

(七) 针刺法

1. 毫针　取穴:天突、人迎、足三里、内关。方法:留针 30 分钟,10 分钟行针 1 次,出针后再浅刺咽喉壁放血。

2. 耳针　取穴:皮质下、内分泌、心、肾、脾、神门、交感、咽喉。方法:每次取 5~6 穴。中等刺激。留针 1~2 小时。

3. 埋针　取穴:同 2。方法:用耳环针于上穴埋藏,留针 3 日换取,两耳交替针刺。10 次为 1 个疗程。

(八) 注射法

穴位注射　取穴:膻中、气海、足三里(双)。方法:患者仰卧,用注射器吸取 2% 普鲁卡因溶液与 5% 当归注射液各 4ml,分别注入上穴各 1ml。普鲁卡因应先做皮试,若阳性可单独用当归注射液。膻中应向上平刺,注入 0.5~2ml。气海、足三里均直刺 1~1.5 寸,得气后注药 1.5~2ml。每日 1 次,5 次为 1 个疗程。

(九) 敷法

斑蝥 3g,全蝎、蜈蚣各 1g,冰片 0.5g,共研细末,加适量凡士林,调成糊状备用。用时拿小竹签取本品如火柴头大小,置于小块胶布中央,贴敷于天突,单侧则贴敷曲池。每次贴 3 日,5 次为 1 个疗程。

【预防】调养情志,保持心情愉快。参加适当体育运动,调畅气机,是预防本病的重要措施。

【临床报道参考】辨证组方治疗梅核气 237 例,其中女 232 例,方用半夏、厚朴、枳壳、桔梗、陈皮、射干、郁金各 10g,麦冬、生地黄、白芍各 30g,瓜蒌 15g,甘草 6g。随症加减,9 剂 1 个疗程。结果:症状消失者共 222 例。[陕西中医,1989,10(12):532]

针刺治疗梅核气 526 例,有效 516 例,无效 10 例。(《实用针灸疗法临床大全》)

穴位注射治疗梅核气 408 例,常用天突、增音(人迎前上方 1~2cm)。穴位常规消毒,取 0.05% 维生素 B_{12} 注射液和 2% 利多卡因注射液各等分,混合,进针 1~2cm,每穴注入药液 1~2ml,出针后用棉签压迫止血。2~3 日 1 次。结果:痊愈 286 例,有效 82 例,无效 40 例。疗程 2~8 次。[黑龙江中医药,1993(6):42]

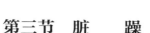

第三节 脏 躁

以精神抑郁,心中烦乱,无故悲伤欲哭,哭笑无常,呵欠频作为主要表现的情志疾病,称脏躁。本病与西医学的癔症相似。

【病因病机】

1. 心血不足 忧思过度,情志不悦,损伤心脾,心血不足,心神不守,而致脏躁。

2. 阴虚火旺 久郁化火,火灼阴液,火热上扰心神,而致脏躁。

3. 痰火交炽 素体阴虚,五脏失养,或因五志化火,煎液成痰,痰火上扰,而致脏躁。

【临床表现】

1. 心血不足型 精神不振,神志恍惚,或心烦意乱,悲伤欲哭,失眠健忘,频作呵欠。舌淡苔薄,脉虚细。

2. 阴虚火旺型 心烦易怒,夜寐欠安,梦多善惊,坐卧不定,时悲时喜,溲赤便秘。舌红苔黄,脉细数。

3. 痰火交炽型 心胸烦闷,思想纷纭,甚至意识不清,语无伦次,殴打怒骂,不避亲疏。舌苔黄厚或腻,脉弦数或滑数。

【治疗】

(一) 辨证组方

1. 养心安神,甘缓和中 甘麦大枣汤加味:炙甘草、五味子各6g,小麦、磁石(先煎)各30g,大枣、炒酸枣仁各10g,朱茯苓、党参各5g,当归、山药各12g,阿胶(烊冲)9g。

2. 滋阴清火 百合地黄汤加味:百合30g,生地黄、夜交藤各15g,知母、石决明(先煎)各12g,朱麦冬、炒白芍、炒酸枣仁、炒栀子、牡丹皮各10g。

3. 清热涤痰开窍 黄连温胆汤加味:黄连3g,竹茹、半夏、茯苓、郁金各10g,陈皮、枳壳、远志、石菖蒲各8g,瓜蒌皮、礞石各12g,生甘草5g。

(二) 单方验方

1. 丹参15g,远志6g,磁石(先入)30g,琥珀末(吞)2g。

2. 百合地黄汤 百合20g,生地黄20g。

(三) 饮食疗法

1. 百合鸡子黄汤 百合45g,浸一宿,出白沫,去其水,用清水煮,加鸡蛋黄搅匀再煮,放白糖或冰糖调味。

2. 红黄安神羹 鲜鸡蛋(去清留黄)2枚,灯心草9g,朱砂(研面)3g。将灯心草放入砂锅内,加水100ml,慢火煎煮30分钟,然后滤入碗内,加入蛋黄及朱砂面拌匀,隔水蒸后服用。每晚服1次,7日为1个疗程。

3. 胡桃仁30g,捣碎,和糖开水冲服,每日3次。

(四) 敷法

1. 柴胡10g,夏枯草30g,钩藤、白芍、陈皮各12g,冰片3g。研细末,调拌凡士林或童便,外敷期门、大椎。情志内伤者,上药加百合6g、远志、丹参各12g,加敷三阴交、涌泉;心脾受损者,上药加竹茹10g、香附12g、当归20g,加敷心俞、中脘。

2. 吴茱萸12g,龙胆20g,土硫黄6g,朱砂0.6g,明矾3g,小蓟根60g。共研细末,调拌凡士林,敷贴期门、涌泉。

3. 夏枯草 60g,捣烂,调拌麻油,敷贴大椎、期门。

4. 野菊花 80g,捣烂,外敷两胁肋部位。

5. 香附 12g,枳实 10g,葱白 30g,樟脑 3g,研细末,调拌蜂蜜或鸡蛋清,敷贴心俞、中脘。

（五）针刺法

1. 毫针　取穴:大陵、神门、百会(均泻);涌泉、心俞(均补)。痰浊,加中脘、丰隆(均泻);肝火,加太冲、行间(均泻);昏仆不醒,加人中。

2. 双针一罐刺血法　大敦、百会用三棱针点刺出血;或太冲、行间、少冲用三棱针点刺出血。大椎、身柱用火罐拔吸 10 分钟;或肝俞、期门用火罐拔吸 10 分钟。脊柱两侧、胸胁部用梅花针弹刺出血;或心俞、足三里、丰隆用梅花针弹刺出血。

3. 电针　取穴:百会、神门;太阳、内关。

4. 耳针　取穴:神门、心区、头部。

5. 温针　膻中斜刺,中脘直刺,均采用呼吸补法后,在毫针柄上将艾点燃。合谷透劳宫,太冲透涌泉,上下交叉取穴。

（六）灸法

1. 瘢痕灸　通草蘸油灸劳宫、涌泉,每获奇效。

2. 隔药灸　取紫苏叶、艾叶、麝香少许,和面糊制成饼状,置于膻中、中脘两穴上,再以麦粒大小艾炷隔饼灸治,每次 10 壮,隔日灸 1 次,连用 2 周。此法既可用于发作时,也可用于间歇期。

（七）按摩法

1. 常规按摩　基本操作:以两手拇指掌侧分置头部两侧太阳处揉动 1~3 分钟后,再以一手扶定头部,另一手拇指于左或右侧自头维起,向外下方经太阳至耳门上,反复摩动 2~5 分钟,使患者有酸胀及放射至额前的感觉,再以双手拇指在侧胸部自锁骨下气户起,向下点按至冲门,同时分推肋缘,反复 3~5 次。令患者仰卧,以两手拇指掌侧对置于腋前天泉处,两手其余四指扶定上肢,自上向下推动至曲泽 2~3 分钟。再以拇指对置于天府处,自上向下经侠白推动至尺泽 2~3 分钟。再以两拇指对置于极泉下,自上向下经青灵推动至少海 2~3 分钟。令患者仰卧,拇指置肘窝正中曲泽处,自上向下推动,过内关至掌心劳宫,反复操作 1~2 分钟。再以一手拇指掌侧置前臂下端内关处,另一手拇指按神门,反复按揉 3~5 分钟。然后再以右手拇指置足底涌泉处,进行旋转指揉 2~5 分钟。最后令患者俯卧,在患者腰背部按揉 3~5 次,然后以拇指弹拨脊柱两旁肌肉。最后再以轻手法推按腰背部 3~5 次。辨证加减:伴见自觉气从少腹上冲咽喉,发作欲死,复还止者,加点按中极、关元各 2 分钟。自上腹巨阙、幽门处,自上向下呈直线摩动,经中脘、阴都至脐上水分,反复摩按 5~10 分钟。伴见喜悲伤欲哭,象如神灵所作,数欠伸者,加点按通里、照海各 2 分钟。患者俯卧,医者以手握拳,在患者背部左或右侧之肩中俞处拳揉 1~2 分钟;自大杼起,经脾俞、胃俞至肾俞、大肠俞,两侧反复拳揉 2~5 分钟。对突然昏倒,不省人事,但多能复苏,属气厥者,重点掐压人中、劳宫、涌泉,并配合言语暗示。

2. 耳穴按摩　选肝、胰胆、心、肾、皮质下、神门、交感、内分泌等耳穴,施以按压捻搓掐手法,强刺激 3 分钟,每日 3 次。

3. 手、足穴按摩　重掐手掌侧劳宫;背侧十宣、合谷、少商、八会、虎边等;掌侧小鱼际。指掌点按、重掐足底涌泉、泉跟、泉中、泉顶、心包区点;背侧通骨、商丘、照海等。发病时,重掐手指足趾甲根;捻拨各指;重点头区及全息穴头点。平时,可用轻、中度手法摩按上述穴区;手法由轻至重,以加强其适应性,防止发病。

【预防】保持心情愉快,培养健康的心理,是预防该病发生的关键。一旦病情得到控制,应杜绝外界不良精神刺激,及时配合语言暗示等精神心理疗法,可以取得较单纯药物治疗更好的效果。

【临床报道参考】用安脏汤治疗脏躁 75 例,药用柴胡、香附、栀子、半夏、甘松各 10g,生地黄、浮小麦、珍珠母、龙齿各 30g,白芍、甘草各 5g,竹茹 6g,大枣 5 枚。服药 5~20 剂后,临床症状完全消失者 52 例,明显好转但时有发作者 9 例,无改善 14 例。[成都中医学院学报,1986(3):32]

第四节　卵　巢　早　衰

卵巢早衰是指卵巢内卵泡耗竭或医源性损伤引起的卵巢功能衰竭,导致女性 40 岁前就出现闭经现象。激素特征为高促性腺激素水平,卵泡刺激素(FSH)>40U/L、雌激素水平低下,并伴有不同程度的围绝经期症状,是早发性卵巢功能不全的终末阶段。

【病因病机】

1. 肾水匮乏,精血不足　素禀肾虚,或房劳多产损伤肾气,或惊恐久病伤肾,或润养不足,或温煦无力,天癸乏源,冲任不充,血海不能满溢。

2. 脾虚气弱,血化不足　素体脾胃虚弱,劳倦伤脾,以致化源不足,气血阴精不足,冲任失养,天癸乏源,血海不能满溢。

3. 肝木不疏,气郁血滞　素禀心胸狭隘,常肝气郁结,不得宣达,疏泄失调,血行不畅,天癸阻滞,血海不能满溢。

4. 瘀血阻滞,冲任不畅　手术损伤,跌仆顿挫,用药不慎,瘀滞血脉,血行不畅,天癸阻滞,血海不能满溢。

5. 痰湿阻滞,冲任不调　素体丰腴,痰湿之体,脾虚不运,痰湿阻滞,脉络不通,天癸阻滞,血海不能满溢。

6. 心肾不交,水火失济　易感之体,思劳过度,心阴暗耗,心火易炎,下吸肾阴,水火不济,天癸乏源,血海不能满溢。

【临床表现】

1. 肾水匮乏,精血不足型　经量减少,或周期延长,闭经,潮热出汗,腰膝酸软,性欲减退,阴道干涩,头晕耳鸣。舌红,苔少,脉细数。

2. 脾虚气弱,血化不足型　经量减少,或周期延长,闭经,潮热出汗,阴道干涩,消化不良,经常腹泻,面色少华,头晕失眠。舌淡红,苔薄白,脉细。

3. 肝木不疏,气郁血滞型　经量减少,或周期延长,或有潮热出汗,乳胀胁痛,烦躁易怒,失眠,腹胀。舌红,苔黄,脉弦数。

4. 瘀血阻滞,冲任不畅型　月经渐少,甚至闭经,少腹刺痛,潮热汗出。舌暗、边尖瘀,苔薄白,脉涩。

5. 痰湿阻滞,冲任不调型　月经量少,经期后延,或见闭经,体倦神疲,少食胸闷,痰多。舌较淡胖嫩,苔白腻,脉沉滑。

6. 心肾不交,水火失济型　月经渐少,甚至闭经,心烦失寐,心悸不安,眩晕耳鸣,五心烦热,腰膝酸软。舌红,苔薄,脉细数。

【治疗】

(一) 辨证组方

1. 补肾填精,滋补肾阴　补胞汤(马氏方):熟地黄 20g,紫河车(研粉吞)10g,何首乌 30g,菟丝子 30g,巴戟天 12g,淫羊藿 15g,鹿角胶(烊冲)20g,龟甲胶(烊冲)20g,当归 15g,桑寄生 30g,黄精 30g,鸡血藤 30g,黑大豆 30g。

2. 补养脾胃,资化血源　熟地黄 12g,当归 9g,川芎 6g,白芍 12g,党参 12g,白术 10g,茯苓 10g,炙甘草 6g,阿胶(烊冲)10g,怀牛膝 10g,柴胡 9g,香附 9g。

3. 疏肝行气,养血柔肝　柴胡 10g,白芍 10g,枳壳 9g,香附 9g,郁金 10g,牡丹皮 10g,合欢皮 15g,当归 9g,茯苓 10g,荔枝核 10g,川牛膝 15g,路路通 12g,薄荷 5g,甘草 6g。

4. 活血化瘀,调理冲任　桃仁 10g,月季花 10g,泽兰 10g,丹参 12g,川芎 6g,益母草 12g,苏木 6g,鸡血藤 12g,菟丝子 15g,杜仲 12g,女贞子 15g,墨旱莲 15g,石斛 12g。

5. 化瘀豁痰,益肾健脾　甘草 6g,党参 15g,白术 15g,茯苓 30g,半夏 10g,车前子 10g,菟丝子 15g,陈皮 10g,桂枝 10g,牛膝 15g,枸杞 15g。

6. 养心安神,交通心肾　紫石英 15g,菟丝子 10g,肉苁蓉 10g,补骨脂 10g,覆盆子 10g,石斛 10g,桑椹 10g,莲心 6g,甘草 6g,酸枣仁 20g。

(二) 单方

天癸汤:熟地黄 20g,山药 20g,菟丝子 30g,白芍 15g,杜仲 15g,怀牛膝 15g,龟甲 15g,紫河车 10g,巴戟天 30g,女贞子 20g,丹参 30g,香附 20g,生甘草 5g。

(三) 中成药

1. 河车大造胶囊(每粒 0.35g),一日 3 次,一次 3 粒,30 天 1 个疗程,共服用 3 个疗程,月经期间不停服。

2. 坤泰胶囊,每日 3 次,每次 4 粒。

(四) 饮食疗法

紫河车粉 15g,做成胶囊,同时每天食用以 30~90g 黄豆制成的各种食品(如豆芽、豆腐等),共治疗 3 个月。

(五) 针刺法

1. 毫针　取穴:大椎、陶道、身柱、灵台、至阳、涌泉。沿棘突下凹陷处进针,进针约 1.5 寸;其中,涌泉直刺 0.5~1 寸。每日 1 次,15 次为 1 个疗程。

2. 毫针　A 组:关元、归来、子宫、中极、三阴交、足三里、血海、太冲、太溪;B 组:膈俞、肝俞、脾俞、肾俞、关元俞、次髎。两组穴位交替使用。关元、三阴交、太溪、肾俞、关元俞用补法,其余用平补平泻法;得气后留针 30 分钟,每隔 10 分钟行针 1 次,阳虚者加温针灸;隔日 1 次,3 个月为 1 个疗程,每疗程间休息 1 周。

3. 电针　取穴:天枢(双)、中髎(双)。使用华佗牌针灸针(03 号毫针)、Hans 电针仪(2/15Hz),每次治疗 20 分钟,两穴隔日交替,第 1~2 周每周治疗 4 次,第 3~4 周每周治疗 2 次,以后每周治疗 1 次,3 个月为 1 个疗程。

(六) 灸法

1. 取穴中极、次髎、足三里、三阴交,各灸 3 壮,隔日 1 次,10 次后停 7 天,再续行艾灸。

3 个月为 1 个疗程。

2. 取穴关元、肾俞、足三里、三阴交,各灸 3 壮,隔日 1 次,10 次后停 7 天,再继续治疗。3 个月为 1 个疗程。

(七) 耳穴压迫法

将王不留行置 0.5cm² 胶布上,并贴压神门、卵巢、脑点、肝、脾、肾、内分泌等耳穴,用胶布固定,同时用指尖间断按压耳穴,以患者略感胀、沉重刺痛为度,每穴每次点压 20 下,每日 3 次,每次一侧耳,两耳交替,3 次 /w,治疗 3 个月后观察疗效。

(八) 埋法

取穴:肝俞、脾俞、肾俞、期门、章门、京门(均双侧)。将穴位分为 2 组,左侧背俞配右侧募穴为一组,右侧背俞配左侧募穴为一组。2 组穴位轮流埋线。操作方法:采用注线法,使用有针芯的专用一次性穴位埋线针。将羊肠线剪成 0.8~1.2cm 长度,浸泡于 75% 乙醇溶液内备用。患者俯卧,全身放松。选定背部穴位,用甲紫溶液做好标记,再用碘酊及乙醇溶液常规严格消毒。取出适当长度的羊肠线,用生理盐水冲洗后放入针头内,不用局麻,像注射一样直接快速破皮进入穴位,深约 0.3~0.5cm,待患者局部得气后,用针芯推入羊肠线后出针,用消毒棉签局部压迫止血并常规消毒后,用无菌创可贴外贴。然后取仰卧位,同法在侧腹部穴位上埋线。疗程:分为埋线治疗期(15 天埋线 1 次,4 次为 1 个疗程)和埋线巩固期(1 个月埋线 1 次,4 次为 1 个疗程)。

(九) 熨法

外敷方组成:当归、川芎、丹参、鸡血藤、红花、桂枝、透骨草、艾叶等。使用方法:将中药装入布口袋,用前隔水蒸 20~30 分钟,趁热敷于下腹部,每次 30~60 分钟,每日 1~2 次,经期停用。3 个月为 1 个疗程,连续观察 1~2 个疗程。

(十) 按摩

取穴:大椎、陶道、身柱、灵台、至阳、涌泉、子宫、卵巢、三阴交、足三里。隔日 1 次,10 次后停 7 天。

第五节　围绝经期综合征

女性在围绝经期因性激素减少所致的内分泌、躯体和心理变化引起的一系列症状,称围绝经期综合征。

【病因病机】

1. 肝肾阴虚　素体阴虚,至围绝经期阴分更显不足,肾水亏乏,水不涵木,导致该病。

2. 脾肾阳虚　素体脾肾虚弱,至围绝经期肾气衰退,肾虚及脾,脾阳不振,导致该病。

3. 阴阳两虚　素体肾阴(或阳)不足,久则阴(阳)虚及阳(阴),而致阴阳两虚,导致该病。

4. 心脾两虚　思虑劳作过度,损伤心脾,而致心脾两虚,导致该病。

【临床表现】

1. 肝肾阴虚型　月经紊乱,量多或淋沥不净。烘热汗出,烦躁易怒,口干咽燥,头晕耳鸣,手足心热,腰膝酸软。舌质红或中剥少津,苔薄,脉沉细带数。

2. 脾肾阳虚型　月经紊乱,量多色淡。神情淡漠,懒言气短,畏寒怕冷,腰背尤甚,纳谷不香,大便溏薄,小溲清长,神疲倦怠,面色㿠白。舌质偏胖、边有齿痕,苔薄,脉沉细。

3. 阴阳两虚型　具有以上 2 种证型夹杂的临床表现。

4. 心脾两虚型　头晕心悸,失眠多梦,神倦健忘,经来量多,或淋沥不断。舌淡苔薄,脉虚缓无力。

【治疗】

(一) 辨证组方

1. 滋肾柔肝,育阴潜阳

(1)左归饮加味:熟地黄 12g,山药 15g,枸杞 10g,山茱萸 10g,炙甘草 5g,茯苓 10g,制何首乌 12g,龟甲 12g,龙骨 15g。

(2)加减镇肝熄风汤(马氏方):生龙骨 20~30g,生牡蛎 20~30g,生龟甲 12g,生鳖甲 12g,怀牛膝 15g,代赭石 15g,天冬 12g,玄参 12g,生白芍 15g,浮小麦 15~30g,白薇 12g,生地黄 12~15g。

2. 温补脾肾　右归丸加味:熟地黄、枸杞、覆盆子各 12g,党参、山药各 15g,山茱萸、鹿角胶(烊冲)、杜仲、补骨脂各 10g,肉桂 4g,制附片 6g,仙茅 8g。

3. 调补阴阳　二仙汤:知母、黄柏、当归、巴戟天各 9g,仙茅、淫羊藿各 12g。

4. 补益心脾　归脾汤加味:党参、夜交藤、龙齿各 15g,白术、茯神、酸枣仁、炙黄芪、柏子仁各 10g,当归身 6g,远志 8g,木香 5g,龙眼肉 10 枚,生姜 3 片,大枣 5 枚。

(二) 单方验方

1. 甘麦大枣汤　甘草 4.5~6g,小麦 30g,大枣 10 枚。

2. 温下清上汤　淫羊藿 18g,当归、栀子各 9g,紫草 15g,珍珠母 30g。

3. 鲜百合 50g,清水浸泡一夜。生熟酸枣仁各 15g,水煎去渣,取其汁将百合煮熟,喝汁吃百合。

(三) 饮食疗法

1. 鳖 1 只,去内脏,洗净。枸杞 30g,放入鳖腹内,然后加葱、姜、糖、黄酒等清蒸,熟后吃鳖肉和枸杞,喝汤。适用于围绝经期综合征阴虚内热,潮热盗汗,腰膝酸软等。

2. 麻雀粥　麻雀 3~5 只,大米 60g,葱白 3 条。将麻雀去毛、内脏,炒熟,入酒 1 小杯,煮沸,加水适量,放米煮粥,熟时下葱白、盐调味服食。治疗肾阳虚型围绝经期综合征。

3. 猪心 1 个,朱砂 2g。先将猪心洗净去尽血水,再把朱砂灌入猪心内,用水炖熟至烂,吃肉喝汤。用于围绝经期妇女心悸、烦躁,有良好效果。

4. 何首乌黄芪乌鸡汤　乌鸡肉 200g,制何首乌 20g,黄芪 15g,红枣 10 枚。黄芪、制何首乌洗净,用棉布袋装,封口;红枣去核,洗净;乌鸡肉洗净,去脂肪,切成小块。把全部用料一齐放入砂锅内,加清水适量,武火煮沸后,文火煮 2 小时,去药袋后,调味即可。随量饮用。适用于围绝经期综合征证属气虚血弱,肝肾不足者。

(四) 敷法

1. 吴茱萸 12g,龙胆 20g,朱砂 0.6g,明矾 3g,小蓟根 60g,共研细末,调拌凡士林,敷于涌泉、命门。

2. 香附 12g,夏枯草 60g。将上药捣烂,调拌麻油,外敷心俞、期门。

(五) 濯浴法

温泉、食盐泉、重碳酸钠泉、硫酸盐泉、铁碘泉、氡泉,任选一矿泉进行泉浴疗法。

（六）针刺法

1. 毫针　围绝经期综合征表现喜怒无常等精神神经症状者,可针人中、内关、神门、涌泉、肝俞、心俞、百会等;失眠者,可针神门、三阴交;心痛心悸者,针郄门、神门;心烦心悸者,针内关;大汗出者,针合谷、复溜;围绝经期崩漏者,可针关元、三阴交、隐白。

2. 皮肤针　部位:颈项部、头顶部、腰部、骶部、小腿内侧、内关。重点叩大椎、风池、百会、肾俞、腰部、骶部、三阴交、内关。方法:中等强度刺激,由上向下反复叩打 4~5 遍。每日 1 次,10 次为 1 个疗程,疗程间隔 5 日。

3. 皮内针　取穴:内关、膻中。方法:用 32 号不锈钢毫针制成皮内针刺入穴位。刺膻中时,针尖入皮后,将针体放平,针尖沿胸骨向下平刺,然后用胶布固定针柄,埋针 1~2 日。3 日治疗 1 次,5~7 次为 1 个疗程,疗程间隔 5 日。

4. 腕踝针　取穴:两上 1(在小指侧尺骨缘前方,用拇指端按压最凹陷处)。方法:取 30 号或 32 号 1.5 寸毫针,针体与皮肤呈 30° 角,快速通过皮肤,即将针放平,将针体贴近皮肤表面,循纵的直线方向沿皮下进针,针刺进皮下的长度约 35mm,要求不出现酸、麻、胀、痛等感觉,把针体留在皮下组织浅层,留针 30 分钟。隔日 1 次,10 次为 1 个疗程。

5. 头皮针　部位:晕听区(从耳尖直上 1.5cm 处,向前及向后各引 2cm 的水平线)、感觉区(位于运动区向后移 1.5cm 的平行线上)。方法:用 28 号 1.5~2.5 寸毫针,使针与头皮呈 30° 左右夹角,用夹持进针法刺入帽状腱膜下,然后沿皮平刺 1.5~2.0 寸,捻针 2 分钟左右,留针 10 分钟。隔日 1 次,10 次为 1 个疗程,疗程间隔 5 日。

6. 激光针　取穴:石门、丰隆、中脘、气海。方法:采用 3~5mW 氦-氖激光针,每穴照射 10 分钟,或用 10W 二氧化碳激光扩焦。照射上述穴位,以不烫伤为宜。

7. 三棱针　取穴:阳关至腰俞。方法:选上穴挑皮 0.2~0.3cm,深 0.1~0.15cm,以月经来潮第 2 日最好。3 日 1 次。

8. 电针　取穴:三阴交、足三里、太冲、太溪。气血亏虚,配肝俞、脾俞,或气海。方法:选用疏密波或连续波,中等刺激强度,以患者能忍耐为宜。每日 1 次,每次 15~20 分钟,10 次为 1 个疗程。

9. 耳针　取穴:肝肾阴虚型,取内生殖器、内分泌、卵巢 2、丘脑、肾、肝、肾上腺;脾肾阳虚型,取内生殖器、内分泌、卵巢 2、丘脑、肾、脾、皮质中、激素点。均用毫针,压丸、夹治等补法治之。有烦躁不安或血压偏高者,先于耳尖、耳背沟点刺放血 1~3 滴,然后按常规治疗。随症加穴:心悸、心律不齐,加刺心、心脏点、皮质下、小肠;失眠严重,加刺神经衰弱区、垂前、皮质下、神门;烦躁易怒,加刺枕小神经点、肝阳、三焦;五心烦热,加刺交感、耳尖放血;便溏水肿,加刺脾、三焦;血压偏高,加刺降压点、耳背沟、耳尖放血;汗多,面色潮红,加刺交感、面颊、肺。

（七）灸法

取穴:关元、气海、脾俞、肾俞、三阴交、足三里。方法:用艾条温和灸,每穴施灸 5~7 分钟。每日 1 次,10 次为 1 个疗程。

（八）耳穴压迫法

取穴:内分泌、皮质下、肾、肝、脾。方法:伴心悸、失眠多梦,加心、神门;水肿、便溏,加大肠、膀胱;高血压,加降压沟。用王不留行贴压上述穴位,每穴每次按压半分钟,每日 5 次,压力以能耐受为度。两耳交替,5 日更换 1 次,6 次为 1 个疗程。治疗 2 个疗程未愈,休息 2

周,再继续第 3 个疗程。

(九) 按摩法

1. **常规按摩**　基本操作:沿脊柱两侧膀胱经路线自风门至八髎按揉 5~6 遍,再揉点两侧心俞、肝俞、胃俞、肾俞、次髎各 1 分钟。在脐部顺时针方向按揉并向周围扩大,反复按揉5~6 遍,再按点中脘、肓俞、气海、关元、子宫各 1 分钟左右,然后顺时针方向摩腹 5~6 遍,拿揉下肢,揉点足三里、三阴交、太冲、涌泉,推印堂至前发际 5~6 次,再从印堂按揉至两侧颞颥部 5~6 次,揉点印堂、太阳、百会,继以拇指从前额督脉处分推至颞颥部经耳上至后头部 5~6次。拿揉后颈部、肩部,自上而下反复 3~4 次,揉点风池、大椎,捏拿肩井,再拿揉两上肢,点按内关、合谷各 1 分钟。辨证加减:月经过多,时间过长或点滴不净伴腰酸软者,腰部和腹部手法宜轻缓,加横搓八髎,揉点志室、阳陵泉,按揉委中、承山等,搓涌泉以透热为度。心慌、胸闷、气短者,按揉心俞、膈俞、膻中、少海、通里、内关各 1 分钟。烦躁不安,舌苔厚腻,脉弦数者,施术手法宜重,加揉点肝俞、太冲、身柱、大椎,揉太阳、神庭、百会、风池各 1 分钟。神倦乏力者,加按揉脾俞、胃俞、中脘、足三里、三阴交各 2 分钟。并见多汗,可加揉点大椎、后溪、合谷各 1 分钟。失眠或多梦者,以轻手法长时间揉按印堂、太阳、头维、上星、百会、风池,点按肝俞、足三里、曲池、内关、神门等。

2. **耳穴按摩**　取肝、肾、心、内生殖器、内分泌、交感、皮质下、神门等,施以搓、捻手法,中度刺激约 10 分钟,每日 2 次。

3. **手穴按摩**　揉搓小指第 1 关节掌侧的肾穴,肾穴之下的命门穴,手掌小指侧的生殖区,手背的阳池,手掌中央的心包区及环指指甲旁的关冲,每日 1~3 次。

4. **足穴按摩**　推摩足部头、骨盆、子宫及卵巢等反射区,点按、擦垂体、子宫、卵巢等反射区。每日 1 次,在固定时间进行。

(十) 拔罐法

1. 取大椎、心俞、肝俞、气海俞;以及身柱、脾俞、肾俞。每日或隔日 1 次,每次 1 组,均用刺络留罐法。

2. 肝肾阴虚型,取肾俞、肝俞、心俞、三阴交;先在肾俞、肝俞、心俞用三棱针点刺,用闪火法拔点刺穴 5 分钟,用同法在同一侧三阴交拔罐,第 2 日取对侧穴位。脾肾阳虚型,取肾俞、脾俞、气海俞、足三里;用闪火法在同一侧穴位拔罐 10 分钟,次日用另一侧穴位。

(十一) 刮痧法

1. 首先刮拭大椎、大杼、膏肓俞、神堂,配合刮拭神门、内关、三阴交、足三里、风池、百合、太阳、胆俞、肾俞。

2. 刮风池、心俞、脾俞、肾俞、次髎、合谷;点揉中脘、气海、关元;刮足三里、三阴交、太溪、太冲。

(十二) 导引法

神经系统症状明显者,选择调整神经系统的功法,如强壮功、放松功。练强壮功,采取坐式或站式,自然呼吸,意守下丹田。经量增多者,改守中丹田。血压增高者,则选择松静功,意守下肢或涌泉。潮热多汗者,则可练习加强吸气的功法,如内养功第一种呼吸法。体质消瘦,消化功能障碍者,可选用内养功第二种呼吸法,采取平仰卧位。每日练功 2~4 次,每次30~60 分钟。除练习上述功法外,还要适当配合外功,如保健功的鸣天鼓、搓肾腰、擦丹田、搓涌泉诸节。每日清晨练习太极拳 20~40 分钟。

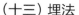

（十三）埋法

取穴：三阴交。方法：于月经干净后 3 日埋线，术毕覆盖固定。7 日左右拆线。

（十四）磁疗法

取穴：三阴交、涌泉、大椎、期门。方法：用胶布将直径 5~25mm、厚 3~4mm 的磁铁片直接贴敷在穴位上，用小剂量，每块磁铁表面磁场强度为 200~2 000Gs。

（十五）佩戴法

1. 黑豆磁石枕　黑豆、磁石各 1 000g，分别打碎，和匀，装入枕芯。适用于阴虚阳亢者。

2. 强真保元枕　巴戟天 1 000g，大附子、炮姜、黄精各 500g，细辛、川椒、大茴香、肉桂各 200g。上药分别打碎烘干，共研粗末，混匀，装入枕芯。适用于肾阳虚者。

【预防】 加强卫生宣教，使妇女了解围绝经期是正常的生理过程，消除对围绝经期的顾虑及精神负担，保持心情舒畅。

注意劳逸结合，睡眠充足，适当限制脂类及糖类物质摄入，鼓励体育锻炼，增强体质。

医务人员在进行妇科手术时，应尽量保留无病变卵巢组织，防止围绝经期综合征的发生。

【临床报道参考】 辨证组方治疗围绝经期综合征，用更年新方（生地黄 20g，牡丹皮、炒酸枣仁、朱茯苓、钩藤各 10g，莲子心 1.5g，煅紫贝齿 15g 等）治疗 120 例，临床总有效率为 89.2%。[中西医结合杂志，1991，11（9）：535]

用补肾中药（含茯苓、熟地黄、山药、肉桂、泽泻等，每片含生药 5g）4~5 片，日 1 次，口服。对照组 7 例，用己烯雌酚 0.5mg，日 1 次，口服。均 30 日为 1 个疗程。结果表明，补肾中药组血清雌酮水平下降，血清雌二醇水平升高；对照组血清碱性磷酸酶及空腹尿 Ca/Cr 比值下降。结果提示，补肾中药具有预防和治疗骨质疏松的作用，而己烯雌酚仅有预防作用。[中国中西医结合杂志，1993，13（9）：522]

用中药护骨合剂防治绝经后骨质疏松症 60 例，药含熟地黄、山茱萸、何首乌、枸杞、龟甲、杜仲、巴戟天、淫羊藿、覆盆子、紫河车、山药、茯苓。每日 50ml，分 1~2 次口服，1 个月为 1 个疗程。对照组 20 例，用尼尔雌醇 2mg，半月 1 次。连用 3 个月。结果：两组分别显效 48 例、16 例，有效 11 例、2 例，无效 1 例、2 例（$P>0.05$）。两组骨密度均略有上升（P 均>0.05）；尿 Ca^{2+}、Ca^{2+}/Cr、尿 HYP、HYP/Cr，两组均显著下降（P 均<0.01），但仅 Ca^{2+}、Ca^{2+}/Cr 两组间比较有显著性差异（$P<0.05$，$P<0.01$）；对于 E_2，治疗组略有降低（$P>0.05$），对照组降低明显（$P<0.01$）。治疗组肾虚症状积分改善优于对照组（$P<0.01$）。[中医杂志，1994，35（6）：359]

针药并用治疗围绝经期综合征 176 例，针刺双侧合谷、太冲、三阴交。用 26 号 2 寸毫针快速垂直刺入，提插捻转使产生明显酸麻胀或沿经传导等针感，留针 30 分钟。每日 1 次，10 次为 1 个疗程。药用天麻 10g，钩藤、鸡血藤各 30g，桑寄生、丹参各 15g，杜仲、当归、川芎各 12g，川牛膝 20g，夜交藤 25g，甘草 3g。每日 1 剂，水煎服，10 剂为 1 个疗程。结果：痊愈 137 例，显效 24 例，好转 9 例，无效 6 例。[浙江中医学院学报，1993，17（2）：48]

用耳穴压迫法治疗围绝经期综合征 50 例，取耳穴神门、子宫、卵巢、小肠、交感、内分泌、三焦、心、肝等，配脑、枕等。用王不留行贴压，每周贴换 1 次，两耳交替，10 次为 1 个疗程。1 个疗程后，10 例症状全部消失，22 例症状明显改善，16 例好转，仅 2 例无效。[中国针灸，1991，11（1）：52] 另有报道治疗 31 例，结果：显效 11 例，好转 17 例，无效 3 例。[云南中医杂志，1993，14（5）：27]

第六节　梦　交

女子入睡后,梦中与男子性交者,称梦交。

【病因病机】

1. 阴阳失调　欲念不遂,阴精暗耗,阴虚不敛阳,阴阳失调,发为梦交。

2. 心脾两虚　忧思劳倦,损伤心脾,心失所养,神失所护,心神不守,发为梦交。

3. 心肾不交　房事不节,性欲过旺,君相火动,心肾不交,发为梦交。

【临床表现】

1. 阴阳失调型　梦交,神倦形寒,或微热汗出,带下清冷。舌淡苔薄,脉细弱无力。

2. 心脾两虚型　夜梦纷纭且多交合,心悸神疲,精神恍惚,胃纳不振,经量过多。舌淡苔薄,脉濡细无力。

3. 心肾不交型　梦交,腰膝酸软,头晕目眩,口干咽燥,性躁易怒。舌红少苔,脉细数。

【治疗】

(一) 辨证组方

1. 固阴敛阳,调燮阴阳　桂枝加龙骨牡蛎汤加味:桂枝、炒白芍、炙甘草各 6g,煅龙骨、煅牡蛎(先煎)各 30g,远志、石菖蒲、茯神各 10g,生姜 4 片,大枣 6 枚。

2. 补益心脾,宁心安神　归脾汤加味:党参、炙黄芪各 12g,白术、茯苓各 10g,当归、远志各 8g,石菖蒲、炙甘草各 6g,木香、琥珀(冲)各 3g,朱砂(冲)1g,龙眼肉 8 枚,生姜 4 片,大枣 6 枚。

3. 滋肾清心,交通心肾　知柏地黄丸合交泰丸加减:生地黄、酸枣仁各 12g,山茱萸、茯苓、知母、百合、炒栀子各 10g,墨旱莲 20g,牡丹皮 6g,肉桂 5g,黄连 3g。

(二) 单方验方

1. 鹿角为末,三指撮,和清酒服。

2. 交泰丸,每日 2 次,每次 3g。

3. 天王补心丹,每日 2 次,每次 6g。

(三) 熏蒸法

1. 安息香、硫黄各等分,合为丸,烧熏丹田。

2. 雄黄末 1 份,以松脂 2 份熔和,搅令如弹丸,夜内火笼中烧之,令女人踞坐其上,以被自蒙,唯出头目,未瘥再作,不过 3 剂自断。

(四) 针刺法

耳针埋穴:心区、神门、肾、胆,治心肾不交者;或脾、心、神门、交感,治心脾两虚者;或神门、内分泌、肾、交感,治阴阳失调者。

【预防】参加适当的体育运动,增强体质,调整脏腑功能,改善睡眠。陶冶情操,不看淫秽录像及书刊。掌握性生理知识,指导个人性生活。

第七节　性　早　熟

女童在 8 岁前、男童在 9 岁前呈现内外生殖器和第二性征发育的一种常见儿科内分泌

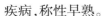

疾病,称性早熟。

【病因病机】 肾阴虚相火旺,或肝火旺盛,可致乳房提早发育,月经提早来潮。

【治疗】 辨证组方。

1. 滋肾阴,清相火 生地黄、知母、玄参、夏枯草、黄柏、泽泻、赤芍、三棱各 9g,炙龟甲 9~12g,龙胆 3~12g,生麦芽 30~60g,生甘草 4.5g。

2. 清肝泻相火 柴胡、黄芩、栀子各 5g,太子参、白芍、浙贝母、橘核、夏枯草、海藻、昆布、生麦芽各 10g。知柏地黄丸(吞),每次 3g,每日 3 次。

【临床报道参考】 用辨证组方治疗女性早熟 25 例(见治疗·辨证组方 1),阴道分泌物多者加椿根皮 12g、芡实 12g,阴道流血者加墨旱莲 9g、仙鹤草 12g。每日 1 剂,水煎服。疗程为 2.5 个月至 1 年,平均为 5.2 个月,部分病例停服汤剂后改用知柏地黄丸,长期服用以巩固疗效。结果:痊愈 23 例;有 12 例于停药后平均 6 个月进行随访,11 例未复发,1 例停药 3 个月后乳房又有所增大,此时已 8 岁,未再治疗。(《男女科病千首妙方》)

治疗女性早熟 45 例(见治疗·辨证组方 2),每日 1 剂,水煎服,用 6 剂停 1 日,1 个月为 1 个疗程,用 3 个月。结果:乳房恢复正常 26 例,保持原状 14 例,继续增大 5 例;带下 15 例,治愈 13 例,其中停药 2 个月增多 2 例;月经初潮 9 例,中止 6 例,停药 2~3 个月来潮 3 例。[浙江中医杂志,1994,29(10):453]

第八节 性 欲 减 退

性欲减退是以性生活接应能力和初始性行为水平皆降低为特征的一种状态。性欲减退包括性欲淡漠和性感缺乏,严重者可发展到性厌恶。

【病因病机】

1. 肾阳虚 素体肾阳不足,或久病之后肾阳虚弱,缺乏温煦振奋之力,而致性欲减退。

2. 气血不足 素体虚弱或大病之后气血亏虚,生机不足,性欲减退。

3. 肝气郁结 情志不畅,肝郁气滞,气血失和,冲任不通,性欲减退。

【临床表现】

1. 肾阳虚型 性欲减退,身倦肢冷,头晕耳鸣,小便清长,带下清冷。舌淡,苔薄白,脉沉细。

2. 气血不足型 性欲减退,头晕心悸,短气懒言,面色萎黄。舌淡,苔薄白,脉细软。

3. 肝气郁结型 性欲减退,性情抑郁,胸闷嗳气,乳胀腹痛,月经不调。舌淡红,苔薄白,脉弦。

【治疗】

(一) 辨证组方

1. 温补肾阳 右归丸加减:淡附片 6g,肉桂 4g,熟地黄、山药、山茱萸、杜仲、淫羊藿、鹿角、当归各 10g,菟丝子、枸杞各 12g,仙茅 8g。

2. 补益气血 归脾汤加味:党参 15g,黄芪 20g,当归、炒白术、茯神、酸枣仁、龙眼肉各 10g,远志、木香各 6g,甘草 3g。

3. 疏肝开郁 柴胡疏肝散加减:柴胡、郁金、赤芍、香附、川楝子、枸杞各 10g,陈皮、川芎、枳壳各 5g,何首乌 15g。

（二）单方验方

仙茅 10g，甘草 15g。每日 1 剂，水煎服。连服 20 剂为 1 个疗程，可服 3 个疗程。适用于肾阳虚者。

马氏方：海马 15g，研细末，纳入胶囊，每日吞服 1.5 左右，经期停服。

（三）饮食疗法

1. 附片炖猪肾　取制附片 6g，与猪肾子 2 个（洗净，切开，去掉白膜，切碎）共炖，食盐调味，饮汤食腰子。每日 1 次，连用 10 日。

2. 肉苁蓉胡桃猪肾　肉苁蓉 15g（洗净、切片），胡桃 15g，猪肾子 2 个。刮猪肾子，去掉白色肾盂，洗净装药，扎紧，煮熟食用。每日 1 次，连服半个月。

3. 韭菜拌虾肉　取生大虾肉 250g，先将虾肉用油炸熟，再炒韭菜 250g，加盐适量，同虾肉拌吃。

（四）针刺法

1. 毫针或温针　取穴：足三里、膈俞、胃俞。适用于血虚者。

2. 毫针　取穴：内关、三阴交、肝俞。适用于气郁者。

3. 耳针　取穴：生殖区、内分泌区、肾上腺（肾区）、神门。

（五）灸法

1. 隔姜灸　取穴：足三里、脾俞、气海。方法：隔日 1 次。适用于气血两虚者。

2. 隔附子饼灸　取穴：肾俞、命门。方法：隔日 1 次。适用于肾阳虚者。

（六）按摩法

1. 先使患者俯卧，依次点揉厥阴俞、心俞、膈俞、肝俞、胆俞、脾俞、胃俞、三焦俞、膏肓各 2 分钟，用平补平泻法；再使患者仰卧，点按百会、上星各 1 分钟，用泻法；点按阴廉、足三里各 1 分钟，用泻法；点揉足三里 3 分钟，用补法；最后点揉会阴，用补法，以局部酸胀感为度。

2. 患者仰卧，医者用手掌顺、逆时针摩小腹部各 30 次。点按气海、关元、足三里、三阴交各 1 分钟。患者俯卧，医者一指禅按肾俞、心俞、肝俞、命门各 2 分钟。拳揉左或右侧背部京门下方 5~10 分钟。患者仰卧，医者以两手四指自患者股内上方阴廉、足五里处，自上向下揉捏，经阴包至膝下阴陵泉处，反复 3~5 遍。辨证加减：肾阳虚者，加掌按命门 2 分钟，掌指横摩脐周 3 分钟，直摩腰部；患者俯卧，医者以一手或两手四指并置于胃俞、胃仓平高处，向下直摩经肾俞、志室到小肠俞，反复操作 5~10 分钟。肾阴虚者，加点按神门 3 分钟，揉捏小腿内侧 3 分钟，揉按照海、志室、行间各 1 分钟，医者掌心置于患者神阙上，以脐为中心，做顺、逆时针方向团摩，各 5~10 分钟。心肾两虚者，延长推按心俞、肾俞时间，点按中极、八髎各 1 分钟，医者双手重叠置于命门，做有节律的按压 3~5 分钟。肝郁气滞者，加点按章门、期门、膻中各 1 分钟，患者仰卧，医者两手四指分置其两侧季肋下不容、承满处，沿季肋缘自内向外下方摩动至腋中线，反复摩动 5~10 分钟；患者仰卧，医者两手四指背屈，置于患者胸骨两侧，自胸骨柄平高处沿胸部肋间隙自由向外下方摩动至腋前线，约 5 分钟。以上按摩手法可在夫妻间进行，并可加用拇指或中指按压会阴。

3. 手、足穴按摩　掐点手部掌侧子宫点、命门点。点揉足底部涌泉、背侧太溪、公孙。点按足部肾区、睾丸生殖区，掐揉大趾，擦足正中线。

【预防】积极治疗影响性生活的疾病，如外阴炎、阴道炎、盆腔炎性疾病、子宫内膜异位症等，增进身体健康。落实好避孕措施，解除惧怕怀孕的心理。加强夫妻间的感情，调节好情绪,性生活时相互配合。必要时可以改变性交体位,或许有助于对性功能的调节。

【临床报道参考】辨证组方治疗女子性功能低下 35 例,用鹿角霜 30g,熟地黄、山药、山茱萸、枸杞、女贞子、菟丝子、蛇床子、淫羊藿各 15g,黄精、龟甲胶各 12g,肉桂 8g。兼气滞,加合欢皮 12g,香附、柴胡各 8g;兼血瘀,加当归、川芎、益母草各 10g。每日 1 剂,水煎服。1 个月为 1 个疗程。结果:显效 24 例,好转 9 例,无效 2 例。[陕西中医,1993,14(6):248]

用补肾振痿汤治疗女性性欲丧失 164 例,方含紫河车粉(吞服)1.5g,鹿角胶(烊冲)10g,熟地黄、枸杞、山茱萸、菟丝子、淫羊藿、女贞子、龟甲胶(烊冲)各 12g,香附 15g,刺蒺藜 20g。阴虚,加黄精、生地黄;阳虚,加仙茅、紫石英;肝郁,加郁金、柴胡;心慌、失眠,加合欢皮、酸枣仁。结果:显效 86 例。有效 65 例,无效 13 例。[成都中医学院学报,1994,17(3):34]

第九节 性 欲 亢 进

性欲亢进是指性欲特别强烈,超出正常状态,出现频繁的性兴奋,性行为要求异常迫切,性交频率增加,性交时间延长,而且不分时间、地点、场合和亲疏,多次要求性生活以满足其性欲而不能自我控制的状态。

【病因病机】素体阳气偏盛,或嗜食辛辣之品或壮阳药物,而致心肝火旺,性欲亢进;或辛热伤阴,相火偏亢,而致性欲亢进。

【临床表现】

1. 心肝火旺型 性欲亢进,性情焦躁,口干喜冷饮,小便短黄,大便秘结。舌红苔薄黄,脉弦数。

2. 阴虚火旺型 性欲亢进,情绪不安,阴户灼热而痛,带下色黄,腰膝酸软,口干不多饮。舌红少苔,脉细数。

【治疗】

(一) 辨证组方

1. 泻肝清心 龙胆泻肝汤加减:龙胆、柴胡、黄芩、黄连、炒栀子、当归、钩藤各 10g,莲子心 6g,珍珠母、夜交藤各 30g,生地黄 12g,灯心草 2 扎。

2. 滋阴降火 知柏地黄汤加减:知母、黄柏、牡丹皮、泽泻、茯苓、竹茹各 10g,生地黄 20g,酸枣仁 20g,磁石(先煎)、夜交藤各 15g。

(二) 敷法

1. 黄连、知母、栀子、青皮、白芷各 10g,川楝子 20g,丁香 6g。将上药研成细末,井水调和成糊状,取适量填入脐中,盖以纱布,用胶布固定。每日 1 次。

2. 肉桂、艾叶各 20g,混合研成细末,井水调成糊状,取适量分别敷于两足之涌泉,盖以纱布,用胶布固定。每日 1 次。适用于阴虚火旺型患者。

【预防】平时少食辛辣及刺激性食物,饮食宜清淡。掌握好性知识,杜绝接触淫秽的音像制品和书刊。

第十节 性 交 疼 痛

性交疼痛系指与性交有关的生殖器和盆腔疼痛,与中医学的合阴阳輙痛相同。女性性交时,外阴、阴道局部病变(包括炎症、擦伤、干燥、盆腔炎性疾病、子宫内膜异位症等)或阴道痉挛(参阅各论第二章第三节"二、阴道痉挛")可引起疼痛,与中医学的嫁痛相同。

【病因病机】

1. 湿热下注　肝经湿热下注,外阴、阴道溃疡,致性交疼痛。

2. 阴虚火旺　肾阴不足,虚火偏旺,阴道干涩,致性交疼痛。

3. 气滞血瘀　思想忧虑,气血失和,瘀滞不通,致性交疼痛。

【临床表现】

1. 湿热下注型　性交疼痛,伴平时外阴、阴道灼热、疼痛,带下增多、色黄,或下腹疼痛等。舌稍红,苔黄腻,脉滑数。

2. 阴虚火旺型　性交疼痛,平时腰酸背痛,阴道干涩灼热,口干少津。舌红,苔或少,脉细数。

3. 气滞血瘀型　性交疼痛,伴腰骶小腹胀坠疼痛,心烦性躁。舌质紫滞,苔薄白,脉弦。

【治疗】

(一) 辨证组方

1. 清利湿热　参阅各论第二章第二节"三、阴肿"、第三节"一、阴道炎"、第六节"一、盆腔炎性疾病"等。

2. 滋阴清热　知柏地黄汤加味:知母、墨旱莲各15g,黄柏8g,生地黄20g,泽泻、山茱萸、山药、牡丹皮、女贞子、地骨皮、茯苓各12g,萆薢10g。

3. 理气活血　少腹逐瘀汤加味:小茴香2g,当归、川芎、延胡索、赤芍、生蒲黄、川牛膝、丹参各10g,没药、干姜、肉桂各3g,五灵脂6g。

(二) 单方验方

1. 大黄28g,以好酒590ml,煮3沸,顿服。

2. 牛膝187g,以酒1 780ml,煮取半,去滓,分3服。

3. 芍药45g,生姜、炙甘草各1g,肉桂0.3g,以黄酒煎3沸去渣,待温分服。

4. 乌贼鱼骨烧为屑,酒服1.5g,每日3次。

以上3方出唐代《备急千金要方》,剂量供参考。

(三) 溻浴法

1. 黄连56g,牛膝、甘草各37g。以上3味药,切细,以水2 380ml,煮取1 190ml,每日4次外洗。

2. 小麦、甘草各等分,煎汤擦洗外阴部,每日早、晚各1次。主治房事损伤所致房事阴痛。

【预防】治疗能引起性交疼痛的疾病,如外阴炎、阴道炎、盆腔炎性疾病、子宫内膜异位症、盆腔淤血综合征、生殖道畸形、会阴瘢痕及处女膜坚韧等。阴道干燥者,性交之前可先在外阴和阴道内涂润滑剂。同时进行性知识的教导,纠正性交姿势,必要时配合心理治疗。

第十一节　面部色素沉着

面部色素沉着是指颜面部色素加深性皮肤病。中医称其为面尘、面皯、黧黑斑等。本病常发生于妊娠期、产后、长期月经量过多,以及长期服用避孕药之后。

【病因病机】

1. 阴虚火旺　素体肺阴不足,经期产后阴血更虚,久而肺肾两虚,虚火上熏于面部,致使面部色素沉着。

2. 湿热上熏　素体阳盛或过食膏粱辛辣厚味之药食,湿热蕴蒸,上熏于面,引起本病。

3. 血瘀阻络　经行或产后,经血下行不畅,离经之血妄行上逆而致。

【临床表现】

1. 阴虚火旺型　面部散在色素沉着,伴午后升火,口干咽燥,溲赤便干。舌红少津,脉细数。

2. 湿热上熏型　面部色素沉着,或伴油垢,脘闷纳少,或见阴痒带下。舌尖红,苔黄腻,脉滑而数。

3. 血瘀阻络型　面部色素暗黑,伴头痛或经行不畅。舌质暗,苔薄,脉弦。

【治疗】

(一) 辨证组方

1. 滋阴清热　清燥救肺汤加减:麦冬、石斛、白薇各 12g,北沙参、黑料豆各 15g,杏仁 10g,阿胶(烊冲)、生甘草各 6g,金银花 9g。

2. 清热渗湿　黄芩、生栀子各 10g,黄柏、赤芍、茵陈蒿各 9g,滑石(包)、生薏苡仁、茯苓各 15g,白薇 12g,生甘草 5g。

3. 活血化瘀　当归、赤芍、桃仁、牡丹皮、莪术、桔梗各 9g,川芎 6g,地骨皮、补骨脂各 12g,鸡血藤 15g,炙甘草 5g。

(二) 单方验方

1. 扁鹊三豆饮加减　黑料豆、赤小豆、金银花各 30g,绿豆 50g,生甘草 5g,淫羊藿 10g。

2. 丝瓜络、僵蚕、茯苓、白菊花各 10g,珍珠母 20g,玫瑰花 3 朵,红枣 10 枚。

3. 玉竹 20g,水煎服,连服 15 天。

4. 百合 15g,子芩、川芎各 12g,当归、白芷、冬瓜仁、杏仁各 9g,菊花 6g。适用于服避孕药及其他原因引起的面部褐斑、黑斑、雀斑。

(三) 饮食疗法

1. 白木耳 10g,绿豆 30g,煮羹服。

2. 每天吃干柿子 3~5 个。常服可防治。

3. 妇女养颜食疗方　龙虱 500g,松子 200g,米酒 1.5kg,桑寄生 50g,红枣 10 枚。制法:将龙虱用滚水拖过,松子仁炒香,浸米酒,2 个月后,随意饮用。另将桑寄生、红枣煲水饮,可加鸡蛋、冰糖。

(四) 敷法

1. 山楂、葛根各 100g,甘草 30g,白芍 150g,共水煎 2 次,浓缩成膏;乳香、没药各 100g,共溶于 95% 乙醇溶液中;混合上药,烘干,研细粉。另将穿山甲、厚朴、鸡矢藤各 100g,桂枝 30g,细辛 15g,共研细粉,与前面的细粉及冰片 15g 混匀,放瓶中密闭贮存。每取药粉 200g,敷于脐窝中,上盖软纸,再用药棉压紧,外以胶布固定,3~7 日换药 1 次。

2. 复方当归糊剂　当归、川芎、沙参、柴胡、防风、天花粉各 20g,冬瓜仁、白芷、白及、绿豆各 10g,混合研末,过 220 目筛。取药末 10g,蜜糖、3% 过氧化氢溶液各 3ml,10% 枸橼酸钠溶液 5ml,精面粉及 40℃ 水少许,混合成糊状。将中药糊剂敷于面部,用温热棉垫覆盖,30

分钟后清除,按摩地仓、迎香、太阳、瞳子髎、承泣、印堂、听宫等。1 周治疗 1 次,10 次为 1 个疗程。

(五) 溻浴法

1. 野百合 15g,黄芩、川芎各 12g,当归、白芷、冬瓜皮、杏仁各 9g,菊花 6g。第一、二煎内服,第三煎外洗面部。10 日为 1 个疗程。治疗避孕药及其他原因引起的面部褐斑、黑斑、雀斑。

2. 玉容散　甘松、山柰根、茅香各 15g,白芷、白及、白蔹、僵蚕、白附子、天花粉、绿豆粉各 30g,防风、零陵香、藁本、肥皂各 6g,共研细末,早晚蘸末洗面。适用于妇女妊娠期、产后或长期月经量多时出现的面部色素沉着。

3. 木芙蓉皂　甘松 15g,木芙蓉叶 30g,天花粉 30g,白薇 15g,研末,加皂片 50g,早晚擦洗面部。

4. 正容散　皂角刺、浮萍、乌梅肉、甜樱桃枝各 50g,煎水去渣,早、晚各洗面 1 次。

(六) 罨法

紫草 50g,茜草、白芷、赤芍、苏木、南红花、厚朴、丝瓜络、木通各 25g。将上药加水至2 000~2 500ml,煮沸 15~20 分钟,溻洗湿敷患处。适用于中毒性黑皮病、面部继发性色素沉着。

(七) 涂抹法

1. 冬瓜消斑液　冬瓜 1 个,去皮切块,用黄酒或黄油 1.5L,水 1L,煮烂滤去渣;冬瓜汁继续文火煎成膏。每夜涂之,坚持使用,可使面部色素消除,颜白如玉。

2. 产妇面黚,或面如雀卵色,以羊胆、猪胰、细辛各等分,煎 3 沸,夜涂,且以浆水洗之。

3. 白附子、白芷、滑石各 250g,共研细末,早晚洗面,擦患处。治疗面部黄褐斑。

4. 白丁香(雀粪)、白蔹各 4.5g,白及、白芷、白附子各 6g,密陀僧 3g,共研极细末,加蛋白或白蜜调膏,睡前涂患处,晨起洗净,治疗黄褐斑。

5. 云茯苓粉涂擦患部,每日 2 次,治疗面部鼾黑斑。

6. 消斑膏(柿叶原粉制成霜剂)涂面部,治疗面部色素沉着。

(八) 针刺法

1. 耳针①　取穴:内分泌、皮质下、肺、心、肝、肾。月经不调,加子宫、卵巢。常规消毒,用 28 号 5 分针轻刺透皮肤,以不穿透软骨膜为度,留针 30 分钟,每 5 分钟行针 1 次。

2. 耳针②　取穴:血热型,选热穴、子宫、内分泌、肺;血瘀型,取肝、神门、皮质下、肺;心肾不交型,取心、肾、神门、心脏点、皮质下;心脾两虚型,取心、脾、小肠、神门、内分泌。根据斑块或痤疮的位置,加选相应耳穴,如面颊、下颌等。方法:用 0.6cm×0.6cm 胶布,将皮内针固定于所选耳穴,每次 4~5 穴,两耳交替,隔 2 日更换 1 次。

3. 皮肤针　患处常规消毒后,均匀涂抹维生素 E。用皮肤针自上至下轻轻叩打,以使皮肤潮红为度。2 日 1 次,15 次为 1 个疗程,疗程间隔 1 周。

4. 火针　用火针点刺前,先以麻沸散液在皮肤表面局部麻醉,约 10 分钟后,视雀斑点的色素深浅、斑点大小,分别选用粗、中、细 3 种型号的平头火针,在酒精灯上烧到针头将要发红时,对准雀斑点迅速点刺,斑点即变灰白色后结痂,过 2 周结痂脱落,斑点消失,不留瘢痕,轻度一般治 1 次即愈,中、重度治 2~3 次。凡经治疗,结痂脱落后 20~30 日复查,对个别遗漏的斑点重行补刺,即可痊愈。

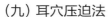

（九）耳穴压迫法

1. 取穴：肝、肾、肺、内分泌、皮质下、交感、神门、面颊；体虚者,加脾、胃。方法：找出以上诸穴敏感点后,每穴按压王不留行 1~2 粒,胶布固定,两耳交替,隔日 1 次,10 次为 1 个疗程。

2. 主穴：面颊。配穴：上、下肺、外鼻、大肠。方法：耳压每 2 日 1 次,15 次为 1 个疗程。

（十）割治法

穴位①：耳廓背部上 1/2~1/3 处。穴位②：耳轮部耳尖上至耳轮结节段内侧。穴位③：耳壳内侧面耳根部。方法：取一侧耳穴 2~3 个,用手术刀尖划割 1 条长 3~5mm 的切口,以皮肤出血、不伤及软骨为度。使切口出血 3~5 滴,严重者可多放一点血,然后在切口覆盖纱布。3~5 日后,用同样方法割治另一侧耳穴,病情严重者加穴位③,交替使用,1 个月为 1 个疗程。

【预防】积极治疗经量过多等疾病。服用避孕药后,一旦发现面部色素加深的趋势,立即改用其他避孕措施。避免阳光曝晒,避免接触紫外线。忌辛辣过热药食或油腻肥厚之品。多服绿色蔬菜、瓜果等。经常保持皮肤清洁,选用刺激性较小的肥皂洗脸。

【临床报道参考】洁面汤治疗面部色素沉着 100 例：金银花 30g,蒲公英 30g,连翘 12g,蜀羊泉 15g,凤尾竹 30g,知母 12g,紫竹 10g,牡丹皮 15g,丹参 15g,赤芍 15g,红花 10g,菊花 12g,桑叶 12g。每日 1 剂,水煎服。疗效评定标准：治愈,面部色素全部消退；好转,面部色素沉着变浅或部分消失；无效,面部色素沉着无改变。结果：治疗 25~45 天,治愈 83 例,好转 12 例,无效 5 例。[中国民间疗法,2003,11(3):45]

美容祛斑汤组成：白芷 10g,白及 10g,白附子 10g,白芥子 10g,白芍 10g,白术 10g,白鲜皮 10g,桃仁 10g,红花 10g,桔梗 10g。黄褐斑者加淫羊藿 10g,外伤引起者加参三七 3g。上方水煎服,每日 1 剂,30 剂为 1 个疗程。疗效标准：治愈,色素沉着斑完全消退；有效,色素斑消退 50% 以上；无效,色素斑消退 50% 以下或未消退。结果：608 例中,服用美容祛斑汤 3 个疗程后,治愈 456 例,有效 102 例,无效 50 例。[江苏中医药,2004,25(6):49]

火针治疗雀斑 214 例(见治疗·针刺法 4),结果：痊愈 158 例,有效 48 例,无效 8 例。[中国医药学报,1987(6):29]

耳穴压迫法治疗面部黄褐斑 200 例(见治疗·耳穴压迫法 1),结果：治愈 120 例,显效 72 例,无效 8 例。[新疆中医药,1990(2):37]

穴位注射治疗面部色素沉着 97 例。取穴：膈俞、肝俞。用 2ml 注射器、5 号针头抽取复方丹参注射液 2ml,垂直刺入膈俞、肝俞,当有沉胀感时,快速注入药液 1ml,隔日 1 次,10 次为 1 个疗程,疗程间隔 3 天。结果：治愈 88 例,好转 7 例,无效 2 例。[中国针灸,1993,16(3):22]

割治法治疗面部黄褐斑 125 例(见治疗·割治法),结果：治愈 76 例,显效 24 例,好转 23 例,无效 2 例。[中医药研究,1992(4):41]

综合疗法治疗面部黄褐斑 486 例。刺络拔罐：取耳背部静脉,用眼科手术刀点刺出血 3 滴；用梅花针在大椎和两肺俞三角区内叩刺,每次选 1~2 个叩刺点并形成 15 个出血点,叩刺后用 2 号玻璃罐以闪火法拔罐,出血量小于 1ml。耳穴贴压：用王不留行贴压于耳穴卵巢、子宫、神门、大肠、肝、内分泌、皮质下、肾上腺、枕、失眠点、褐斑点(颈椎与枕之中点),每日按压 3~4 次,每次取 6~7 穴,两耳交替。均隔日 1 次,10 次为 1 个疗程。耳穴贴压组 50 例,单用上述耳穴贴压法。结果：综合疗法组与耳穴贴压组分别痊愈 102 例、4 例,显效 131 例、9 例,进步 231 例、31 例,无效 22 例、6 例；痊愈率分别为 21.0%、8.0%,总有效率分别为

95.5%、88.0%。两组痊愈率比较有显著性差异($P<0.01$)。〔中国针灸,1992,12(6):7〕

第十二节　肥　胖

肥胖是指体内脂肪积聚过多导致的一种病理状态。常因过多摄食或人体代谢发生改变而导致体内脂肪积聚过多,体重增加,并引起病理生理方面的改变。

【病因病机】脾虚是肥胖的主要病因。脾虚失运,水湿痰瘀难以外运,阻于体内,而致肥胖。此外,气血阻滞,脾胃燥热,也可引起瘀湿滞留和多食善饥,而致肥胖。

【临床表现】

1. 脾虚痰湿型　体型肥胖,面色偏黄,倦怠便溏,带下如涕,甚或闭经。舌淡红稍嫩,苔薄腻,脉细濡。

2. 脾肾阳虚型　体型肥胖,面色㿠白,形寒便溏,小便清长,白带清稀,甚或闭经。舌质淡,苔薄白,脉沉迟。

3. 脾胃燥热型　体型肥胖,面色偏红,口燥便结,嘈杂易饥,小便黄赤。舌质红,苔薄黄,脉弦滑。

4. 气滞血瘀型　体型肥胖,面色晦暗,经前乳房胀痛,经行不畅或量多夹块,小腹疼痛。舌质偏暗,苔薄白,脉涩或弦。

【治疗】

(一) 辨证组方

1. 健脾渗湿化痰

(1)薏苡仁 30g,茯苓、决明子、白术、山楂各 15g,泽泻、防己各 12g,枳壳、半夏各 10g。

(2)防己、薏苡仁、决明子、茯苓、泽泻各 15g,白术、荷叶各 12g,陈皮 10g。

2. 温肾健脾　补骨脂、仙茅各 12g,淫羊藿、防己各 10g,何首乌、黄芪各 20g,山楂、白术、决明子、茯苓各 15g。

3. 清胃泻热

(1)生地黄 20g,山楂、决明子各 15g,天花粉、夏枯草、郁李仁、泽泻各 12g,枳实、番泻叶各 10g,黄连 6g。

(2)防风通圣散:防风 10g,川芎 6g,当归 6g,炒白芍 10g,制大黄 6g,薄荷(后入)6g,炙麻黄 6g,连翘 10g,炒黄芩 10g,桔梗 6g,滑石 15g,甘草 6g,荆芥 9g,炒栀子 10g,苍术 9g,石膏 10g,厚朴 10g。

4. 调气活血　丹参20g,制香附9g,决明子、生地黄、山楂各15g,木瓜、防己、泽泻、郁李仁各12g,红花、川芎各10g。

(二) 单方验方

1. 山楂 15g,荷叶 12g,共研粗末,加水煎 3 次,取汁浓缩,每日 1 剂,当茶饮。

2. 天雁减肥茶　由荷叶、车前草组成。每天早晨起床后及晚睡前空腹各服 1 袋,每次开水 250ml 浸泡 10~15 分钟,1 次服完。每 30 日为 1 个疗程,每隔 1 个疗程停药 2 周。

3. 枸杞 30g,当茶冲服,早晚各 1 次,虚胖者用之颇宜。

(三) 饮食疗法

1. 荷叶粥　鲜荷叶一大张,大米 100g,冰糖少许。将荷叶洗净,切成小块,放锅内,加清水适量,武火煮沸后转文火,再煮 15 分钟,去渣留汁。用荷叶汁煮米成粥,加冰糖,煮开即成。分 2 次,早、晚食用。

2. 豆蔻粥 肉豆蔻 10g,大米 100g,生姜 3 片。肉豆蔻研成细末,生姜切成细丝。大米放锅内煮粥,待粥煮沸后放入肉豆蔻末、姜丝,同煮成粥,调味食用。

3. 苍术粥 苍术 30g,粳米 30~60g。先将苍术洗净水煎,去渣取汁,待米粥八成熟时加入药汁,共煮至熟,1 日 1 料,可连续服用。适用于脾虚痰湿偏盛肥胖。

（四）溻浴法

重碳酸钠泉、硫酸钠泉、氯化钠泉、硫化氢泉均可。单纯温泉,全身浸浴 15~20 分钟,每日 1 次。

（五）针刺法

1. 胃中蕴热型,体针取曲池、内庭、上巨虚,耳针取肺、饥点;肠燥便结型,体针取曲池、天枢、支沟,耳针取肺、大肠;湿困脾胃型,体针取阴陵泉、中脘、丰隆,耳针取脾、三焦;肝阳上亢型,体针取太冲、曲池、三阴交,耳针取肝、肾;心脾两虚型,体针取心俞、脾俞、神门、隐白(灸),耳针取心、脾;脾肺肾气虚型,体针取脾俞、肺俞、列缺、复溜、阴谷、照海,耳针取肾、内分泌。体针隔日 1 次,留针 20 分钟,实证用泻法,虚证用补法并加灸,1 个月为 1 个疗程;耳针埋入揿针或外贴王不留行,5 日换 1 次,两耳交替埋藏。体针与耳针同时进行。

2. 单纯上腹部肥胖,以建里为中心,针刺四周双侧天枢、梁门;单纯中腹部肥胖,以中点神阙为中心,针刺四周双侧滑肉门、外陵;单纯下腹部肥胖,以下点石门为中心,针刺四周双侧水道、外陵。患者仰卧,用 28 号 4 寸毫针,沿皮下脂肪层呈 15° 角向中心点斜刺,大幅度提插捻转,用泻法。留针 30 分钟,每 10 分钟行针 1 次。起针后以手掌作用于上(中、下)腹部按顺时针方向轻揉 49 次。每周针 2~3 次,10 次为 1 个疗程。

（六）灸法

1. 主穴:足三里、中极、关元。配穴:天枢、丰隆、太溪、脾俞。用艾条间接灸,施雀啄法或旋转法,每穴 5~10 分钟,日 1~2 次,10 日为 1 个疗程。治疗 1 个疗程后,可观察疗效。

2. 体穴取脾俞、肾俞、水分、关元、阴陵泉、三阴交;耳穴取脾、肾、三焦、内分泌。大便溏,体穴加天枢、足三里,耳穴加肺、大肠;嗜睡,体穴加地机、血海,耳穴加肾。体针宜补泻并用,留针 20~30 分钟,针后加灸,隔日 1 次,12 次为 1 个疗程。耳针埋王不留行或揿针,每日自行按压 4~5 次,3~4 日更换 1 次,两耳交替进行。

（七）耳穴压迫法

1. 主穴取脾、胃、肺、神门、交感。口渴欲饮,尿少,嗜酒,全身倦怠,配渴点;经常感到饥饿,食欲旺盛,配饥点;顽固性便秘,加便秘点;效果不明显,加内分泌。常规消毒穴位后,贴王不留行(以黑色、硬的为好),1 周 2~3 次,两耳交替使用。饭前 5~10 分钟自行按压耳穴。

2. 参阅灸法 2

（八）按摩法

1. 自行按摩腹部、腰臀及大腿等部位。

2. 术者双手中指、环指、小指呈半握拳状,示指半屈,拇指伸直,拇指螺纹对准示指第 2 指间关节桡侧,两者保持一定距离,虎口向前。从尾骶部长强开始,将皮肤捏起,两手示指指甲紧靠,沿着脊柱向上推捏,至大椎处为 1 遍,3~5 遍为 1 次,1 次完后两手拇指在肾俞上按揉 30 下。

（九）涂抹法

1. 活血消脂霜　由川芎、红花及降脂药物组成。每日 3 次,每次 3g 涂抹于腹部,上下或顺逆时针方向按摩腹部 15 分钟。治疗单纯性肥胖。

2. 大宝减肥霜　外涂,对年龄偏大、中、重度肥胖者尤为适宜。

【预防】注意食物摄入的热量不能过高,控制碳水化合物及脂肪的摄入,多吃蛋白质或蔬菜类食物,参加体育运动及体力劳动。

【临床报道参考】辨证组方治疗肥胖(见治疗·辨证组方)80 例,结果:体重下降 1~2.5kg 者 63 例,下降 1kg 以内者 11 例,无变化 6 者例。[江苏中医,1993,14(1):48]

用减肥轻身汤(茉莉花、玫瑰花、荷叶、决明子、枳壳各 10g,泽兰、泽泻各 12g,桑椹、补骨脂、何首乌各 15g)治疗肥胖。嗜睡,加乌龙茶 10g;便结,加生大黄(后下)5g;乏力、气短,加党参、黄芪各 15g。每日 1 剂,水煎,半空腹服。在饮食如恒的条件下,连续服药 30 日后,原体重下降<2kg 者 3 例,2~3kg 者 19 例,4kg 者 7 例,5kg 者 3 例,>5kg 者 1 例。[福建中医药,1990,21(6):30]

针刺法治疗肥胖 342 例(见治疗·针刺法 1),结果:显效 63 例,有效 172 例,无效 107 例。[中西医结合杂志,1990,10(11):656]

针刺法治疗单纯腹部肥胖 65 例(见治疗·针刺法 2),对照组 30 例用天雁减肥茶,日 1 袋,泡茶饮,10 日为 1 个疗程。结果:两组分别显效 39 例(占 60%)、11 例(占 36.67%),进步 21 例、15 例,无效 5 例、4 例。两组显效率比较有非常显著差异($P<0.01$)。[针灸临床杂志,1993,9(2、3):15]

灸法治疗肥胖 31 例(见治疗·灸法 1),结果:显效 2 例,有效 21 例,无效 8 例。[针刺研究,1992,17(4):261]

耳穴压迫法治疗肥胖(见治疗·耳穴压迫法 1)50 例,结果:治愈 6 例,显效 25 例,有效 14 例,无效 5 例。[天津中医,1993(4):41]

第十三节　热入血室

以妇女在经期或月经前后,出现寒热如疟,或胸胁、少腹满痛,或谵语,或伴经量异常为主要表现的疾病,称热入血室,又称热入胞宫。

【病因病机】妇女行经前后,或适值经期,感受外邪,气血不足,血海空虚,外界邪热乘虚而入,与正气相争,搏结于血室,留而不去,导致热入血室。

【临床表现】行经前后,或适值经期,发热恶寒,或寒热如疟,或昼日明了,暮则谵语,胸胁苦满,或可见行经前后、经期自觉寒热,经血不畅,经血淋沥,血崩下血等。

【治疗】

（一）辨证组方

1. 初起证见恶寒发热,或寒热如疟,当和解枢机,透邪达表。用小柴胡汤。或柴胡桂枝干姜汤加减:柴胡 20g,桂枝、黄芩、法半夏各 15g,干姜 12g,天花粉、牡蛎各 30g,甘草 10g。

2. 热与血结,若血结轻者,但见小腹满痛,用小柴胡汤去参、枣,加生地黄、牡丹皮、桃仁、山楂之属,以凉血化瘀。若血结甚者,证见小腹硬痛,大便秘结或大便色黑,谵语若狂,至夜热甚,舌红苔黄,脉数实,治宜活血化瘀,用桃核承气汤加牡丹皮、当归尾之类。如气营两伤,见高热、斑疹,治宜清气凉营,药用水牛角 30g,当归尾 10g,生地黄 20g,牡丹皮 12g,赤芍 10g,郁金 10g,石膏 30g,荆芥 10g,炒栀子 10g。

3. 热陷心包,高热烦躁,神昏谵语,或斑疹隐隐,舌质红绛,无苔或少苔,脉数,治宜清营透热泄热,用清营汤,亦可配牛黄清心丸。

柴胡加芒硝汤去芒硝易大黄 10g,加桃仁 10g、牡丹皮 12g、当归 15g、赤芍 15g,治疗热入血室伴血瘀胞宫者。

(二) 单方验方

1. 小柴胡汤加甘遂大黄汤。

2. 凉膈散加味　芒硝(冲)9g,大黄 9g,炒栀子 10g,延胡索 15g,黄芩 12g,甘草 6g,薄荷叶 9g,竹叶 12g,牡丹皮 10g,赤芍 15g,蒲公英 30g,金银花 30g,芦根 15g,生石膏 30g,知母 12g。

(三) 针刺法

1. 取穴:期门、血海。均浅刺 5 分,持续提插捻转 10 分钟,出针不留。

2. 取穴:期门、太冲、气海、血海、三阴交、地机。均泻法,留针 30 分钟,每日 1 次。

【临床报道参考】运用柴胡四物汤加减(柴胡、黄芩、制半夏、川芎、生地黄、当归、赤芍、荆芥、薄荷、葛根、泽兰各 10g。发热,加金银花、连翘各 15g;气虚,加太子参 15g、党参 20g;胸胁下满,加瓜蒌 15g,延胡索、川楝子各 10g;有瘀血,加蒲黄、五灵脂各 10g。每日 1 剂,水煎服。7 天为 1 个疗程)治疗热入血室 120 例,结果:1 个疗程后,治愈 110 例,有效 10 例。[山西中医,2004,20(5):11]

运用小柴胡汤加减治疗热入血室 160 例。柴胡 10g,黄芩 10g,人参 6g(亦可用党参 15g 代替),半夏 10g,生姜 3 片,大枣 15 枚。加减:发热恶寒甚,加荆芥 10g、防风 10g;下午发热有定时,加地骨皮 10g、青蒿 10g;少腹痛甚,加香附 10g、丹参 15g;阴道分泌物腥臭,加蒲公英 30g,紫花地丁、金银花各 15g,败酱草 15g;热退,适当加三棱、莪术各 10g。如为产后,加当归 10g、黄芪 30g。结果:痊愈 137 例,显效 13 例,无效 10 例。痊愈 137 例中,用药时间最短 7 天,最长 15 天。血象恢复正常时间,最短 5 天,最长 13 天。[河南中医,1992,12(3):120]

主要参考书目

1. 傅衍魁,尤荣辑. 医方发挥[M]. 沈阳:辽宁科学技术出版社,1984.

2. 全国中草药新医疗法展览会. 全国中草药新医疗法展览会资料选编(技术资料部分)[M]. 沈阳:辽宁人民出版社,1972.

3. 天津市中心妇产科医院《中西医结合治疗常见妇科疾病》编写组. 中西医结合治疗常见妇科疾病[M]. 天津:天津人民出版社,1976.

4. 曹春林. 中药制剂汇编[M]. 北京:人民卫生出版社,1983.

5. 冉小峰. 历代名医良方注释[M]. 北京:科学技术文献出版社,1983.

6. 王光清,刘星元,张从辛,等. 中国膏药学[M]. 兰州:甘肃人民出版社,1962.

7. 中医研究院中药研究所. 中药制剂手册[M]. 2版. 北京:人民卫生出版社,1974.

8. 上海中医学院妇科教研组. 中医妇科临床手册[M]. 上海:上海科学技术出版社,1981.

9. 陈可冀. 慈禧光绪医方选议[M]. 北京:中华书局,1981.

10. 王家忠. 精选八百外用验方[M]. 长春:吉林科学技术出版社,1990.

11. 郑显庭. 丸散膏丹集成[M]. 上海:上海科学技术出版社,1958.

12. 河北省卫生工作者协会. 妇科病中医治疗法[M]. 保定:河北人民出版社,1958.

13. 虞抟. 医学正传[M]. 北京:人民卫生出版社,1965.

14. 刘少林,刘瑞光. 中国民间敷药疗法[M]. 成都:四川科学技术出版社,1992.

15. 刘学勤,庞国明. 百病奇效良方妙法精选[M]. 北京:中国医药科技出版社,1991.

16. 郭晓庄. 有毒中草药大辞典[M]. 天津:天津科技翻译出版公司,1992.

17. 刘少林,刘光瑞. 中国民间刺血术[M]. 成都:四川科学技术出版社,1992.

18. 马汴梁. 敷脐妙法治百病[M]. 北京:人民军医出版社,1992.

19. 谭德福,郭剑华,尤庆文,等. 中国实用刺血疗法[M]. 重庆:科学技术文献出版社重庆分社,1990.

20. 胡熙明. 中国中医秘方大全[M]. 上海:文汇出版社,1989.

21. 中医研究院革命委员会. 常见病验方研究参考资料[M]. 北京:人民卫生出版社,1970.

22. 江苏新医学院. 中药大辞典[M]. 上海:上海人民出版社,1977.

23. 马大正. 中医妇科临床药物手册[M]. 合肥:安徽科学技术出版社,1992.

24. 马大正. 中国妇产科发展史[M]. 太原:山西科学教育出版社,1991.

25. 陈贵廷,杨思澍. 实用中西医结合诊断治疗学[M]. 北京:中国医药科技出版社,1991.

26. 府强. 实用针灸疗法临床大全[M]. 北京:中国中医药出版社,1991.

27. 南京部队某部《耳针》编写小组. 耳针[M]. 上海:上海人民出版社,1972.

28. 张有寯. 中国按摩大全[M]. 天津:天津大学出版社,1991.

29. 刘寿永,江丹. 当代中医实用临床效验方[M]. 北京:学苑出版社,1989.

30. 刘寿永,蒋莉莉. 百病中医针灸疗法[M]. 北京:学苑出版社,1991.

31. 成都中医学院妇科教研室. 中医妇科学[M]. 北京:人民卫生出版社,1986.

32. 罗元恺. 中医妇科学[M]. 上海:上海科学技术出版社,1986.

33. 辽宁中医学院. 妇产科学[M]. 上海:上海人民出版社,1976.

34. 湖北中医学院. 妇产科学[M]. 上海:上海人民出版社,1974.

35. 王之虹,严隽陶. 中国推拿大成[M]. 长春:长春出版社,1992.

36. 郎伟君,孟立春. 抗癌中药一千方[M]. 北京:中国医药科技出版社,1992.

37. 王淑贞. 妇产科理论与实践[M]. 上海:上海科学技术出版社,1981.

38. 徐荣斋. 妇科知要［M］. 北京：人民卫生出版社,1981.

39. 裘笑梅. 裘笑梅妇科临床经验选［M］. 杭州：浙江科学技术出版社,1982.

40. 遵义医学院革命委员会. 中西医结合治疗急腹症［M］. 北京：人民卫生出版社,1972.

41. 天津市人民医院《肿瘤临床手册》编写小组. 肿瘤临床手册［M］. 北京：人民卫生出版社,1974.

42. 谭支绍. 中医药物贴脐疗法［M］. 南宁：广西科学技术出版社,1989.

43. 张奇文. 中国灸法大全［M］. 天津：天津科学技术出版社,1993.

44. 刘光瑞,黄再军,刘少林,等. 家庭妇女病推拿［M］. 成都：四川科学技术出版社,1994.

45. 进生,钟铎人,柳下雄. 中华民间秘方大全［M］. 北京：世界图书出版公司,1992.

46. 侯升魁. 穴位磁场疗法［M］. 北京：宇航出版社,1989.

47. 马秀棠. 点穴疗法［M］. 西安：陕西科学技术出版社,1981.

48. 乔志恒. 简易物理疗法［M］. 北京：人民卫生出版社,1982.

49. 贾一江,庞国明,府强. 当代中药外治临床大全［M］. 北京：中国中医药出版社,1991.

50. 彭铭泉. 中国药膳学［M］. 北京：人民卫生出版社,1985.

51. 刘国普,曾德环. 妇科病饮食疗法［M］. 上海：上海科学普及出版社,香港上海书局,1992.

52. 吴熙. 妇女病饮食疗法［M］. 福州：福建科学技术出版社,1981.

53. 耀南. 食疗汤补大全［M］. 海口：海南摄影美术出版社,1992.

54. 王金权,蔡玉华. 女病外治良方妙法［M］. 北京：中国中医药出版社,1993.

55. 庞国明,郑万善,祁廷瑞,等. 中医秘单偏验方妙用大典［M］. 北京：中国医药科技出版社,1991.

56. 麻仲学. 中国医学疗法大全［M］. 济南：山东科学技术出版社,1990.

57. 赵宝峰,田宏计,张天戈. 中国气功学概论［M］. 北京：人民卫生出版社,1987.

58. 陈映辉,陈敏. 实用临床按摩手册［M］. 北京：中国中医药出版社,1993.

59. 何国樑,黎秋蝉,高汉森. 疾病饮食疗法［M］. 广州：广东科技出版社,1993.

60. 王书凡. 百病食疗妙方［M］. 北京：中国妇女出版社,1993.

61. 李今庸. 奇治外用方［M］. 北京：中国中医药出版社,1993.

62. 廖常,乐善. 疑难杂症秘验方［M］. 成都：四川辞书出版社,1993.

63. 陆寿康,孔尧其. 实用头针大全［M］. 上海：上海科学技术出版社,1993.

64. 刘喆. 古今妇科针灸妙法大成［M］. 北京：中国中医药出版社,1993.

65. 邢淑敏,许杭. 新编妇产科临床手册［M］. 北京：金盾出版社,1992.

66. 李祥云. 女性性器官出血［M］. 上海：上海中医学院出版社,1993.

67. 盖国忠,李树林. 药枕治百病［M］. 长春：吉林科学技术出版社,1993.

68. 杨雅西,李景玉,刘颖. 拔罐治百病［M］. 长春：吉林科学技术出版社,1993.

69. 纪青山,李杰. 足疗治百病［M］. 长春：吉林科学技术出版社,1993.

70. 王胜,王卫东. 手疗治百病［M］. 长春：吉林科学技术出版社,1993.

71. 樊中州. 男女科病千首妙方［M］. 北京：科学普及出版社,1991.

72. 戴德英. 实用中医妇科手册［M］. 上海：上海科技教育出版社,1993.

73. 苏应宽,徐增祥,江森. 实用产科学［M］. 济南：山东科学技术出版社,1979.

74. 山东省人民医院,中国人民解放军第九一医院,山东医学院附属医院. 实用妇科学［M］. 济南：山东人民出版社,1976.

75. 黄绳武. 中国医学百科全书·中医妇科学［M］. 上海：上海科学技术出版社,1983.

76. 成都中医学院妇科教研室. 中医妇科学［M］. 北京：人民卫生出版社,1986.

77. 浙江省中医研究所,湖州中医院. 医方类聚：校点本［M］. 北京：人民卫生出版社,1981.

78. 陈志敏,樊兆明. 刮痧疗法［M］. 北京：金盾出版社,1994.

79. 刘敏如,谭万信. 中医妇产科学［M］. 北京：人民卫生出版社,2001.